Psychosomatik in der Gastroenterologie und Hepatologie

Gabriele Moser · Miriam Goebel-Stengel ·
Andreas Stengel
(Hrsg.)

Psychosomatik in der Gastroenterologie und Hepatologie

2. Auflage

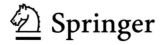

Hrsg.
Gabriele Moser
Medizinische Universität Wien und
psychotherapeutische Praxis
Wien, Österreich

Miriam Goebel-Stengel
Klinik für Innere Medizin 2
Helios Klinik Rottweil
Rottweil, Deutschland

Andreas Stengel
Klinik für Psychosomatik
Universitätsklinikum Tübingen
Tübingen, Deutschland

ISBN 978-3-662-68435-1   ISBN 978-3-662-68436-8   (eBook)
https://doi.org/10.1007/978-3-662-68436-8

Die Deutsche Nationalbibliothek verzeichnet diese Publikation in der Deutschen National-
bibliografie; detaillierte bibliografische Daten sind im Internet über https://portal.dnb.de
abrufbar.

Planung/Lektorat: Lena Metzger
Springer ist ein Imprint der eingetragenen Gesellschaft Springer-Verlag GmbH, DE und ist ein
Teil von Springer Nature.
Die Anschrift der Gesellschaft ist: Heidelberger Platz 3, 14197 Berlin, Germany

Wenn Sie dieses Produkt entsorgen, geben Sie das Papier bitte zum Recycling.

Vorwort

Das vorliegende Buch stellt nicht nur eine erweiterte Auflage der Erstausgabe dar, es ist auch eine gänzlich neu gegliederte Ausgabe, die wir – nun drei Herausgeber*innen aus dem Bereich Gastroenterologie, Psychosomatik und Psychotherapie – mit Freude vorstellen dürfen.

Die Kapitel wurden gänzlich neu gegliedert in die Bereiche „Grundlagen" (Kap. 1–4), „Krankheitsbilder" (Kap. 5–19), „Besondere Situationen" (Kap. 20–26) und „Diagnostik und Therapien" (Kap. 27–36). Sie wurden von ausgewiesenen Expert*innen verfasst, die in der Praxis und/oder klinischen Institutionen arbeiten, großteils auch forschen und dabei psychosomatische Aspekte integrieren. Hier möchten wir allen Autor*innen nochmals herzlich für Ihren Beitrag und den Zeitaufwand dafür danken. Eine Besonderheit der ersten Auflage wurde auch in dieser Auflage beibehalten: die Sichtweise der Betroffenen. Vor allem für Studierende, aber auch Ärzt*innen sind die Sichtweisen und Erfahrungen von Betroffenen mit verschiedenen gastroenterologischen oder hepatologischen Erkrankungen besonders wertvoll.

Gabriele Moser
Miriam Goebel-Stengel
Andreas Stengel

Danksagung

Das Zustandekommen dieses Buches ist nur durch die engagierte Zusammenarbeit von vielen Autor*innen möglich gewesen und daher gilt diesen besonderer Dank. Die Beiträge betroffener Patient*innen machen die Themen des Buches noch lebendiger und praxisnaher; deshalb gilt ihnen nicht nur großer Dank, sondern auch unsere Hochachtung dafür, dass sie ihre Leidensgeschichte so eindrucksvoll wiedergegeben haben und sich in Selbsthilfegruppen engagieren. Viele Aspekte der Krankheiten, die nur im Alltag der Betroffenen von diesen selbst erfahren werden können, sind auch für Expert*innen eine große Bereicherung für das Verständnis des Leidens. Dank ist auch den Studierenden auszusprechen, die mit Literaturrecherchen in ihren Seminararbeiten, Diplomarbeiten und wissenschaftlichen Arbeiten eine Unterstützung der lehrenden Autor*innen darstellen.

Inhaltsverzeichnis

Teil I   Grundlagen

1   Stellenwert der Psychosomatik in der Gastroenterologie   3
Miriam Goebel-Stengel und Andreas Stengel
Literatur   4

**2   Psychosomatik und Gastroenterologie – 40 Jahre (in)
einer schwierigen Beziehung**   5
Paul Enck
2.1   Einleitung   5
2.2   Der begrenzte Zugang der Psychosomatik zur
Gastroenterologie   5
2.3   Was passierte in der Gastroenterologie im gleichen
Zeitraum?   6
2.4   Eine persönliche Erfahrung   8
2.5   Warum ist die Beziehung schwierig?   8
2.6   Ausblick   9
Literatur   9

3   Die Darm-Hirn-Achse (gut-brain axis)   11
Kristin Elfers und Gemma Mazzuoli-Weber
3.1   Die Innervation des Gastrointestinaltrakts   11
3.2   Neuronale Schaltkreise des enterischen
Nervensystems   12
3.3   Funktionen des enterischen Nervensystems   13
3.4   Die Darmbarriere   14
3.5   Intestinale Hormone   17
3.6   Die Darm-Hirn- und die Hirn-Darm-Achse:
Kommunikation zwischen dem ersten und zweiten
Gehirn   17
3.7   Das Mikrobiom und die Darm-Hirn-Achse   17
3.8   Stressachse   18

3.9   Stress und seine Einflüsse auf das enterische
         Nervensystem.   19
Literatur.   21

4   Störungen der Darm-Hirn-Achse (gut-brain axis)   23
Sigrid Elsenbruch
4.1   Psychische Komorbidität   23
4.2   Stress   25
4.3   Kognitive und emotionale Prozesse.   26
Literatur.   31

Teil II   Krankheitsbilder

5   Gastroösophageale Refluxkrankheit   37
Christian Pehl
5.1   Definition und Epidemiologie   37
5.2   Pathophysiologie, Hypersensitivität und
         Hypervigilanz.   39
5.3   Therapie unter Berücksichtigung psychosomatischer
         Ansätze.   41
Literatur.   43

6   Reizmagensyndrom/Funktionelle Dyspepsie   45
Viola Andresen
6.1   Überblick   45
6.2   Symptomatik, Differenzialdiagnosen und Definition   45
6.3   Pathogenese und Verlauf   46
6.4   Klinik und Diagnosestellung   46
6.5   Therapie   47

7   Ulkuskrankheit   51
Nazar Mazurak
7.1   Einleitung.   51
7.2   Epidemiologie   52
7.3   Biologische Faktoren   52
7.4   Psychische Faktoren.   53
7.5   Soziale Faktoren.   54
7.6   Pathophysiologie   54
7.7   Behandlung   55
Literatur.   56

8   Zöliakie.   57
Harald Vogelsang
8.1   Epidemiologie, Verlauf und Behandlung.   57
8.2   Neurologische Erkrankungen.   58
8.3   Psychische Störungen   58
8.4   Psychischer Disstress.   59
8.5   Gesundheitsbezogene Lebensqualität (gLQ)   61
8.6   Psychosomatische Grundversorgung
         und Psychotherapie   62
Literatur.   62

9   Zöliakie – Betroffensicht   65
      Regina Fertschak

10   Reizdarmsyndrom   67
      Miriam Goebel-Stengel und Andreas Stengel
      10.1   Einleitung   67
      10.2   Definition   67
               10.2.1   Rom-IV-Kriterien   68
      10.3   Pathophysiologie   68
      10.4   Diagnostik und Diagnosestellung   68
      10.5   Therapie   70
               10.5.1   Psychoedukation   70
               10.5.2   Symptomorientierte Medikation   71
               10.5.3   Ernährungstherapie   72
               10.5.4   Entspannungsverfahren   73
               10.5.5   Psychotherapie   73
      Literatur   74

11   Chronisch-entzündliche Darmerkrankungen   77
      Jost Langhorst und Anna Katharina Koch
      11.1   Einleitung   77
      11.2   Definition, Ätiologie und klinisches
               Erscheinungsbild   77
      11.3   Epidemiologie   79
      11.4   Biopsychosoziale Pathogenese und
               Differenzialdiagnose   79
      11.5   Somatische Untersuchung und Differenzialdiagnose   80
      11.6   Psychosoziale und psychologische Beurteilung   80
      11.7   Medizinische Leitlinien   81
      11.8   Behandlung   82
               11.8.1   Medikamentöse Therapie   82
               11.8.2   Chirurgische Therapie   83
               11.8.3   Nicht pharmakologische Therapie   83
               11.8.4   Lebensstilmodifikation inklusive
                         Entspannung und achtsamkeitsbasierten
                         Interventionen und Hypnose   84
               11.8.5   Psychotherapie   84
      11.9   Wirksamkeit bei Kindern und Jugendlichen   86
      Literatur   87

**12   Chronisch-entzündliche Darmerkrankungen –
      Betroffensicht**   91
      Evelyn Groß
      12.1   CED-Betroffene   91
      12.2   Festlegung und Übermittlung der Diagnose   91
      12.3   Tabuthema CED   92
      12.4   Außenwirkung/Meinung des sozialen Umfeldes   93
      12.5   Ärzt*innen-Patient*innen-Beziehung   94
      12.6   Der/Die schwierige CED-Betroffene   95
      12.7   Hilfestellung   95

13   Chronische Pankreaserkrankungen   97
Karsten-H. Weylandt und Ulf Elbelt
13.1   Diabetes mellitus   97
13.2   Hypertriglyzeridämie und Pankreatitis   99
13.3   Chronische Pankreatitis   100
13.4   Neuroendokrine Tumoren des Pankreas   102
13.5   Zystische Pankreasläsionen   103
Literatur.   104

14   Chronische Lebererkrankungen   107
Katharina Staufer
14.1   Einleitung.   107
14.2   Die Bedeutung der Psychosomatik in der
          Hepatologie   108
14.3   Zusammenhang psychischer Erkrankungen und
          chronischer Lebererkrankungen.   108
          14.3.1   Gesundheitsbezogene Lebensqualität   108
          14.3.2   Depression   110
          14.3.3   Schlafstörungen   110
          14.3.4   Fatigue   112
14.4   Darm-Leber-Hirn-Achse   112
14.5   Soziale Faktoren.   112
Literatur.   114

15   Chronische Lebererkrankungen – Betroffenensicht   117
Angelika Widhalm und Andreas Röhrenbacher
15.1   Womit sind Betroffene einer chronischen
          Lebererkrankung konfrontiert? Welche Fragen
          stellen Betroffene und deren Angehörige ab dem
          Zeitpunkt der Diagnosestellung?   117
15.2   Lebensqualität von chronischen Leberpatient*innen.   118
15.3   Die Diagnose   118
15.4   Warum gerade ich? – Adaption und Management.   118
15.5   Bekanntgabe oder Geheimhaltung.   119
15.6   Diskriminierung.   119
15.7   Situation bei viraler Hepatitis   119
15.8   Zunehmende Bedeutung der chronischen Hepatitiden
          B, C, Delta, E.   120
15.9   Stigmatisierung und Gegenmaßnahmen bei viraler
          Infektion der Leber   121
15.10   Leben mit/trotz Krankheit im Alltag   122
15.11   Über den Umgang mit der Erkrankung   122
15.12   Der Umgang mit der Infektionsgefahr.   122
15.13   Psychische Belastungen.   122
15.14   Angst um Arbeitsplatz – finanzielle und (arbeits-)
          rechtliche Aspekte – verstärkte Sorgen um die
          Zukunft bei Lebererkrankungen   123
15.15   Seltene Lebererkrankungen   123
15.16   Leberkrebs aus der Sicht der Betroffenen   124

16   Gastrointestinale Tumoren............................... 127
Johanna Graf
16.1   Einleitung...................................... 127
16.2   Hintergrund 127
16.2.1   Magenkarzinom......................... 127
16.2.2   Ösophaguskarzinom..................... 128
16.2.3   Dünndarmkarzinom..................... 128
16.2.4   Kolon- und Rektumkarzinom.............. 128
16.2.5   Pankreaskarzinom 128
16.2.6   Leberkrebs (hepatozelluläres Karzinom
und Cholangiokarzinom) 129
16.3   Therapie der gastrointestinalen Tumore.............. 129
16.4   Nebenwirkungen und Langzeitfolgen der
Behandlung 129
16.5   Psychische Belastungen im Krankheitsverlauf 130
16.5.1   Disstress.............................. 131
16.5.2   Lebensqualität 131
16.5.3   Progredienzängste 132
16.5.4   Fatigue 133
16.5.5   Psychosoziale Langzeitfolgen 134
16.6   Psychische Erkrankungen bei gastrointestinalen
Tumoren....................................... 134
16.6.1   Depression und Demoralisierung........... 135
16.6.2   Ängste 135
16.7   Survivorship................................... 136
16.8   Herausforderung für Angehörige................... 136
16.9   Kinder von Eltern mit gastrointestinalen Tumoren 137
Literatur... 138

**17   Pflegerisch-onkologische Aspekte in der
Gastroenterologie** 141
Ralf Stöhr
17.1   Die onkologische Pflegefachkraft und das
ganzheitliche Therapiekonzept 141
17.2   Physische Aspekte (körperliche Symptomatik)......... 142
17.3   Psychische Aspekte 143
17.4   Soziale Aspekte 146
17.5   Spirituelle Aspekte.............................. 146
Literatur... 147

18   Post/Long-COVID................................. 149
Eva-Maria Skoda und Hannah Dinse
18.1   Eine Pandemie mit langen Folgen 149
18.2   Vermutete somatische Faktoren des
Symptomkomplexes.............................. 150
18.2.1   Chronische Entzündung und
Autoimmunität........................ 150
18.2.2   Körperzellschädigung durch das Virus 151

18.2.3   Endotheliendysfunktion mit konsekutiver
Blutgerinnselneigung.................... 151

18.2.4   Gestörte Mitochondrienfunktion mit
konsekutivem Energiemangel 151

18.2.5   Viruspersistenz........................ 151

18.2.6   Störung des Darmmikrobioms mit
überempfindlichen Mastzellen.............. 151

18.2.7   Dysbiose, Störung der intestinalen
Barriere, mukosale Inflammation,
Immundysregulation 151

18.3   Post-COVID ist nicht gleich Post-COVID............. 152

18.4   Das multifaktorielle Modell von Post-COVID 153

18.5   Der multimodale Behandlungsansatz 154

Literatur... 155

19 Transplantationen im gastroenterologischen Bereich 157
Mariel Nöhre und Martina de Zwaan

19.1   Somatomedizinische Aspekte und Epidemiologie....... 157

19.2   Herausforderungen vor der Transplantation 157

19.2.1   Psychische Belastungen.................. 158

19.2.2   Alkoholbezogene Störungen 158

19.2.3   Psychosoziale Evaluation................. 159

19.3   Psychosomatische Aspekte nach der Transplantation 160

19.3.1   Krankheitsbewältigung und psychische
Erkrankungen.......................... 160

19.3.2   Therapieadhärenz....................... 161

Literatur... 162

Teil III   Besondere Situationen

**20 Psychische Aspekte in der Endoskopie aus pflegerischer
Sicht**... 165
Gerlinde Weilguny-Schöfl

20.1   Einleitung...................................... 165

20.2   Allgemeine psychologische Einflussfaktoren
bei der Endoskopie.............................. 165

20.3   Angst 166

20.3.1   Definition............................. 166

20.3.2   Wie kann man Angst messen? 166

20.4   Art, Häufigkeit und Intensität von Angst bei
Endoskopien................................... 168

20.5   Ängste vermindern.............................. 168

20.5.1   Informationsbasierte Ansätze.............. 169

20.5.2   Musiktherapie 169

20.5.3   Hypnose 170

Literatur... 170

21 Stoma – Pflegerische Aspekte. 173
Gabriele Gruber
21.1 Zu meiner Person. 173
21.2 Zusammenfassung. 173
21.3 Einleitung. 174
21.4 Beratungsangebote vor der Operation. 175
21.5 Welche Prinzipien/Grundsätze der Stomapflege
      sollten beachtet werden?. 176
21.6 Auswahl der Stomaprodukte oder auch Anpassung
      nach Entlassung, Gewichtsveränderungen oder noch
      anstehender onkologischer Therapie. 178
Literatur. 180

22 Stoma – Betroffenensicht. 181
Sophia Habscheid
22.1 Die Sicht einer Betroffenen. 181
22.2 Der Diagnoseweg Colitis ulcerosa und die folgenden
      2 Jahre Behandlung. 181
22.3 Mein Körper und das Stoma. 183
22.4 Die Folgen. 184

**23 Psychosomatische Aspekte der Analinkontinenz bei
Erwachsenen**. 187
Anne Ahnis
23.1 Definition und Nosologie. 187
23.2 Epidemiologie. 188
23.3 Physiologie und Steuerung des Stuhlvorgangs. 188
23.4 Ätiologie und Risikofaktoren der Analinkontinenz. 189
      23.4.1 Ätiopathogenetische Aspekte. 189
      23.4.2 Risikofaktoren. 192
23.5 Diagnostik. 194
      23.5.1 Basisdiagnostik. 195
      23.5.2 Erweiterte Diagnostik. 196
23.6 Therapie. 196
      23.6.1 Konservative Therapie. 197
      23.6.2 Operative Therapie. 199
23.7 Subjektives Belastungserleben und
      Krankheitsverarbeitung bei Analinkontinenz. 199
      23.7.1 Subjektives Belastungserleben. 200
      23.7.2 Krankheitsverarbeitung. 206
Literatur. 211

**24 Psychosomatik bei Kindern mit gastroenterologischen
Krankheitsbildern**. 219
Simon Scherer
24.1 Anatomische Besonderheiten im Säuglings- und
      Kindesalter. 219
24.2 Ruminationssyndrom. 219

24.3   Aerophagie.................................... 220
24.4   Chronische Bauchschmerzen...................... 220
24.5   Funktionelle Obstipation 222
24.6   Funktionelle Stuhlinkontinenz.................... 223
24.7   Chronisch-entzündliche Darmerkrankungen &
        Megazystis-Mikrokolon-intestinales
        Hypoperistaltik-Syndrom (MMIHS)................ 224
        24.7.1   Colitis ulcerosa......................... 224
        24.7.2   Morbus Crohn 224
        24.7.3   Megazystis-Mikrokolon-intestinales
                  Hypoperistaltik-Syndrom (MMIHS)......... 225
24.8   Diagnostik 226
Literatur... 227

25   **Bedarf an psychischer Betreuung bei Patient*innen mit
      chronischen gastroenterologischen Erkrankungen** 229
      Kerstin Maehder und Bernd Löwe
25.1   Einleitung.................................... 229
        25.1.1   Bedarfsbestimmung und potenzielle
                  Bedarfe............................... 229
25.2   Bedarfe bei ausgewählten gastroenterologischen
        Erkrankungen................................. 231
25.3   Zöliakie 232
25.4   Instrumente zum Screening auf psychische
        Störungen und zur Bedarfsbestimmung.............. 232
25.5   Bedarfsorientierte Interventionsangebote 235
Literatur... 237

26   **Herausfordernde Patient*inneninteraktion** 241
      Juliane U. Walther, Anne Herrmann-Werner und
      Christian A. Brünahl
26.1   Einleitung.................................... 241
26.2   Die Interaktion: It takes two to tango................ 241
        26.2.1   Prinzipien des Umgangs mit
                  herausfordernden Situationen 242
        26.2.2   Arzt-Patienten-Beziehung im Fokus 242
26.3   Die Patient*innenperspektive als Richtungsweiser
        für die Gesprächsführung........................ 243
        26.3.1   Erfassen des Krankheitserlebens der
                  Patient*innen 243
        26.3.2   Divergierende Krankheitskonzepte 244
        26.3.3   Einbezug des emotionalen Erlebens der
                  Patient*innen 244
        26.3.4   Veränderung von Verhaltensweisen
                  begleiten.............................. 245
        26.3.5   Unkonstruktive Gespräche................ 245

26.4   Die eigenen Anteile der Behandelnden 246
          26.4.1   Eigene Emotionen als Ressource 246
          26.4.2   Selbstfürsorge vor Fremdfürsorge 247
Literatur. 247

Teil IV   Diagnostik und Therapie

**27   Diagnostik Psychischer Störungen und
      Psychopharmakologische Therapie** 251
      Martin Aigner und Gabriele Sachs
      27.1   Diagnostik 251
               27.1.1   Einleitung. 251
               27.1.2   Psychiatrische Störungen und
                        gastrointestinale Erkrankungen 252
               27.1.3   Psychiatrische Syndrome, die in der
                        Gastroenterologie eine Rolle spielen 253
      27.2   Psychopharmakologische Therapie 259
               27.2.1   Antidepressiva bei funktionellen
                        gastrointestinalen Störungen 260
               27.2.2   Antidepressiva bei Gastritis und Magen-
                        bzw. Duodenalulzera 262
               27.2.3   Antipsychotika als Antiemetika 262
               27.2.4   Cholinesterase-Inhibitoren in der Therapie
                        der Demenz 262
               27.2.5   Interaktionen von
                        Gastrointestinaltraktpharmaka und
                        Psychopharmaka 262
      Literatur. 263

28   Psychoedukation und Psychotherapie 265
      Carolin Thurner
      28.1   Einleitung. 265
      28.2   Was ist Psychoedukation? 265
      28.3   Gründe für Psychoedukation 266
      28.4   Wann und bei wem?. 266
      28.5   Ethische Perspektive 267
      28.6   Das biopsychosoziale Modell 267
               28.6.1   Biologische Faktoren und Folgen 269
               28.6.2   Psychologische Faktoren und Folgen 269
               28.6.3   Soziale Faktoren und Folgen 270
               28.6.4   Gemeinsame Erarbeitung eines
                        individuellen biopsychosozialen
                        Krankheitsmodells 270
      28.7   Methoden der Psychoedukation. 271
      28.8   Beziehungsgestaltung und Rollenverteilung 272
      28.9   Psychodynamische Überlegungen zu
               psychosomatischen Prozessen 272
               28.9.1   Fehlende Desomatisierung aufgrund
                        fehlender Mentalisierungsfähigkeiten 272

       28.9.2   Beziehungswünsche und
                 Versorgungskonflikt 273
       28.9.3   Sekundärer Krankheitsgewinn 274
       28.9.4   Determinismus oder Finalismus? 274
  28.10   Kommunikation unauffälliger Befunde 275
  28.11   Interventionen 277
       28.11.1   Bewegung 277
       28.11.2   Entspannungsverfahren 277
       28.11.3   Supportive Interventionen 277
       28.11.4   Affektdifferenzierung 277
       28.11.5   Indikation und Motivation für
                 Psychotherapie 278
  28.12   Sprichwörter in der Psychoedukation – wie unsere
          Sprache uns voraus ist 278
  Literatur 279

29 Stellenwert der Antidepressiva in der Schmerztherapie 281
    Michael Bach
  29.1   Was ist Schmerz? Biopsychosoziale Perspektive 281
  29.2   Antidepressiva als Baustein der medikamentösen
          Schmerztherapie 282
  29.3   Häufig gestellte Fragen – empfohlene
          Vorgehensweise 284
  Literatur 285

30 Placebowirkungen bei Magen-Darm-Erkrankungen 287
    Katja Weimer
  30.1   Placebos in der wissenschaftlichen Literatur 287
  30.2   Psychologische Wirkmechanismen des
          Placeboeffekts 288
  30.3   Physiologische Wirkmechanismen des
          Placeboeffekts 289
  30.4   Einflussfaktoren auf den Placeboeffekt 290
  30.5   Placebowirkungen bei funktionellen
          Magen-Darm-Störungen 292
  30.6   Placebowirkungen bei organischen
          Magen-Darm-Erkrankungen 292
  30.7   Noceboresponse und Noceboeffekt 293
  30.8   Aktuelle Entwicklung in der Placeboforschung:
          Placebos ohne Täuschung 293
  Literatur 294

31 Hypnose als Therapieansatz 297
    Gabriele Moser
  31.1   Einleitung 297
  31.2   Wirkmechanismen der bauchgerichteten
          Hypnosetherapie 297
  31.3   Wer profitiert von bauchgerichteter Hypnose? 298
  31.4   Protokolle für Hypnose bei Reizdarmsyndrom (RDS) . . . 298

31.5   Erfolgskriterien und Langzeiteffekt der
        Bauchhypnose beim RDS   299
31.6   Hypnose bei chronisch-entzündlichen
        Darmerkrankungen (CED).   299
Literatur.   300

32   Integrierte Stationäre Gastroenterologisch-
       psychosomatische Versorgung   303
       Tobias Hofmann
32.1   Veränderte medizinische Herausforderungen   303
32.2   Modelle integriert-psychosomatischer Stationen.   304
32.3   Umsetzung integrierter gastroenterologisch-
        psychosomatischer stationärer Versorgung   305
Literatur.   308

33   Integrierte Psychosomatische Versorgung
       und Rehabilitation   309
       Anke von Sengbusch
33.1   Zu Begriff und Historie der integrierten Versorgung   309
33.2   Vorbemerkung zur Notwendigkeit integrierter
        psychosomatischer Versorgung   310
33.3   Integrierte gastroenterologisch-psychosomatische
        Versorgung im stationären Bereich   311
33.4   Integrierte gastroenterologisch-psychosomatische
        Versorgung im ambulanten Bereich.   312
33.5   Rehabilitation und Sozialmedizin   314
        33.5.1   Medizinische Rehabilitation   314
33.6   Berufliche Rehabilitation   316
33.7   Erwerbsminderung (EM)   317
33.8   Weitere sozialmedizinische Aspekte   318
Literatur.   319

34   Psychoonkologische Versorgung   321
       Imad Maatouk und Anna Fleischer
34.1   Einleitung.   321
34.2   Entstehung psychoonkologischer
        Versorgungsstrukturen und Ausbildungsstandards   321
        34.2.1   Versorgung im Akutkrankenhaus.   322
        34.2.2   Versorgung in der Rehabilitation   322
34.3   Psychoonkologische Versorgung im ambulanten
        Sektor.   322
34.4   Interventionsbausteine psychoonkologischer
        Versorgung in Anlehnung an die S3-Leitlinie
        Psychoonkologie   324
34.5   Besonderheiten im Rahmen der Versorgung bei
        ausgewählten gastrointestinalen Tumorerkrankungen. . . .   327
Literatur.   330

35   Palliative Versorgung und Psychosomatik 331
      Eva Katharina Masel
      35.1   Grundlagen von Palliative Care 332
      35.2   Psyche und Soma in der Gastroenterologie
              und Hepatologie 333
      35.3   Diagnostik 333
      35.4   Therapie 335
              35.4.1   Die Bedeutung des Gesprächs 335
              35.4.2   Schmerz 337
      Literatur 339

36   Komplementärmedizin 341
      Holger Cramer und Anna Katharina Koch
      36.1   Definitionen und Begriffsbestimmungen 341
      36.2   Nutzungsverhalten und Relevanz 342
      36.3   Nicht pharmakologische Verfahren der
              Komplementärmedizin 343
      36.4   Achtsamkeitsbasierte Therapien 344
      36.5   Pharmakologische Verfahren der
              Komplementärmedizin 346
      Literatur 347

Stichwortverzeichnis 351

Teil I
Grundlagen

Stellenwert der Psychosomatik in der Gastroenterologie

Miriam Goebel-Stengel und Andreas Stengel

Gastroenterologische Erkrankungen gehen häufig mit einer längeren Zeitachse einher. Wie auch in anderen Fachgebieten nimmt bei chronischen Erkrankungen der rein somatische Anteil eher ab, der psychosoziale Anteil an der Störung eher zu. Insofern verwundert es nicht, dass es eine Vielzahl von gastroenterologischen Störungsbildern gibt, bei welchen biopsychosoziale Anteile sowohl in der Pathogenese als auch Krankheitsaufrechterhaltung eine Rolle spielen. Dieser biopsychosoziale Ansatz sollte sich demnach auch in der Therapie widerspiegeln. Dies sollte nicht nur auf funktionelle Störungen wie das Reizmagensyndrom und Reizdarmsyndrom (in der Psychosomatik spricht man hier eher von somatoformen Störungen; obschon beide Konzepte nicht deckungsgleich sind, so gibt es doch große Überlappungen) begrenzt sein. Auch bei anderen Erkrankungen wie z. B. chronisch-entzündlichen Darmerkrankungen oder auch Tumorerkrankungen sollten

M. Goebel-Stengel
SRH Klinik, Abteilung Innere Medizin, Sigmaringen, Deutschland & Universitätsklinikum Tübingen, Psychosomatische Medizin und Psychotherapie, Tübingen, Deutschland

A. Stengel (✉)
Klinikum Stuttgart, Klinik für Psychosomatische Medizin und Psychotherapie, Stuttgart, Deutschland & Universitätsklinikum Tübingen, Psychosomatische Medizin und Psychotherapie, Tübingen, Deutschland
E-Mail: andreas.stengel@klinikum-stuttgart.de

psychosoziale Aspekte berücksichtigt und bestenfalls auch in der Therapie adressiert werden. Weiterhin ist zu betonen, dass gastrointestinale Erkrankungen das Risiko zur Entwicklung einer komorbiden psychischen Störung, hier seien vor allem die Anpassungsstörung, die depressiven Störungen sowie die Angststörungen genannt, erhöht. Auf die enge Verbindung zwischen Gehirn und Darm mittels Darm-Hirn-Achse wird in einem späteren Kapitel dieses Buches noch eingegangen.

Vor diesem Hintergrund ergibt sich einerseits die Wichtigkeit der Zusammenarbeit zwischen Kolleg*innen der Gastroenterologie und solchen der Psychosomatik, allerdings sollten auch Gastroenterolog*innen entsprechende psychosomatische Kenntnisse erlangen. Zwar sind psychosomatische Aspekte im Weiterbildungskatalog zum Facharzt für Innere Medizin verankert, allerdings gibt es bislang keine, anders als beim Facharzt für Allgemeinmedizin, Regelung zur obligaten Weiterbildung in der psychosomatischen Grundversorgung. Dies wäre aber nicht nur wünschenswert, sondern inhaltlich auch sehr gut begründbar, da wie oben beschrieben zum einen bei den funktionellen Störungen, zum anderen bei vielen anderen chronischen gastroenterologischen Erkrankungen eine biopsychosoziale Pathogenese und Krankheitsaufrechterhaltung zu konstatieren ist. Vor diesem Hintergrund wurde unlängst auch die AG Psychosomatik in der Gastroenterologie

G. Moser et al. (Hrsg.), *Psychosomatik in der Gastroenterologie und Hepatologie*,
https://doi.org/10.1007/978-3-662-68436-8_1

der Deutschen Gesellschaft für Gastroenterologie, Verdauungs- und Stoffwechselkrankheiten (DGVS) ins Leben gerufen, welche sich unter anderem mit dieser Ausbildungsthematik befasst (Auer et al. 2018). Da die Ärzt*innen-Patient*innen-Kommunikation essenziell für eine gelingende Ärzt*innen-Patient*innen-Beziehung und damit im Verlauf für eine gute Adhärenz und darüber dann auch unmittelbar für den Therapieerfolg entscheidend ist, ist auch dieses Thema in der AG prominent verankert. Die Arzt-Patienten-Interaktion wird gerade bei Patient*innen mit funktionellen Störungen noch immer als schwierig erlebt (Goebel-Stengel et al. 2023) und die Ärzt*innen wünschen sich vor diesem Hintergrund mehr Weiterbildung zum Thema. Nicht zuletzt ist die biopsychosoziale Verursachung oder Mitbedingung von gastrointestinalen Störungen schon im Medizinstudium noch zu wenig verankert, was eine rezente Studie zeigen konnte. Hier war das Wissen z. B. um das Reizdarmsyndrom von Studierenden als deutlich zu gering eingeschätzt worden. Vor diesem Hintergrund wünschten sich auch die Studierenden eine stärkere Verankerung dieser fachübergreifenden Thematik im medizinischen Curriculum (Patejdl et al. 2023).

In Österreich gibt es die berufsbegleitende Weiterbildung als Diplom für psychosomatische und psychotherapeutische Medizin für alle Ärzt*innen in allen Fachgebieten der Medizin und eine Spezialisierung für psychosomatische Medizin.

Zusammengefasst lässt sich sagen, dass biopsychosoziale Aspekte in der Anamnese, Therapieplanung und Therapie von Patient*innen mit vor allem chronischen gastrointestinalen Störungen Berücksichtigung finden sollten. Dies kann über eine gesteigerte Awareness, vor allen Dingen über eine entsprechende Ausbildung schon im Medizinstudium, aber dann auch über strukturelle Weiterbildungsinhalte in der Facharztausbildung zum Facharzt für Gastroenterologie und nicht zuletzt über anhaltende spätere berufsbegleitende Fortbildungen gelingen. So kann ein Gutteil der psychosomatischen Versorgung direkt in der Gastroenterologie stattfinden. Ergänzend und nicht als Ersatz dafür ist eine enge Zusammenarbeit zwischen Gastroenterologie und Psychosomatik wünschenswert und sowohl für die ärztlichen Kolleg*innen befriedigend als auch für unsere Patient*innen gewinnbringend.

Literatur

Auer PG, Enck P, Hauser W, Stengel A, Storr M, Langhorst J, AG Psychosomatik in der Gastroenterologie der DGVS (2018) Psychosomatics in gastroenterology – statement of the Work Group for Psychosomatics in Gastroenterology of the German Society of Gastroenterology, Digestive and Metabolic Diseases (DGVS). Z Gastroenterol 56:684–689. https://doi.org/10.1055/a-0599-1248

Goebel-Stengel M, Paulsen U, Bennerscheidt P, Zipfel S, Stengel A (2023) Patients with functional gastrointestinal disorders-importance of communication between physician and patient assessed in a cross-sectional cohort study. Front Psychiatry 14:1252268. https://doi.org/10.3389/fpsyt.2023.1252268

Patejdl R, Demir IE, Frieling T, Goebel-Stengel M, Gunther L, Keller J, Niesler B, Stengel A, Neckel PH (2023) Curricular representation of neurogastroenterology: a survey among medical students in Germany. Neurogastroenterol Motil 35:e14557. https://doi.org/10.1111/nmo.14557

Psychosomatik und Gastroenterologie – 40 Jahre (in) einer schwierigen Beziehung

2

Paul Enck

2.1 Einleitung

Das Folgende ist weder ein medizinhistorisches Review noch ein autobiografisches Kapitel, sondern eine subjektive, dem Augenblick entsprungene Reflexion über eine 40-jährige wissenschaftliche Wanderung an den Grenzen zweier Disziplinen: Medizin/Gastroenterologie einerseits und Psychologie/Psychosomatik andererseits. Es erhebt daher keinen Anspruch auf Vollständigkeit oder Objektivität und kann und will auch nicht Leitlinie für Zukünftiges sein, weder für die Disziplinen noch für diejenigen, die sich auf einer ähnlichen Wanderung befinden oder sich auf eine solche begeben wollen.

Der biografische Rahmen ist der Zeitraum 1980 bis 2023, in dem ich mich auf dieser Gratwanderung befunden habe, die mit einem Praktikum (im Rahmen eines Psychologiestudiums) an der Psychosomatischen Abteilung der Medizinischen Hochschule Hannover unter Leitung von Prof. Freyberger begann und die mit meiner Tätigkeit in der Abteilung für Psychosomatische Medizin und Psychotherapie des Universitätsklinikums Tübingen unter Leitung von Prof. Ste-

phan Zipfel endete. Dazwischen lagen längere Aufenthalte in der gastroenterologischen Klinik des Johns Hopkins Hospital in Baltimore, der Klinik für Gastroenterologie an der Universitätsklinik Düsseldorf und der Klinik für Allgemeine Chirurgie am Universitätsklinikum Tübingen.

In diesen mehr als 40 Jahren, davon 20 Jahre in der Gastroenterologie, bin ich Zeuge einer Vielzahl wissenschaftlicher Innovationen und Veränderungen in beiden Disziplinen geworden – und habe daran aktiv meinen Anteil gehabt –, die heute zum Grundwissen aller Forschenden in diesem Bereich gehören und die unser Verständnis von Darmfunktionen, deren Bedeutung für somatoforme Störungen und deren Regulation durch die sogenannte Darm-Hirn- oder Hirn-Darm-Achse grundlegend verändert haben. Im Folgenden will ich versuchen, diesen Prozess zeitlich aufzuschlüsseln, um zu ergründen, welchen Anteil daran „eigentlich" die Gastroenterologie und welchen die Psychologie/Psychosomatik hat. Das Ganze schließt dann mit einer vielleicht zentralen Perspektive auf die Zukunft.

2.2 Der begrenzte Zugang der Psychosomatik zur Gastroenterologie

Wenn man sich in dem Zeitraum 1983 bis 2004, den ich in der Gastroenterologie verbracht habe, das Herzstück der Psychosomatik,

P. Enck (✉)
Psychosomatische Medizin und Psychotherapie, Universitätsklinikum Tübingen, Tübingen, Deutschland
E-Mail: paul.enck@uni-tuebingen.de

die Zeitschrift *Psychosomatic Medicine*, vornimmt, wurden in den 20 Jahrgängen (1980–2000) schätzungsweise 1200 wissenschaftliche Paper (20 × 6 Ausgaben mit je 10 Artikeln) zu sehr vielen, sehr unterschiedlichen medizinisch-klinischen Themen veröffentlicht: *Coronary Heart Disease, Hypertension, Stress, Pain, Diabetes, Type-A, Eating Disorders, Cancer, Sexual Function and Dysfunction, Surgery, Chronic Fatigue Syndrome, Premenstrual Syndrome, Migraine, Post-Traumatic Stress Disorder, Asthma, Skin Disorders, Surgery, Sexual Function, Psychoneuroimmunology* und vieles mehr.

Aber es finden sich tatsächlich nur 16 Paper zu gastrointestinalen Funktionen und Erkrankungen, etwas mehr als 1 % – das steht in keinem Verhältnis zur Bedeutung gastroenterologischer Symptome im Vergleich zu nahezu allen anderen oben gelisteten Körperfunktionen und Erkrankungen. Dafür muss es gute – und schlechte? – Gründe geben.

Betrachtet man wiederum diese 16 Publikationen und sortiert sie nach Zeit, Themenbereichen und Schwerpunkten, dann fällt Folgendes auf:

Den Auftakt machen drei Veröffentlichungen zum Thema Ulkus, zur Rolle der Stressreaktion und der Psychotherapie bei Duodenalulcera aus den Jahren 1981 bis 1994 (Ackerman et al. 1981; Wilhelmsen et al. 1994; Wolcott et al. 1981). Das vorläufige Ende dieser langjährigen psychosomatischen Forschungstradition läutet Herbert Weiner mit zwei Übersichtsarbeiten 1991 (Weiner 1991a, b) ein, in denen er dem Umstand Rechnung trägt, dass Marshall & Warren 1983 mit der Erstbeschreibung eines säureresistenten Bakteriums im Magen, des Helicobacter pylori, die Stress-Ulkus-Hypothese „beerdigt" hatten – bis die Erkenntnis reifte, dass auch die antibakterielle Therapieresistenz psychosozialen Einflüssen unterliegt.

Ein einziges Paper (Welgan et al. 1985) fand sich in all den Jahren zur Frage der Wirkung von Stress auf die gastrointestinale Motorik, während Motilitätmesstechniken seit vielen Jahren (siehe unten) in der Gastroenterologie einen festen Stellenwert hatten. Einzig das Elektrogastrogramm, das die Magenaktivität nicht invasiv über Oberflächenelektroden ableitet, lässt sich jedoch außerhalb einer gastroenterologischen Abteilung ohne Probleme durchführen.

Nur zwei Arbeiten haben sich mit der Klinik funktioneller Magen-Darm-Störungen wie dem Reizdarmsyndrom (RDS) befasst (Toner et al. 1990, 1998), während zur gleichen Zeit in der Gastroenterologie die Diskussion um die sogenannten Rom-Kriterien zur Standardisierung der Diagnose und Therapie solcher Störungen entbrannte (siehe unten) – *Psychosomatic Medicine* hat dies sehr lange nicht zur Kenntnis genommen, erst als 1998 der „Vater" der Rom-Kriterien-Diskussion, Douglas Drossmann, Präsident der „American Psychosomatic Society" (APS) und Editor des Journals wurde, wurde in einer „presidential address" dem biopsychosozialen Modell gastrointestinaler Beschwerden Rechnung getragen (Drossman 1998).

Aber auch danach blieb das Journal dem Thema Magen-Darm-Funktionen und -Krankheiten gegenüber weitgehend abstinent: Gelegentliche Arbeiten betrafen autonome Reaktionen bei funktioneller Dyspepsie (Hausken et al. 1993), Lebensqualität und Patient*innenzufriedenheit bei chronisch-entzündlichen Darmerkrankungen (Drossman et al. 1991) und Somatisierung bei Sphincter-oddi-Dysfunktionen (Abraham et al. 1997).

2.3 Was passierte in der Gastroenterologie im gleichen Zeitraum?

Als ich 1982 mit Forschungen in der Gastroenterologie begann, war das alles beherrschende Thema – aus dem Blickwinkel eines Psychologen – die seit den 1950er-Jahren bekannten Stress-Untersuchungen von Thomas Almy (Almy und Tulin 1947), die allesamt im Journal *Gastroenterology* und anderen gastroenterologischen Zeitschriften publiziert worden waren und die mit neuartigen Messtechniken neu aufgelegt wurden, zugegebenermaßen darunter auch (eigene) Arbeiten, die sich später als Messungen von Artefakten herausstellten wie die

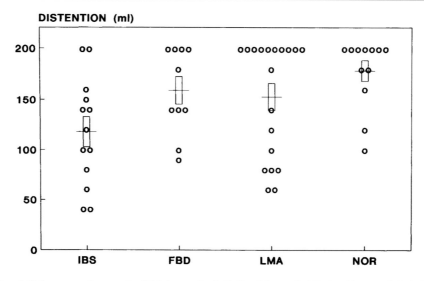

Abb. 2.1 Sensibilitätsuntersuchungen im Dickdarm mittels Ballondehnung bei Patient*innen mit Reizdarmsyndrom (IBS), anderen funktionellen Darmerkrankungen (FBD), Lactose-Malabsorption (LMA) und gesunden Kontrollen (NOR) (aus: Whitehead et al. 1990 mit freundlicher Genehmigung)

„elektrische Kontrollaktivität des Kolons beim RDS" (Enck et al. 1989).

Der Paradigmenwechsel von gastrointestinaler Motilität zu intestinaler Sensibilität (Abb. 2.1) Whitehead et al. 1990 als putativer Pathologie vieler funktioneller Magen-Darm-Störungen ist im Rahmen der Diskussion der sogenannten Rom-Kriterien erfolgt, deren Entwicklung die Psychosomatik komplett verschlafen hat. Während also in der Psychosomatik noch die Diskussion der „Diagnostic and Statistical Manual of Mental Disorders" (DSM)-Kriterien (von III nach IV) erfolgte, in denen gastrointestinale Beschwerden kein „eigener" Stellenwert zugeschrieben wurde, war sie an der Formulierung der Kruis- und der späteren Rom-Kriterien (1984 ff.) nicht beteiligt. Wir hatten noch 2008 gefordert, dass der nächste Konsensus interdisziplinär sein müsse (Enck und Martens 2008).

Aber auch andere Entwicklungen in der Gastroenterologie finden sich nicht oder nur marginal im Forschungsspektrum der Psychosomatik wieder. Dazu gehören:

- Alle Anwendungen der Biofeedback-Technik bei Magen-Darm-Erkrankungen seit ihren

sehr frühen Anfängen in Baltimore: Dysphagie, Inkontinenz, Dyspepsie und Reizdarmsyndrom haben Beachtung in der Gastroenterologie (und Publikation in deren Zeitschriften) gefunden (Enck und Schäfer 1996), nicht jedoch in psychosomatischen Journalen.

- Die Anwendung neurologischer Untersuchungstechniken (somatosensorische und motorische evozierte Potenziale, funktionelle zerebrale Bildgebung) fand nicht nur in der Gastroenterologie Aufmerksamkeit und Zustimmung, sondern auch in den technischen und neurologischen Publikationsorganen, aber bis heute gibt es kaum ein entsprechendes Paper in *Psychosomatic Medicine,* wenngleich die Bedeutung zentraler Verarbeitung viszeraler Signale für die Pathogenese funktioneller und somatoformer Störungen des Gastrointestinaltraktes unbestritten ist (Aziz et al. 2000).

- In gleicher Weise hinkt gegenwärtig die psychosomatische Medizin anderen aktuellen Entwicklungen hinterher, z. B. der Diskussion um die Rolle und Bedeutung der intestinalen Mikrobiota (Bakterien, Viren etc.) für psychische Erkrankungen, für die zentrale

Verarbeitung viszeraler Signale, für die Wirksamkeit von Medikamenten oder für die Psyche und das Wohlbefinden (Wang et al. 2016).

2.4 Eine persönliche Erfahrung

Ein letztes, eher persönliches Beispiel für das oben Gesagte ist das Folgende: Im Jahr 2017 wurde ich von der Zeitschrift *Psychosomatic Medicine* eingeladen, einen Artikel zu biologischen Aspekten funktioneller Magen-Darm-Erkrankungen einzureichen, der gleichzeitig mit einigen stärker psychologischen-psychosomatischen Beiträgen über somatoforme Störungen erscheinen sollte – bezeichnenderweise wurde der Psychologe gefragt, etwas zur Biologie zu sagen, nicht jedoch die vielen anderen beteiligten medizinischen Expert*innen.

Das von mir gewählte Beispiel war das sogenannte postinfektiöse Reizdarmsyndrom, zu dem ich – neben Anderen – zuletzt geforscht hatte (Schwille-Kiuntke et al. 2011). Der Tenor meines Reviews war: Wenn viele (und manchmal auch: wenn alle) gastrointestinale Funktionsstörungen auf der Basis einer intestinalen Infektion zustande kommen können, wenn dergleichen auch nach nicht intestinalen Infektionen passieren kann, und wenn intestinale und

nicht intestinale Infektionen auch in Funktionsstörungen anderer Körperorgane (Blase, Gelenke, Haut etc.) resultieren können, dann die Hypothese aufgestellt werden mag, dass somatoforme Störungen **immer** zunächst eine biologische Ursache haben, deren klinische Ausprägung durch psychosoziale Bedingungen und Faktoren nur modifiziert, nicht aber erzeugt wird (Abb. 2.2); das habe ich die „Biology-first-Hypothese" genannt. Das Manuskript wurde von *Psychosomatic Medicine* ohne Review abgelehnt und ohne Korrekturen von *Neurogastroenterology and Motility* zum Druck angenommen (Enck 2018).

2.5 Warum ist die Beziehung schwierig?

Drei Aspekte sollen hier abschließend diskutiert werden, um die relative Distanz der beiden Disziplinen (Gastroenterologie, Psychologie/Psychosomatik) verständlich und nachvollziehbar zu machen:

1. Gastroenterologische Untersuchungen sind immer mit einem hohen Maß an Invasivität verbunden, die nicht ohne Weiteres in einem psychosomatischen Setting durchführbar sind. Jenseits von Problemen der Kompetenz

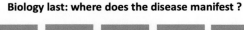

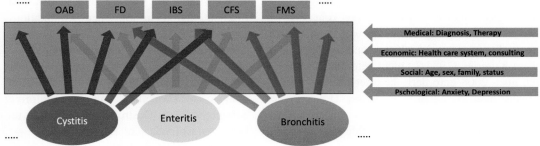

Abb. 2.2 Die „Biology-first-Hypothese". OAB = überaktive Blase (engl. „overactive bladder"), FD = funktionelle Dyspepsie (engl. „functional dyspepsia"), IBS = Reizdarmsyndrom (engl. „irritable bowel syndrome"), CFS = chronisches Erschöpfungssyndrom (engl. „chronic fatigue syndrome"), FMS = Fibromyalgie (engl. „fibromyalgia syndrome"); (aus: Enck und Mazurak (2018) mit freundlicher Genehmigung)

der Untersucher*innen, der Sicherheit der Patient*innen und der Hygiene der Untersuchungssituation besteht zumindest in vielen Fällen auch das Problem, dass mit jeder körperlichen Untersuchung eine Fixierung der psychosomatischen Patient*innen auf mögliche körperliche (und eben nicht psychische) Ursachen ihrer Beschwerden verstärkt werden kann, was einer psychosomatischen Behandlung durchaus entgegenstehen kann. Gastroenterologische Untersuchungen sind daher besser in einem spezialisierten gastroenterologischen Setting, das konsultiert wird, angebracht als in einer psychosomatischen Klinik. Unter diesen Bedingungen ist aber experimentelle Forschung erschwert.

2. Es ist durchaus **nicht** von Nachteil, wenn Neuentwicklungen in der Gastroenterologie (oder in anderen medizinischen Spezialdisziplinen) nicht unmittelbar und ungeprüft auf ihre klinische Bedeutung bei somatoformen Krankheiten in der Psychosomatik übernommen werden. Das oben erwähnte Beispiel der „myoelektrischen Aktivität des Kolons" als vermeintliches peripheres Kennzeichen des Reizdarmsyndroms (Enck et al. 1989) ist ein solches Beispiel, aber auch die aktuell behauptete große Bedeutung der intestinalen Mikroflora für das ZNS mag dies illustrieren: Auch wenn eine Beeinflussung von ZNS-Funktionen durch die Mikrobiota, und beispielsweise deren Manipulation durch Probiotika beim Menschen, gezeigt wurde (Wang et al. 2019), so ist doch gegenwärtig völlig unklar, ob dies bei psychischen Krankheitszuständen tatsächlich eine Rolle spielt oder ob sich diese Effekte als klinisch unbedeutend erweisen – ein Probiotikum kann vermutlich kein Antidepressivum ersetzen. Wenn daher die psychosomatische „Anwendung" neuen Wissens der Entdeckung um einige Jahre hinterherhinkt, mag dies auch helfen, die Spreu vom Weizen zu trennen: Nicht alles, was neu ist, wird seine Bedeutsamkeit behalten.

3. In all den Jahren, die ich in dieser „schwierigen Beziehung" verbracht habe, ist mir aufgefallen, dass insbesondere die

Psychosomatik über die Dichotomie zwischen Psyche und Soma, die es aufzuheben gelte, geklagt hat. Dieses Credo hat unterschiedliche Ausprägung und Akzentuierung erfahren: Es reicht zurück bis in den Glaubenssatz, dass „ein gesunder Geist in einem gesunden Körper wohnen möge („ut sit mens sana in corpore sano"), und nennt sich neuerdings „physical-mental interplay". In der gastroenterologischen Psychosomatik à la Doug Drossman wurde dies zum „bio-psycho-sozialen Modell" (Drossman 1998). Diese Klage kam selten vonseiten der Gastroenterologie, die sich sehr offen gezeigt hat für Fragestellungen jenseits ihrer Fachgrenzen – die Anwendung neurologischer Untersuchungsmethoden ist dafür ein gutes Beispiel, und klinische Leitlinien zeugen ebenfalls vom Einfluss der Psychosomatik/Psychologie auf die Gastroenterologie.

2.6   Ausblick

Wenn daher, wie ich oben argumentiert habe, es gerade die Psychosomatik ist, die sich dieses Anspruchs der Biologie oftmals entzieht, und andererseits die Gastroenterologie es ist, die sich der psychischen Komponenten (Stress, Feedback, ZNS u. a. m.) des Magen-Darm-Traktes bemächtigt, dann mag man auch der Meinung sein, dass es an der Zeit ist, diese Dichotomie eben **nicht** zu überwinden, sondern ihre Langlebigkeit zu akzeptieren als den Motor, der verantwortlich ist für den erreichten Fortschritt in der Auseinandersetzung zwischen Psyche und Soma – dann braucht es auch kein bio-psycho-soziales Modell.

Literatur

Abraham HD, Anderson C, Lee D (1997) Somatization disorder in sphincter of Oddi dysfunction. Psychosom Med 59(5):553–557. https://doi.org/10.1097/00006842-199709000-00013

Ackerman SH, Manaker S, Cohen MI (1981) Recent separation and the onset of peptic ulcer disease in older children and adolescents. Psychosom Med

43(4):305–310. https://doi.org/10.1097/00006842-198108000-00003

Almy TP, Tulin M (1947) Alterations in colonic function in man under stress; experimental production of changes simulating the irritable colon. Gastroenterology 8(5):616–626

Aziz Q, Schnitzler A, Enck P (2000) Functional neuroimaging of visceral sensation. J Clin Neurophysiol 17(6):604–612. https://doi.org/10.1097/00004691-200011000-00006

Drossman DA, Leserman J, Li ZM, Mitchell CM, Zagami EA, Patrick DL (1991) The rating form of IBD patient concerns: a new measure of health status. Psychosom Med 53(6):701–712. https://doi.org/10.1097/00006842-199111000-00010

Drossman DA (1998) Presidential address: gastrointestinal illness and the biopsychosocial model. Psychosom Med 60(3):258–267. https://doi.org/10.1097/00006842-199805000-00007

Enck P, Whitehead WE, Shabsin H, Nikoomanesh P, Schuster MM (1989) Stability of myoelectric slow waves and contractions recorded from the distal colon. Psychophysiol 26(1):62–69. https://doi.org/10.1111/j.1469-8986.1989.tb03133.x

Enck P, Schäfer R (1996) Biofeedback applications in gastroenterology. Eur J Gastroenterol Hepatol 8(6):534–539. https://doi.org/10.1097/00042737-199606000-00006

Enck P, Martens U (2008) Der nächste Konsensus zum Reizdarmsyndrom muss interdisziplinär sein [The next consensus for the irritable bowel syndrome has to be interdisciplinary]. Z Gastroenterol 46(2):211–215. https://doi.org/10.1055/s-2007-963341

Enck P, Mazurak N (2018) The „biology-first" hypothesis: functional disorders may begin and end with biology-A scoping review. Neurogastroenterol Motil 30(10):e13394. https://doi.org/10.1111/nmo.13394

Hausken T, Svebak S, Wilhelmsen I, Haug TT, Olafsen K, Pettersson E, Hveem K, Berstad A (1993) Low vagal tone and antral dysmotility in patients with functional dyspepsia. Psychosom Med 55(1):12–22. https://doi.org/10.1097/00006842-199301000-00004

Schwille-Kiuntke J, Frick JS, Zanger P, Enck P (2011) Post-infectious irritable bowel syndrome–a review of the literature. Z Gastroenterol 49(8):997–1003. https://doi.org/10.1055/s-0031-1281581

Toner BB, Garfinkel PE, Jeejeebhoy KN, Scher H, Shulhan D, Di Gasbarro I (1990) Self-schema in irritable bowel syndrome and depression. Psychosom Med 52(2):149–155. https://doi.org/10.1097/00006842-199003000-00003

Toner BB, Stuckless N, Ali A, Downie F, Emmott S, Akman D (1998) The development of a cognitive scale for functional bowel disorders. Psychosom Med 60(4):492–497. https://doi.org/10.1097/00006842-199807000-00017

Wang H, Lee IS, Braun C, Enck P (2016) Effect of probiotics on central nervous system functions in animals and humans: a systematic review. J Neurogastroenterol Motil 22(4):589–605. https://doi.org/10.5056/jnm16018

Wang H, Braun C, Murphy EF, Enck P (2019) Bifidobacterium longum 1714™ strain modulates brain activity of healthy volunteers during social stress. Am J Gastroenterol 114(7):1152–1162. https://doi.org/10.14309/ajg.0000000000000203

Weiner H (1991a) From simplicity to complexity (1950–1990): the case of peptic ulceration–I. Human studies. Psychosom Med 53(5):467–490. https://doi.org/10.1097/00006842-199109000-00001

Weiner H (1991b) From simplicity to complexity (1950–1990): the case of peptic ulceration–II. Animal studies. Psychosom Med 53(5):491–516. https://doi.org/10.1097/00006842-199109000-00002

Welgan P, Meshkinpour H, Hoehler F (1985) The effect of stress on colon motor and electrical activity in irritable bowel syndrome. Psychosom Med 47(2):139–149. https://doi.org/10.1097/00006842-198503000-00005

Whitehead WE, Holtkotter B, Enck P, Hoelzl R, Holmes KD, Anthony J, Shabsin HS, Schuster MM (1990) Tolerance for rectosigmoid distention in irritable bowel syndrome. Gastroenterology 98(5):1187–1192. https://doi.org/10.1016/0016-5085(90)90332

Wilhelmsen I, Haug TT, Ursin H, Berstad A (1994) Effect of short-term cognitive psychotherapy on recurrence of duodenal ulcer: a prospective randomized trial. Psychosom Med 56(5):440–448. https://doi.org/10.1097/00006842-199409000-00009

Wolcott DL, Wellisch DK, Robertson CR, Arthur RJ (1981) Serum gastrin and the family environment in duodenal ulcer disease. Psychosom Med 43(6):501–507. https://doi.org/10.1097/00006842-198112000-00006

Die Darm-Hirn-Achse (gut-brain axis)

3

Kristin Elfers und Gemma Mazzuoli-Weber

3.1 Die Innervation des Gastrointestinaltrakts

Der gesamte Gastrointestinaltrakt (GIT) vom Ösophagus über den Magen sowie den Dünn- und Dickdarm bis hin zum Enddarm wird durch das vegetative Nervensystem (VNS) innerviert. Das VNS besteht aus drei Anteilen: dem sympathischen, dem parasympathischen und dem enterischen Nervensystem (ENS). Dabei spielen sowohl intrinsische enterische Neurone als auch extrinsische neuronale Projektionen, einschließlich sympathischer und parasympathischer Efferenzen sowie viszeraler Afferenzen, eine Rolle.

Die sympathischen Nervenzellkörper befinden sich im intermediolateralen Horn im Brust- und Lendenbereich des Rückenmarks. Efferente sympathische Fasern verlassen das Rückenmark über die ventralen Wurzeln, um ihre ersten synaptischen Verbindungen mit Neuronen in prävertebralen sympathischen Ganglien (Ganglion coeliacum, Ganglion mesentericum inferior und superior) einzugehen. Unter Einfluss des Sympathikus kommt es generell zu einer Hemmung der gastrointestinalen

Funktionen im Sinne des „Kampf oder Flucht"-Mechanismus und zugunsten einer verstärkten Durchblutung der Skelettmuskulatur. Die wichtigsten Transmitter des Sympathikus, die im GIT für die Vermittlung der hemmenden Funktion verantwortlich sind, sind Noradrenalin und Adrenalin.

Die parasympathische Innervation des oberen Teils des GIT (von der Speiseröhre bis zum Colon transversum) erfolgt durch den Nervus (N.) vagus. Die parasympathische Innervation des absteigenden Kolons und des Mastdarms erfolgt durch die Nervi splanchnici pelvici. Der N. vagus ist ein gemischter Nerv, der zu 75 % aus afferenten und zu 25 % aus efferenten Fasern besteht. Die grundlegende Wirkung des Parasympathikus auf die gastrointestinalen Funktionen ist stimulierend, mit Ausnahme des Sphinktertonus, der unter seinem Einfluss reduziert wird, sodass ein Weitertransport des Chymus ermöglicht wird. Der Haupttransmitter ist hier Acetylcholin (ACh).

Es ist wichtig zu beachten, dass Parasympathikus und Sympathikus nicht immer antagonistisch wirken und es eine komplexe Regulation und Interaktion zwischen ihnen gibt, um eine angemessene Kontrolle über die Funktionen des Magen-Darm-Trakts sicherzustellen. Im Gegensatz zu den ersten beiden Zweigen des peripheren Nervensystems liegen die Neuronen des ENS direkt im GIT. Sie befinden sich innerhalb der Wand entlang des gesamtes GITs und

K. Elfers · G. Mazzuoli-Weber (✉)
Institut für Physiologie und Zellbiologie, AG Neurogastroenterologie, Tierärztliche Hochschule Hannover, Hannover, Deutschland
E-Mail: Gemma.Mazzuoli-Weber@tiho-hannover.de

G. Moser et al. (Hrsg.), *Psychosomatik in der Gastroenterologie und Hepatologie*,
https://doi.org/10.1007/978-3-662-68436-8_3

sind somit in der Lage, die Darmfunktionen vor Ort zu koordinieren und zu regulieren. Die durch Mechano- und Chemorezeptoren in der Wand des GITs erfassten sensorischen Informationen über den Zustand des Darms werden über viszerale afferente Fasern an das zentrale Nervensystem (ZNS) übermittelt. Über efferente Fasern gelangen schließlich motorische Informationen vom ZNS zurück in die Peripherie und werden dabei im ENS integriert und verschaltet. So werden die Effektor-Funktionen, zu denen unter anderem die gastrointestinale Motilität, Sekretion und Absorption, Kontrolle der Mikrozirkulation und die Immunantwort gehören, moduliert (Abb. 3.1). Um diese Funktionen zu koordinieren, verfügt das ENS über viele hundert Millionen Neurone, die unter Nutzung eines Großteils der auch im ZNS wichtigen Neurotransmitter in der Lage sind, untereinander und mit den benachbarten Zellen zu kommunizieren. Unter anderem daraus ergibt sich auch der Begriff „Bauchhirn" oder „second brain". Entlang des GITs sind die Neurone in zwei Gangliennetzwerken angeordnet: im Plexus myentericus, dessen Neurone vornehmlich die glatte Muskulatur des GIT innervieren und im Plexus submucosus, dessen Neurone vor allem die epithelialen

Funktionen (Absorption, Sekretion) und den lokalen Blutfluss (Mikrozirkulation) regulieren. Der Plexus myentericus liegt zwischen der inneren ringförmigen und der äußeren Längsmuskelschicht des Darms. Der Plexus submucosus befindet sich direkt unter der Schleimhaut und steht in engem Kontakt mit den Blutgefäßen.

▶ Das enterische Nervensystem steuert alle gastrointestinalen Funktionen unabhängig vom zentralen Nervensystem.

3.2   Neuronale Schaltkreise des enterischen Nervensystems

Zur Regulierung gastrointestinaler Funktionen sind innerhalb des ENS neuronale Schaltkreise erforderlich, für die in den Darmganglien alle Arten funktioneller neuronaler Typen vorhanden sind: sensorische Neurone (häufig auch als intrinsisch primär afferente Neurone/IPANs bezeichnet), Interneurone und Motoneurone (Furness 2000). Die sensorischen Neurone reagieren dabei auf intraluminale Stimuli, mechanische Deformation ihrer Zellkörper oder -fortsätze oder auch Botenstoffe benachbarter Zellen

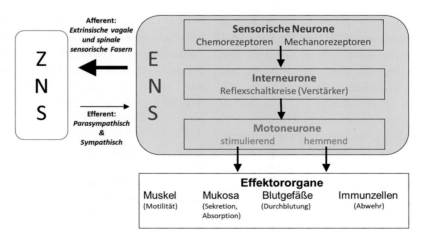

Abb. 3.1 Modell zur Innervation des GIT. Das ENS ist mithilfe von sensorischen Neuronen in der Lage, vom Darmlumen ausgehende mechanische und chemische Stimuli wahrzunehmen und durch die Verschaltung über Interneurone an Motoneurone weiterzugeben, welche schließlich die verschiedenen Effektororgane des GIT beeinflussen. Vegetative sympathische und parasympathische Afferenzen ziehen zum ZNS. Die efferente Rückmeldung vom ZNS an das ENS erfolgt über den parasympathischen N. vagus und den sympathischen N. splanchnicus.

(z. B. enterochromaffine Zellen) oder intraluminale Stoffwechselprodukte (z. B. kurzkettige Fettsäuren, siehe Abschnitt „Das Mikrobiom und die Darm-Hirn-Achse"). Zur Signalweiterleitung/interneuronalen Kommunikation nutzen diese Neurone hauptsächlich die Transmitter ACh und das Neuropeptid Substanz P (SP) (Furness et al. 2004). Interneurone kommen zwar in allen Darmabschnitten, jedoch nur im myenterischen Plexus vor, wobei (im Dünndarm) ein Typ aufsteigender von drei Typen absteigender Interneurone unterschieden wird (Furness 2000). Alle drei Typen kommunizieren primär mithilfe von ACh, in Kombination mit unterschiedlichen Co-Transmittern (u. a. Stickstoffmonoxid (NO), vasoaktives intestinales Peptid (VIP), Somatostatin (SOM), Serotonin/5-Hydroxytryptamin [5-HT]), die die genannte Einteilung begründen. Die Effektoren des ENS sind die Motoneurone, die in Muskelmotoneurone und Sekretomotoneurone unterteilt werden (Furness 2000; Pompolo und Furness 1998).

Die Muskelmotoneurone des myenterischen Plexus haben im ENS eine Besonderheit: Sie können je nach Zusammensetzung ihrer Neurotransmitter erregend oder hemmend wirken. Dabei stellt das ACh den primären erregenden Transmitter dar, wohingegen VIP und NO von hemmenden Motoneuronen exprimiert werden (Brookes 1993; Furness 2000, 2006). Die ausschließlich im submukösen Plexus lokalisierten Sekretomotoneurone regulieren über cholinerge (ACh) und nicht cholinerge (VIP) Wege vor allem die epitheliale Sekretion sowie über die Vermittlung einer Vasodilatation die Durchblutung des Epithels (Furness 2006; Hansen 2003).

Es sollte erwähnt werden, dass diese strikte Einteilung in funktionelle neuronale Klassen jedoch seit der Entdeckung von Neuronen, die gleichzeitig sensorische und motorische Funktionen haben, also multifunktional sind, diskutiert wird (Mazzuoli und Schemann 2009; Mazzuoli-Weber und Schemann 2015).

▶ Die unterschiedlichen funktionellen Klassen enterischer Neurone nutzen verschiedene Neurotransmitter(kombinationen), um die

Motor- und epithelialen Funktionen des Magen-Darm-Trakts zu regulieren.

3.3 Funktionen des enterischen Nervensystems

Die enterischen Neurone kommunizieren mit benachbarten Zellen wie Epithelzellen, enteroendokrinen Zellen, glatten Muskelzellen und Immunzellen. Durch diese Kommunikation koordiniert das ENS die Verdauungsfunktionen, inklusive des Transports von Darminhalt vom Oesophagus bis zum Analsphinkter und der Initiierung chemischer und mechanischer Verdauungsprozesse (Furness 2012).

Der Transport des Darminhalts wird als **gastrointestinale Motilität** definiert. Diese wird hauptsächlich von den myenterischen Neuronen kontrolliert und umfasst je nach Region unterschiedliche Motilitätsmuster. Beispiele sind im Dünndarm die klassischen peristaltischen Wellen, die den Transport des Inhalts in die anale Richtung zum Ziel haben, oder die Segmentierungskontraktionen, die für die Durchmischung zuständig sind. Diese Muster hängen mit der spezifischen Funktion der verschiedenen Teile des Darms zusammen und werden durch Eigenschaften der Mahlzeit (z. B. ihren Kaloriengehalt) beeinflusst.

Das ENS ist auch für die **Regulierung der Mikrozirkulation** im Darm verantwortlich, was wichtig ist, um eine ordnungsgemäße Absorption und Sekretion sicherzustellen. An der Kontrolle der Epitheldurchblutung sind hauptsächlich die Sekretomotoneurone, die ausschließlich im submukösen Plexus lokalisiert sind, beteiligt. Sie nutzen dafür sowohl cholinerge (ACh) als auch nicht cholinerge (VIP) Signalwege, wobei insbesondere die Förderung der Vasodilatation eine bedeutende Rolle spielt (Furness und Poole 2012).

Eine weitere wichtige Funktion des ENS ist die Regulierung der **Darmsekretion**. Diese umfasst die Freisetzung von Verdauungsenzymen und anderen Substanzen, die an der Aufspaltung von Nahrungsmitteln beteiligt sind. Diese Enzyme helfen, komplexe Nährstoffe in kleinere, absorbierbare Einheiten zu zerlegen. Die auf diese Weise freigesetzten Nährstoffe können dann vom Darm aufgenommen und dem Körper zur Verfügung gestellt werden. Darmsekretion (vor allem die Sekretion von Bikarbonat) trägt außerdem dazu bei, den pH-Wert zu puffern und so optimale Bedingungen für die Aktivität der Verdauungsenzyme im Dünndarm zu schaffen. Elektrolyt- und Wassersekretion sind entscheidend, um Nährstoffe aufzulösen und zu verdünnen und die Konsistenz des Darminhaltes zu optimieren. Zuletzt moduliert die Darmsekretion die Stuhlkonsistenz in einer Weise, die dessen Ausscheidung erleichtert. Dies ist wichtig, um Verstopfung (Obstipation) und damit potenzielle Schädigungen des Darms zu verhindern. Eine durch Nerven vermittelte, pathologisch erhöhte Sekretion spielt bei einigen viral induzierten Formen der sekretorischen Diarrhö eine Rolle (Westerberg et al. 2018).

Durch eine Wechselwirkung mit den im Darm ansässigen Immunzellen wie zum Beispiel dendritischen Zellen, Makrophagen und Lymphozyten beteiligt sich das ENS auch an der **Immunüberwachung** in den Darmregionen. Der Darm beherbergt das größte Immunsystem des menschlichen Körpers. Die Peyer-Plaques zum Beispiel gehören zum lymphatischen System und sind Bestandteil des sogenannten MALT-Systems („mucosa-associated lymphoid tissue", zu Deutsch „Schleimhautassoziiertes lymphatisches Gewebe"), genauer gesagt des GALT („gut-associated lymphoid tissue", zu Deutsch „darmassoziiertes lymphatisches Gewebe"). Diese Plaques spielen eine entscheidende Rolle, da sie eine Ansammlung von Zellen des spezifischen (erworbenen) Immunsystems repräsentieren. Ihre Funktion erstreckt sich über die Abwehr von Infektionen im Darm hinaus und beinhaltet auch die Verbreitung immunologischer Informationen im gesamten Organismus. Die wechselseitige Kommunikation zwischen dem ENS und dem Immunsystem im Darm spielt eine wichtige Rolle bei der Aufrechterhaltung der Darmgesundheit und der Abwehr von Krankheitserregern. Störungen in dieser Kommunikation können zu entzündlichen Darmerkrankungen und anderen immunologischen Problemen im Verdauungstrakt führen.

▶ Zu den wichtigsten Funktionen, die durch das enterische Nervensystem kontrolliert werden, gehören neben einer von oral nach anal gerichteten intestinalen Motilität sekretorische und absorptive Prozesse des Darmepithels sowie die Durchblutung des Darms und die lokale Abwehr.

3.4   Die Darmbarriere

Die Darmbarriere stellt die Hauptgrenze zwischen der äußeren Umgebung (Darmlumen) und dem Wirt dar und gewährleistet eine ausgeglichene Homöostase, indem sie die Passage selektiver Nährstoffe wie Aminosäuren, Kohlenhydrate, Fette, Elektrolyte und Wasser ermöglicht, während sie den Eintritt von Toxinen, Viren und Bakterien verhindert (Vancamelbeke und Vermeire 2017).

Die Darmbarriere besteht aus verschiedenen Zelltypen, die zusammenarbeiten, um die Integrität und Funktion dieser Barriere aufrechtzuerhalten. Die wichtigsten Zellen, die zur Bildung der Darmbarriere beitragen, sind:

- Enterocyten: spezialisierte Epithelzellen, die für die Absorption von Nährstoffen aus der Nahrung verantwortlich sind. Sie tragen dazu bei, den Transport von Nährstoffen in den Körper zu regulieren.
- Schleimproduzierende Zellen: Becherzellen oder Goblet-Zellen produzieren eine Schleimschicht, die die Darmwand überzieht. Diese Schleimschicht bildet eine physikalische Barriere und schützt die Epithelzellen vor direktem Kontakt mit Bakterien und anderen potenziell schädlichen Substanzen.
- Enteroendokrine Zellen: spezialisierte Zellen, die die Fähigkeit haben, bestimmte Hormone und bioaktive Substanzen zu produzieren und abzugeben (siehe Tab. 3.1). Ihre Hauptfunktion besteht darin, an der Regulierung verschiedener Aspekte des Verdauungsprozesses

teilzunehmen, einschließlich der Sekretion von Verdauungsenzymen, der Steuerung der Motilität des Verdauungstrakts und der Beeinflussung der Nahrungsaufnahme.

- Paneth-Zellen: befinden sich vorwiegend im Ileum. Sie produzieren antimikrobielle Peptide und Proteine, die dazu beitragen, pathogene Mikroorganismen abzuwehren.
- M-Zellen (Mikrofaltendendothelzellen): befinden sich in den sogenannten Peyer-Plaques im Dünndarm und spielen eine Rolle bei der Aufnahme von Bakterien und anderen Partikeln aus dem Darm in das Immunsystem. Diese Zellen sind zudem in der Lage, das gastrointestinale Hormon Motilin zu produzieren und damit auch die Dünndarmmotilität und die Sekretion von Verdauungsenzymen zu beeinflussen (siehe Tab. 3.1).
- Tuft-Zellen: können auf bestimmte Reize reagieren, einschließlich chemischer Signale von Mikroorganismen im Darm, und dann Immunantworten initiieren. Sie spielen somit eine Rolle in der Abwehr von Infektionen und der Regulation der Immunantwort im Darm.

Diese Zellen sind ständig in einem Prozess der Erneuerung und Regeneration, um die Integrität der Barriere aufrechtzuerhalten. Die Zellteilung, auch als Zellproliferation bezeichnet, erfolgt normalerweise im Bereich der Darmkrypten, kleinen Vertiefungen in der Darmwand. Die neu entstandenen Zellen bewegen sich dann in Richtung Spitze der Darmzotten, wo ältere Zellen abgestoßen und durch neue ersetzt werden. Die genaue Zeitspanne für die Zellerneuerung variiert zwischen den verschiedenen Regionen des Darms. In einigen Bereichen, wie dem Dünndarm, können sich die Epithelzellen innerhalb von nur 2 bis 5 Tagen erneuern, während es im Dickdarm länger dauern kann, etwa 5 bis 7 Tage (Azkanaz et al. 2022).

Schleim im Darm spielt eine entscheidende Rolle bei der Aufrechterhaltung der Darmgesundheit und der ordnungsgemäßen Funktion des Verdauungstrakts. Der Schleim bildet eine Schutzbarriere auf der Oberfläche der Darmwand. Diese Barriere schützt die Darmzellen vor mechanischer Beanspruchung durch den Nahrungsbrei und hilft, die empfindliche Schleimhaut vor Verletzungen zu schützen. Außerdem erleichtert der Schleim die Bewegung des Darminhalts durch den Verdauungstrakt, indem er als Schmiermittel wirkt und die Konsistenz des Stuhls reguliert. Dies ist besonders wichtig für die reibungslose Peristaltik, die wellenförmigen Kontraktionen der Darmmuskulatur, die für den Transport von Nahrung und Abfallprodukten durch den Darm verantwortlich sind. Schließlich interagiert der Schleim im Darm mit dem Immunsystem und trägt dazu bei, das Gleichgewicht zwischen toleranten und reaktiven Immunantworten aufrechtzuerhalten. Er spielt eine Rolle bei der Abwehr von Krankheitserregern und schädlichen Substanzen, die mit der Nahrung aufgenommen werden. Störungen im Schleimhaushalt können zu verschiedenen gastrointestinalen Problemen führen, einschließlich Entzündungen und Funktionsstörungen.

„Tight Junctions" (Verschlusskontakte) sind Verbindungen zwischen den Darmepithelzellen, die sehr eng anliegen und den Raum zwischen den Zellen minimieren. Tight Junctions bilden eine Barriere zwischen den Zellen und regulieren damit den Durchtritt von Molekülen und Ionen durch den sogenannten parazellulären Raum. Dadurch können sie die Permeabilität des Darms kontrollieren und sicherstellen, dass nur sehr selektiv Substanzen die Zellenschichten von der luminalen zur basolateralen Seite (und auch vice versa) passieren können. Dies ist wichtig für die Aufrechterhaltung einer geeigneten Umgebung innerhalb der Gewebe, insbesondere in Organen wie dem Darm, wo der Transport von Nährstoffen und die Verhinderung des Durchtritts von Krankheitserregern streng kontrolliert werden müssen.

Störungen in der Funktion der Tight Junctions können zu einer erhöhten Darmepithelpermeabilität führen, was sich im Sinne eines sogenannten „Leaky-Gut-Syndroms" manifestiert und entsprechend mit unterschiedlichen gastrointestinalen Erkrankungen wie z. B. chronisch-entzündlichen Darmerkrankungen oder Morbus Crohn assoziiert sein kann (Moonwiriyakit et al. 2023).

Tab 3.1 Gastrointestinale Hormone und deren Hauptfunktionen

GI-Hormone	Freisetzende Zelle	Ziel (- gewebe)	Hauptfunktion
Cholecystokinin (CCK)	I-Zellen des Duodenums und Jejunums	• Gallenblase • Bauchspeicheldrüse • Magen/Duodenum • Gehirn	• regt die Freisetzung von Galle und die Kontraktion der Gallenblase an, bei gleichzeitiger Relaxierung der M sphincter Oddi • regt die Freisetzung von Verdauungsenzymen und Bikarbonat an • Kontraktion des Pylorussphincters • fördert die Sättigung und die Reduktion der Nahrungsaufnahme
Dopamin	Enteroendokrine Zellen (EC-Zellen) Neurone	• Magen • Darm • Gehirn	• hemmt die Magensäuresekretion • beeinflusst die Darmmotilität (Erbrechen) • Regulierung des Belohnungssystems und Kontrolle des Appetits
Gastrin	G-Zellen im Magen hauptsächlich in den Antrumregionen	• Magen	• stimuliert die Magensäuresekretion (HCl)
Gastrin-Releasing Peptide (GRP), auch bekannt als Bombesin oder Neuromedin C	Neurone	• Magen • Nervenzellen	• stimuliert die Gastrin- und Pepsinogen-Freisetzung • fungiert als Neurotransmitter
Ghrelin	X/A-like Zellen des Magens, hauptsächlich im Fundus	• Gehirn	• erhöht die Nahrungsaufnahme, indem es das Hungergefühl verstärkt • beeinflusst den Energiestoffwechsel • stimuliert die Freisetzung von Wachstumshormon aus der Hypophyse
Glucagon-ähnliches Peptid-1 (GLP-1)	L-Zellen des Dünndarms und des Dickdarms	• endokrine Bauchspeicheldrüse • Magen • Gehirn	• stimuliert Insulinsekretion und hemmt die Freisetzung von Glukagon • verlangsamt die Entleerung des Magens • beeinflusst das Sättigungsgefühl und die Appetitkontrolle
Glukoseabhängiges insulinotropes Peptid, auch bekannt als Gastric Inhibitory Polypeptide	K-Zellen des Duodenums und Jejunums	• endokrine Bauchspeicheldrüse • Magen • Gehirn	• stimuliert die Insulinsekretion • hemmt die Magensäuresekretion (HCl) • beeinflusst das Sättigungsgefühl
Motilin	M-Zellen des Duodenums und Jejunums	• glatte Muskelzelle	• stimuliert die gastrointestinale Motilität
Peptid YY (PYY)	L-Zellen des Dünndarms und des Dickdarms	• Magen • Gehirn	• verlangsamt die Entleerung des Magens • beeinflusst das Sättigungsgefühl und die Appetitkontrolle
Sekretin	S-Zellen des Duodenums	• Bauchspeicheldrüse • Magen • Gallenblase	• regt die Bikarbonat-Freisetzung an • hemmt die Gastrin- und die Magensäuresekretion (HCl) und stimuliert die Freisetzung von Pepsinogen • reguliert die Magenentleerung • stimuliert die Freisetzung von Gallenflüssigkeit in den Dünndarm
Serotonin (5-HT)	Enteroendokrine Zellen (EC-Zellen) Neurone	• Darm • Gehirn	• beeinflusst die Darmmotilität, stimuliert die intestinale Sekretion, reguliert die Mikrozirkulation • fungiert als Neurotransmitter • spielt eine Rolle bei der Regulierung des Appetits und der Nahrungsaufnahme

Eine intakte und funktionierende Darmbarriere ist entscheidend für die Gesundheit des Verdauungssystems und hat auch Auswirkungen auf das gesamte Immunsystem und entsprechend auch auf andere Körpersysteme.

▶ Die Darmbarriere setzt sich aus unterschiedlichen, in der Darmschleimhaut lokalisierten Zellen sowie dem von spezialisierten Zellen produzierten Schleim und dichten Zell-Zell-Kontakten (Tight Junctions) zusammen.

3.5 Intestinale Hormone

Intestinale Hormone spielen eine entscheidende Rolle bei der Regulation verschiedener Aspekte des Verdauungsprozesses, der Nährstoffaufnahme und des Stoffwechsels. Die Hauptfunktionen von Darmhormonen bestehen darin, die Kommunikation zwischen der lokalen und zentralen Nervensteuerung zu regulieren. In der obigen Tab. 3.1 sind die wichtigsten intestinalen Hormone mit ihren freisetzenden Zellen, Zielgeweben und spezifischen Funktionen aufgeführt. Die Tabelle ist allerdings keine vollständige Auflistung, darüber hinaus existieren noch weitere (gastro-)intestinale Hormone.

3.6 Die Darm-Hirn- und die Hirn-Darm-Achse: Kommunikation zwischen dem ersten und zweiten Gehirn

Die Darm-Hirn-Achse bezieht sich auf die Kommunikationsverbindung zwischen dem ENS und dem Gehirn/ZNS. Der Darm sendet Signale an das Gehirn, die über verschiedene Mechanismen übertragen werden. Die Kommunikation in die entgegengesetzte Richtung wird als Hirn-Darm-Achse definiert. Das Gehirn sendet Signale an den Verdauungstrakt, um die Verdauung und andere Funktionen zu modulieren. Beide Achsen sind entscheidend für die Aufrechterhaltung der Homöostase im Körper.

Diese bidirektionale Verbindung ermöglicht es dem ENS und dem Gehirn, miteinander zu kommunizieren und sich gegenseitig zu beeinflussen. Die Kommunikation ist vielfältig und entsteht durch verschiedene Mechanismen, einschließlich Nervenbahnen, Hormone, Mikrobiom und Immunzellen. Die erste brillante Demonstration der Hirn-Darm-Achse war die cephale Phase der Speichel-, Magen- und Pankreassekretion, die von Ivan Pavlov entdeckt wurde, dem ersten Physiologen, der 1904 den Nobelpreis für Medizin erhielt. Er zeigte, dass die Produktion von Speichel, Magen- und Bauchspeicheldrüsensaft bereits beginnt, bevor Nahrung in unseren Körper gelangt.

Störungen in der Darm-Hirn-Achse wurden mit verschiedenen gastroenterologischen Erkrankungen in Verbindung gebracht, darunter chronisch-entzündliche Darmerkrankungen (CED), dem Reizdarmsyndrom (RDS) und anderen funktionellen Magen-Darm-Störungen. Ebenso können psychische Zustände Auswirkungen auf die Funktion des Verdauungstrakts haben.

3.7 Das Mikrobiom und die Darm-Hirn-Achse

Das menschliche Darmmikrobiom besteht aus Mikroorganismen, einschließlich Bakterien, Viren, Pilzen, Protozoen und Archaeen, die ihre höchste Dichte von mehr als 10^{12} Zellen/g im Dickdarm erreichen. Das Mikrobiom beeinflusst physiologische Prozesse wie die Nährstoffverdauung, den Vitaminstoffwechsel, die Differenzierung von epithelialen Zellen und die Reifung des Immunsystems des Wirts. Das Mikrobiom spielt eine Schlüsselrolle bei der Verdauung von Nahrungsmitteln und der Fermentation von unverdaulichen Fasern (Ballaststoffen), wodurch kurzkettige Fettsäuren („short chain fatty acid", SCFAs) und andere Stoffwechselprodukte entstehen. Es beeinflusst das Immunsystem und hilft die Immunantwort zu regulieren. Ein gesundes Mikrobiom ist wichtig für die Abwehr von Krankheitserregern und die Aufrechterhaltung der Darmgesundheit. Einige Bakterien im Darmmikrobiom können Vitamine wie Vitamin K und verschiedene B-Vitamine produzieren, die für den Menschen essenziell sind. Die Zusammensetzung des Darmmikrobioms kann von Person zu Person variieren und wird durch verschiedene Faktoren beeinflusst, darunter Genetik, Ernährung, Umwelt und Lebensstil. Die beiden häufigsten Bakterienstämme im (humanen) Darm sind die *Firmicutes* und *Bacteroidetes*. Daneben spielen aber auch viele andere Arten eine Rolle.

Das Darmmikrobiom hat Auswirkungen auf die Gesundheit des gesamten Körpers. Ungleichgewichte im Mikrobiom, auch als Dysbiose bezeichnet, wurden mit verschiedenen Erkrankungen in Verbindung gebracht, einschließlich entzündlicher Darmerkrankungen (wie CED), RDS, des metabolischen Syndroms und sogar neurologischer Erkrankungen. Das Mikrobiom kann sich im Laufe des Lebens und in Reaktion auf verschiedene Einflüsse ändern. Antibiotika, Ernährung, Stress und Krankheiten können das Gleichgewicht des Mikrobioms beeinflussen.

Schon seit Längerem wird intensiv untersucht, inwiefern das Mikrobiom die Entwicklung und Funktion des Gehirns beeinflusst. Erst kürzlich ist ins Interesse gerückt, dass Mikroben neuroaktive Moleküle produzieren können, die direkt die Darm-Hirn-Achse beeinflussen. Über folgende Mechanismen könnte das Mikrobiom an der Kommunikation über die Darm-Hirn-Achse teilnehmen:

- über den N. vagus: Der N. vagus, eine wichtige Komponente des autonomen Nervensystems (Parasympathikus), spielt eine entscheidende Rolle bei der Übertragung von Signalen zwischen dem Darm und dem Gehirn. Signale, die von den Darmmikroben erzeugt werden, können über den N. vagus ins Gehirn gelangen und dort verschiedene neurologische Funktionen beeinflussen.
- Produktion von Neurotransmittern oder Vorläufern: Das Darmmikrobiom ist in der Lage, Neurotransmitter wie 5-HT und Gamma-Aminobuttersäure (GABA) oder Vorläufer wie Tryptophan zu produzieren. Diese chemischen Botenstoffe sind bekannt für ihre Wirkung auf Stimmung, Emotionen und kogni-

tive Funktionen. Eine Veränderung des Mikrobioms kann daher auch Auswirkungen auf die Neurotransmitterproduktion haben.
- Beeinflussung des enterischen Immunsystems: Das Mikrobiom beeinflusst das Immunsystem im Darm, was über die Ausschüttung immunologischer Mediatoren wiederum Auswirkungen auf entzündliche Prozesse haben kann. Entzündungen im Darm können mit neurologischen Erkrankungen und psychischen Störungen in Verbindung gebracht werden.
- Produktion von Stoffwechselprodukten: Das Mikrobiom kann über die Produktion bestimmter Stoffe, wie z. B. SCFAs, verschiedene Effekte auf Neuronen ausüben. Insbesondere Butyrat, eine der kurzkettigen Fettsäuren, hat neuroaktive Eigenschaften und kann sowohl das enterische als auch das zentrale Nervensystem beeinflussen.

Studien deuten darauf hin, dass Veränderungen im Mikrobiom mit verschiedenen Gesundheitszuständen wie Angst, Depression, Autismus und neurodegenerativen Erkrankungen in Verbindung stehen können (Doifode et al. 2021; Quigley 2017). Die Forschung auf diesem Gebiet ist jedoch noch verhältnismäßig jung und es gibt noch viel zu entdecken, um die genauen Mechanismen und Auswirkungen der Mikrobiom-Darm-Hirn-Achse vollständig zu verstehen.

▶ Zwischen dem Darm und dem Gehirn besteht eine bidirektionale Kommunikation, die in Bezug auf die Signalweiterleitung aus dem Darm zum Gehirn unter anderem auf dem Mikrobiom und seinen Stoffwechselprodukten basiert.

3.8 Stressachse

Die Stressachse, auch als „Hypothalamus-Hypophysen-Nebennierenrinden (HPA)-Achse" bekannt, ist ein komplexes neuroendokrines System, das eine entscheidende Rolle bei der Reaktion des Körpers auf Stress und bei der

Regulierung verschiedener physiologischer Prozesse spielt. Es handelt sich um einen komplexen Regelkreis, der Hormone und Nervenwege involviert.

Der Hypothalamus ist eine Region im Gehirn, die eine Schlüsselrolle bei der Stressreaktion spielt. Er wird als Reaktion auf Stress aktiviert und schüttet daraufhin ein Hormon namens Corticotropin-Releasing-Hormon (CRH) aus. Das CRH gelangt über ein Pfortadersystem direkt zum Hypophysen-Vorderlappen (Adeno-hypophyse). Als Reaktion auf CRH schüttet diese Drüse ein weiteres Hormon, das adreno-corticotrope Hormon (ACTH), aus. ACTH erreicht über das Blut die Nebennierenrinde, die darauf reagiert, indem sie Stresshormone, bei Säugetieren vor allem Cortisol, ausschüttet.

Cortisol hat verschiedene Auswirkungen auf den Körper, darunter:

- Erhöhung des Blutzuckerspiegels durch Förderung der Glukoneogenese in der Leber,
- Unterdrückung der Entzündungsreaktion des Immunsystems,
- Förderung des körpereigenen Stoffwechsels von Fetten, Proteinen und Kohlenhydraten,
- Regulierung des Blutdrucks,
- Beeinflussung der Stimmung und der kognitiven Funktion,
- Aktivierung des körpereigenen Schmerzunterdrückungssystems über ß-Endorphine.

Wenn der Cortisolspiegel als Reaktion auf Stress ansteigt, kommt es im Sinne eines negativen Feedbacks zu einer Hemmung der weiteren Freisetzung von CRH und ACTH aus dem Hypothalamus und der Hypophyse.

Neben der HPA-Achse spielt der Sympathikus eine entscheidende Rolle bei der Stressreaktion. Der Sympathikus aktiviert über seinen Transmitter Noradrenalin den „Kampf oder Flucht"-Modus, indem er den Körper auf eine akute Bedrohung vorbereitet. Dies führt zu physiologischen Veränderungen wie beschleunigtem Herzschlag, erhöhtem Blutdruck und erweiterten Atemwegen und zu einer Hemmung der Verdauung, die in diesem Moment nicht benötigt wird.

CRH hat zentrale und periphere Auswirkungen auf den Magen-Darm-Trakt. CRH-Rezeptoren werden nicht nur im Gehirn exprimiert, sondern auch im GIT, einschließlich der Schleimhäute, der glatten Muskulatur und des ENS. Periphere Wirkungen von CRH sind die Hemmung der Magensäuresekretion und Magenentleerung, die Erhöhung der gastralen und intestinalen Bicarbonatsekretion sowie die Stimulierung der Wasserresorption im Ileum (Lenz 1993; Lenz et al. 1989; Taché et al. 1983, 1984; Ushikai et al. 2011). Im Gegensatz zum oberen Darm führt CRH im Dickdarm zu einer starken Steigerung der Motilität, was zu Durchfall führen kann (ein dem „Stressdurchfall" zugrunde liegender Pathomechanismus) (Martínez et al. 1997). CRH kann auch in entzündlichen Prozessen im GIT involviert sein. Es wurde beobachtet, dass CRH die Freisetzung von pro-inflammatorischen Substanzen beeinflusst und so an der Regulation von Entzündungen im Verdauungstrakt beteiligt sein kann. Peripheres CRH kann auch die Darmpermeabilität beeinflussen. Eine gesteigerte Darmpermeabilität kann zu „Leaky-Gut"-Bedingungen führen, bei denen die Barrierefunktion des Darms beeinträchtigt ist und Substanzen ungehindert in das umgebende Gewebe gelangen können.

3.9 Stress und seine Einflüsse auf das enterische Nervensystem

Über die beschriebene bidirektionale Kommunikation zwischen dem Gehirn und dem Darm hat Stress unweigerlich Auswirkungen auf die Darmgesundheit. Viele der existierenden Daten zum Einflussfaktor Stress auf die Darmgesundheit und speziell auf das Mikrobiom und die Darmbarriere als wichtige Determinanten für die Homöostase des Gesamtorganismus stammen aus Versuchen in entsprechenden Tiermodellen oder aus Ex-vivo- bzw. In-vitro-Experimenten. Dabei wird zwischen akutem, verlängertem und chronischem bzw. wiederholtem Stress unterschieden (Leigh et al. 2023). Die Untersuchung akuten und verlängerten Stresses im Tiermodell basiert i. d. R. auf der Exposition der Tiere gegenüber aversiven Stimuli (z. B. Bewegungseinschränkung, Kontakt zu Wasser); chronischer Stress wird z. B. durch wiederholtes Aussetzen gegenüber akuten Stressoren, durch sozialen Stress (z. B. Überbelegung der Tierhaltung) oder durch Anwendung von für die Tiere nicht vorhersehbaren Stressoren über mehrere Tage modelliert. Daneben sind auch Untersuchungen beim Menschen durchgeführt worden, insbesondere im Hinblick auf die modulierende Wirkung von Stress auf die (viszerale) Schmerzwahrnehmung.

Effekte:

- *ENS*: Enterische Neurone exprimieren Rezeptoren für alle Schlüsselhormone der Stressachse, einschließlich (nor-)adrenerger Rezeptoren, über die es bei stress-bedingter Ausschüttung von Noradrenalin zu einer Hemmung der Ach-Ausschüttung und damit zur Reduktion der intestinalen Motilität kommt (Scheibner et al. 2002; Stebbing et al. 2001). Über die oben bereits erwähnten Effekte von zentralem CRH auf die Darmmotilität hinaus hat stressinduziert lokal im Darm gebildetes CRH auch direkte, modulierende Effekte auf die Aktivität enterischer Neurone (O'Malley et al. 2013; Yakabi et al. 2018). Unter chronischer Stressbelastung kann es beim Menschen zu Obstipation oder Diarrhö kommen (Konturek et al. 2011), wohingegen im Tiermodell eine verstärkte intestinale Motilität dominiert. Insgesamt ist zu vermuten, dass akuter und chronischer Stress über das ENS Effekte auf die gastrointestinalen Funktionen ausübt.
- *Viszerale Schmerzwahrnehmung*: Obwohl das Phänomen einer stressinduzierten verstärkten viszeralen Schmerzwahrnehmung, inklusive der Manifestation chronischen Schmerzes, weitverbreitet ist, existieren bisher nur wenige Studien, die den zugrunde liegenden Mechanismus untersucht haben und zum Teil gegensätzliche Ergebnisse zeigen. So führte einerseits mentaler Stress bzw. oral verabreichtes Cortison bei darmgesunden Menschen zu einer erhöhten Schmerzwahrnehmung bzw. zu einer Herabsetzung der Schmerzwahrnehmungsschwelle (Benson et al. 2019; Ford et al. 1995); andere Studienergebnisse weisen aber darauf hin, dass akuter Stress nur bei Patient*innen mit vorliegenden Darmerkrankungen wie RDS Auswirkungen auf das viszerale Schmerzempfinden hat (Dickhaus et al. 2003). Aus Tierversuchen, in denen die Separation vom Muttertier zur (chronischen) Stressinduktion verwendet wurde, ist bekannt, dass dies später bei den adulten Tieren zu einer verstärkten Schmerzwahrnehmung und Veränderungen in der HPA-Achse führt (Guo et al. 2015; O'Mahony et al. 2010).

- *Darmbarriere/-permeabilität*: Daten aus humanen und Tierstudien weisen auf einen permeabilitätserhöhenden Effekt akuten und chronischen Stresses hin (Creekmore et al. 2018; Gerdin et al. 2023). Daten aus zahlreichen In-vivo- und Ex-vivo-Experimenten, in denen CRH eingesetzt wurde, zeigen, dass dieses zu einer Erhöhung der epithelialen Permeabilität führt, wobei u. a. eine veränderte Expression von Tight-Junction-Proteinen beteiligt zu sein scheint (s. die Übersichtsarbeit von Leigh et al. 2023). Darüber hinaus kommt es im humanen und im tierischen Darm durch chronischen Stress zu Entzündungsreaktionen und einer Veränderung des Mikrobioms (s. u.), die ebenfalls direkten Einfluss auf die Darmpermeabilität nehmen können.
- *Mikrobiom*: Daten zu direkten Effekten akuten Stresses auf das Darmmikrobiom stammen größtenteils aus In-vitro-Studien. Sie weisen auf eine stresshormoninduziert veränderte Produktion mikrobieller, neuroaktiver Stoffe sowie das Potenzial der Mikroorganismen zur Umwandlung von Stresshormonen in Stoffe mit entsprechender Wirkung auf den Gesamtorganismus hin (Ly et al. 2021). Chronischer Stress hat unbestritten einen Effekt auf das Mikrobiom, allerdings scheinen sowohl im Menschen als auch im Tiermodell das Ausmaß und die Richtung der Auswirkungen von der individuellen Stressanfälligkeit abhängig zu sein.

- *Mikrobiom-Darm-Hirn-Achse*: hierbei spielen vermutlich eine stressinduzierte Erhöhung der intestinalen Mastzellen und ihre Degranulation (mit entsprechender Freisetzung von Histamin), die Induktion serotonerger Antworten des Darmepithels, Veränderungen der mikrobiellen Gemeinschaft und ihrer Fermentationsprodukte sowie die (veränderte) Signalweiterleitung über den N. vagus die Hauptrollen.

▶ Sowohl akuter als auch chronischer Stress wirken sich über die verstärkte Ausschüttung entsprechender Hormone und Transmitter (negativ) auf die intestinalen motorischen und epithelialen Funktionen sowie auf das Mikrobiom aus.

Fazit
Zusammenfassend lässt sich festhalten, dass Stress (akut und chronisch) unter Einbezug der gesamten Mikrobiom-Darm-Hirn-Achse multiple Auswirkungen auf die Darmphysiologie hat. Dies schließt Veränderungen des ENS, eine gestörte gastrointestinale Motilität und Permeabilität, verstärkte viszerale Schmerzwahrnehmung sowie eine veränderte Mikrobiomzusammensetzung ein.

Literatur

Azkanaz M et al (2022) Retrograde movements determine effective stem cell numbers in the intestine. Nature 607:548–554

Benson S, Siebert C, Koenen LR, Engler H, Kleine-Borgmann J, Bingel U, Icenhour A, Elsenbruch S (2019) Cortisol affects pain sensitivity and pain-related emotional learning in experimental visceral but not somatic pain: a randomized controlled study in healthy men and women. Pain 160:1719–1728

Brookes SJ (1993) Neuronal nitric oxide in the gut. J Gastroenterol Hepatol 8:590–603

Creekmore AL, Hong S, Zhu S, Xue J, Wiley JW (2018) Chronic stress-associated visceral hyperalgesia correlates with severity of intestinal barrier dysfunction. Pain 159:1777–1789

Dickhaus B, Mayer EA, Firooz N, Stains J, Conde F, Olivas TI, Fass R, Chang L, Mayer M, Naliboff BD (2003) Irritable bowel syndrome patients show enhanced modulation of visceral perception by auditory stress. Am J Gastroenterol 98:135–143

Doifode T, Giridharan VV, Generoso JS, Bhatti G, Collodel A, Schulz PE, Forlenza OV, Barichello T (2021) The impact of the microbiota-gut-brain axis on Alzheimer's disease pathophysiology. Pharmacol Res 164:105314

Ford MJ, Camilleri M, Zinsmeister AR, Hanson RB (1995) Psychosensory modulation of colonic sensation in the human transverse and sigmoid colon. Gastroenterology 109:1772–1780

Furness JB (2000) Types of neurons in the enteric nervous system. J Auton Nerv Syst 81:87–96

Furness JB (2006) The entericnervous system. Blackwell publishing, Malden, Mass

Furness JB (2012) The enteric nervous system and neurogastroenterology. Nat Rev Gastroenterol Hepatol 9:286–294

Furness JB, Jones C, Nurgali K, Clerc N (2004) Intrinsic primary afferent neurons and nerve circuits within the intestine. Prog Neurobiol 72:143–164

Furness JB, Poole DP (2012) Nonruminant nutrition symposium: involvement of gut neural and endocrine systems in pathological disorders of the digestive tract. J Anim Sci 90:1203–1212

Gerdin L, González-Castro AM, Ericson A-C, Persborn M, Santos J, Walter SA, Keita ÅV, Vicario M, Söderholm JD (2023) Acute psychological stress increases paracellular permeability and modulates immune activity in rectal mucosa of healthy volunteers. United European Gastroenterol J 11:31–41

Guo Y, Wang Z, Mayer EA, Holschneider DP (2015) Neonatal stress from limited bedding elicits visceral hyperalgesia in adult rats. NeuroReport 26:13–16

Hansen MB (2003) The enteric nervous system I: organisation and classification. Pharmacol Toxicol 92:105–113

Konturek PC, Brzozowski T, Konturek SJ (2011) Stress and the gut: pathophysiology, clinical consequences, diagnostic approach and treatment options. J Physiol Pharmacol 62:591–599

Leigh S-J, Uhlig F, Wilmes L, Sanchez-Diaz P, Gheorghe CE, Goodson MS, Kelley-Loughnane N, Hyland NP, Cryan JF, Clarke G (2023) The impact of acute and chronic stress on gastrointestinal physiology and function: a microbiota-gut-brain axis perspective. J Physiol 601:4491–4538

Lenz HJ (1993) Regulation of small intestinal and pancreaticobiliary functions by CRF. Ann N Y Acad Sci 697:254–259

Lenz HJ, Forquignon I, Drüge G, Greten H (1989) Effects of neuropeptides on gastric acid and duodenal bicarbonate secretions in freely moving rats. Regul Pept 24:293–300

Ly LK, Doden HL, Ridlon JM (2021) Gut feelings about bacterial steroid-17,20-desmolase. Mol Cell Endocrinol 525:111174

Martínez V, Rivier J, Wang L, Taché Y (1997) Central injection of a new corticotropin-releasing factor (CRF) antagonist, astressin, blocks CRF- and stress-related alterations of gastric and colonic motor function. J Pharmacol Exp Ther 280:754–760

Mazzuoli G, Schemann M (2009) Multifunctional rapidly adapting mechanosensitive enteric neurons (RAMEN) in the myenteric plexus of the guinea pig ileum. J Physiol 587:4681–4693

Mazzuoli-Weber G, Schemann M (2015) Mechanosensitivity in the enteric nervous system. Front Cell Neurosci 9:408

Moonwiriyakit A, Pathomthongtaweechai N, Steinhagen PR, Chantawichitwong P, Satianrapapong W, Pongkorpsakol P (2023) Tight junctions: from molecules to gastrointestinal diseases. Tissue Barriers 11:2077620

O'Mahony SM, Bulmer DC, Coelho A-M, Fitzgerald P, Bongiovanni C, Lee K, Winchester W, Dinan TG, Cryan JF (2010) 5-HT(2B) receptors modulate visceral hypersensitivity in a stress-sensitive animal model of brain-gut axis dysfunction. Neurogastroenterol Motil 22(573–578):e124

O'Malley D, Cryan JF, Dinan TG (2013) Crosstalk between interleukin-6 and corticotropin-releasing factor modulate submucosal plexus activity and colonic secretion. Brain Behav Immun 30:115–124

Pompolo S, Furness JB (1998) Quantitative analysis of inputs to somatostatin-immunoreactive descending interneurons in the myenteric plexus of the guinea-pig small intestine. Cell Tissue Res 294:219–226

Quigley EMM (2017) Microbiota-brain-gut axis and neurodegenerative diseases. Curr Neurol Neurosci Rep 17:94

Scheibner J, Trendelenburg A-U, Hein L, Starke K, Blandizzi C (2002) Alpha 2-adrenoceptors in the enteric nervous system: a study in alpha 2A-adrenoceptor-deficient mice. Br J Pharmacol 135:697–704

Stebbing M, Johnson P, Vremec M, Bornstein J (2001) Role of alpha(2)-adrenoceptors in the sympathetic inhibition of motility reflexes of guinea-pig ileum. J Physiol 534:465–478

Taché Y, Goto Y, Gunion M, Rivier J, Debas H (1984) Inhibition of gastric acid secretion in rats and in dogs by corticotropin-releasing factor. Gastroenterology 86:281–286

Taché Y, Goto Y, Gunion MW, Vale W, River J, Brown M (1983) Inhibition of gastric acid secretion in rats by intracerebral injection of corticotropin-releasing factor. Science 222:935–937

Ushikai M, Asakawa A, Sakoguchi T, Tanaka C, Inui A (2011) Centrally administered urocortin 3 inhibits food intake and gastric emptying in mice. Endocrine 39:113–117

Vancamelbeke M, Vermeire S (2017) The intestinal barrier: a fundamental role in health and disease. Expert Rev Gastroenterol Hepatol 11:821–834

Westerberg S, Hagbom M, Rajan A, Loitto V, Persson BD, Allard A, Nordgren J, Sharma S, Magnusson K-E, Arnberg N, Svensson L (2018) Interaction of human enterochromaffin cells with human enteric adenovirus 41 leads to serotonin release and subsequent activation of enteric glia cells. J Virol 92:e00026-e118

Yakabi S, Wang L, Karasawa H, Yuan P-Q, Koike K, Yakabi K, Taché Y (2018) VIP is involved in peripheral CRF-induced stimulation of propulsive colonic motor function and diarrhea in male rats. Am J Physiol Gastrointest Liver Physiol 314:G610–G622

Störungen der Darm-Hirn-Achse (gut-brain axis)

4

Sigrid Elsenbruch

4.1 Psychische Komorbidität

Psychische Komorbiditäten sind bei funktionellen Magen-Darm-Erkrankungen, die inzwischen nach internationalem Konsensus als Störungen der Darm-Hirn-Interaktion („disorders of gut-brain interaction") bezeichnet werden, weitverbreitet. Zu den am häufigsten berichteten psychischen Diagnosen oder Hauptsymptomen bei Patient*innen zählen Angststörungen, Depression, somatische Belastungsstörung, posttraumatische Belastungsstörung sowie Essstörungen. Besonders gut erforscht sind Angst- und Depressionssymptome, deren Prävalenz bei von Störungen der Darm-Hirn-Interaktion Betroffenen im Vergleich zur Normalbevölkerung deutlich erhöht ist, wie Metaanalysen zeigen (Lee et al. 2017). Beim Reizdarmsyndrom (RDS) wurde beispielsweise ein 3-fach höheres Risiko für Angst und Depression festgestellt (Zamani et al. 2019), wobei fast ein Viertel der Betroffenen sowohl Angst- als auch Depressionssymptome aufwies. In einer bemerkenswerten Längsschnittstudie hatte fast die Hälfte der untersuchten 807 Patient*innen mit RDS 2 oder mehr Komorbiditäten (Goodoory et al. 2021). Multiple Komorbiditäten finden sich auch für weitere somatische intestinale und extraintestinale Symptome, einschließlich weiterer gastrointestinaler und urogenitaler Beschwerdebilder, chronischer Schmerzen in anderen Körperregionen wie bei der Fibromyalgie und Fatigue-Symptomatik (Riedl et al. 2008). Ein Teil der Patient*innen erfüllt daher auch die Kriterien für eine somatische Belastungsstörung (früher als somatoforme Störung/Somatisierungsstörung bekannt) oder Krankheitsangststörung („illness anxiety disorder", früher als hypochondrische Störung bekannt).

▶ Psychische und somatische Komorbiditäten haben sowohl auf individueller als auch auf gesellschaftlicher Ebene erhebliche Auswirkungen.

Der Schweregrad der intestinalen Symptome beim RDS nimmt mit der Anzahl der gleichzeitig auftretenden psychischen Komorbiditäten zu (Goodoory et al. 2021; Midenfjord et al. 2021). Erstaunlicherweise sind gut dokumentierte Einschränkungen der gesundheitsbezogenen Lebensqualität mehr durch psychische und andere extraintestinale Symptome bedingt als durch die Schwere der gastrointestinalen Symptome selbst (Spiegel et al. 2004; Weerts et al. 2019). Therapieansätze, die ausschließlich auf die Reduktion gastrointestinaler Symptome abzielen, können

S. Elsenbruch (✉)
Abteilung für Medizinische Psychologie und Medizinische Soziologie, Ruhr-Universität Bochum, Bochum, Deutschland
E-Mail: sigrid.elsenbruch@rub.de

G. Moser et al. (Hrsg.), *Psychosomatik in der Gastroenterologie und Hepatologie*,
https://doi.org/10.1007/978-3-662-68436-8_4

daher, insbesondere bei Betroffenen mit psychischer Komorbidität, nur begrenzt zu einer Verbesserung der Lebensqualität und des Wohlbefindens führen.

Die Bedeutung komorbider Störungsbilder für die Prognose und den Behandlungserfolg ist gut dokumentiert. Mit zunehmender Ausprägung psychischer Komorbidität verschlechtern sich nachweislich die Prognose und auch die Behandlungsdauer (Goodoory et al. 2021). Diese aktuellen Erkenntnisse ergänzen frühere Nachweise, die aufzeigen, dass chronische Stressbelastung eine der wichtigsten Determinanten für den klinischen Verlauf beim RDS ist (Bennett et al. 1998). Die zugrunde liegenden Wirkmechanismen sind vielfältig und reichen von stärker negativ geprägten kognitiven Bewertungsmustern und emotionalen Reaktionen auf gastrointestinale Symptome, wie im Folgenden ausführlicher beschrieben, über Effekte von Stigmatisierung (Yan et al. 2021) und ausgeprägtere Befürchtungen bezüglich des Auftretens von Nebenwirkungen (Cassell et al. 2015) bis hin zu mangelnder Therapieadhärenz (Taft et al. 2014) und einem wahrscheinlicheren Behandlungsabbruch (Sayuk et al. 2007). Auch biologische Veränderungen in der Körperperipherie und/oder im zentralen Nervensystem entlang der Darm-Hirn-Achse unter Beteiligung verschiedener Stressachsen (siehe Kap. 8) sowie immunologische Veränderungen sind involviert.

Aus gesundheitspolitischer und sozioökonomischer Perspektive wirken sich Komorbiditäten ebenfalls negativ aus. Beispielsweise belegen Daten aus dem Vereinigten Königreich erheblich höhere direkte Gesundheitskosten bei RDS mit schwereren Symptomen und mit komorbider Depression (Goodoory et al., 2022a). Dies hängt zumindest teilweise mit Auswirkungen auf das Inanspruchnahmeverhalten von Gesundheitsleistungen („healthcare-seeking", z. B. wiederholte Arztbesuche) zusammen (Goodoory et al. 2021). Krankheitsbedingte berufliche Beeinträchtigungen sowie Einschränkungen bei Aktivitäten des täglichen Lebens sind ebenfalls mit Angst und Depression assoziiert (Frandemark et al. 2018; Goodoory et al., 2022b), was für eine Auswirkung auf die indirekten Kosten in Form von Produktivitätsverlusten am Arbeitsplatz spricht.

Insgesamt spielt die psychische Komorbidität im Rahmen des biopsychosozialen Modells eine wesentliche Rolle bei der Ätiologie, dem Krankheitsverlauf sowie auch der Behandlung von Störungen der Darm-Hirn-Achse. Dabei ist es nicht zuletzt vor dem Hintergrund der Stigmatisierung psychischer Erkrankungen und entsprechenden Vorbehalten aufseiten der Betroffenen und der Behandler*innen sehr wichtig, Erkenntnisse zu Ursache-Wirkungs-Zusammenhängen anzuerkennen:

▶ Psychische Störungen sind nicht zwingend die Ursache der gastrointestinalen Symptome. Sie können auch als Folge belastender Beschwerden und fehlgeschlagener Therapieversuche auftreten.

Behandlungsbedürftige komorbide psychische Symptome sollten selbstverständlich auch behandelt werden, aber die alleinige Behandlung der psychischen Symptomatik führt in der Regel nicht zu einer signifikanten Verbesserung der gastrointestinalen Beschwerden. Wichtige prospektive Studien (Jones et al. 2017; Koloski et al. 2012, 2016) zeigen, dass Angst- oder Depressionssymptome der Erstmanifestation einer RDS-Diagnose vorausgehen können, was ihre Rolle als Risiko- oder Vulnerabilitätsfaktoren unterstützt. Gleichzeitig wird das prospektive Risiko für neu auftretende Angst- und Depressionssymptome durch chronische gastrointestinale Symptome erhöht. Mit anderen Worten: Die gastrointestinale Störung geht der De-novo-Entwicklung psychischer Komorbidität voraus und ist mit ihr verbunden, was mit der bidirektionalen Darm-Hirn-Achse und dem biopsychosozialen Modell im Einklang steht und multidisziplinäre Behandlungsstrategien erforderlich macht (Staudacher et al. 2023).

Auch ist zu beachten, dass viele Erkenntnisse zur psychischen Komorbidität nicht auf formell abgesicherten Diagnosen basieren. Diese Diagnosen werden normalerweise von qualifiziertem

Fachpersonal mithilfe strukturierter diagnostischer Interviews unter Berücksichtigung spezifischer ICD- (oder DSM-)Kriterien gestellt. Stattdessen stützen sich die meisten Erkenntnisse auf eine befragungsbasierte Bewertung von Symptomen. Validierte Fragebögen und Screeningtools bieten nicht nur Schwellenwerte für wahrscheinliche psychische Erkrankungen, sondern ermöglichen auch die Quantifizierung des Schweregrads klinisch relevanter Symptome. Dies ist gleichermaßen vorteilhaft für epidemiologische und interventionelle Forschungen. Durch die Nutzung dieser Instrumente kann nicht nur der Anteil der Betroffenen über einem bestimmten Schwellenwert quantifiziert und zwischen verschiedenen Kohorten oder zu unterschiedlichen Zeitpunkten verglichen werden, sondern auch die Ausprägung der Symptome. Diese kann unabhängig von einem Schwellenwert äußerst aussagekräftig sein, insbesondere im Vergleich mit normativen Daten der Allgemeinbevölkerung oder Werten anderer klinischer Vergleichsgruppen. Die Verwendung von Ergebnissen aus validierten Fragebögen ist besonders im Hinblick auf die Sensitivität für subklinische Symptome von Vorteil. Subklinische Symptome, die unterhalb eines Schwellenwerts liegen oder nicht die formellen Kriterien einer psychischen Diagnose erfüllen, können vor dem Hintergrund des biopsychosozialen Modells durchaus von substanzieller Bedeutung sein. Dies liegt daran, dass psychische Symptome eng mit (dysfunktionalen) kognitiven und emotionalen Prozessen verbunden sind, die das Erleben von Symptomen und das Krankheitsverhalten maßgeblich beeinflussen. Gleichzeitig sind auch subklinische psychische Symptome belastend und können so im Sinne eines Teufelskreises die Stressbelastung erhöhen und eine adaptive Krankheitsbewältigung erschweren.

4.2 Stress

Stress beeinflusst über verschiedene Mechanismen der Darm-Hirn-Achse sowohl in der Peripherie als auch im Gehirn gastrointestinale Funktionen (s. Kap. 8), einschließlich der viszeralen Sensorik, und ist vermutlich der am besten untersuchte psychische Einflussfaktor bei der Ätiologie und Pathophysiologie von Störungen der Darm-Hirn-Interaktion.

▶ Chronischer Stress ist ein gut belegter Risikofaktor für die Entstehung und Chronifizierung chronischer gastrointestinaler Symptome.

Auch die Auftretenswahrscheinlichkeit psychischer Erkrankungen oder anderer chronischer Schmerzerkrankungen steigt mit dem Ausmaß und der Dauer der chronischen Stressbelastung. Mit chronischem Stress eng verknüpft sind Befunde zu belastenden oder sogar traumatischen Lebensereignissen in der Vorgeschichte („early adverse life events", ALE), wie beispielsweise sexueller, körperlicher oder emotionaler Missbrauch in der Kindheit. Diese werden häufig von erwachsenen Betroffenen mit RDS und anderen viszeralen Beschwerdebildern berichtet (Drossman 2011). In Bezug auf die Häufigkeit von Traumata zeigen sich jedoch vergleichbare Befunde für RDS, Fibromyalgie sowie andere chronische Schmerzerkrankungen, sodass eine positive Traumaanamnese (bzw. damit einhergehende chronische psychische Belastungen) kein spezifischer Risikofaktor ist. Neuere Erkenntnisse legen darüber hinaus nahe, dass neben belastenden Lebensereignissen in der Kindheit auch weitere soziale und soziologische Faktoren, wie beispielsweise Mobbingerfahrungen, Armut und andere mit einem niedrigen sozioökonomischen Status assoziierte Benachteiligungen bei Patient*innen mit gastrointestinalen Störungen häufiger sind als in der Normalbevölkerung. Die Betrachtung von Ursachen für eine erhöhte chronische Stressbelastung bedarf daher eines erweiterten Fokus auf multiple biologische, psychische, aber auch soziologische Faktoren sowie einer Berücksichtigung protektiver Faktoren wie beispielsweise der sozialen Unterstützung und des Optimismus (Zia et al. 2022). In diesem Zusammenhang sind Konzepte der positiven Psychologie wie die

Resilienz zukunftsweisend, nicht zuletzt aufgrund ihrer Anwendbarkeit in therapeutischen Ansätzen (Keefer 2018). Der Einsatz adaptiver Bewältigungsstrategien (Coping) im Umgang mit Belastungen und Symptomen ist in der Tat ein wichtiges Behandlungsziel bei Patient*innen mit gastrointestinalen Funktionsstörungen (Feingold et al. 2019).

Akuter Stress kann sich ebenfalls auf gastrointestinale Symptome auswirken (Labanski et al. 2020). Diese Effekte, insbesondere Veränderungen viszeraler Sensorik und Motorik in Reaktion auf akute Stressoren, und die zugrunde liegenden Mechanismen sind Gegenstand tierexperimenteller Forschungsansätze und Laborstudien mit gesunden Proband*innen sowie Patient*innen (Elsenbruch und Enck 2017). Zusammengefasst zeigen diese Studien, dass akuter Stress und damit einhergehende negative Emotionen wie Angst, Ärger oder Wut die viszerale Wahrnehmung modulieren. Diese Effekte, deren Richtung und Ausprägung stark variieren können, werden auch bei Gesunden als Teil einer adaptiven Verhaltensflexibilität beobachtet. Bei Betroffenen mit gastrointestinalen Störungen ist diese adaptive Modulation verändert, was mit ausgeprägteren Veränderungen der Schmerzbewertung sowie der autonomen und neuroendokrinen Reaktionen und auch der neuronalen Aktivierung in für die Schmerzmodulation bedeutsamen Hirnarealen zusammenhängt. Eine kürzlich durchgeführte systematische Literaturrecherche deutet auf eine veränderte Stressreaktivität bei Patient*innen mit RDS hin, wobei jedoch letztlich unklar bleibt, ob diese auf das Syndrom selbst oder auf komorbide psychische Erkrankungen zurückzuführen ist, die (ebenfalls) zu veränderten Stressreaktionen beitragen (Schaper und Stengel 2022).

▶ Insgesamt existieren komplexe Wechselwirkungen zwischen akuter und chronischer psychischer Stressbelastung, psychischer Komorbidität und gastrointestinaler Symptomatik im Sinne eines Teufelskreises (Blanchard et al. 2008).

4.3 Kognitive und emotionale Prozesse

Die bewusste Wahrnehmung unangenehmer viszeraler Reize steht nicht unmittelbar in einem linearen Zusammenhang mit der Intensität der afferenten sensorischen Signale aus der Peripherie.

▶ Vielmehr entsteht das Erleben von viszeralem Schmerz als Ergebnis eines komplexen psychobiologischen Prozesses.

Auf der Ebene des Gehirns werden viszerale Signale in neuronalen Netzwerken verarbeitet, die eng mit kognitiven und affektiven Schaltkreisen verbunden sind. Auch sind bei der Verarbeitung absteigende modulierende Bahnen involviert, die sowohl schmerzhemmend als auch -steigernd wirken können.

In diesem Abschnitt werden wichtige kognitiv-affektive Prozesse vorgestellt, und ihre Rolle bei der Entstehung, Aufrechterhaltung und Behandlung von Störungen der Darm-Hirn-Achse wird erläutert (Keefer et al. 2022; Kennedy et al. 2012). Es ist wichtig zu beachten, dass diese Prozesse die Wahrnehmung, Bewertung und Berichterstattung über viszerale Schmerzen und andere gastrointestinale Symptome maßgeblich beeinflussen können – unabhängig von einer vorhandenen psychischen Komorbidität. Anders ausgedrückt: Die Modulation durch kognitiv-affektive Prozesse spielt eine Rolle im bewussten Erleben von gastrointestinalen Symptomen sowohl bei gesunden Menschen ohne jegliche Erkrankung als auch bei psychisch gesunden Personen mit gastrointestinalen Funktionsstörungen. Gezielte Veränderungen dieser kognitiven und emotionalen Prozesse sind die Ziele kognitiv-behavioraler Therapieansätze zur Behandlung solcher Erkrankungen, deren Wirksamkeit gut belegt ist (Black et al. 2020). Bei diesen Therapieverfahren sind symptombezogene Kognitionen und Emotionen die entscheidenden psychischen Mechanismen für den Therapieerfolg bei Patient*innen mit RDS (Windgassen et al. 2017).

Katastrophisieren und Aufmerksamkeit

Als Katastrophisieren wird eine systematische kognitive Verzerrung bezeichnet, die mit übermäßig negativen Bewertungen und sehr pessimistischen Zukunftsgedanken einhergeht. Diese Denkmuster gehen oft mit Gefühlen der Hilflosigkeit einher, die als kognitiver Mechanismus auch bei Depressionen eine Rolle spielen. Bei Menschen mit chronischen Schmerzen verstärken katastrophisierende, auf die Symptome bezogene Gedanken die Wahrnehmung der Symptome und die damit verbundene Belastung. Abgesehen von der direkten Verstärkung der Symptome kann das Katastrophisieren auch indirekt zur Chronifizierung beitragen, indem es die Furcht vor den Beschwerden steigert. Gleichzeitig beeinflussen katastrophisierende Gedanken und die dadurch ausgelösten negativen Emotionen die Aufmerksamkeitsprozesse im Teufelskreis von schmerzbezogener Furcht, Hypervigilanz und maladaptiver Vermeidung, wie im folgenden Abschnitt detaillierter erklärt wird. Darüber hinaus können katastrophisierende Gedanken negative Auswirkungen auf die Inanspruchnahme von Gesundheitsleistungen und die Therapieadhärenz haben. Diese Effekte sind bei verschiedenen chronischen Schmerzerkrankungen gut dokumentiert und werden bereits seit Langem im Rahmen psychosomatischer und psychotherapeutischer Versorgungskonzepte bei viszeralen Schmerzen im Kontext gastrointestinaler Funktionsstörungen berücksichtigt.

Aufgrund der häufig unvorhersehbaren und wechselnden Symptome sowie begrenzter Behandlungsoptionen bei Patient*innen mit Störungen der Darm-Hirn-Interaktion wie dem RDS sind kognitive Ressourcen zur Bewältigung von Unsicherheit besonders wichtig. Katastrophisierende Gedanken erschweren adaptives Coping und haben nachweislich negative Auswirkungen auf die Lebensqualität der Betroffenen (Drossman et al. 2000; Lackner und Quigley 2005). Beim RDS wurde beobachtet, dass Katastrophisieren mit Beeinträchtigungen der Aufmerksamkeitskontrolle verbunden ist

(Henrich und Martin 2018). Weitere Beispiele für Veränderungen im Bereich der Aufmerksamkeitssteuerung sind ein intensiveres Engagement bei schmerzbezogenen Wörtern (Chapman und Martin 2011), eine bessere Erinnerung an wortbezogene gastrointestinale Themen (Gibbs-Gallagher et al. 2001) und eine schnellere Wiedererkennung von auf den Gastrointestinaltrakt bezogenen Begriffen. Eine erhöhte Aufmerksamkeit für viszerale Symptome (Hypervigilanz) kann zu einer verzerrten Berichterstattung („reporting bias") über Symptome führen, da diese früher als sehr unangenehm eingeschätzt oder als Anzeichen einer potenziell bedrohlichen Erkrankung interpretiert werden. Studien zeigen, dass Patient*innen mit RDS eher als Kontrollpersonen dazu tendieren, eine kontrollierte rektale Dehnung als unangenehm zu empfinden oder ihre Empfindung bereits bei relativ niedrigen Dehnungsdrücken als „schmerzhaft" zu charakterisieren. Dies ist nicht bei allen Betroffenen alleinig auf eine objektivierbar erniedrigte viszerale Schmerzschwelle und damit einer höhere viszerale Schmerzsensitivität (viszerale Hyperalgesie) zurückzuführen (Dorn et al. 2007; Naliboff et al. 1997). Diese wichtigen Ergebnisse werden durch Belege dafür ergänzt, dass die Ausprägung komorbider Angst- und Depressionssymptome mit einer erhöhten Schmerzbewertung, nicht aber mit einer erhöhten rektalen Empfindlichkeit beim RDS verbunden sind (Elsenbruch et al. 2010). Somit beeinflussen Denkmuster und Aufmerksamkeitsprozesse stark die Wahrnehmung, Bewertung und das Reporting gastrointestinaler Symptome (van Tilburg et al. 2013) und sind somit auch therapeutisch relevant (Roger et al. 2023).

Symptombezogene Ängste und konditionierte schmerzbezogene Furcht

▶ Symptombezogene Ängste und schmerzbezogene Furcht spielen bei der Entstehung und Aufrechterhaltung chronischer Symptome eine wichtige Rolle und sind zentrale Ziele verhaltenstherapeutischer Therapieansätze.

In Abgrenzung zu den charakteristischen Angstsymptomen bei Angststörungen oder der generellen Ängstlichkeit sind symptombezogene Ängste („gastrointestinal-specific anxiety") übermäßige Sorgen, Befürchtungen und Ängste, die sich spezifisch auf aktuelle oder zukünftige gastrointestinale Symptome beziehen. Auch gehören dazu Ängste in Bezug auf Situationen, in denen gastrointestinale Symptome auftreten könnten, sowie auf Konsequenzen von Beschwerden (Hazlett-Stevens et al. 2003; Labus et al. 2004). Diese spezifischen Ängste können durch kognitive Verzerrungen wie das Katastrophisieren entstehen oder verstärkt werden und tragen zu einer gesteigerten Inanspruchnahme von Gesundheitsleistungen bei (Hadlandsmyth et al. 2013). Stark ausgeprägte symptombezogene Ängste sind prospektiv mit einem ungünstigen Verlauf assoziiert und können somit als Risikofaktor für ein wahrscheinliches Therapieversagen fungieren (Clevers et al. 2018).

▶ Die schmerzbezogene Furcht ist eine gelernte emotionale und neurophysiologische Reaktion in Antizipation von Schmerz. Sie entsteht durch assoziative Lernprozesse, insbesondere die klassische Konditionierung, und wird durch die Prinzipien des Verstärkungslernens (d. h. durch negative Verstärkung) aufrechterhalten.

Konzeptionell ist sie eingebettet in das Furcht-Vermeidungs-Modell der Schmerzchronifizierung, nach dem die Furcht, eine gesteigerte Aufmerksamkeit (Hypervigilanz), Stress und Affektstörungen sowie maladaptives Vermeidungsverhalten im Sinne eines Teufelskreises zusammenwirken. Das ursprünglich aus der Angstforschung stammende Modell wurde auf den chronischen Schmerz angewendet (Vlaeyen et al. 2016) und zunehmend in der Schmerzforschung berücksichtigt (Meulders 2020). Es ist auf den Viszeralschmerz sehr gut anwendbar (Labrenz et al. 2022). Die Furchtreaktion tritt als Teil einer konditionierten Reaktion auf, ausgelöst durch einen konditionierten Stimulus oder Kontext (CS), der wiederholt mit einem aversiven viszeralen Stimulus, z. B.

einer schmerzhaften rektalen Dehnung, als unkonditioniertem Stimulus (US) gepaart wurde. Interozeptive Lernprozesse können die viszerale Sensitivität bzw. sensorische Bewertungsprozesse verändern (Zaman et al. 2016, 2017). Mittels Hirnbildgebung lassen sich die neurobiologischen Mechanismen entschlüsseln, die diesen emotionalen Lern- und Gedächtnisprozessen bei Gesunden und Patient*innen zugrunde liegen (Labus et al. 2013; Icenhour et al. 2015). Dabei sind Regionen des zentralen Furchtnetzwerkes, mit der Amygdala als Kernregion sowie dem Hippocampus als zentraler Struktur für Gedächtnisprozesse, sowie präfrontale Hirnregionen maßgeblich beteiligt. Bemerkenswert ist, dass dieses Furchtnetzwerk sogar als Reaktion auf nicht aversive viszerale Reize aktiviert werden kann, wenn diese in einem Kontext präsentiert werden, der die Gefahr einer bevorstehenden viszeralen Schmerzepisode signalisiert (Icenhour et al. 2021). Konditionierte kontextabhängige Furcht könnte bei Patient*innen, die nicht nur bestimmte Lebensmittel, sondern auch Situationen und Kontexte meiden, ein Mechanismus von Vermeidungsverhalten sein (Labrenz et al. 2022).

▶ Eine Reduktion von Furcht und maladaptivem Vermeidungsverhalten sind wichtige Behandlungsziele von Verhaltenstherapien bei Patient*innen mit Störungen der Darm-Hirn-Interaktion (Keefer et al. 2022). Insbesondere die Expositionstherapie und die Techniken der kognitiven Umstrukturierung können nachweislich erfolgreich zu klinisch relevanter Verbesserung der Symptomatik führen.

Erwartungen: Placebo- und Noceboeffekte
Placebo- und Nocebo effekte haben einen erheblichen Einfluss auf die Behandlungsergebnisse, insbesondere auf die von Patient*innen selbst berichteten Outcomes („patient-reported outcomes", PRO), wie den Schmerz. Diese Effekte werden durch Behandlungserwartungen vermittelt, d. h., sie entstehen innerhalb des psychosozialen Behandlungskontextes durch frühere Therapieerfahrungen, Kommunikation und Informationen von medi-

zinischem Fachpersonal, den Medien oder anderen Betroffenen. Auch assoziative Lernprozesse der klassischen Konditionierung sowie das soziale Beobachtungslernen spielen eine Rolle. Sie sind somit ein eindrückliches Beispiel für die Relevanz der Kognitionen. Das Wissen über Behandlungserwartungseffekte bei chronischen viszeralen Schmerzen stammt hauptsächlich aus klinischen und experimentellen Studien zu funktionellen und chronisch-entzündlichen Darmerkrankungen (Elsenbruch und Enck 2015). Ursprünglich als Hindernis für die Entwicklung von Arzneimitteln angesehen, führten hohe Placeboresponseraten in klinischen Studien, insbesondere bei Patient*innen mit RDS, zu der Entwicklung von auf positiven Erwartungen basierenden Behandlungsansätzen, z. B. der offenen Placebogabe (Lembo et al. 2021). Parallel dazu hat die experimentelle Forschung Wissen erweitert, indem sie nicht nur Mechanismen von positiven (Placebo), sondern insbesondere auch von negativen Erwartungseffekten (Nocebo) untersucht hat (Elsenbruch und Labrenz 2018). Für rektale Schmerzen wurde beispielsweise gezeigt, dass positive (Placebo) und negative (Nocebo) Suggestionen die Schmerzbewertungen sowie die somatosensorischen und homöostatisch-afferenten Gehirnreaktionen auf einen identischen rektalen Dehnungsreiz in jeweils entsprechende Ausrichtung tatsächlich veränderten (Elsenbruch et al. 2018; Schmid et al. 2013). Die Auswirkungen negativer Behandlungserwartungen auf die viszerale Schmerzwahrnehmung wurden Berichten zufolge durch akuten psychosozialen Stress bei gesunden Freiwilligen verstärkt (Roderigo et al. 2017). Bei Patient*innen mit RDS korrelierten veränderte neuronale Reaktionen während der Erwartung einer Schmerzlinderung (d. h. während der Placeboanalgesie) in zwei unabhängigen Studien mit affektiver Komorbidität (Lee et al. 2012; Schmid et al. 2015). Auch bei Patient*innen mit funktioneller Dyspepsie konnte eindrücklich nachgewiesen werden, dass durch Nahrung induzierte Oberbauchbeschwerden durch verschiedene Instruktionen im Sinne eines durch negative Erwartungen ausgelösten Noceboeffekts veränderbar waren (Feinle-Bisset et al. 2003).

Noceboeffekte sind im Vergleich zum Placeboeffekt weniger gut erforscht, doch ihre wissenschaftliche und klinische Bedeutung ist zweifellos erheblich. Bei Patient*innen mit chronischen viszeralen Beschwerden wie dem RDS müssen negative Erwartungen und Bedenken bezüglich der Behandlung als Teil der klinischen Realität anerkannt werden. Erfahrungen wie die plötzliche Verschlechterung von Symptomen, Sorgen über die Wahl der Behandlung und mögliche Nebenwirkungen sowie wiederholte Behandlungsmisserfolge tragen zur Entstehung und Aufrechterhaltung negativer Erwartungen in der klinischen Realität der Patient*innen bei. Diese Erfahrungen beeinflussen die kognitiven und emotionalen Reaktionen und fördern eine maladaptive Bewältigung, Katastrophisieren, gastrointestinal-spezifische Angst und Furcht sowie chronische Stressbelastung. Zusammen können diese Faktoren zu viszeraler Hyperalgesie und interozeptiver Hypervigilanz beitragen, Schlüsselmechanismen beim Übergang von akuten zu chronischen viszeralen Schmerzen.

▶ Noceboeffekte können somit eine wesentliche Rolle bei der Entstehung, Aufrechterhaltung oder Verschlimmerung chronischer gastrointestinaler Symptome spielen und als Risikofaktoren für ein Scheitern der Behandlung dienen.

Angesichts ihrer weitreichenden Bedeutung für die Gastroenterologie, die psychosomatische Medizin und den Schmerz ist die Untersuchung von Noceboeffekten bei viszeralen Schmerzen im Labor unerlässlich, um das Verständnis der zugrunde liegenden psychischen und neurobiologischen Mechanismen zu verbessern. Gezielte Forschung an klinisch relevanten viszeralen Schmerzmodellen ist notwendig, um die deutlichen Unterschiede zwischen viszeralen und somatischen Schmerzen in Bezug auf Wahrnehmung, emotionale Reaktionen und neuronale Prozesse zu berücksichtigen.

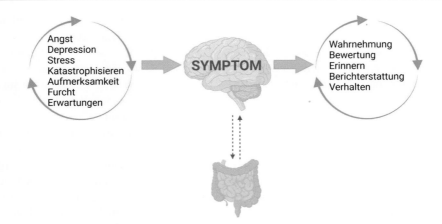

Abb. 4.1 Übersicht über verschiedene psychosoziale Faktoren, die bei der Entstehung, Aufrechterhaltung und Therapie chronischer viszeraler Beschwerden bei Störungen der Darm-Hirn-Achse eine Rolle spielen. Diese Abbildung wurde mit BioRender (www.biorender.com) erstellt.

Die mutmaßliche Bedeutung stressbezogener Zustandsfaktoren wie Angst, Furcht und Stress bleibt im Zusammenhang mit Noceboeffekten weitestgehend unklar, wird aber durch unsere Studie, die zeigt, dass akuter psychosozialer Stress viszerale Noceboeffekte bei gesunden Personen verstärkt, stark unterstützt (Roderigo et al. 2017). In Anbetracht der Tatsache, dass die viszerale Schmerzempfindlichkeit nachweislich stärker auf den akuten Stressmediator Cortisol reagiert (Benson et al. 2019) und in einzigartiger Weise durch schmerzbedingte Angst gesteuert wird (Koenen et al. 2017), ist es interessant zu spekulieren, dass Noceboeffekte bei Empfindungen, die der viszeralen Modalität entspringen, als interozeptive Empfindungen ausgeprägter sein könnten als bei exterozeptiven Empfindungen wie dem thermischen kutanen Schmerz. Die Vorstellung einer stärkeren viszeralen Schmerzmodulation durch Mechanismen, die bei Noceboreaktionen zum Tragen kommen, ist auch angesichts des veränderten viszeralen schmerzbezogenen Furchtlernens bei Patient*innen mit RDS (Icenhour et al. 2015) sowie der stärkeren emotionalen und neuroendokrinen Stressreaktivität bei chronischen Darmerkrankungen (Labanski et al. 2020) von Interesse. Daher ist die Klärung der Rolle von Angst, Furcht und Stress und ihre Berücksichtigung von Noceboeffekten in der Therapie ein aktuelles und wichtiges Ziel zukünftiger translationaler Forschungen.

Fazit
Gemäß dem biopsychosozialen Krankheitsmodell spielen verschiedene psychosoziale Faktoren eine zentrale Rolle bei der Entstehung, Pathophysiologie und Behandlung von Störungen der Darm-Hirn-Interaktion wie dem Reizdarmsyndrom (Abb. 4.1). Psychische Komorbidität, insbesondere Angst- oder Depressionssymptome, sind häufig, jedoch nicht zwangsläufig die Ursache für gastrointestinale Beschwerden. Sowohl chronischer als auch akuter Stress beeinflussen über die Mechanismen der Darm-Hirn-Achse sensorische und motorische Funktionen des Gastrointestinaltrakts. Die bewusste Wahrnehmung viszeraler Reize entsteht nicht linear mit ihrer Signalintensität, sondern durch einen komplexen psychobiologischen Prozess im Gehirn. Kognitive und affektive Prozesse spielen daher eine entscheidende Rolle, zumal sie mithilfe psychotherapeutischer Techniken veränderbar sind. Katastrophisierende

Gedanken mit übermäßig negativen Bewertungen und pessimistischen Zukunftsgedanken verstärken die Symptomwahrnehmung und beeinträchtigen die Lebensqualität. Sie behindern adaptives Coping und sind mit Beeinträchtigungen der Aufmerksamkeitskontrolle verbunden. Die gesteigerte Aufmerksamkeit für viszerale Symptome kann nicht nur zu einer veränderten Sensorik, sondern auch zu einer verzerrten Berichterstattung führen. Negative Erwartungen und wiederholte Behandlungsmisserfolge können Noceboeffekte hervorrufen, die wiederum zu einer Verschlechterung der Symptome und maladaptivem Umgang mit Beschwerden führen können. Symptombezogene Ängste, wie die gastrointestinale spezifische Angst, und schmerzbezogene Furcht können ebenfalls zu vermehrter Inanspruchnahme von Gesundheitsleistungen führen und sind mit einem ungünstigen Verlauf assoziiert. Verhaltenstherapien, insbesondere Expositionstherapie und kognitive Umstrukturierung, zielen darauf ab, diese Kognitionen, Emotionen und maladaptives Vermeidungsverhalten zu reduzieren und zeigen nachweislich positive Effekte auf die Symptomatik. Dennoch ist weitere translationale Forschung erforderlich, um die Zusammenhänge zwischen Noceboeffekten, Stress und Therapieerfolg besser zu verstehen und personalisierte Therapieansätze abzuleiten.

Literatur

Bennett EJ, Tennant CC, Piesse C, Badcock CA, Kellow JE (1998) Level of chronic life stress predicts clinical outcome in irritable bowel syndrome. Gut 43:256–261. https://doi.org/10.1136/gut.43.2.256

Benson S, Siebert C, Koenen LR, Engler H, Kleine-Borgmann J, Bingel U, Icenhour A, Elsenbruch S (2019) Cortisol affects pain sensitivity and pain-related emotional learning in experimental visceral but not somatic pain: a randomized controlled study in healthy men and women. Pain 160:1719–1728

Black CJ, Thakur ER, Houghton LA, Quigley EMM, Moayyedi P, Ford AC (2020) Efficacy of psychological therapies for irritable bowel syndrome: systematic review and network meta-analysis. Gut 69(8):1441–1451

Blanchard EB, Lackner JM, Jaccard J, Rowell D, Carosella AM, Powell C, Sanders K, Krasner S, Kuhn E (2008) The role of stress in symptom exacerbation among IBS patients. J Psychosom Res 64:119–128

Chapman S, Martin M (2011) Attention to pain words in irritable bowel syndrome: increased orienting and speeded engagement. Br J Health Psychol 16:47–60

Cassell B, Gyawali CP, Kushnir VM, Gott BM, Nix BD, Sayuk GS (2015) Beliefs about GI medications and adherence to pharmacotherapy in functional GI disorder outpatients. Am J Gastroenterol 110(10):1382–1387. https://doi.org/10.1038/ajg.2015

Clevers E, Tack J, Törnblom H, Ringström G, Luyckx K, Simrén M, Van Oudenhove L (2018) Development of irritable bowel syndrome features over a 5-year period. Clin Gastroenterol Hepatol 16(8):1244–1251.e1

Dorn SD, Palsson OS, Thiwan SI, Kanazawa M, Clark WC, van Tilburg MA, Drossmann DA, Scarlett Y, Levy RL, Ringel Y, Crowell MD, Olden KW, Whitehead WE (2007) Increased colonic pain sensitivity in irritable bowel syndrome is the result of an increased tendency to report pain rather than increased neurosensory sensitivity. Gut 56(9):1202–1209

Drossman DA (2011) Abuse, trauma, and GI illness: Is there a link? Am J Gastroenterol 106:14–25

Drossman DA, Li Z, Leserman J, Keefe FJ, Hu YJ, Toomey TC (2000) Effects of coping on health outcome among female patients with gastrointestinal disorders. Psychosom Med 62:309–317

Elsenbruch S, Enck P (2017) The stress concept in gastroenterology: from Selye to today. F1000 Research 19:2149

Elsenbruch S, Enck P (2015) Placebo effects and their determinants in gastrointestinal disorders. Nat Rev Gastroenterol Hepatol 12:472–485. https://doi.org/10.1038/nrgastro.2015.117

Elsenbruch S, Labrenz F (2018) Nocebo effects and experimental models in visceral pain. Int Rev Neurobiol 138:285–306. https://doi.org/10.1016/bs.irn.2018.01.010

Elsenbruch S, Rosenberger C, Enck P, Forsting M, Schedlowski M, Gizewski ER (2010) Affective disturbances modulate the neural processing of visceral pain stimuli in irritable bowel syndrome: an fMRI study. Gut 59(4):489–495

Feinle-Bisset C, Meier B, Fried M, Beglinger C (2003) Role of cognitive factors in symptom induction following high and low fat meals in patients with functional dyspepsia. Gut 52:1414–1418

Feingold J, Murray HB, Keefer L (2019) Recent advances in cognitive behavioral therapy for digestive disorders and the role of applied positive psychology across the spectrum of GI care. J Clin Gastroenterol 53(7):477–485

Frandemark A, Tornblom H, Jakobsson S, Simren M (2018) Work productivity and activity impairment in irritable bowel syndrome (IBS): a multifaceted problem. Am J Gastroenterol 113:1540–1549

Goodoory VC, Ng CE, Black CJ, Ford AC (2022a) Direct healthcare costs of Rome IV or Rome III-defined irritable bowel syndrome in the United Kingdom. Aliment Pharmacol Ther 56:110–120

Goodoory VC, Ng CE, Black CJ, Ford AC (2022b) Impact of Rome IV irritable bowel syndrome on work and activities of daily living. Aliment Pharmacol Ther 56:844–856

Goodoory VC, Mikocka-Walus A, Yiannakou Y, Houghton LA, Black CJ, Ford AC (2021) Impact of psychological comorbidity on the prognosis of irritable bowel syndrome. Am J Gastroenterol 116(7):1485–1494

Gibbs-Gallagher N, Palsson OS, Levy RL, Meyer K, Drossman DA, Whitehead WE (2001) Selective recall of gastrointestinal-sensation words: evidence for a cognitive-behavioral contribution to irritable bowel syndrome. Am J Gastroenterol 96(4):1133–1138

Hadlandsmyth K, Rosenbaum DL, Craft JM, Gervino EV, White KS (2013) Health care utilisation in patients with non-cardiac chest pain: a longitudinal analysis of chest pain, anxiety and interoceptive fear. Psychol Health 28(8):849–861

Hazlett-Stevens H, Craske MG, Mayer EA, Chang L, Naliboff BD (2003) Prevalence of irritable bowel syndrome among university students: the roles of worry, neuroticism, anxiety sensitivity and visceral anxiety. J Psychosom Res 55(6):501–505

Henrich JF, Martin M (2018) Altered attentional control linked to catastrophizing in patients with irritable bowel syndrome. Br J Health Psychol 23(3):612–629. https://doi.org/10.1111/bjhp.12307

Icenhour A, Petrakova L, Hazzan N, Theysohn N, Merz CJ, Elsenbruch S (2021) When gut feelings teach the brain to fear pain: Context-dependent activation of the central fear network in a novel interoceptive conditioning paradigm. Neuroimage 238:118229

Icenhour A, Langhorst J, Benson S, Schlamann M, Hampel S, Engler H, Forsting M, Elsenbruch S (2015) Neural circuitry of abdominal pain-related fear learning and reinstatement in irritable bowel syndrome. Neurogastroenterol Motil 27(1):114–127

Jones MP, Tack J, Van Oudenhove L, Walker MM, Holtmann G, Koloski NA, Talley NJ (2017) Mood and anxiety disorders precede development of functional gastrointestinal disorders in patients but not in the population. Clin Gastroenterol Hepatol 15(7):1014–1020

Keefer L, Ballou SK, Drossman DA, Ringstrom G, Elsenbruch S, Ljótsson B (2022) A Rome working team report on brain-gut behavior therapies for disorders of gut-brain interaction. Gastroenterol 162(1):300–315

Keefer L (2018) Behavioural medicine and gastrointestinal disorders: the promise of positive psychology. Nat Rev Gastroenterol Hepatol 15:378–386

Koenen LR, Icenhour A, Forkmann K, Pasler A, Theysohn N, Forsting M, Bingel U, Elsenbruch S (2017) Greater fear of visceral pain contributes to differences between visceral and somatic pain in healthy women. Pain 158:1599–1608

Koloski NA, Jones M, Kalantar J, Weltman M, Zaguirre J, Talley NJ (2012) The brain–gut pathway in functional gastrointestinal disorders is bidirectional: a 12-year prospective population-based study. Gut 61(9):1284–1290

Koloski NA, Jones M, Talley NJ (2016) Evidence that independent gut-to-brain and brain-to-gut pathways operate in the irritable bowel syndrome and functional dyspepsia: a 1-year population-based prospective study. Ailment Pharmacol Ther 44(6):592–600

Kennedy PJ, Clarke G, Quigley EMM, Groeger JA, Dinan TG, Cryan JF (2012) Gut memories: towards a cognitive neurobiology of irritable bowel syndrome. Neurosci Biobehav Rev 36:310–340

Labus JS, Bolus R, Chang L, Wiklund I, Naesdal J, Mayer EA, Naliboff BD (2004) The Visceral Sensitivity Index: development and validation of a gastrointestinal symptom-specific anxiety scale. Aliment Pharmacol Ther 20:89–97

Labus JS, Hubbard CS, Bueller J, Ebrat B, Tillisch K, Chen M, Stains J, Dukes GE, Kelleher DL, Naliboff BD, Fanselow M, Mayer EA (2013) Impaired emotional learning and involvement of the corticotropin-releasing factor signaling system in patients with irritable bowel syndrome. Gastroenterol 145(6):1253–1261.e1–3

Labrenz F, Woud ML, Elsenbruch S, Icenhour A (2022) The good, the bad, and the ugly-chances, challenges, and clinical implications of avoidance research in psychosomatic medicine. Front Psychiatry 13:841734

Labanski A, Langhorst J, Engler H, Elsenbruch S (2020) Stress and the brain-gut axis in functional and chronic-inflammatory gastrointestinal diseases: a transdisciplinary challenge. Psychoneuroendocrinol 111:104501

Lackner JM, Quigley BM (2005) Pain catastrophizing mediates the relationship between worry and suffering in patients with irritable bowel syndrome. Behav Res Ther 43:943–957

Lee C, Doo E, Choi JM, Jang S-H, Ryu H-S, Lee JY, Oh JH, Park JH, Kim YS (2017) The increased level of depression and anxiety in irritable bowel syndrome patients compared with healthy controls: systematic review and meta-analysis. J Neurogastroenterol Motil 23:349–362

Lee HF, Hsieh JC, Lu CL, Yeh TC, Tu CH, Cheng CM, Niddam DM, Lin HC, Lee FY, Chang FY (2012) Enhanced affect/cognition-related brain responses during visceral placebo analgesia in irritable bowel syndrome patients. Pain 153:1301–1310. https://doi.org/10.1016/j.pain.2012.03.018

Lembo A, Kelley JM, Nee J, Ballou S, Iturrino J, Cheng V, Rangan V, Katon J, Hirsch W, Kirsch I, Hall K, Davis RB, Kaptchuk TJ (2021) Open-label placebo vs double-blind placebo for irritable bowel syndrome: a randomized clinical trial. Pain 162(9):2428–2435

Meulders A (2020) Fear in the context of pain: lessons learned from 100 years of fear conditioning research. Behav Res Ther 131:103635

Midenfjord I, Borg A, Törnblom H, Simrén M (2021) Cumulative effect of psychological alterations on gastrointestinal symptom severity in irritable bowel syndrome. Am J Gastroenterol 116:769–779

Naliboff BD, Munakata J, Fullerton S, Gracely RH, Kodner A, Harraf F, Mayer EA (1997) Evidence for two distinct perceptual alterations in irritable bowel syndrome. Gut 41:505–512

Roger AH, Gudleski GD, Quigley BM, Zvolensky MJ, Lackner JM (2023) Pain catastrophizing and clinical outcomes among patients receiving a novel cognitive-behavioral therapy for irritable bowel syndrome: an experimental therapeutics approach. Behav Ther 54(4):623–636

Roderigo T, Benson S, Schöls M, Hetkamp M, Schedlowski M, Enck P, Elsenbruch S (2017) Effects of acute psychological stress on placebo and nocebo responses in a clinically relevant model of visceroception. Pain 158:1489–1498. https://doi.org/10.1097/j.pain.0000000000000940

Riedl A, Schmidtmann M, Stengel A, Goebel M, Wisser A-S, Klapp BF, Mönnikes H (2008) Somatic comorbidities of irritable bowel syndrome: a systematic analysis. J Psychosom Res 64(6):573–582

Schaper SJ, Stengel A (2022) Emotional stress responsivity of patients with IBS – a systematic review. J Psychosom Res 153:110694. https://doi.org/10.1016/j.jpsychores.2021.110694

Sayuk GS, Elwing JE, Lustman PJ, Clouse RE (2007) Predictors of premature antidepressant discontinuation in functional gastrointestinal disorders. Psychosom Med 69(2):173–181

Schmid J, Langhorst J, Gaß F, Theysohn N, Benson S, Engler H, Gizewski ER, Forsting M, Elsenbruch S (2015) Placebo analgesia in patients with functional and organic abdominal pain: a fMRI study in IBS. UC and healthy volunteers. Gut 64(3):418–427. https://doi.org/10.1136/gutjnl-2013-306648

Schmid J, Theysohn N, Gass F, Benson S, Gramsch C, Forsting M, Gizewski ER, Elsenbruch S (2013) Neural mechanisms mediating positive and negative treatment expectations in visceral pain: a functional magnetic resonance imaging study on placebo and nocebo effects in healthy volunteers. Pain 154(11):2372–2380

Spiegel BM, Gralnek IM, Bolus R, Chang L, Dulai GS, Mayer EA, Naliboff B (2004) Clinical determinants of health-related quality of life in patients with irritable bowel syndrome. Arch Intern Med 164(16):1773–1780

Staudacher HM, Black CJ, Teasdale SB, Mikocka-Walus A, Keefer L (2023) Irritable bowel syndrome and mental health comorbidity – approach to multidisciplinary management. Nat Rev Gastroenterol Hepatol 20(9):582–596. https://doi.org/10.1038/s41575-023-00794-z

Taft TH, Riehl ME, Dowjotas KL, Keefer L (2014) Moving beyond perceptions: internalized stigma in the irritable bowel syndrome. Neurogastroenterol Motil 26(7):1026–1035

van Tilburg MA, Palsson OS, Whitehead WE (2013) Which psychological factors exacerbate irritable bowel syndrome? Development of a comprehensive model. J Psychosom Res 74(6):486–492

Vlaeyen JWS, Crombez G, Linton SJ (2016) The fear-avoidance model of pain. Pain 157(8):1588–1589

Windgassen S, Moss-Morris R, Chilcot J, Sibelli A, Goldsmith K, Chalder T (2017) The journey between brain and gut: a systematic review of psychological mechanisms of treatment effect in irritable bowel syndrome. Br J Health Psychol 22(4):701–736

Weerts Z, Vork L, Mujagic Z, Keszthelyi D, Hesselink MAM, Kruimel J, Leue C, Muris JWM, Jonkers DMAE, Masclee AAM (2019) Reduction in IBS symptom severity is not paralleled by improvement in quality of life in patients with irritable bowel syndrome. Neurogastroenterol Motil 31(8):e13629

Yan XJ, Luo QQ, Qiu HY, Ji CF, Chen SL (2021) The impact of stigma on medication adherence in patients with functional dyspepsia. Neurogastroenterol Motil 33(2):e13956

Zaman J, Weltens N, Ly HG, Struyf D, Vlaeyen JW, Van den Bergh O, Wiech K, van Oudenhove L, van Diest I (2016) Influence of interoceptive fear learning on visceral perception. Psychosom Med 78(2):248–258

Zaman J, Madden VJ, Iven J, Wiech K, Weltens N, Ly HG, Vlaeyen JWS, Oudenhove LV, van Diest I (2017) Biased intensity judgements of visceral sensations after learning to fear visceral stimuli: a drift diffusion approach. J Pain 18(10):1197–1208

Zamani M, Alizadeh-Tabari S, Zamani V (2019) Systematic review with meta-analysis: the prevalence of anxiety and depression in patients with irritable bowel syndrome. Aliment Pharmacol Ther 50(2):132–143

Zia JK, Lenhart A, Yang PL, Heitkemper MM, Baker J, Keefer L, Saps M, Cuff C, Hungria G, Videlock EJ, Chang L (2022) Risk factors for abdominal pain-related disorders of gut-brain interaction in adults and children: a systematic review. Gastroenterol 163(4):995–1023.e3

Ein Faktor, der das Persistieren von Refluxsymptomen bei funktionellem Sodbrennen triggern kann, ist die Hypervigilanz gegenüber den Empfindungen der Speiseröhre (Aziz et al. 2016; Fass et al. 2020). Ösophagushypervigilanz kann als erlerntes Verhalten konzeptualisiert werden, das Hyperbewusstsein und die frühzeitige Erkennung zukünftiger Ösophagusbeschwerden beinhaltet. Wie Verhaltensweisen, die bei einer Panikstörung nach einer ersten Panikattacke beobachtet werden, steht diese Hypervigilanz in keinem Verhältnis zu früheren Symptomerfahrungen, wird aber dennoch verstärkt, wenn die Symptome nicht so auftreten, wie die jeweiligen Patient*innen es vorhergesagt haben. Anstatt eine Linderung zu erfahren, führen die Patient*innen das Fehlen von Symptomen fälschlicherweise auf ihren sorgfältigen Versuch zurück, deren vermeintliche Auslöser zu vermeiden. Eine hohe Hypervigilanz kann zu Verhaltensvermeidung, erhöhter Angst, eingeschränkter Bewältigung oder Hilflosigkeit führen, was die Symptome weiter verschlimmert. Bemerkenswert ist, dass sich die organspezifische Hypervigilanz von allgemeinen Angstzuständen und anderen psychischen Störungen dadurch unterscheidet, dass es spezifisch für Empfindungen der Speiseröhre ist, mit Symptomen eines Reizmagens, seltener eines Reizdarms, einherzugehen, sich in der Regel aber nicht mit anderen Lebensbereichen zu überschneiden.

5.3 Therapie unter Berücksichtigung psychosomatischer Ansätze

Antirefluxtherapie
Die übliche Behandlung der GERD besteht in einer Suppression des sauren GER. In einfachen Fällen kann dies durch Lifestylemodifikation mit Gewichtsabnahme sowie Meiden refluxogener Nahrungsmittel (große Volumina, Spätmahlzeit, scharf gewürzt, usw.) und Getränke (Wein, kohlensäurehaltige Getränke) erfolgen. Dies kann ergänzt werden durch Einnahme von Antazida oder Alginaten bei Bedarf. Letztere sind auch geeignet, um den nächtlichen Reflux aus

der „acid pocket" (siehe Pathophysiologie) zu vermindern. Bei unzureichender Wirkung kommen als Medikamente der Wahl PPI zum Einsatz. Je nach Schwere der Refluxkrankheit können diese als Dauertherapie, intermittierend oder als Bedarfsmedikation eingesetzt werden. Als Alternative zu den PPI oder bei unzureichender PPI-Wirkung und gesicherter Refluxkrankheit (kein funktionelles Sodbrennen, keine Achalasie) kann eine laparoskopische Fundoplikatio zur Wiederherstellung des Verschlussapparates erfolgen.

Wiklund et al. (2006) untersuchten psychische Faktoren als Prädiktor für das Ansprechen auf die Behandlung bei Patient*innen mit Sodbrennen und analysierten Daten aus drei prospektiven, randomisierten, doppelblinden, placebokontrollierten Studien. Die Ergebnisse zeigten, dass ein hohes Maß an Depressionen und niedrige Vitalitätswerte das Ansprechen auf die Behandlung negativ beeinflussten.

Therapie der Hypersensitivität
Patient*innen mit hypersensitivem Ösophagus und fehlender Wirksamkeit einer PPI-Therapie sprechen signifikant besser auf eine Therapie mit Citalopram 20 mg (61,5 %) als auf eine Placebotherapie (33,3 %) an (Viazis et al. 2012). In einer weiteren Studie wurde bei Patient*innen mit PPI-refraktärem Sodbrennen Fluoxetin 20 mg mit einer fortgesetzten PPI-Therapie sowie mit Placebo verglichen (Ostovaneh et al. 2014). In der Gruppe der Patient*innen mit normaler pH-Metrie (funktionelles Sodbrennen) war Fluoxetin signifikant besser wirksam als die beiden anderen Therapien. Kein Unterschied in der Wirksamkeit fand sich bei Patient*innen mit pathologischer pH-Metrie (NERD).

Im Gegensatz zu obigen SSRI führte eine Behandlung mit dem trizyklischen Antidepressivum Imipramin zwar zu einer Verbesserung der Lebensqualität, aber weder beim hypersensitiven Ösophagus noch bei Patient*innen mit funktionellem Sodbrennen zu einer besseren Symptomlinderung als Placebo (Limsrivilai et al. 2016).

In der Behandlung von Patient*innen mit gastroösophagealer Refluxkrankheit und emotionalen Störungen kann die Wirksamkeit und

Sicherheit einer PPI-Therapie (Esomeprazol, Pantoprazol) durch die zusätzliche Gabe von Psychopharmaka (Flupentixol/Melitracen, Amitriptylin) verbessert werden. Begleitend kommt es hierbei zu einer Besserung von Angst/Depression sowie der Lebensqualität (Faruqui 2017; Yu et al. 2014).

▶ Patient*innen, die nicht ausreichend auf eine PPI-Therapie ansprechen, sollten sich einer oberen Endoskopie und Funktionsdiagnostik der Speiseröhre unterziehen, insbesondere einer pH-Metrie mit Impedanz und hochauflösender Manometrie, um die GERD zu phänotypisieren und die Behandlung zu optimieren.

Atemtherapie
In mehreren Studien wurde der Effekt eines Zwerchfellatemtrainings auf Refluxsymptome hin untersucht. Durch verschiedene physiotherapeutische Techniken zur Erhöhung des Muskeltonus des Zwerchfells („diaphragmatic breathing technique" (DBT); „inspiratory muscle training"(IMT)), z. T. auch unter Verwendung spezieller Geräte mit kontrollierbarem Widerstand der Atemluft, soll die Antirefluxbarriere verbessert werden (Zdrhova et al. 2023). DBT/IMT verminderte die ösophageale Säure-Kontakt-Zeit, erhöhte den Verschlussdruck im unteren Ösophagussphinkter, verbesserte die Lebensqualität und verminderte den PPI-Bedarf.

Ein wichtiger Zielparameter beim DBT ist auch, das Atemmuster von thorakal auf abdominal („Bauchatmung") zu ändern. Hierdurch reduziert sich der intraabdominelle Druck und damit erhöht sich der thorakoabdominelle Druckgradient zur Refluxprophylaxe. Daneben gibt es Hinweise, dass DBT hilft Stress abzubauen und dadurch die Refluxmenge und/oder Refluxsensitivität zu vermindern (Hamasaki 2020).

Psychologische Therapieoptionen

Hypnotherapie
Bei Patient*innen mit funktionellem Sodbrennen führte eine Hypnotherapie – unabhängig von der Suggestibilität – zu einer

Besserung von Sodbrennen und Lebensqualität sowie zu einer Reduktion viszeraler Angstzustände und Somatisierung (Riehl und Keefer 2015). Eine Hypnotherapie moduliert Gehirnaktivierungsmuster, die mit der Schmerzverarbeitung verbunden sind und von denen stark angenommen wird, dass sie an der zugrunde liegenden Pathophysiologie von funktionellen gastrointestinalen Störungen beteiligt sind (Riehl et al. 2016). Es gibt auch Hinweise darauf, dass zentraler Schmerz durch hypnotische Suggestion über die viszerale sensorische Bahn moduliert werden kann. Experimentell konnte zudem nachgewiesen werden, dass die Magensäureproduktion mittels Hypnose deutlich supprimiert und die Magenentleerung verkürzt werden kann. Beides kann zu einer Verminderung von (saurem) gastroösophagealem Reflux beitragen.

Entspannungs-/Achtsamkeitstherapie
Entspannungstraining kann nicht nur die Frequenz von Refluxsymptomen, sondern auch die Säurebelastung bei Patient*innen mit gastroösophagealer Refluxkrankheit reduzieren (McDonald-Haile et al. 1994). Patient*innen, die nach einer stressigen Aufgabe eine Entspannungsintervention erhielten, hatten zudem signifikant niedrigere Herzfrequenzwerte und subjektive Angstbewertungen im Vergleich zu Proband*innen, die eine Aufmerksamkeits-Placebo-Kontrollintervention erhielten. In einer weiteren Studie mit Patient*innen mit Reflux und hoher Rate an depressiver Komponente als Kofaktor wurden durch eine Achtsamkeitstherapie („mindfulness-based stress reduction") im Vergleich zu einer alleinigen PPI-Therapie die Refluxsymptomatik sowie die Lebensqualität stärker gebessert (Chandran et al. 2019). Eine Abnahme des Depressionsscores zeigte sich nur in der Achtsamkeitsgruppe.

Verhaltenstherapie
In einer Studie mit Patient*innen mit NERD, die in validierten Skalen zudem einen erhöhten Depressionsscore oder Score für Angststörung aufwiesen, wurde eine PPI-Therapie mit eine Verhaltenstherapie sowie der Kombination beider

Therapien verglichen (Li et al. 2018). Während die PPI-Therapie und die Verhaltenstherapie die Symptomatik vergleichbar stark verbesserten, war der Effekt der kombinierten Therapie signifikant besser als die Einzeltherapien.

Praxistipp

Bei Patient*innen mit gastroösophagealen Refluxbeschweren (Sodbrennen, saures Aufstoßen, Regurgitation) sollte stets auch nach psychosomatischen Kofaktoren, insbesondere einer depressiven Störung, vermehrten Ängstlichkeit oder somatoformen Störungen, untersucht werden. Die psychosomatischen Kofaktoren bestimmen das Ausmaß der Symptomatik und beeinflussen nachhaltig den Therapieerfolg und sollten deshalb frühzeitig ins Therapiekonzept integriert werden. ◀

Literatur

Aziz Q, Fass R, Gyawali CP, Miwa H, Pandolfino JE, Zerbib F (2016) Functional esophageal disorders. Gastroenterology 150:1368–1379

Bilgi M, Vardar R, Yildirim E, Veznedaroglu B, Bor S (2017) Prevalence of psychiatric comorbidity in symptomatic gastroesophageal reflux subgroups. Dig Dis Sci 62(4):984–993

Chandran S, Raman R, Kishor M, Nandeesh M (2019) The effectiveness of mindfulness meditation in relief of symptoms of depression and quality of life in patients with gastroesophageal reflux disease. Indian J Gastroenterol 38(1):29–38

Faruqui A (2017) Gastroesophageal reflux disease associated with anxiety: efficacy and safety of fixed dose combination of amitriptyline and pantoprazole. Gastroenterology Res 10(5):301–304

Fass R, Zerbib F, Gyawali C (2020) AGA clinical practice update on functional heartburn: expert review. Gastroenterology 158(8):2286–2293

Geeraerts A, Guadagnoli L, Pauwels A, Geysen H, Neyens T, Van Oudenhove L, Vanuytsel T, Tack J (2023) Psychological symptoms do not discriminate between reflux phenotypes along the organic-functional refractory GERD spectrum. Gut 72(10):1819–1827

Guadagnoli L, Geeraerts A, Pauwels A, Geysen H, Neyens T, Van Oudenhove L, Vanuytsel T, Tack J (2023) Psychological processes, not physiological parameters, are most important contributors to symptom severity in patients with refractory heartburn/regurgitation symptoms. Gastroenterology 165(4):848–860

Gyawali P, Yadlapati R, Fass R, Katzka D, Pandolfino J, Savarino E, Sifrim D, Spechler S, Zerbib F, Fox M, Bhatia S, Bortoli N, Cho Y, Cisternas D, Chen C, Cock C, Hani, Troche J, Xiao Y, Vaezi M, Roman S (2024) Updates to the modern diagnosis of GERD: lyon consensus 2.0. Gut 73(2):361–371

Hamasaki H (2020) Effects of diaphragmatic breathing on health: a narrative review. Medicines (Basel) 7(10):65

Jansson C, Nordenstedt H, Wallander MA, Johansson S, Johnsen R, Hveem K, Lagergren J (2007) Severe gastro-ösophageal reflux symptoms in relation to anxiety, depression and coping in a population-based study. Aliment Pharmacol Ther 26(5):683–691

Kamal A, Clarke J, Oors J, Smout A, Bredenoord A (2020) The role of symptom association analysis in gastroesophageal reflux testing. Am J Gastroenterol 115(12):1950–1959)

Kimura Y, Kamiya T, Senoo K, Tsuchida K, Hirano A, Kojima H, Yamashita H, Yamakawa Y, Nishigaki N, Ozeki T, Endo M, Nakanishi K, Sando M, Inagaki Y, Shikano M, Mizoshita T, Kubota E, Tanida S, Kataoka H, Katsumi K, Joh T (2016) Persistent reflux symptoms cause anxiety, depression, and mental health and sleep disorders in gastroesophageal reflux disease patients. J Clin Biochem Nutr 59(1):71–77

Kovács Z, Kerékgyártó O (2007) Psychological factors, quality of life, and gastrointestinal symptoms in patients with erosive and non-erosive reflux disorder. Int J Psychiatry Med 37(2):139–150

Li X, Ding F, Luo P, Yang J, Liu Z, Liu J, Zhang Y, Leng A, Wu K (2018) Study on the therapeutic effects of drug and cognitive behavioral therapy on non-erosive reflux disease patients with emotional disorders. Front Psychiatry 9:115

Limsrivilai J, Charatcharoenwitthaya P, Pausawasdi N, Leelakusolvong S (2016). Imipramine for treatment of esophageal hypersensitivity and functional heartburn: a randomized placebo-controlled trial. Am J Gastroenterol 111(2):217–224

Madisch A, Koop H, Miehlke S, Leers J, Lorenz P, Lynen Jansen P, Pech O, Schilling D, Labenz J (2023) S2k-Leitlinie Gastroösophageale Refluxkrankheit und eosinophile Ösophagitis der Deutschen Gesellschaft für Gastroenterologie, Verdauungs- und Stoffwechselkrankheiten (DGVS). Z Gastroenterol 61(7):862–933

Madisch A, Labenz J (2023) Gastroösophageale Refluxkrankheit. Springer-Verlag, Berlin, Heidelberg

McDonald-Haile J, Bradley LA, Bailey MA, Schan CA, Richter JE (1994) Relaxation training reduces symptom reports and acid exposure in patients with gastroesophageal reflux disease. Gastroenterology 107(1):61–69

Ostovaneh M, Saeidi B, Hajifathalian K, Farrokhi- Y, Fotouhi A, Mirbagheri S, Emami H, Barzin G, Mirbagheri S (2014) Comparing omeprazole with fluoxetine for treatment of patients with heartburn and normal endoscopy who failed once daily proton pump inhibitors: double-blind placebo-controlled trial. Neurogastroenterol Motil 26(5):670–678

Riehl M, Keefer L (2015) Hypnotherapy for esophageal disorders. Am J Clin Hypn 58(1):22–33

Riehl M, Pandolfino J, Palsson O, Keefer L (2016) Feasibility and acceptability of esophagealdirected hypnotherapy for functional heartburn. Dis Esophagus 29(5):490–496

Sifrim D, Mittal R, Fass R, Smout A, Castell D, Tack J, Gregersen H (2007) Review article: acidity and volume of the refluxate in the genesis of gastro-oesophageal reflux disease symptoms. Aliment Pharmacol Ther 25(9):1003–1017

Viazis N, Keyoglou A, Kanellopoulos A, Karamanolis G, Vlachogiannakos J, Triantafyllou K, Karamanolis D (2012) Selective serotonin reuptake inhibitors for the treatment of hypersensitive esophagus: a randomized, double-blind, placebo-controlled study. The Am J Gastroenterol 107:1662–1667

Wiklund I, Carlsson R, Carlsson J, Glise H (2006). Psychological factors as a predictor of treatment response in patients with heartburn: a pooled analysis of clinical trials. Scand J Gastroenterol 41:288–293

Yadlapati R, Gyawali C, Pandolfino J; CGIT GERD Consensus Conference Participants (2022). AGA clinical practice update on the personalized approach to the evaluation and management of GERD: expert review. Clin Gastroenterol Hepatol 20(5):984–994

Yu Y, Fang D, Fan L, Chang H, Wu Z, Cao Y, Lan H (2014) Efficacy and safety of esomeprazole with flupentixol/melitracen in treating gastroesophageal reflux disease patients with emotional disorders. J Gastroenterol Hepatol 29(6):1200–1206

Zdrhova L, Bitnar P, Balihar K, Kolar P, Madle K, Martinek M, Pandolfino J, Martinek J (2023) Breathing exercises in gastroesophageal reflux disease: a systematic review. Dysphagia 38(2):609–621

Reizmagensyndrom/ Funktionelle Dyspepsie

Viola Andresen

6.1 Überblick

Das Reizmagensyndrom, auch als funktionelle Dyspepsie bekannt, gehört zu den häufigsten Erkrankungen des oberen Verdauungstrakts und ist durch chronische Beschwerden im Oberbauchbereich gekennzeichnet. Typische Symptome umfassen u. a. postprandiales Völlegefühl, frühe Sättigung, Übelkeit, Aufstoßen sowie epigastrische Schmerzen und Brennen. Dyspeptische Symptome sind unspezifisch und können eine Reihe von Auslösern haben. Die Diagnose „Reizmagen" wird gestellt, wenn keine strukturellen Ursachen wie peptische Läsionen oder Refluxkrankheit als Ursache der Beschwerden vorliegen. Das betrifft etwa 50 % der Patient*innen mit Dyspepsie. Die sichere Diagnosestellung erfordert also den Ausschluss anderer Erkrankungen durch eine gründliche Anamnese, klinische Untersuchung, Blutuntersuchungen sowie bildgebende Verfahren wie Endoskopie und Sonografie. Es ist wichtig, „Alarmsymptome" zu beachten, die eine sofortige weitere Diagnostik erfordern könnten.

Die genaue Pathophysiologie des Reizmagens ist nicht endgültig geklärt und am ehesten multifaktoriell, wobei Störungen im Immun- und Nervensystem des Magen-Darm-Traktes und deren Interaktion mit dem zentralen Nervensystem mit dadurch bedingter veränderter Motilität und Wahrnehmung eine wichtige Rolle in der Symptomentstehung zugeschrieben werden. Es existiert derzeit keine kausale Behandlung. Das therapeutische Vorgehen ist multimodal und umfasst u. a. Ernährungsanpassungen, Phytotherapie, Medikamente, Neuromodulation und Psychotherapie.

6.2 Symptomatik, Differenzialdiagnosen und Definition

Dyspepsie bezeichnet Oberbauchbeschwerden, die hauptsächlich auf den oberen Verdauungstrakt (meist den Magen) zurückzuführen sind, wie Schmerzen, Druck- und Völlegefühl, frühe Sättigung, Übelkeit, vermehrtes Aufstoßen und Sodbrennen. Die funktionelle Dyspepsie („Reizmagen") macht etwa 50 % dieser Patient*innen aus und wird diagnostiziert, wenn bei solchen chronischen Symptomen (bestehend seit >3 Monaten mit ursprünglichem Beschwerdebeginn vor >6 Monaten) keine erkennbaren Differenzialdiagnosen vorliegen (siehe Tab. 6.1). Zu diesen Differenzialdiagnosen zählen z. B. peptische Läsionen, Refluxkrankheit, autoimmune Typ-A-Gastritis, mit Helicobacter pylori assoziierte Typ-B-Gastritis oder noxenassoziierte Typ-C-Gastritis. Zu den typischen Noxen gehören dabei

V. Andresen (✉)
Medizinikum Stephansplatz, Hamburg, Deutschland
E-Mail: violaandresen@me.com

Tab. 6.1 Diagnostische Kriterien der funktionellen Dyspepsie nach Rom-IV-Kriterien

Es müssen vorliegen:
1. Ein oder mehrere der folgenden Symptome* (seit >3 Monaten mit Symptombeginn vor >6 Monaten):
a. Unangenehmes postprandiales Völlegefühl°
b. Frühes Sättigungsgefühl°
c. Epigastrische Schmerzen#
d. Epigastrisches Brennen# und
2. Kein Nachweis (inklusive ÖGD) eines (die Beschwerden ausreichend erklärenden!) pathologischen Befundes

*Je nach dominanten Symptomen können 2 Subtypen unterschieden werden (im Wesentlichen für klinische Studien relevant):
°Typisch für das „Postprandiale Disstress-Syndrom"
#Typisch für das „Epigastrische Schmerzsyndrom"

u. a. die Einnahme von nicht steroidalen Antirheumatika (NSAR), Alkohol und Rauchen, aber auch chronischer Stress. Auch Erkrankungen des Dünndarms wie eine Zöliakie oder eine bakterielle Überwucherung („Small Intestinal Bacterial Overgrowth", SIBO) können sich mit dyspeptischen Symptomen manifestieren. Ein Malignom ist zwar eine seltene Ursache der Dyspepsie (bis zu ca. 2 %), aber besonders bei Patient*innen über 40 Jahre eine äußerst relevante Differenzialdiagnose, wo die früh- und rechtzeitige Diagnosestellung letztlich über Leben und Tod entscheiden kann. Bei vorherrschender Übelkeit mit und ohne Erbrechen und ggf. begleitenden Kopfschmerzen sollte auch an Hirndrucksymptomatik gedacht werden. Von der funktionellen Dyspepsie ist die Gastroparese („Magenlähmung") als eindeutige gastrointestinale Motilitätsstörung abzugrenzen, wobei die Übergänge zwischen diesen Diagnosen fließend sein können.

▶ Bei der endoskopischen Diagnostik dyspeptischer Beschwerden werden häufig makroskopisch diskrete Rötungen beschrieben. Hier erhalten die Patient*innen oft die Diagnose „chronische Magenschleimhautentzündung", aber Übergänge zum „Reizmagen" sind hier fließend, insbesondere wenn sich in der Histologie dann keine eindeutige Entzündung zeigt.

6.3   Pathogenese und Verlauf

Die Krankheitsmechanismen sind komplex und multifaktoriell. Beschrieben sind u. a. Störungen der Magenmotilität (verzögerte Magenent- leerung, manometrisch nachweisbare Motilitätsstörungen), der postprandialen Akkommodation (verminderte Magen-Compliance), der Wahrnehmungs- und Schmerzschwellen (viszerale Hypersensitivität), der duodenalen Schleimhautbarriere (zum Teil auch nahrungsmittelinduziert) mit vermehrten Entzündungszellen in der Duodenalmukosa, sowie psychosoziale Faktoren. Auslöser können (ähnlich wie beim Reizdarmsyndrom) akute gastrointestinale Infektionen, in ca. 10–15 % auch eine chronische Helicobacter-pylori (HP)-Infektion sein.

Die Erkrankung verläuft meistens chronisch bzw. rezidivierend, wobei die Symptomatik in Art und Intensität erheblich fluktuieren kann. Über einen Zeitraum von 5 Jahren werden 20–50 % der Patient*innen beschwerdefrei.

6.4   Klinik und Diagnosestellung

Basierend auf den dominanten Symptomen können ein Postprandiales Disstress-Syndrom (durch Mahlzeiten ausgelöste Beschwerden wie postprandiales Völlegefühl, frühe Sättigung, „zugeschnürter Magen") und ein Epigastrisches Schmerzsyndrom (oft unabhängig von den Mahlzeiten auftretende Beschwerden wie epigastrische Schmerzen, Brennen) unterschieden werden. Zusätzlich berichten die Patient*innen häufig über diffusen Oberbauchdruck und aufgetriebenen Leib mit oder ohne Assoziation zur Nahrungsaufnahme, manchmal auch kombiniert mit Symptomen eines Reizdarmsyndroms. Die klinische Untersuchung ist in der Regel bis auf einen möglichen epigastrischen Druckschmerz unauffällig.

Tab. 6.2 Wichtige Alarmsymptome/Alarmbefunde

Hämatemesis
Teerstuhl
Blut im Stuhl (auch okkult)
Allgemeinsymptome wie Fieber, Nachtschweiß und Abgeschlagenheit
Anämie
Entzündungszeichen
Gewichtsverlust
Rezidivierendes Erbrechen
Dysphagie
Starke Kopfschmerzen

▶ Das Vorliegen eines oder mehrerer sogenannter Alarmsymptome (Tab. 6.2) erfordert das sofortige Aufgeben der Verdachtsdiagnose einer funktionellen Dyspepsie und eine gründliche Ursachendiagnostik.

Da die Symptome unspezifisch sind, kann die Diagnose des Reizmagens nur durch den Ausschluss struktureller Läsionen gesichert werden. Empfohlen werden neben der sorgfältigen Anamnese und klinischen Untersuchung sowie einem Basislabor die einmalige Durchführung (keine Wiederholungsdiagnostik!) einer Abdominalsonografie und einer Ösophagogastroduodenoskopie (ÖDG) mit Helicobacter-Testung und Duodenalbiopsie. Tab. 6.3 liefert eine Übersicht über das diagnostische Vorgehen bei dyspeptischen Beschwerden.

6.5 Therapie

Derzeit existiert keine kausale Behandlung, und eine dauerhafte Beschwerdefreiheit wird oft nicht erreicht. Wie beim Reizdarmsyndrom empfiehlt sich ein multimodales Vorgehen, bestehend aus Allgemeinmaßnahmen, Ernährungsstrategien, Phototherapie, Pharmakotherapie, Psychotherapie und Neuromodulation.

Allgemeinmaßnahmen
Eine wichtige Basis für das weitere Management bildet der verlässliche Ausschluss einer verkappten „organischen" Ursache und in der Folge dann die positive Diagnosestellung („Sie haben einen Reizmagen" anstatt: „Sie haben nichts", wenn Untersuchungsbefunde unauffällig sind), damit einhergehend die ausführliche Aufklärung über das Krankheitsbild (multifaktorielles Pathogenesemodell der Symptomentstehung, meist chronischer, fluktuierender Verlauf) sowie die Beruhigung, dass keine lebensbedrohliche Ursache der Beschwerden gefunden wurde.

Darüber hinaus helfen die Identifikation und ggf. Modifikation individueller symptomaggravierender Faktoren, z. B.

- bestimmte Nahrungsmittel oder Ernährungsgewohnheiten,
- Stress,
- bestimmte Lebensgewohnheiten.

Ernährungstherapie
Für den Reizmagen gibt es kaum wissenschaftliche Evidenz für bestimmte Ernährungsstrategien. Im Alltag bewährt sich jedoch oft die angepasste Vollkost, bei der typischerweise für den Gastrointestinaltrakt eher schlechter verträgliche Nahrungsmittel (wie z. B. Zwiebeln, Knoblauch, Kohlgemüse, Hülsenfrüchte, Kohlensäure, Kaffee oder Alkohol) und Zubereitungsformen (frittiert, geräuchert, scharf angebraten) gemieden werden sollen. Für den Schutz der Magen- und Speiseröhrenschleimhaut werden auch Leinsamenschleim oder Kümmel-, Kartoffel-, Leinsamenwasser empfohlen. Bei blähungsdominanten Beschwerden kann auch eine Low-FODMAP-Diät versucht werden.

Phytotherapie
Für verschiedene Phytotherapeutika weist die aktuelle Studienlage auf eine Wirksamkeit beim Reizmagen hin.

- *STW-5 klassisch* (Kräutermischung mit Auszügen aus der Bitteren Schleifenblume, Angelikawurzel, Kamillenblüten, Kümmelfrüchten, Mariendistelfrüchten, Melissenblättern, Pfefferminzblättern, Schöllkraut, Süßholzwurzel. Achtung: neue Warnhinweise bei Verdacht auf leberschädigende Wirkung),
- *STW-5 Advance* (enthält weniger Kräuter als das klassische STW-5, u. a. auch nicht das für die Lebertoxizität verantwortlich gemachte Schöllkraut),

Tab. 6.3 Diagnostisches Vorgehen bei Verdacht auf funktionelle Dyspepsie

Untersuchungsverfahren	Fragestellung
Anamnese Art und Verlauf der Beschwerden? Alarmsymptome? Sonstige Begleitsymptome? NSAR/Acetylsalicylsäure-Medikation? Starke Stressbelastung?	Hinweise auf organische Erkrankung? Hinweis für spezielle Symptomauslöser? Hinweise für andere funktionelle gastrointestinale Erkrankungen?
Klinische Untersuchung	Hinweise auf organische Erkrankung?
Obligate Diagnostik Blutbild, BSG/CRP Test auf okkultes Blut im Stuhl	Entzündung? Tumor? Blutverlust? Gastrointestinale Blutungsquelle? (z. B. Ulkus? Erosive Gastritis? Tumor?)
Empfohlene Diagnostik Leber-/Cholestaseparameter Pankreasenzyme, Kreatinin Abdominalsonografie ÖGD mit HP-Test und Duodenal-PE **ggf. einer ÖGD vorgeschaltet:** Nicht invasiver HP-Test HP-Besiedlung „test and scope" =ÖGD nur der HP-positiven Patient*innen „test and treat" =Eradikationstherapie nur der HP-positiven Patient*innen (in Deutschland sind beide Vorgehensweisen wegen der niedrigen HP-Prävalenz umstritten)	Erkrankungen von Leber oder Gallensystem? Erkrankungen von Pankreas oder Niere? Pathologische Prozesse im Abdomen? Gastritis Typ A, B, C? Ulkus mit/ohne HP-Infektion? Gastroösophageale Refluxkrankheit? Tumor? Zottenatrophie/Zöliakie? Duodenogastraler Reflux?
Leitsymptomadaptierte Diagnostik 24-h-pH-Metrie/Impedanzmessung Glukose-H2-Atemtest Laktose-/Fruktose-H2-Atemtest MRT oder CT des Kopfes	Gastroösophageale Refluxkrankheit Stadium 0? Bakterielle Dünndarmüberwucherung (SIBO)? Laktoseintoleranz? Fruktoseunverträglichkeit? Raumforderung? Hirndruck?
Spezielle weiterführende Diagnostik z. B. Magenentleerungstest Ösophagusmanometrie Antroduodenale Manometrie 13-C-Triglyzerid-Atemtest Weitere Bildgebung Konfokale Laserendomikroskopie (CLE)	Gastroparese? Achalasie? Sonstige ösophageale Motilitätsstörung? Enterische Neuropathie oder Myopathie? Chronische intestinale Pseudoobstruktion (CIPO)? Gestörte Lipolyse? Andere strukturelle abdominelle Erkrankungen? Nahrungsmittelinduzierte Darmbarrierestörung?

- *Menthacarin* (verkapseltes Pfefferminzöl und Kümmelöl),
- *Pfefferminzöl*,
- *Yamatogast* (Präparat der japanischen Kampo-Medizin; enthält unter anderem Ingwer, Jujube, Ginseng, Süßholzwurzel sowie 4 weitere ostasiatische Arzneipflanzen),
- *Capsaicin* (Chilipulver; wirkt über eine Desensitisierung der Nozizeptoren).

Vielfach eingesetzt werden auch biophysikalische Therapeutika, deren Wirksamkeit bei Reizmagen möglich, aber in Studien nicht eindeutig belegt ist, u. a.:

- Heilerde
- Entschäumer: Simethicon
- Enzympräparate: z.B. Pepsin/HCl, Pankreas-Enzyme

Medikamentöse Therapie (für 2 bis 4 Wochen)

▶ Evidenzlage vieler Therapien schwach; generell ist die Wirksamkeit aller Therapien individuell sehr unterschiedlich und schwer vorhersagbar; somit ist jede Therapie immer probatorisch.

Die Wirksamkeit wurde in kontrollierten Studien nachgewiesen für:

- H2-Rezeptor-Antagonisten: z. B. Famotidin,
- Protonenpumpeninhibitoren, z. B. Omeprazol, Pantoprazol, Esomeprazol,
- Helicobacter-Eradikation bei HP-positiven Patient*innen (effektiv in ca. 10–15 %),
- Gastroprokinetika: Metoclopramid, Domperidon (Achtung: nicht mehr als Dauertherapie zugelassen, neurologische Nebenwirkungen möglich, bekannte Tachyphylaxie).

Bei persistierenden, therapierefraktären Beschwerden kann versucht werden (Achtung: Off-Label!):

- *Trizyklische Antidepressiva* (niedrig dosiert), z. B. Amitriptylin, werden schon lange zur Therapie von chronischen Schmerzen eingesetzt. Auch bei funktionellen gastrointestinalen Beschwerden konnte eine Wirksamkeit belegt werden. Typische Nebenwirkungen sind Obstipation, Müdigkeit und Mundtrockenheit.
- *Mirtazepin:* ein Antidepressivum, das für seine Appetitanregung bekannt ist und daher besonders bei Inappetenz hilfreich sein kann.
- *Buspiron* wurde lange Zeit wegen seiner möglichen fundusrelaxierenden Wirkung als mögliches Reizmagentherapeutikum vorgeschlagen, blieb in einer aktuellen klinischen Studie allerdings ohne Wirksamkeitsnachweis.

Die Wirksamkeit von diesen Präparaten wurde in Studien belegt, aktuell sind diese aber nicht in der EU zugelassen:

- Acotiamid (Z-338; fundusrelaxierende und prokinetische Wirkung),
- Itoprid (prokinetische Wirkung).

Psychotherapie
Die Studienlage spricht für eine Wirksamkeit psychotherapeutischer Verfahren (insbesondere kognitive Verhaltenstherapie, psychodynamische Therapie und auf den Magen-Darm-Trakt gerichtete Hypnotherapie) in der Behandlung von funktionellen Magen-Darm-Erkrankungen. Diese Therapieformen setzen in der wichtigen Darm-Hirn-Achse an. Hauptproblem der Anwendung ist die oft limitierte Verfügbarkeit von Therapeuten. Ein größeres Angebot kann zum Beispiel durch Gruppentherapien geschaffen werden, die in Studien ebenfalls effektiv waren.

Die neuesten Entwicklungen zielen zudem auf digitale web- oder appbasierte Psychotherapien ab, wodurch diese Therapieformen eine breite Anwendung finden können. Auch hier belegen aktuelle Studien eine Wirksamkeit; ein weiterer Vorteil kann hier auch in der geringeren Hemmschwelle bzw. größeren Offenheit von Patient*innen liegen.

Nicht pharmakologische Neuromodulation

Aurikuläre Vagusnervstimulation
Der Vagusnerv steuert gastrointestinale Motilität und Wahrnehmung. Eine aktuelle kontrollierte Studie konnte zeigen, dass eine transkutane aurikuläre Vagusnervstimulation (taVNS) Symptome des Reizmagens wirksam lindern kann. Bei guter Verträglichkeit, breiter Verfügbarkeit und überschaubaren Kosten kann diese Therapieform eine wertvolle Ergänzung im Behandlungsspektrum der Dyspepsie sein.

Fazit
Die funktionelle Dyspepsie ist eine multifaktorielle Erkrankung, welche am ehesten über das biopsychosoziale Modell erklärt werden kann. Nach initialer gründlicher Diagnostik sollte zeitnah der Verdacht auf eine funktionelle Dyspepsie gestellt, diese Diagnose vermittelt und eine zuerst probatorische Therapie eingeleitet werden. Hierfür stehen verschiedene Therapiebausteine zur Verfügung, welche allein oder in Kombination einsetzbar sind.

Ulkuskrankheit

7

Nazar Mazurak

Praxisbeispiel

Eine junge Frau Anfang 20 wurde aufgrund ihrer Anorexia nervosa planmäßig auf unserer psychosomatischen Station aufgenommen. Bereits bei der ersten Begegnung fiel auf, dass die Patientin sehr schwach und leicht verlangsamt wirkte. Auch ihre kognitiven Fähigkeiten wichen überraschend von ihrem Alter und ihrer schulischen Vorgeschichte ab. Diese Veränderungen wurden zunächst auf die chronische Mangelernährung zurückgeführt, die zum Krankheitsbild einer restriktiven Anorexie gehört. Dies änderte sich jedoch, als die Laborwerte eine extrem ausgeprägte Anämie zeigten (Hämoglobin 2,9 g/dl).

Weitere Untersuchungen ergaben einen starken Verdacht auf eine Blutung, ohne dass es eine klare somatische Korrelation in der Symptombeschreibung gab. Die Suche nach der Blutungsquelle führte zum Befund eines abgeheilten Duodenalulkus. Nach sorgfältiger Untersuchung konnten keine potenziellen anderen Blutungsquellen identifiziert werden. Auf Nachfrage schilderte die Patientin unspezifische Bauchbeschwerden wie Magenblähungen, intermittierende Magenschmerzen und wechselnden Stuhlgang. Der Stuhltest auf Helicobacter pylori fiel negativ aus. ◄

7.1 Einleitung

Die gastroduodenale Ulkuskrankheit stand seit den Anfängen der psychosomatischen Medizin und Psychotherapie stets im Mittelpunkt. Verschiedene psychologische und psychotherapeutische Schulen haben sich mit Krankheitsmodellen und der Entwicklung von psychotherapeutisch basierten Behandlungskonzepten intensiv auseinandergesetzt. Beispielsweise entwickelte die Gruppe um Franz Alexander das Konzept des spezifischen Konflikts: Sie führten das Entstehen des peptischen Ulkus auf einen intrapsychischen Konflikt zurück, in dessen Kern der Wunsch steht, in der abhängigen infantilen Situation zu verbleiben, geliebt und versorgt zu werden. Dies steht in Konflikt mit dem Bestreben nach Unabhängigkeit, Leistung und Selbstwertgefühl (Alexander 1994).

Weitere Ansätze umfassen das Konzept des Geborgenheitsverlustes, das Konzept der chronischen Angst von Mahl (durch angstauslösende, chronisch gesteigerte Säureproduktion) (Mahl 1950) und das Konzept der belastenden Lebensereignisse (Steigerung der Wahrscheinlichkeit des Ulkusausbruchs in Abhängigkeit von der

N. Mazurak (✉)
Klinik für Psychosomatische Medizin und Psychotherapie, Klinikum Stuttgart, Stuttgart, Deutschland
E-Mail: n.mazurak@klinikum-stuttgart.de

© Der/die Autor(en), exklusiv lizenziert an Springer-Verlag GmbH, DE, ein Teil von Springer Nature 2024   51
G. Moser et al. (Hrsg.), *Psychosomatik in der Gastroenterologie und Hepatologie*,
https://doi.org/10.1007/978-3-662-68436-8_7

Anzahl einschneidender lebensbeeinflussender Ereignisse) (Rahe et al. 1964). Mit dem Fortschreiten der evidenzbasierten Medizin, die sich auf empirische Forschung stützt, gerieten diese Hypothesen, die oft schwer zu überprüfen waren oder keine ausreichenden empirischen Daten aufwiesen, zunehmend in die Kritik.

Mit den Erkenntnissen über die Rolle von Helicobacter pylori (HP) im Entstehen und Aufrechterhalten der Ulkuskrankheit hat sich der Fokus zunehmend auf die somatische Seite verschoben (Marshall et al. 1989). Dies wird deutlich, wenn man einen Blick auf die aktuellen deutschen Leitlinien zum gastroduodenalen Ulkus (Fischbach et al. 2023) wirft: Dort wird die Infektion mit HP als Ursache für die Erkrankung genannt. In Fällen, in denen kein Nachweis von HP erbracht wird, werden die Einnahme von nicht steroidalen Antirheumatika oder von ASS als zwei weitere Ursachen genannt. Sollten auch diese als Ursache ausgeschlossen werden, können andere seltene Ursachen in Betracht gezogen werden, darunter chronisch-entzündliche Darmerkrankungen, Malignome, neuroendokrine Tumore und eine Reihe weiterer somatischer Erkrankungen.

Mit Ausnahme von sogenannten Stressulzera scheinen psychische und soziale Faktoren nicht mehr im Krankheitsmodell präsent zu sein. Diese Entwicklung wurde bereits von mehreren Spezialisten auf dem Gebiet kritisch reflektiert (Levenstein 2000), insbesondere in Bezug auf eine essenzielle Frage: Was macht aus HP-Träger*innen Patient*innen mit Ulkus? Die Psychosomatik als Disziplin geht von der Grundannahme aus, dass das Entstehen und Aufrechterhalten der Symptomatik ein Zusammenspiel von biologischen, psychischen und sozialen Faktoren darstellt. Daher stellt sich die Frage, ob das Ulkusleiden zukünftig ausschließlich der somatischen Medizin bzw. Gastroenterologie zugeordnet werden sollte oder ob die biopsychosozialen Krankheitskonzepte der Psychosomatik eine relevante Grundlage für das Verständnis und die Behandlung bieten können. Zuerst einige wichtige Eckdaten:

7.2 Epidemiologie

Gemäß einer systematischen Übersichtsarbeit von 31 veröffentlichten Studien betrug die gepoolte Inzidenz unkomplizierter Magengeschwüre in der Allgemeinbevölkerung etwa 1 Fall pro 1000 Personenjahre, während die Inzidenz von Ulkuskomplikationen bei etwa 0,7 Fällen pro 1000 Personenjahre lag (Lin et al. 2011).

Die Inzidenz und Prävalenz der Ulkuskrankheit (UK) variieren in Abhängigkeit vom Vorhandensein von HP. Bei HP-Infizierten liegt die Inzidenz der UK bei etwa 1 % pro Jahr, was 6- bis 10-mal höher ist als bei nicht infizierten Personen (Kuipers et al. 1995). Sowohl bei Zwölffingerdarmgeschwüren (Duodenalulzera, DU) als auch bei Magengeschwüren (gastralen Ulzera, GU) steigt die Inzidenz mit dem Alter. Die Häufigkeit der UK hat in den letzten Jahrzehnten kontinuierlich abgenommen und in verschiedenen Regionen ist der Rückgang bei DU dramatischer als bei den GU. Altersbereinigte Hospitalisierungsraten für Magengeschwüre sind ebenfalls rückläufig, was auf einen maßgeblichen Einfluss des Rückgangs der HP-Infektion hindeutet (Kanotra et al. 2016). In Industrieländern ist die Prävalenz von Magengeschwüren bei jungen Menschen gesunken, während bei älteren Erwachsenen die Verwendung nicht steroidaler entzündungshemmender Medikamente (NSAIDs) zugenommen hat. Dies ist sowohl auf die gestiegene Lebenserwartung als auch auf die häufige Einnahme von Aspirin und NSAIDs zurückzuführen.

7.3 Biologische Faktoren

Die deutschen Leitlinien postulieren einen kausalen Zusammenhang zwischen der Infektion mit HP und dem Entstehen der Ulkuskrankheit (Fischbach et al. 2023). Studiendaten zufolge wurde das Bakterium bei 95–97 % der Patient*innen mit DU und bei 50–80 % der Patient*innen mit GU diagnostiziert. Die gängigen diagnostischen Verfahren zur Feststellung einer HP-Infektion (Ureasetest, Bestimmung von Antikörpern im Blut und/oder Stuhl, Biopsien im Rahmen einer Gastroskopie) weisen eine hohe Spezifität und Sensitivität auf und die verbleibenden Fälle lassen sich auf andere ätiologische Faktoren zurückführen. Internationale Quellen sehen die Rolle von HP als Risikofaktor für das Entstehen von Ulzera und haben diesbezüglich zurückhaltendere Stellungnahmen abgegeben.

Ob eine Person sich mit HP infiziert oder nicht, hängt laut Studienlage mit der genetischen Prädisposition und Virulenz der Bakterien zusammen. Bislang wurden 9 Kandidatengene identifiziert, die mit der Homöostase der Magenschleimhaut in Verbindung stehen und deren Mutationen die Besiedlung mit HP begünstigen können (Wu et al. 2021). Zudem unterscheiden sich verschiedene HP-Stämme in ihrer ulzerogenen Kapazität, wobei cagA-positiver HP mit höhergradiger Gastritis und Ulzera assoziiert ist.

NSAIDs gelten als der zweithäufigste biologische Risikofaktor für die Ulkuskrankheit (Fischbach et al. 2023). Sie erhöhen nicht nur das Risiko eines Geschwürs um das 4-Fache, sondern stehen mit zunehmender Wahrscheinlichkeit auch in Verbindung mit Komplikationen wie Blutungen, Perforationen oder Therapieresistenz. Dies betrifft nicht nur Medikamente der nicht selektiven Coxhemmergruppe (wie Ibuprofen und Paracetamol), sondern auch selektive Cox-2-Hemmer und die niedrig dosierte Aspirintherapie.

Zu den weiteren bedeutenden biologischen Risikofaktoren gehören entzündliche Erkrankungen im Magen-Darm-Trakt (wie Morbus Crohn und eosinophile Gastroenteritis) sowie systemische Erkrankungen wie Sarkoidose, Infektionen mit Cytomegalievirus (CMV), Candida und dem Epstein-Barr-Virus, neuroendokrine Tumore, andere Medikamente (wie SSRI, Bisphosphonate, Immunsuppressiva), schwere Erkrankungen und Operationen, Schlafapnoe oder eine durchgemachte COVID-19-Infektion (Kwei-Nsoro et al. 2023). Darüber hinaus stellt der Substanzabusus (Crack, Kokain, Amphetamin) zusammen mit Alkohol- und Nikotin-konsum ein Übergangscluster zu den psychischen und sozialen Faktoren dar.

7.4 Psychische Faktoren

Der überwiegende Teil der Literatur zur Ulkuskrankheit betrachtet ein erhöhtes Stressniveau als den bedeutendsten Risikofaktor. Als Beleg dafür wird oft eine japanische Studie zitiert, die eine Zunahme von Ulzerationen in Gastroskopien ein Jahr nach dem Hanshin-Awaji-Erdbeben am 17. Januar 1995 im Vergleich zu den Jahren davor dokumentierte (Aoyama et al. 1998). Obwohl die meisten Ulzera auf eine HP-Infektion zurückgeführt wurden, war dies nicht bei den Menschen der Fall, die körperlich verletzt wurden. Der Anstieg stand in diesem Fall nicht in Zusammenhang mit der HP-Infektion. Auch wenn diese Studie wichtige Hinweise auf psychische Einflüsse liefert, gehen wir davon aus, dass die Beteiligung der Psyche am Entstehen und Aufrechterhalten der Erkrankung weit darüber hinausgeht.

Depressionen könnten einen dieser entscheidenden Einflussfaktoren darstellen. Die Studie von P. Jess und J. Eldrup (Jess und Eldrup 1994) ergab, dass Patient*innen mit Ulkus häufiger Depressionen aufweisen. Eine Umkehrung dieser Beziehung wurde in der Studie von Levenstein aus dem Jahr 1997 untersucht (Levenstein et al. 1997). In einer Kohortenstudie mit 4595 Teilnehmer*innen, die 1965 und 1973 in Bezug auf Depression, Feindseligkeit, Ego-Resilienz, soziale Entfremdung und persönliche Unsicherheit untersucht wurden, blieben nach Korrektur für andere mögliche psychische und somatische Risikofaktoren Depression, Feindseligkeit und Maladaptation als unabhängige prospektive Risikofaktoren für das Auftreten der Ulkuskrankheit bestehen.

Die neueste Studie von Chen et al. (Chen et al. 2023), die den Zusammenhang zwischen schwerer Depression und gastrointestinalen Erkrankungen in einer europäischen Kohorte untersuchte und insgesamt über 480.000 Fälle einschloss, kam zu dem Schluss, dass genetisch prädisponierte schwere Depressionen das Risiko für peptische Ulzera steigern.

Die Studie von Tsai et al. (Tsai et al. 2021) konnte die umgekehrte Verbindungen zwischen Ulkuskrankheit und Depression herstellen. Bei der Untersuchung von mehr als 7000 Fällen stellten die Forscher*innen fest, dass Patient*innen, die einer Eradikationstherapie aufgrund eines durch HP assoziierten Ulkus unterzogen wurden, in einer kurzfristigen Perspektive (weniger als 30 Tage) ein signifikant erhöhtes Risiko für Depressionen und andere neuropsychiatrische Erkrankungen aufwiesen. Diese Effekte waren besonders bei der Behandlung mit Clarithromycin und Metronidazol nachweisbar. Auch hier vermuten die Autor*innen eine pathophysiologische Rolle der Mikrobiom-Darm-Hirn-Achse, die durch die antibiotische Behandlung verändert wurde und über neurologische und immunologische Pfade zu einer Schwächung der Barrierefunktion führt. Die Studie von Babic et al. (Babic et al. 2021) konnte auch eine Assoziation zwischen der sogenannten Typ-D-Persönlichkeit und dem Auftreten von Ulzera nachweisen, wobei es sich hierbei jedoch lediglich um einen statistischen Zusammenhang handelt.

Die Präsenz einer Angststörung stellt einen unabhängigen Risikofaktor für das Entstehen einer Ulkuskrankheit dar, wie in den letzten 10 Jahre sowohl in Kohortenstudien als auch in prospektiven Untersuchungen festgestellt wurde. Obwohl derzeit keine präzisen pathophysiologischen Mechanismen zur Erklärung dieser Verbindung vorliegen, werden Veränderungen in der Stressresilienz und damit verbundene Störungen in der Schutzfunktion der Magen- und duodenalen Schleimhaut als Hauptkandidaten diskutiert.

7.5   Soziale Faktoren

Auch die gastroenterologischen Leitlinien zur HP-Infektion und Ulkuskrankheit erkennen die Rolle einiger sozialer Faktoren, insbesondere bei der Übertragung von HP, an. Hierbei zei-

gen Studien klare Hinweise darauf, dass Kinder, die Kontakt zu mit HP infizierten Verwandten haben, ein erhöhtes Risiko für HP-Infektionen und Ulkuskrankheiten aufweisen (Fischbach et al. 2023). Dies lässt vermuten, dass sozioökonomische Bedingungen, einschließlich Wohnverhältnisse und hygienische Umstände, eine bedeutende Rolle spielen. Eine weitere Studie hat die negativen Auswirkungen von Schichtarbeit auf die Gesundheit von Männern in einer US-amerikanischen Kohorte nachgewiesen, einschließlich des erhöhten Risikos, an einer Ulkuskrankheit zu leiden (Deng et al. 2018). Weitere soziale Faktoren wie belastende Lebensereignisse, Beruf und Urbanisierung wurden mit Ulzerationen in Verbindung gebracht, wobei die Evidenzbasis keine eindeutige Stellungnahme dazu ermöglicht (Segal et al. 1986).

7.6   Pathophysiologie

Das klassische und bis heute meist anerkannte Modell des Entstehens und Aufrechterhaltens der Ulkuskrankheit stützt sich auf das Gleichgewicht zwischen „aggressiven" und „protektiven" Faktoren. Vereinfacht zusammengefasst, entwickelt sich ein Ulkus durch eine Steigerung der Magensäureaktivität bei gleichbleibender oder geminderter Barrierefunktion der Schleimhaut. HP kann die Epithelzellen direkt schädigen, und NSAIDs hemmen die Produktion von Prostaglandinen, die für die adäquate Schleimproduktion notwendig sind. Psychische Erkrankungen können dieses Gleichgewicht vor allem durch die Darm-Hirn-Achse beeinflussen. Die Funktion der Darm-Hirn-Achse basiert auf Mechanismen wie intestinaler Permeabilität, intestinalen endokrinen Signale und Immunaktivierung, die für die Regulation des Magen-Darm- und intestinalen Immunsystems wichtig sind. Chronische Depression geht mit einer Veränderung der normalen Funktion der Darm-Hirn-Achse einher, wie in mehreren Studien gezeigt wurde (Zhu et al. 2017). Dies erhöht die Anfälligkeit des Magen-Darm-Trakts für ulzerierende Agenzien wie HP. Darüber hinaus können Depressionen die sympathisch-adrenale Stressreaktion beeinflussen, was zu einer Dysregulation der hypothalamisch-hypophysären Nebennierenrindenachse (Scott et al. 2013) führt sowie zur Steigerung des Cortisolspiegels und der Magensäuresekretion beiträgt. Stress kann die Freisetzung bestimmter proinflammatorischer Zytokine aktivieren, die bei Patient*innen mit HP-induzierten Geschwüren entzündliche Zellen aktivieren können.

7.7 Behandlung

Ausgehend von den beschriebenen Risikofaktoren und Entstehungsmechanismen stützen sich die aktuellen Therapieleitlinien auf die Idee, die aggressiven Faktoren zu eliminieren bzw. zu minimieren und auf der anderen Seite die protektiven Faktoren zu stärken. Eine zentrale Rolle spielt hierbei die Eradikationstherapie von HP, die aus der Kombination von Protonenpumpeninhibitoren und 2 oder 3 Antibiotika besteht. Da diese nicht im Fokus des Kapitels steht und heutzutage fast ausschließlich dem Fachbereich Gastroenterologie zugeschrieben wird, verweisen wir für weitere Details auf die Leitlinien sowie auf zahlreiche Publikationen in diesem Feld (Fischbach et al. 2023). Unsere Aufmerksamkeit gilt der Frage, ob eine psychotherapeutisch orientierte psychosomatische Behandlung veraltet ist oder ob sie im Rahmen des gesamten Behandlungsverlaufs ihre Berechtigung hat.

Es gibt kaum noch Studien nach 2000, die sich empirisch-wissenschaftlich mit dem Thema auseinandergesetzt haben. Eine chinesische Studie aus dem Jahr 2012 (Wu et al. 2012) hat Patient*innen mit Ulkus in einer „Treatment-as-usual" (TAU)-Gruppe und TAU + kognitiver Verhaltenstherapie (KVT) randomisiert. Nach 6 Wochen haben die Autoren eine bessere Heilungsrate in der TAU + KVT-Gruppe beobachtet, wobei die Effekte am ehesten durch die Reduktion des Nikotin- und Alkoholkonsums zu erklären sind. Eine weitere Studie aus Korea (Han 2002) untersuchte die Effekte einer integrativen Therapie, bestehend aus kognitiver Verhaltenstherapie, Biofeedback und progressiver Muskelrelaxation (PMR), auf das Stressniveau und die Ulkusabheilung. Die Autorin kommt zu dem Schluss, dass das Programm nicht nur zu einer signifikanten Senkung des psychischen und physiologischen Stressniveaus führt, sondern auch die endoskopisch nachgewiesene Abheilung beschleunigt.

Die psychosomatische Grundversorgung durch Fachärzt*innen aus somatischen Fächern sowie eine Leitlinienpsychotherapie und internetbasierte Interventionen bilden den Kern der aktuellen Behandlung von Depressionen und Angststörungen, was sowohl in deutschen als auch internationalen Leitlinien abgebildet ist. Diese beiden Komorbiditäten stellen einen Risikofaktor für das Entstehen und Aufrechterhalten der Ulkuskrankheit dar, unter anderem durch Änderungen in der Therapieadhärenz und das Entstehen von Noceboeffekten. Momentan fehlen adäquate Studien, die empirische Nachweise für die oben erwähnten Interventionen und deren Einfluss auf Heilungsprozess, Rezidivrate und Lebensqualität der Betroffenen liefern. Aufgrund der validen Ergebnisse aus Studien mit anderen entzündlichen Darmerkrankungen wie Morbus Crohn und Colitis ulcerosa (Keller et al. 2021) lassen sich jedoch positive Effekte vermuten.

Zurück zu unserer Fallvignette: Auch wenn das duodenale Ulkus nicht der Hauptgrund für die Einweisung auf unsere Station war, zeigte sich im Verlauf, dass die Normalisierung der Essstrukturen zusammen mit der adäquaten Behandlung der vorhandenen depressiven Symptomatik und der leitliniengerechten somatischen Versorgung das Rezidiv eines blutenden Ulkus verhindern konnten. Diese multidisziplinäre Vorgehensweise kann als Beispiel für eine nicht dualistische Betrachtung (somatisch versus psychisch) menschlicher Erkrankungen dienen und eine Grundlage für neue integrative Behandlungskonzepte bilden.

Literatur

Alexander F (1994) The effect of psychological factors on gastrointestinal disorders: a symposium. I. General principles, goals and preliminary results. Z Psychosom Med Psychoanal 40(3):205–35

Aoyama N, Kinoshita Y, Fujimoto S, Himeno S, Todo A, Kasuga M et al (1998) Peptic ulcers after the Hanshin-Awaji earthquake: increased incidence of bleeding gastric ulcers. Am J Gastroenterol 93(3):311–316

Babic E, Bevanda M, Karin M, Volaric M, Bogut A, Bevanda Glibo D et al (2021) Anxiety, depression and personality types in patients with inflammatory bowel disease: comparisons with peptic ulcer and the general population. Psychiatr Danub 33(1):48–56

Chen D, Zhang Y, Huang T, Jia J (2023) Depression and risk of gastrointestinal disorders: a comprehensive two-sample Mendelian randomization study of European ancestry. Psychol Med 2023:1–13

Deng N, Kohn TP, Lipshultz LI, Pastuszak AW (2018) The Relationship between shift work and men's health. Sex Med Rev 6(3):446–456

Fischbach W, Bornschein J, Hoffmann JC, Koletzko S, Link A, Macke L et al (2023) Updated S2k guideline Helicobacter pylori and gastroduodenal ulcer disease of the German Society for Gastroenterology, Digestive and Metabolic Diseases (DGVS). Z Gastroenterol 61(05):544–606

Han KS (2002) The effect of an integrated stress management program on the psychologic and physiologic stress reactions of peptic ulcer in Korea. Int J Nurs Stud 39(5):539–548

Jess P, Eldrup J (1994) The personality patterns in patients with duodenal ulcer and ulcer-like dyspepsia and their relationship to the course of the diseases. Hvidovre Ulcer Project Group. J Intern Med 235(6):589–594

Kanotra R, Ahmed M, Patel N, Thakkar B, Solanki S, Tareen S et al (2016) Seasonal variations and trends in hospitalization for peptic ulcer disease in the United States: a 12-year analysis of the nationwide inpatient sample. Cureus 8(10):e854

Keller R, Mazurak N, Fantasia L, Fusco S, Malek NP, Wehkamp J et al (2021) Quality of life in inflammatory bowel diseases: it is not all about the bowel. Intest Res 19(1):45–52

Kuipers EJ, Thijs JC, Festen HP (1995) The prevalence of Helicobacter pylori in peptic ulcer disease. Aliment Pharmacol Ther 9(Suppl 2):59–69

Kwei-Nsoro R, Attar B, Shaka H, Ojemolon P, Sana M, Shaka AT et al (2023) Independent predictors and causes of thirty-day gastrointestinal readmissions following COVID-19-related hospitalizations: analysis of the national readmission database. Gastroenterology Res 16(3):157–164

Levenstein S (2000) The very model of a modern etiology: a biopsychosocial view of peptic ulcer. Psychosom Med 62(2):176–185

Levenstein S, Kaplan GA, Smith MW (1997) Psychological predictors of peptic ulcer incidence in the Alameda County Study. J Clin Gastroenterol 24(3):140–146

Lin KJ, Garcia Rodriguez LA, Hernandez-Diaz S (2011) Systematic review of peptic ulcer disease incidence rates: do studies without validation provide reliable estimates? Pharmacoepidemiol Drug Saf 20(7):718–728

Mahl GF (1950) Anxiety, HCl secretion, and peptic ulcer etiology. Psychosom Med 12(3):158–169

Marshall BJ, Warren JR, Goodwin CS (1989) Duodenal ulcer relapse after eradication of Campylobacter pylori. Lancet 1(8642):836–837

Rahe RH, Meyer M, Smith M, Kjaer G, Holmes TH (1964) Social stress and illness onset. J Psychosom Res 8:35–44

Segal I, Unterhalter B, Rosenbush H (1986) Further observations on social factors associated with duodenal ulcer in Soweto. Soc Sci Med 23(4):417–422

Scott KM, Alonso J, de Jonge P, Viana MC, Liu Z, O'Neill S et al (2013) Associations between DSM-IV mental disorders and onset of self-reported peptic ulcer in the World Mental Health Surveys. J Psychosom Res 75(2):121–127

Tsai CF, Chen MH, Wang YP, Liu PY, Hou MC, Lee FY et al (2021) Increased risk of short-term depressive disorder after Helicobacter pylori eradication: a population-based nested cohort study. Helicobacter 26(4):e12824

Wu Y, Murray GK, Byrne EM, Sidorenko J, Visscher PM, Wray NR (2021) GWAS of peptic ulcer disease implicates Helicobacter pylori infection, other gastrointestinal disorders and depression. Nat Commun 12(1):1146

Wu DY, Guo M, Gao YS, Kang YH, Guo JC, Jiang XL et al (2012) Clinical effects of psychological intervention and drug therapy against peptic ulcer. Asian Pac J Trop Med 5(10):831–833

Zhu X, Han Y, Du J, Liu R, Jin K, Yi W (2017) Microbiota-gut-brain axis and the central nervous system. Oncotarget 8(32):53829–53838

Zöliakie

Harald Vogelsang

8.1 Epidemiologie, Verlauf und Behandlung

Zöliakie ist eine genetisch bedingte – assoziiert mit HLA-DQ2 und HLA-DQ8 – Glutenintoleranz (99 %), die wahrscheinlich erst durch verschiedene Auslöser (z. B. Infektionen, Antibiotika, Operationen) symptomatisch wird und dann mit einer lebenslangen immunologischen Reaktion (T-lymphozytär vermittelt) verschiedener Organe – insbesondere des Dünndarms – auf Zufuhr bestimmter Proteinteile von Getreide (insbesondere Weizen, Roggen, Gerste) einhergeht. Bei Diagnose finden sich bei über 95 % positive endomysiale und Tissuetransglutaminase-Antikörper im Serum und definitionsgemäß eine Zottenatrophie der Dünndarmschleimhaut (Al-Toma et al. 2019).

An der Zöliakie können Menschen jeder Ethnizität und in jedem Lebensalter erkranken. Die häufigste Manifestation liegt im Alter von über 20 Jahren. In Europa rechnet man mit einer Prävalenz von 1–2 % (75 % Frauen). Erstgradige Verwandte sind in 5–10 % der Fälle betroffen.

Bei der Zöliakie lassen sich verschiedene klinische Verlaufsformen unterscheiden: Die klassische Zöliakie zeigt sich mit einer Gewichtsabnahme, Durchfällen und voluminösen Fettstühlen. Daneben gibt es die symptomatische Zöliakie (verschiedenste, aber keine typischen Bauchsymptome), die z. B. mit einer chronischen Eisenmangelanämie, einer Dermatitis herpetiformis, einer Osteoporose oder Polyneuropathie einhergehen kann. Bei der asymptomatischen Zöliakie finden sich keine oder nur sehr geringe klinische Symptome (Felber et al. 2022). Bei allen drei genannten Formen finden sich jedoch typische histologische Veränderungen in der Dünndarmschleimhaut (Zottenatrophie) und positive endomysiale oder Tissuetransglutaminase-IgA-Antikörper im Serum. Mehr als 60 % der Betroffenen weisen heute zum Diagnosezeitpunkt keine bzw. keine abdominalen Symptome auf und wissen deshalb nichts von der Erkrankung. Weiterhin zeigen sich bei Patient*innen mit Zöliakie im Vergleich zur allgemeinen Bevölkerung häufiger andere Autoimmunerkrankungen wie Diabetes mellitus Typ 1, autoimmune Hepatitis und Thyreoiditis (Vogelsang et al. 2002).

Die Therapie der Zöliakie besteht in einer lebenslangen glutenfreien Kost (GFD). Eine glutenfreie Kost bedeutet für die Betroffenen eine deutliche Änderung ihrer Ernährungsweise. Viele weizen- und roggenmehlbasierte Nahrungsmittel (aber auch mit Gerste, Dinkel, Grünkern und Kamut), die in der westlichen Welt häufig konsumiert werden, wie Brot, Pizza, Nudeln oder Kuchen, dürfen nicht konsumiert

H. Vogelsang (✉)
Privatklinik Goldenes Kreuz, Wien, Österreich
E-Mail: harald.vogelsang@meduniwien.ac.at;
ordination@vogelsang.at

werden. Die genannten Produkte können aber häufig auf Maismehlbasis (aber auch Reis- und andere Mehle) umgestellt werden. Infolge einer strikten glutenfreien Diät können Betroffene nur spezielle Mahlzeiten in Restaurants, Kantinen oder bei Freunden zu sich nehmen, was aber nun durch die verpflichtende Glutendeklaration (seit 2015) erleichtert wurde. Das eigenständige Zubereiten einer glutenfreien Kost ist mit einem logistischen und finanziellen Aufwand verbunden. Die Symptome und die histologischen Veränderungen der Dünndarmschleimhaut der klassischen und auch symptomatischen Zöliakie bilden sich unter einer glutenfreien Kost bei den meisten Betroffenen (>95 %) vollständig zurück, auch die zöliakiespezifischen Antikörper im Serum sind nach 6–12 Monaten nicht mehr nachweisbar. Die mit der Zöliakie assoziierten Autoimmunerkrankungen bessern sich meist nicht unter einer glutenfreien Kost.

▶ Bei der Zöliakie können verschiedene klinische Verlaufsformen (klassisch, symptomatisch, asymptomatisch) unterschieden werden. Die Therapie der Zöliakie besteht in einer lebenslangen glutenfreien Kost.

8.2 Neurologische Erkrankungen

Etwa 5–22 % der Betroffenen mit Zöliakie leiden an neurologischen Erkrankungen (Bushara 2005, Al-Toma 2019). Es wurden im MR sogar bei 60 % der neu diagnostizierten Patienten*innen sichtbare Hirnveränderungen gesehen, besonders im Kleinhirn und in der weißen Substanz (Hadjivassiliou et al. 2010). Unter den neurologischen Erkrankungen, die mit Zöliakie assoziiert sind, erscheint insbesondere die *Glutenataxie* pathogenetisch interessant, eine sporadische zerebellare Ataxie mit zirkulierenden Antigliadin-Antikörpern (keine TTG2-Ak), aber ohne andere Ursache für Ataxie. Diese Antikörper reagieren auch mit den Purkinjezellen des Kleinhirns, und sogar Patient*innen ohne gleichzeitige Enteropathie verbessern sich unter glutenfreier Diät.   Anti-Tissuetransglutaminase-Antikörper (gegen TTG6) finden sich sowohl um Hirngefäße

(Hadjivassiliou et al. 2015) als auch im Jejunum von Glutenataxiepatient*innen – ähnlich wie bei Zöliakie (Vaknin et al. 2004). Diese Betroffenen scheinen von einer GFD – abhängig von der Länge der vorbestehenden Symptome – zu profitieren (Hadjivassiliou et al. 2003).

Bei Zöliakie ist eine Neuropathie 2,5-fach häufiger zu finden (Thawani et al. 2015). Obwohl die Assoziation von *peripherer Polyneuropathie* mit Zöliakie kontrovers diskutiert wird (Hadjivassiliou et al. 2006a und 2006b; Rosenberger et al. 2005), profitierten Patient*innen mit einer Glutenpolyneuropathie – Polyneuropathie plus Antigliadinantikörper – sowohl klinisch als auch neurophysiologisch von einer glutenfreien Diät (Hadjivassiliou et al. 2006c). In einer anderen Studie veränderten sich die neurologischen Symptome wie zum Beispiel Parästhesien unter Einhaltung der Diät aber nicht (Cicarelli et al. 2003).

Selten treten auch cerebrale *Verkalkungen und Epilepsie* bei Zöliakie – insbesondere im Kindesalter – auf (Gobbi 2005). Überraschenderweise verminderten sich bei einigen teilweise therapieresistenten Epilepsien die Anfälle unter glutenfreier Diät.

▶ Spezifische neurologische Krankheitsbilder (Glutenataxie, Glutenpolyneuropathie) sind mit der Zöliakie assoziiert.

8.3 Psychische Störungen

Verschiedene Zusammenhänge werden zwischen Zöliakie und psychischen Störungen diskutiert:

a) Die psychische Störung könnte die Folge einer zöliakiebedingten Malabsorption z. B. von Vitaminen und biogenen Aminen (Hallert und Astrom 1982; Hallert et al. 1982) bzw. (im moderneren Sinne) des veränderten Mikrobioms („gut-brain axis") sein (Singh et al. 2021).
b) Die psychische Störung ist aufgrund genetischer und/oder autoimmunologischer Prozesse mit der Zöliakie assoziiert.

c) Die psychische Störung ist die Folge der mit der Zöliakie einhergehenden psychosozialen Belastungen (Eaton et al. 2006).

Bei Patient*innen mit *Schizophrenie* wurde eine gering höhere Prävalenz der Zöliakie im Vergleich zur allgemeinen Bevölkerung gefunden, aber eine glutenfreie Diät dürfte – wenn überhaupt – nur bei wenigen Betroffenen eine Besserung der psychiatrischen Erkrankung bringen (Eaton et al. 2006; Kalaydjian et al. 2006).

Auch bezüglich der Assoziation von Zöliakie und *Depression* gibt es heterogene Ergebnisse, wobei diese Fragestellung häufig Thema wissenschaftlicher Untersuchungen war. Je nach Patient*innenkollektiv (Jugendliche oder Erwachsene, unbehandelte Zöliakie bzw. Zöliakiepatient*innen unter Einhaltung der glutenfreien Diät) erhielt man unterschiedliche Resultate. Eine neue Studie an Kindern zeigte ein fast 40%iges Risiko für Angst und Depression bei Kindern mit Zöliakie, die aber von den Betreuenden so nicht erfasst wurden (Germone et al. 2022). In spezialisierten Zöliakiezentren kann dann speziell therapeutisch darauf eingegangen werden. Eine große (fast 14.000 Zöliakiepatient*innen und 66.000 Kontrollen) Untersuchung zeigte ein eindeutig erhöhtes Risiko von Betroffenen mit Zöliakie für eine spätere Depression (Hazard Ratio 1,8), aber nicht für bipolare Störungen an. Umgekehrt bestand bei Patient*innen mit Depression bzw. bipolarer Störung sogar ein 2,3- bzw. 1,7-fach (OR) erhöhtes Risiko für spätere Zöliakie, was eventuell auch für einen positiven Einfluss der Diät spricht (siehe oben: später kein Risiko für bipolare Störungen) (Ludvigsson et al. 2007). Dies könnte durch niedrigere freie Tryptophanspiegel vor Diät bedingt sein (Pynnönen et al. 2005).

Erwachsene mit Zöliakie weisen im Vergleich zu einer Kontrollgruppe ein signifikant erhöhtes Lebenszeitrisiko für die Ausbildung von *Panikattacken* (13,9 % vs. 2,1 %) und Episoden einer Major Depression (41,7 % vs. 29,8 %) auf. Bei Betroffenen mit Major Depression wurde Zöliakie häufiger bereits in jüngeren Lebensjahren diagnostiziert. Die Autor*innen ziehen daraus den Schluss, dass der frühe Beginn einer Zöliakie

ein bedeutender Faktor für die Entstehung dieser Depression sein könnte (Carta et al. 2002).

Obwohl Zöliakiebetroffene ein erhöhtes Risiko für *Verhaltensstörungen* haben könnten, ist Zöliakie bei psychiatrischen Ambulanzpatient*innen nicht überrepräsentiert. Andererseits jedoch kann sich Zöliakie ausschließlich in Form von neuropsychiatrischen Symptomen äußern. Unbehandelte Zöliakie scheint für Verhaltensstörungen (Pynnönen et al. 2002), für vermindertes psychophysisches Wohlbefinden sowie zu einer Tendenz für Depression und Reizbarkeit zu prädisponieren (Fasano und Catassi 2001).

Untersuchungen bei erwachsenen deutschen Patient*innen mit Zöliakie ergaben eine höhere Prävalenz einer wahrscheinlichen psychischen Störung (erfasst mittels der „Hospital Anxiety and Depression Scale", HADS) mit 18 % im Vergleich zur allgemeinen deutschen Bevölkerung (11 %) (Häuser et al. 2006). Die Häufigkeit einer wahrscheinlichen seelischen Störung war bei Betroffenen mit Morbus Crohn und Zöliakie gleich. Fera et al. diagnostizierten mittels eines strukturierten psychiatrischen Interviews eine Häufigkeit einer affektiven Störung von 19 % bei erwachsenen Zöliakiepatient*innen (Fera et al. 2003).

Eine neuere Metaanalyse zeigte schließlich ein erhöhtes Risiko für psychiatrische Erkrankungen (Angst, Depression, Autismus, ADHS, Essstörungen) bei Zöliakie. (Clappison et al. 2020).

▶ Die Prävalenz psychischer Störungen ist bei Zöliakiepatient*innen – wie bei anderen chronischen körperlichen Erkrankungen – höher als in der allgemeinen Bevölkerung. Biologische als auch psychosoziale Mechanismen können die Assoziation erklären.

8.4   Psychischer Disstress

Unter psychischem Disstress (Oreshkov 2008) wird eine Belastung durch psychische Symptome, z. B. Angst und Depressivität, welche nicht so ausgeprägt sind, dass die Kriterien einer seelischen Störung erfüllt sind, verstanden. Von depressiven Symptomen ist ein ähnlicher Anteil von Patient*innen mit Zöliakie betroffen, unabhängig davon, ob die Zöliakie im Kindesalter oder im Erwachsenenalter diagnostiziert wurde. Das Alter zum Diagnosezeitpunkt, die Diätdauer sowie auch die Compliance bezüglich der glutenfreien Diät korrelierte nicht mit der Depressivität (Ciacci et al. 1998). Im Gegensatz zu diesen Befunden stellten Fera et al. einen Zusammenhang mit der Diätdauer und dem psychischen Disstress fest: Je kürzer die Diät eingehalten wurde, umso höher die Scores (Fera et al. 2003). Ciacci et al. stellten die Hypothese auf, dass eine ängstlich-depressive Verstimmung bei Betroffenen auftritt, die in ihrer Krankheitsverarbeitung zu übersteigerten Gefühlen von Frustration neigen (Ciacci et al. 2002). Bei Untersuchungen an österreichischen (Krause 2004) und deutschen erwachsenen Patient*innen mit Zöliakie (Häuser et al. 2006) unter glutenfreier Kost war das Ausmaß der Ängstlichkeit der Betroffenen mit Zöliakie höher als das der allgemeinen Bevölkerung, jedoch nicht das Ausmaß der Depressivität. Es fanden sich keine Unterschiede in den Angst- und Depressivitätsscores von deutschen Patient*innen mit Zöliakie und Betroffenen mit Morbus Crohn. Weiterhin wiesen die österreichischen Patient*innen mit Zöliakie im Vergleich zur Kontrollgruppe vermehrt weitere körperliche Beschwerden inklusive reizdarmähnliche Symptome auf (Krause 2004). Eine höhere Rate von gastrointestinalen Beschwerden trotz einer langjährigen glutenfreien Kost konnte auch bei skandinavischen Patient*innen mit histologisch und serologisch nachgewiesener Remission gezeigt werden (Midhagen und Hallert 2003).

Kopfschmerzen, depressive Verstimmung und neurologische Symptome traten bei Betroffenen mit Zöliakie im Vergleich zur Kontrollgruppe signifikant häufiger auf. Bei Einhaltung einer strikten glutenfreien Diät wurde eine signifikante Reduzierung von Kopfschmerzen, Depressivität, Krämpfen und Müdigkeit festgestellt (Cicarelli et al. 2003). Addolorato et al. beschrieben nach einem Jahr glutenfreier Kost bei erwachsenen Patient*innen eine Reduktion der Ängstlichkeit, aber nicht der Depressivität (Addolorato et al. 2001). Die gehäuft angegebene Müdigkeit bei Zöliakie besserte sich unter glutenfreier Diät, scheint aber eher mit der Depressivität zu korrelieren als mit der Diätcompliance (Siniscalchi et al. 2005).

Weiterhin wiesen die österreichischen Patient*innen mit Zöliakie im Vergleich zur Kontrollgruppe vermehrt weitere körperliche Beschwerden inklusive reizdarmähnliche Symptome (nach Rom-II-Kriterien) auf (12,9 % vs. 1 %; p = 0,001) und litten auch häufiger unter funktionellen abdominalen Blähungen (16,8 % vs. 6,9 %; p = 0,030) (Krause 2004). Eine höhere Rate von gastrointestinalen Beschwerden trotz einer langjährigen glutenfreien Kost konnte auch bei skandinavischen Patient*innen mit histologisch und serologisch nachgewiesener Remission gezeigt werden (Midhagen und Hallert 2003). Auch im deutschen Zöliakie-Gesundheitssurvey gaben Betroffene, welche berichteten, eine glutenfreie Kost >1 Jahr einzuhalten, eine höhere Rate von gastrointestinalen Beschwerden an, welche die Rom-I-Kriterien eines Reizdarmsyndroms erfüllten (23,3 %) (Häuser et al. 2007a) im Vergleich zur Rate von 12,1 % in der allgemeinen deutschen Bevölkerung (Icks et al. 2002). Psychische Störungen, weibliches Geschlecht und gelegentliche Noncompliance mit glutenfreier Kost waren Prädiktoren von Reizdarmsyndrom-Beschwerden (Häuser et al. 2007a).

Interessanterweise wiesen nicht nur Kinder mit Zöliakie, sondern auch ihre Eltern vermehrten Disstress nach der Zöliakiediagnose auf, teilweise auch durch die vermehrte finanzielle Belastung bedingt (Coburn et al. 2020).

▶ Ein höheres Maß an psychischem Disstress bei Patient*innen mit Zöliakie ist im Vergleich zur allgemeinen Bevölkerung gesichert. Das Ausmaß des psychischen Disstresses ist vergleichbar dem anderer chronischer Erkrankungen. Ob eine glutenfreie Kost zu einer Reduktion psychischer Symptombelastung führt, ist nicht eindeutig nachgewiesen.

8.5 Gesundheitsbezogene Lebensqualität (gLQ)

Durch die Diagnose Zöliakie erhalten die Betroffenen theoretisch die Bürde einer chronischen Erkrankung – obwohl eigentlich eher eine durch Diät vollständig behandelbare Veranlagung – und zusätzlich die Verpflichtung einer strikten, lebenslangen Diät auferlegt, welche mit psychischen, sozialen und ökonomischen Belastungen und Einschränkungen einhergehen kann. Folgende mit der Zöliakie einhergehende Belastungen wurden in nationalen Zöliakie-Gesundheitssurveys genannt (Häuser et al. 2006; Fasano und Catassi 2001; Green et al. 2001; Zarkadas et al. 2006; Hallert et al. 2002):

a) Soziale Belastungen: Probleme bei der Identifikation und dem Kauf glutenfreier Nahrungsmittel; Probleme beim Essen (Restaurants, Kantinen); finanzielle Belastungen; Stigmatisierung; Ausschluss von sozialen Kontakten
b) Psychische Belastungen: Ängstlichkeit, Furcht (vor Krebserkrankung, Vererbung auf Kinder)
c) Körperliche Belastungen: anhaltende Magen-Darm-Beschwerden, Müdigkeit, mangelnde körperliche Leistungsfähigkeit

Bei Kindern verbessert sich unter Diät die Lebensqualität, aber es gibt in bis zu ¾ der Patient*innen mit der GFD zusammenhängende Belastungen, die zu Angst und Zorn führen konnten (Chellan et al. 2019).

Zur Erfassung der spezifischen Belastungen durch Zöliakie und glutenfreie Kost sowie zur Erfassung der gesundheitsbezogenen Lebensqualität wurde ein zöliakiespezifischer Fragebogen entwickelt (Häuser et al. 2007b).

In einer kleinen italienischen Studie wurden Tendenzen zu höherem „Illness Behavior" beschrieben, was sogar zu einer negativen Einstellung gegen die behandelnden Ärzt*innen führen könnte, die ihnen die belastende GFD empfehlen (de Rosa et al. 2004).

Andererseits erfolgt durch das Einhalten der glutenfreien Diät eine allgemeine Verbesserung abdomineller, aber auch extraintestinaler Beschwerden bei Betroffenen mit symptomatischer Zöliakie (Mustalahti et al. 2002; Viljamaa et al. 2005). Ob sich die gesundheitsbezogene Lebensqualität von asymptomatischen Zöliakiepatient*innen unter einer glutenfreien Kost verbessert, ist nicht eindeutig gesichert. Finnische Autor*innen beschrieben eine Reduktion gastrointestinaler Beschwerden bei Zöliakie, die asymptomatisch im Rahmen eines Screenings diagnostiziert wurden (Mustalahti et al. 2002; Viljamaa et al. 2005). Johnston et al. konnten bei irischen screeningdetektierten Patient*innen mit Zöliakie keine Besserung der gLQ unter einer glutenfreien Kost nachweisen (Johnston et al. 2004). Die Daten bezüglich der gLQ von Betroffenen mit Zöliakie im Vergleich zur allgemeinen Bevölkerung sind divergent: US-amerikanische, kanadische und skandinavische Autor*innen beschrieben bei Patient*innen unter einer glutenfreien Kost eine vergleichbare gLQ (Green et al. 2001; Zarkadas et al. 2006; Roos et al. 2006), während italienische und deutsche Studien eine reduzierte gLQ (Häuser et al. 2006; Ciacci et al. 2002) beschrieben. In univariaten Analysen wurde eine Assoziation zwischen reduzierter gLQ und weiblichem Geschlecht (Zarkadas et al. 2006; Hallert et al. 2002; Roos et al. 2006), jüngerem Lebensalter bei Erstdiagnose (Ciacci et al. 2002), neu diagnostizierten Betroffenen (24), langer Latenz der Diagnose (Fera et al. 2003; Usai et al. 2002), schlechter Diätcompliance (Fera et al. 2003; Usai et al. 2002), Ängstlichkeit (Fera et al. 2003) und körperlichen sowie seelischen Komorbiditäten (Usai et al. 2002) beschrieben. In einer multivariaten Analyse konnte bei 20 % von deutschen erwachsenen Patient*innen mit Zöliakie eine im Vergleich zur allgemeinen Bevölkerung reduzierte gLQ nachgewiesen werden. Körperliche und seelische Komorbiditäten, geringe Compliance mit der glutenfreien Kost sowie Unzufriedenheit mit der Ärzt*innen-Patient*innen-Beziehung waren Prädiktoren einer reduzierten Lebensqualität (Häuser et al. 2007c).

Die weiterhin schlechtere Lebensqualität trotz guter GFD kann durch die signifikante Belastung und soziale Einschränkungen durch das Einhalten der Diät erklärt werden. Besonders weibliche von Zöliakie Betroffene haben öfter Angst trotz GFD.

▶ Bei symptomatischen Zöliakiepatient*innen kann durch eine glutenfreie Kost eine Lebensqualität erzielt werden, welche mit der Lebensqualität der allgemeinen Bevölkerung vergleichbar ist. Bei Subgruppen von Patient*innen mit Zöliakie, insbesondere bei Patient*innen mit körperlichen und psychischen Komorbiditäten, ist eine reduzierte Lebensqualität nachweisbar.

8.6   Psychosomatische Grundversorgung und Psychotherapie

Die psychosomatische Grundversorgung umfasst differenzialdiagnostische Abschätzungen (welchen Anteil haben psychosoziale Probleme und psychische Störungen an der klinischen Symptomatik eines Krankheitsbildes?) sowie grundlegende therapeutische Leistungen, vor allem Beratung (Psychoedukation) und emotionale Unterstützung von Patient*innen durch alle Ärzt*innen in Gebieten mit Patient*innenbezug, z. B. Hausärzt*innen oder Internist*innen. Im Falle von Betroffenen mit Zöliakie bedeutet psychosomatische Grundversorgung die Vermittlung von entängstigenden Informationen über den Krankheitsverlauf – sehr positive Prognose (= Gesundung) unter strikter glutenfreier Diät – und Behandlungsmöglichkeiten, Verhaltensempfehlungen (glutenfreie Kost), eine Exploration möglicher psychosozialer Belastungen durch die Zöliakie (z. B. Krankheitsängste), emotionale Unterstützung sowie die Weitervermittlung an Zöliakie-Selbsthilfeorganisationen und im Falle psychischer Komorbidität an Fachpsychotherapeuten (Case 2005). Hinweise auf einen positiven Effekt der psychosomatischen Grundversorgung und Fachpsychotherapie zeigen erste Studien: Eine britische Studie konnte

einen positiven Effekt einer ärztlichen Erklärung der glutenfreien Kost und einer kontinuierlichen Betreuung durch Diätassistent*innen auf die Adhärenz an eine strikte glutenfreie Kost bei kaukasischen Patient*innen nachweisen (Butterworth et al. 2004). Eine italienische Studie konnte bei Betroffenen mit Zöliakie und komorbider depressiver Störung durch eine Gruppenpsychotherapie den psychischen Disstress reduzieren und die Diätcompliance verbessern (Addolarato et al. 2004).

▶ Eine kontinuierliche internistische Betreuung von Betroffenen mit Zöliakie ist sowohl aus internistischer als auch psychotherapeutischer Sicht sinnvoll. Eine fachpsychotherapeutische Behandlung sollte bei psychischer Komorbidität und/oder anhaltender Noncompliance mit der glutenfreien Kost erfolgen.

Literatur

Addolorato G, Capristo E, Ghittoni G et al (2001) Anxiety but not depression decreases in coeliac patients after one-year gluten-free diet: a longitudinal study. Scand J Gastroenterol 36:502–506

Addolorato G, de Lorenzi G, Abenavoli L et al (2004) Psychological support counselling improves gluten-free diet compliance in coeliac patients with affective disorders. Aliment Pharmacol Ther 20:777–782

Al-Toma A, Volta U, Auricchio R, Castillejo G, Sanders DS, Cellier C, Mulder CJ, Lundin KEA (2019) European Society for the Study of Coeliac Disease (ESsCD) guideline for coeliac disease and other gluten-related disorders. United European Gastroenterol J 7(5):583–613

Bushara KO (2005) Neurologic presentation of celiac disease. Gastroenterology 128(4 Suppl 1):92–97. Review

Butterworth JR, Banfield LM, Iqbal TH, Cooper BT (2004) Factors relating compliance with a gluten-free diet in patients with coeliac disease: comparison of white Caucasian and South Asian patients. Clin Nutr 23:1127–1134

Carta MG, Hardoy MC, Boi MF, Mariotti S, Carpiniello B, Usai P (2002) Association between panic disorder, major depressive disorder and celiac disease: apossible role of thyroid autoimmunity. J Psychosom Res 53(3):789–793

Case S (2005) The gluten-free diet: How to provide effective education and resources. Gastroenterology 128:S128–S134

Chellan D, Muktesh G, Vaiphei K, Berry N, Dhaka N, Sinha SK, Thapa BR, Kochhar (2019) Effect of gluten-free diet and compliance on quality of life in pediatric celiac disease patients. RGH Open 3(5):388–393

Ciacci C, Iavarone A, Mazzacca G, De Rosa A (1998) Depressive symptoms in adult celiac disease. Scand J Gastroenterol 33(3):247–250

Ciacci C, Iavarone A, Siniscalchi M, Romano R, de Rosa A (2002) Psychological dimensions of celiac disease: toward an integrated approach. Dig Dis Sci 47(9):2082–2087

Cicarelli G, Della Rocca G, Amboni M, Ciacci C, Mazzacca G, Filla A, Barone P (2003) Clinical and neurological abnormalities in adult celiac disease. Neurol Sci 24(5):311–317

Clappison E, Hadjivassiliou M, Zis P (2020) Psychiatric Manifestations of Coeliac Disease, a Systematic Review and Meta-Analysis. Nutrients 12(1):142

Coburn S, Rose M, Sady M, Parker M, Suslovic W, Weisbrod V, Kerzner B, Streisand R, Kahn I (2020) Mental Health Disorders and Psychosocial Distress in Pediatric Celiac Disease. J Pediatr Gastroenterol Nutr 70(5):608–614

Eaton WW, Byrne M, Ewald H, Mors O, Chen CY, Agerbo E, Mortensen PB (2006) Association of schizophrenia and autoimmune diseases: linkage of Danish national registers. Am J Psychiatry 163(3):521–528

Fasano A, Catassi C (2001) Current approaches to diagnosis and treatment of celiac disease: an evolving spectrum. Gastroenterology 120:636–651

Felber J, Bläker H, Fischbach W et al (2022) Aktualisierte S2k-Leitlinie Zöliakie der Deutschen Gesellschaft für Gastroenterologie, Verdauungs- und Stoffwechselkrankheiten (DGVS). Z Gastroenterol 60(5):790–856

Fera T, Cascio B, Angelini G, Martini S, Guidetti CS (2003) Affective disorders and quality of life in adult celiac disease patients on a gluten-free diet. Eur J Gastroenterol Hepatol 15(12):1287–1292

Gobbi G (2005) Coeliac disease, epilepsy and cerebral calcifications. Brain Dev 27(3):189–200 Review

Green PHR, Stavropoulos SN, Panagi SG et al (2001) Characteristics of adult celiac disease in the USA: results of a national survey. Am J Gastroenterol 96:126–131

Germone M, Phu T, Slosky C, Pan Z, Jones A, Stahl M, Mehta P, Shull M, Ariefdjohan M, Liu E (2022) Anxiety and depression in pediatric patients with celiac disease: a large cross-sectional study. J Pediatr Gastroenterol Nutr 75(2):181–185

Hadjivassiliou M, Davies-Jones GA, Sanders DS et al (2003) Dietary treatment of gluten ataxia. J Neurol Neurosurg Psychiatry 74:1221–1224

Hadjivassiliou M, Maki M, Sanders DS, Williamson CA, Grunewald RA, Woodroofe NM, Korponay-Szabo IR (2006a) Autoantibody targeting of brain and intestinal transglutaminase in gluten ataxia. Neurology 66(3):373–377

Hadjivassiliou M, Grunewald RA, Kandler RH, Chattopadhyay AK, Jarratt JA, Sanders DS, Sharrack B, Wharton SB, Davies-Jones GA (2006b) Neuropathy associated with gluten sensitivity. J Neurol Neurosurg Psychiatry 77(11):1262–1266

Hadjivassiliou M, Kandler RH, Chattopadhyay AK, Davies-Jones AG, Jarratt JA, Sanders DS, Sharrack B, Grunewald RA (2006c) Dietary treatment of gluten neuropathy. Muscle Nerve 34(6):762–766

Hadjivassiliou M, Sanders DS, Grünewald RA, Woodroofe N, Boscolo S, Aeschlimann D (2010) Gluten sensitivity: from gut to brain. Lancet Neurol 9:318–330

Hadjivassiliou M, Sanders DD, Aeschlimann DP (2015) Gluten-related disorders: gluten ataxia. Dig Dis 33:264–268

Hallert C, Astrom J (1982) Psychic disturbances in adult celiac disease. II. Psychological findings. Scand J Gastroenterol 17:21–24

Hallert C, Astrom J, Sedvall G (1982) Psychic disturbances in adult celiac disease. III. Reduced central monoamine metabolism and signs of depression. Scand J Gastroenterol 17:25–28

Hallert C, Grännö C, Hulten S, Midhagen G, Ström M, Svensson H, Valdimarsson T (2002) Living with coeliac disease. Controlled study of the burden of illness. Scan J Gastroenterol 37:39–42

Häuser W, Gold J, Caspary WF, Stein J, Stallmach A (2006) Health related quality of life in adult coeliac disease in Germany – results of a national survey. Eur J Gastroenterol Hepatol 18:747–757

Häuser W, Musial F, Caspary WF, Stein J, Stallmach A (2007a) Predictors of irritable bowel-type symptoms and healthcare seeking behaviour among adults with celiac disease. Psychosom Med 69(4):370–376. https://doi.org/10.1097/PSY.0b013e318050d6bb

Häuser W, Gold J, Stein J, Caspary WF, Stallmach A (2007b) Development and validation of the Celiac Disease Questionnaire CDQ – a disease specific quality of life instrument. J Clin Gastr 41:157–166

Häuser W, Caspary WF, Steon J, Stallmach A (2007c) Predictors of reduced health related quality of life in adult coeliac disease. Aliment Pharmacol Ther 25(5):569–578. https://doi.org/10.1111/j.1365-2036.2006.03227.x

Icks A, Hassert B, Enck P, Rathmann W, Giani G (2002) Prevalence of functional bowel disorder and related health care seeking: a population based study. Z Gastroenterol 40:177–183

Johnston SD, Rodgers C, Watson RG (2004) Quality of life in screen-detected and typical coeliac disease and the effect of excluding dietary gluten. Eur J Gastroenterol Hepatol 16:1281–1286

Kalaydjian AE, Eaton W, Cascella N, Fasano A (2006) The gluten connection: the association between schizophrenia and celiac disease. Acta Psychiatr Scand 113(2):82–90 Review

Krause E (2004) Psychische Beschwerden oder funktionelle gastrointestinale Störungen trotz Einhaltung der glutenfreien Diät. Unveröffentlichte Diplomarbeit (Universität Wien)

Ludvigsson JF, Reutfors J, Osby U, Ekbom A, Montgomery SM (2007) Coeliac disease and risk of mood disorders – a general population- based cohort study. J Affect Disord 99:117–126

Midhagen G, Hallert C (2003) High rate of gastrointestinal symptoms in celiac patients living on a gluten-free diet: controlled study. Am J Gastroenterol 98:2023–2026

Mustalahti K, Lohiniemi S, Collin P, Vuolteenaho N, Laippala P, Maki M (2002) Gluten-free diet and quality of life in patients with screen-detected celiac disease. Eff Clin Pract 5(3):105–113

Oreshkov LS (2008) Psychological characteristics of adult patients with celiac disease. Ter Arkh 80(2):44–48

Pynnönen P, Isometsa E, Aalberg V, Verkasalo M, Savilahti E (2002) Is coeliac disease prevalent among adolescent psychiatric patients? Acta Paediatr 91:657–659

Pynnonen PA, Isometsa ET, Verkasalo MA, Kahkonen SA, Sipila I, Savilahti E, Aalberg VA (2005) Gluten-free diet may alleviate depressive and behavioural symptoms in adolescents with coeliac disease: a prospective follow-up case-series study. BMC Psychiatry 5(1):14

Roos S, Karner A, Hallert C (2006) Psychological well-being of adult coeliac patients treated for 10 years. Dig Liver Dis 38(3):177–180

de Rosa A, Troncone A, Vacca M, Ciacci C (2004) Characteristics and quality of illness behavior in celiac disease. Psychosomatics 45(4):336–344

Rosenberg NR, Vermeulen M (2005) Should coeliac disease be considered in the work up of patients with chronic peripheral neuropathy? J Neurol Neurosurg Psychiatry 76(10):1415–1419 Review

Singh P, Rawat A, Al-Jarrah B et al (2021) Distinctive Microbial Signatures and Gut-Brain Crosstalk in Pediatric Patients with Coeliac Disease and Type 1 Diabetes Mellitus. Int J Mol Sci 22:1511

Siniscalchi M, Iovino P, Tortora R, Forestiero S, Somma A, Capuano L, Franzese MD, Sabbatini F, Ciacci C (2005) Fatigue in adult coeliac disease. Aliment Pharmacol Ther 22(5):489–494

Thawani SP, Brannagan TH 3rd, Lebwohl B, Green PH, Ludvigsson JF (2015) Risk of neuropathy among 28,232 patients with biopsy-verified celiac disease. JAMA Neurol 72(7):806–811

Usai P, Minerba L, Marini B et al (2002) Case control study on health-related quality of life in adult coeliac disease. Dig Liver Dis 34:547–552

Vaknin A, Eliakim R, Ackerman Z, Steiner I (2004) Neurological abnormalities associated with celiac disease. J Neurol 251(11):1393–1397

Viljamaa M, Collin P, Huhtala H, Sievanen H, Maki M, Kaukinen K (2005) Is coeliac disease screening in risk groups justified? A fourteen-year follow-up with special focus on compliance and quality of life. Aliment Pharmacol Ther 22(4):317–324

Vogelsang H, Propst A, Dragosics B, Granditsch G (2002) Diagnosis and therapy of celiac disease in adolescence and adulthood. Z Gastroenterol 40(7):I–VII

Zarkadas M, Cranney A, Case S et al (2006) The impact of gluten-free diet on adults with celiac disease: results of a national survey. J Hum Nutr Diet 19:41–49

Zöliakie – Betroffenensicht

Regina Fertschak

Als ich vor rund 10 Jahren – ich war damals 20 Jahre alt – die Diagnose Zöliakie erhalten habe, ist für mich im ersten Moment eine Welt zusammengebrochen. Ich war in den Anfängen meines Ernährungswissenschaftenstudiums, hatte von der Erkrankung schon gehört, konnte sie aber noch nicht so richtig einordnen. Also tat ich das, was die meisten machen, und recherchierte bei Google über glutenfreie Ernährung bei Zöliakie. Schnell stieß ich auf Internetforen, in denen sich Betroffene austauschten. Man schrieb über Lebensmittellisten mit erlaubten und verbotenen Zutaten und darüber, dass man seine Kochutensilien allesamt ersetzen müsse, da sich Gluten in den kleinsten Ritzen verstecken könnte, die sich nicht richtig säubern ließen. Insgesamt erweckten diese Informationen bei mir den Eindruck, dass es unzählige Einschränkungen für Personen mit Zöliakie gibt und in weiterer Folge womöglich das soziale Leben drastisch darunter leiden würde. Ich wollte alles richtig machen, also kaufte ich fast nur Lebensmittel, auf denen explizit „glutenfrei" stand, und entfernte alle Holzbretter, Holzkochlöffel usw. aus meiner Küche. Auch meine Familienmitglieder stellten eigene Kochutensilien für mich bereit, wenn ich zu Besuch kam.

R. Fertschak (✉)
Wien, Österreich
E-Mail: office@puncto-ernaehrung.at

Zum Glück leistet die Österreichische Arbeitsgemeinschaft Zöliakie hervorragende Aufklärungsarbeit und so konnte ich recht rasch zwischen Halbwissen aus dem Internet und fundierten Informationen unterscheiden. Einige Einschränkungen, die ich zuvor streng befolgt hatte, konnte ich mit meinen neu gewonnenen Erkenntnissen erfreulicherweise wieder lockern. Eine von vielen war, dass nicht alle Kochutensilien erneuert werden müssen. Es genügt eine angemessene Küchenhygiene und besondere Vorsicht in einem gemischten Haushalt, also wenn glutenfreie und glutenhaltige Lebensmittel verwendet werden.

Recht bald danach begann mein Diätologiestudium, und mein medizinisches Wissen zum Krankheitsbild Zöliakie half mir, die Zusammenhänge noch besser zu verstehen. Mittlerweile habe ich mich bei meiner Arbeit im Spital und in meiner Ordination auf die glutenfreie Ernährung bei Zöliakie spezialisiert und berate Betroffene nach der Diagnose, bei der Umstellung auf eine glutenfreie Ernährung sowie bei der Suche nach Diätfehlern im Alltag nach auffälligen Kontrolluntersuchungen.

Meine persönliche Erfahrung deckt sich durchwegs mit den Schilderungen meiner Patient*innen: Die geringste Herausforderung nach der Ernährungsumstellung ist die Umsetzung einer glutenfreien Diät zu Hause. Es gibt mittlerweile für fast jedes Lebensmittel eine glutenfreie Alternative, wenn auch leider deutlich teurer als herkömmliche Produkte. Die belastendsten Situationen zeigen sich in der Verpflegung außer Haus. Spontane Besuche in der Bäckerei sind kaum möglich und man kann sich nicht ohne Weiteres darauf verlassen, unterwegs glutenfreie Mahlzeiten zu bekommen. Daher ist Vorbereitung und Planung essenziell, wenn man einen Tag abseits der gewohnten Lokale oder Supermärkte möglichst stressfrei verbringen möchte. Diese Flexibilität, unterwegs spontan Essen oder bestimmte Lebensmittel einkaufen zu gehen, geht mir, so wie den meisten von Zöliakie Betroffenen, wirklich ab. Eine Jause muss also vorbereitet und mitgenommen werden oder vorab recherchiert werden, welche glutenfreien Verpflegungsmöglichkeiten es gibt. Das führt oftmals zur nächsten Schwierigkeit, nämlich der Bestellung in einem gewöhnlichen Restaurant. In der Gastronomie ist der Begriff Gluten spätestens seit Einführung der Allergenverordnung bekannt. Das bedeutet in der Praxis allerdings nicht, dass das Personal immer genau weiß, in welchen Lebensmitteln, abseits von Brot, Nudeln etc., Gluten „versteckt" sein könnte. Natürlich versteckt sich Gluten nicht tatsächlich, da es in der Zutatenliste eines Lebensmittels deklariert sein muss, aber aus Zeitgründen kann häufig nicht jede Zutat der bestellten Speise im Restaurant überprüft werden und zudem ist nicht immer bekannt, dass herkömmliche Lebensmittel wie beispielsweise Sojasoße Weizenmehl enthalten können. Meine Erfahrung zeigt, dass kaum eine Speisekarte gänzlich fehlerfrei mit dem Buchstaben „A" für Gluten vermerkt ist. Man kann sich also nicht ohne Weiteres darauf verlassen, sondern es ist essenziell, bei jeder Bestellung erneut auf die Wichtigkeit der glutenfreien Ernährung hinzuweisen und darum zu bitten, dies an das Küchenpersonal weiterzugeben. Außerdem ist glutenfreie Ernährung ein regelrechter Trend geworden, was für die Betroffenen Fluch und Segen zugleich ist. Einerseits sind dadurch das Angebot und die Bekanntheit deutlich gestiegen, was grundsätzlich positiv ist. Andererseits müssen Personen, die sich nicht aufgrund von Zöliakie glutenfrei ernähren, natürlich auch nicht so streng hinsichtlich der Umsetzung und Kontamination sein und kommunizieren das dann auch häufig so. Es ist nachvollziehbar, dass die Mitarbeitenden in der Gastronomie zwischen einer streng glutenfreien Zubereitung und einem Trend kaum bis gar nicht unterscheiden können, vermutlich teilweise auch verwirrt sind und somit die Relevanz einer streng glutenfreien Diät nicht immer erkannt wird. Dennoch finde ich es wichtig, sich bei der Bestellung Zeit zu nehmen, um das Personal aufzuklären und sich schlussendlich auf den richtigen Umgang in der Küche zu verlassen. Es bleibt ein gewisses Restrisiko, welches man meiner Ansicht nach in Kauf nehmen sollte, um am gesellschaftlichen Leben mit Freude teilnehmen zu können.

Dasselbe gilt für das Reisen. Ich empfehle, zum Beispiel für das Frühstück immer mit einer Notration Brot zu verreisen und sich ausführlich am Urlaubsort bzw. im Hotel über Verpflegungsmöglichkeiten zu informieren. Es gibt Länder, wie zum Beispiel Italien, in denen man sich deutlich besser mit Zöliakie auskennt als in anderen, aber mit der richtigen Vorbereitung ist es so gut wie überall möglich, Urlaub zu machen.

Generell fällt es meist Personen mit Zöliakie leichter, sich an die glutenfreie Ernährung zu halten, die vor ihrer Diagnose einen hohen Leidensdruck durch ihre Symptome hatten, da es ihnen nach der Umstellung deutlich besser geht. Wenn man, so wie ich, keine Beschwerden nach dem Verzehr glutenhaltiger Speisen hat, benötigt es noch mehr Disziplin.

Auch wenn es selbstverständlich Momente gibt, in denen ich mir wünsche, alles essen zu können, versuche ich bestmöglich mit all den Herausforderungen umzugehen und das Leben auch kulinarisch weiter zu genießen.

Reizdarmsyndrom

10

Miriam Goebel-Stengel und Andreas Stengel

10.1 Einleitung

Vielleicht ist das Reizdarmsyndrom die am besten untersuchte psychosomatisch-gastroenterologische Erkrankung. Aus psychosomatischer Sicht kann die Symptombildung als bestmöglicher, wenngleich unzureichender Lösungsversuch eines Konflikts (im Sinne einer Somatisierung) angesehen werden. Auch wenn die Konzepte nicht deckungsgleich sind, kann man das Reizdarmsyndrom in den Komplex der somatoformen Störungen einordnen, v. a. der somatoformen autonomen Funktionsstörung des unteren Verdauungssystems. Damit erhält eine Erkrankung zwei Namen, je nachdem, wer sich der Erkrankung widmet.

M. Goebel-Stengel (✉)
SRH Klinik, Abteilung Innere Medizin, Sigmaringen, Deutschland & Universitätsklinikum Tübingen, Psychosomatische Medizin und Psychotherapie, Tübingen, Deutschland

A. Stengel
Klinikum Stuttgart, Klinik für Psychosomatische Medizin und Psychotherapie, Stuttgart, Deutschland & Universitätsklinikum Tübingen, Psychosomatische Medizin und Psychotherapie, Tübingen, Deutschland
E-Mail: andreas.stengel@klinikum-stuttgart.de

10.2 Definition

Gemäß der deutschen S3-Leitlinie Reizdarmsyndrom, welche federführend von Gastroenterolog*innen verfasst wurde, wird das Reizdarmsyndrom wie folgt definiert (Layer et al. 2021):

- Patient*in äußert Bauchbeschwerden (über einen Zeitraum von 3 Monaten), die auch vom Behandelnden auf den Bauch bezogen werden, z. B. Krämpfe, Schmerzen, Blähungen, Diarrhö oder Obstipation. Eine Kombination verschiedener Symptome muss nicht vorliegen.
- Patient*in erfährt eine relevante Beeinträchtigung des täglichen Lebens und der Lebensqualität durch die Beschwerden.
- Andere Erkrankungen, die aufgrund der Beschwerden differenzialdiagnostisch erwogen werden sollten, müssen vor der Diagnosestellung „Reizdarmsyndrom" einmal verlässlich ausgeschlossen werden.

Das Reizdarmsyndrom kann, muss aber nicht, wie oben beschrieben, mit Veränderungen des Stuhlgangs einhergehen. Je nach Stuhlverhalten kann das Reizdarmsyndrom in einen Obstipationstyp, Diarrhö- oder Mischtyp unterteilt werden (Drossman und Hasler 2016). Mittlerweile spricht man auch häufig vom Schmerz- oder Blähtyp, wenn der Stuhlgang nicht im Vordergrund der Beschwerden steht. Diese Einteilung ist im Hinblick auf Therapieoptionen relevant. Die o. g. Faktoren dienen der positiven Diagnosestellung, d. h., die Diagnose wird nicht mehr nur allein durch Ausschluss vieler anderer Erkrankungen gestellt.

Mit dem Kriterium der eingeschränkten Lebensqualität, weicht die deutsche Leitlinie von den internationalen Rom-IV-Kriterien ab.

10.2.1 Rom-IV-Kriterien

- Rezidivierende gastrointestinale Schmerzen, mindestens einmal pro Woche in den letzten 3 Monaten mit Symptombeginn vor >6 Monaten, gemeinsam mit mindestens zwei der nachfolgenden Kriterien:
- Zusammenhang mit Defäkation,
- Assoziation mit veränderter Stuhlfrequenz,
- Assoziation mit veränderter Stuhlkonsistenz/-form.

Auch wenn es kein klares Prädilektionsalter gibt, lässt sich ein Häufigkeitsgipfel zwischen dem 20. und 30. Lebensjahr beobachten. Frauen sind 2–3-mal häufiger betroffen im Vergleich zu Männern bzw. stellen sich ggf. aufgrund der Beschwerden häufiger bei Ärzt*innen vor.

10.3 Pathophysiologie

Obgleich seit Jahren intensiv beforscht, konnte bisher keine einzelne Ursache des Reizdarmsyndroms definiert werden. Nach heutigem Wissensstand wird das biopsychosoziale Krankheitsmodell genutzt, um Betroffenen die Erkrankung zu erklären. Dieses geht von einer individuellen und multifaktoriellen Genese des Reizdarmsyndroms aus (Layer et al. 2021). Der Begriff biopsychosozial lässt bereits ahnen, dass die Kombination aus biologischen (Genetik, Epigenetik, Mikrobiomveränderungen, Darm-Hirn-Achse, postinfektiöse Veränderungen etc.), psychischen (akute und chronische Stressoren, Krankheitsverhalten, Life-Events, Traumatisierungen etc.) und sozialen (soziales Umfeld, Lebens- und Arbeitsbedingungen, Gesundheitsverhalten etc.) Faktoren in der Erhebung der Krankengeschichte sowie in der Therapieplanung Berücksichtigung finden sollte.

10.4 Diagnostik und Diagnosestellung

Die basisdiagnostischen Maßnahmen zielen darauf ab, relevante Differenzialdiagnosen des Reizdarmsyndroms auszuschließen, welche aufgrund des Symptomkomplexes Bauchschmerzen und Stuhlunregelmäßigkeiten häufig vorkommen. Abb. 10.1 stellt basisdiagnostische Maßnahmen bei Verdacht auf Reizdarmsyndrom vor.

Obgleich die psychosoziale Anamnese einen wesentlichen Bestandteil des diagnostischen Work-ups ausmacht, wird sie in der Realität oftmals zu kurz gehalten. Im Rahmen des biopsychosozialen Krankheitskonzepts gibt sie jedoch wichtige Aufschlüsse, sodass sich Betroffene und Behandelnde dafür Zeit nehmen sollten. Sie dient dazu, sich ein möglichst genaues Bild der Befragten in der Ganzheit ihrer Persönlichkeit zu verschaffen und gleichzeitig eine vertrauensvolle Beziehung aufzubauen. Insofern sind nicht nur Fakten interessant, sondern auch der Kontext dieser Fakten. Bedeutung haben zudem Familien- und Sozialanamnese sowie das Erfragen von Life-Events. Das Besprechen der Laienätiologie („Was glauben Sie, wie es zu Ihrer Erkrankung kam?") bringt oftmals erhellende Informationen. Ein offener Fragestil in einer geschützten Umgebung, Empathie und aktives Zuhören bereiten eine geeignete Gesprächssituation.

Zur Eingrenzung und Diagnostikplanung können Alarmsymptome abgefragt werden (Aziz und Simren 2021; Layer et al. 2021), deren Vorliegen für eine zeitnahe weiterführende Diagnostik spricht, um mögliche verursachende maligne oder entzündliche Erkrankungen auszuschließen, die einer kausalen Therapie zugeführt werden könnten. Das Vorliegen von Alarmsymptomen schließt das Vorhandensein eines Reizdarmsyndroms jedoch nicht aus.

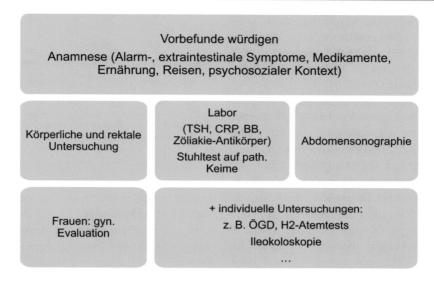

Abb. 10.1 Basisdiagnostik beim Reizdarmsyndrom Aus: Goebel-Stengel M, Stengel A (2023) Das Reizdarm-syndrom. In: Lehnert H, Märker-Hermann E, Marx N, Meyhöfer SM (Hrsg) DGIM Innere Medizin. Springer Reference Medizin. Springer, Berlin, Heidelberg. https://doi.org/10.1007/978-3-642-54676-1_329-2. Permission granted.

Praxistipp

Alarmsymptome
- Symptombeginn nach dem 50. Lebensjahr
- Veränderung der Stuhlgewohnheiten
- Ungewollter Gewichtsverlust
- Blut im Stuhl (ohne Hämorrhoiden oder Fissur)
- Kolorektales Karzinom oder chronisch-entzündliche Darmerkrankung in der Familienanamnese
- Sehr starke und stärker werdende Beschwerden
- Z. n. Cholecystektomie, Dünndarm-resektion oder Beckenbestrahlung
- Kurze Anamnese (Tage/Wochen, <3 Monate)
- Nächtliche Beschwerden oder nächtlicher Stuhlgang
- Auffällige körperliche Untersuchung, Fieber
- Labor: Eisenmangelanämie, Entzündung
- Positives fäkales Calprotectin, positive Zöliakieserologie ◄

Da gastrointestinale Medikamentenneben-wirkungen häufig sind, sollte eine gewissen-hafte Medikamentenanamnese erhoben werden. Ebenso können auf Reisen erworbene pathogene Darmkeime zu gastrointestinalen Symptomen führen, was die Reiseanamnese erklärt. Auf die anderen vielfältigen Differenzialdiagnosen soll in diesem Buch nicht explizit eingegangen wer-den, da der Fokus ein anderer ist. Auch konnte trotz intensiver Bemühungen kein alleiniger Biomarker für die Diagnosestellung oder zur Beurteilung der Krankheitsaktivität identifiziert werden. Mikrobiomanalyse und Nahrungs-IgG haben derzeit keinen diagnostischen Stellenwert.

Mit zunehmender Schwere und Chronifi-zierung des Reizdarmsyndroms liegen psychi-sche Erkrankungen wie Angststörungen und De-pressionen häufig komorbid vor. Ihr Vorliegen schränkt die Lebensqualität ein und bestimmt die Prognose des Krankheitsbildes mit. Im Pra-xis- oder Klinikalltag eignen sich Screening-instrumente, wie beispielsweise der PHQ-4 mit 4 Fragen, (Löwe et al. 2010), davon je 2 Fragen zu Depressivität bzw. Angstsymptomen. Diese stellen keine Diagnoseinstrumente dar, weisen aber den Weg hinsichtlich weiterer psychosomatischer Diagnostik. Weiterführende Information bietet Kap. 27.

Die Interaktion mit Patient*innen wird von den primär Behandelnden häufig als Herausforderung oder gar schwierig erlebt (Goebel-Stengel et al. 2023). Hierbei spielen die bunte Symptomatik und die damit verbundene Anspruchshaltung der Patient*innen sowie die Inkaufnahme invasiver Diagnostik eine Rolle. Auf der anderen Seite führt die Diversität der Symptome zur Sorge aufseiten der Ärzt*innen, relevante Erkrankungen übersehen zu haben. Ein Großteil der ärztlichen Arbeit umfasst daher die Sichtung und Aufarbeitung von Vorbefunden und ggf. die Ergänzung fehlender basisdiagnostischer Maßnahmen, jedoch nicht deren Wiederholung. In der Praxis ist es jedoch verbreitet, dass viele Untersuchungen trotz gleichbleibender Beschwerden und Befunde mehrfach durchgeführt werden (Schneider et al. 2021), was die Verunsicherung der Betroffenen fördert und mit der Gefahr einer somatischen Fixierung verbunden ist, jedoch auch zu einer unmittelbaren Schädigung der Patient*innen führen kann.

Daher sollte es einen primär Behandelnden geben, der den Überblick behält. Zahlreiche Studien belegen, dass die Diagnose Reizdarmsyndrom, wenn sie gewissenhaft gestellt wurde, sich über viele Jahre nicht ändert (Svendsen et al. 1985; Harvey et al. 1987; Owens et al. 1995). Die frühzeitige Benennung der (Verdachts-)Diagnose hilft dabei, zeitnah ein probatorisches Therapieangebot zu machen und vermeidet eine weitere Chronifizierung.

10.5 Therapie

Die Therapie wird sowohl von Betroffenen als auch von Behandelnden als langwierig und frustrierend erlebt. Hier hilft es, sich zu erinnern, dass die Therapie anderer chronischer

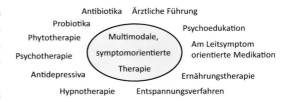

Abb. 10.2 Die Therapieoptionen des Reizdarmsyndroms sind vielfältig

Erkrankungen wie Diabetes mellitus oder arterieller Hypertonie ebenso zäh sein kann und dies nicht pathognomonisch für das Reizdarmsyndrom ist. Betroffene mit Reizdarmsyndrom haben oftmals eine fachärztliche Odyssee hinter sich, die nicht selten mit Ratschlägen wie „Es ist alles in Ordnung. Wir haben nichts Krankhaftes gefunden", „Sie müssen damit leben lernen" oder „Da kann man nichts machen" oder „Bitte suchen Sie doch besser einen Psychiater auf" endete.

Im Sinne des biopsychosozialen Entstehungsmodells der Erkrankung stehen jedoch zahlreiche verschiedene Therapiebausteine (Abb. 10.2) zur Verfügung, welche in einer individualisierten Kombination, auch hintereinander, angeboten werden sollten (Layer et al. 2021). Dabei gilt prinzipiell die Regel, dass jede Therapie probatorisch ist und bei ausbleibendem Therapieeffekt (nach 4–8 Wochen, max. 3 Monaten) wieder abgesetzt werden sollte. Auch gilt zu bedenken, dass einige effektive Medikamente nicht mit der Indikation Reizdarmsyndrom zugelassen sind und somit off-label angewendet werden.

10.5.1 Psychoedukation

Der Grundpfeiler der Therapie ist die Psychoedukation, welche bei leichten Verlaufsformen des Reizdarmsyndroms bereits essenzieller oder gar alleiniger Therapiebaustein sein kann. Die Psychoedukation wird als entlastend erlebt und umfasst u. a. (Goebel-Stengel und Stengel 2022):

Praxistipp

- Konkretes Benennen der Diagnose Reizdarmsyndrom
- Aufklärung über die Benignität, aber Chronizität und schubweisen Verlauf bei normaler Lebenserwartung
- Aufzählen wirkungsvoller Therapiemöglichkeiten
- Erwartungshaltung der Patient*innen ansprechen: Eine Wunderheilung steht nicht in Aussicht, aber eine Verbesserung der zum Teil jahrelang bestehenden Symptomatik kann erreicht werden
- Partizipative Entscheidungsfindung: Einbeziehen der Patient*innen in die Therapie
- Gemeinsames Herausarbeiten von Einflussfaktoren wie Stress, Ernährung oder Infektionen
- Hinweisen auf einen gesunden Lebensstil ohne Nikotin, mit geringem Alkoholkonsum, regelmäßigem, ausgewogenem Essen, ausreichend Schlaf und Bewegung sowie tolerablem Stresslevel
- Erfragen und Thematisieren psychosozialer Belastungen ◄

10.5.2 Symptomorientierte Medikation

Der Einsatz der Medikamente ist abhängig vom prädominanten Symptom (Diarrhö, Obstipation, Schmerzen, Blähungen). Überlappungen sind häufig (z. B. Schmerzen und Obstipation). Der alleinige medikamentöse Versuch ist jedoch meist nicht zielführend. Zu beachten ist daher immer die Kombination aus Therapiebausteinen.

Bei Diarrhö kommen beispielsweise (lösliche) Ballaststoffe bevorzugt zum Einsatz. Loperamid (mehrere Kapseln täglich, individuelle Einnahme) wirkt auf Stuhlkonsistenz und Stuhldrang, welcher bei Patient*innen mit Diarrhö sehr stark ausgeprägt sein kann. Gallensäurebinder wie Colestyramin können versucht werden. Bei gutem Ansprechen wäre das Gallensäurenverlustsyndrom als Differenzialdiagnose zu erwägen. Ondansetron ist nur bei chemotherapieinduzierter Übelkeit

zugelassen, kann aber off-label auch bei Diarrhö erfolgreich sein.

Die Obstipation kann wirksam mit Ballaststoffen und Laxantien (bevorzugt vom Macrogoltyp) behandelt werden. Hier gilt es zu beachten, dass die vermehrte Einnahme von Ballaststoffen auch zu Blähungen führen kann. Das Gleiche gilt für das Laxans Laktulose. Weiterführende Medikamente wie Prucaloprid oder Linaclotid werden für Patient*innen mit therapieresistenten Verlaufsformen vorbehalten, zeigen aber gute Effekte.

Schmerzen können spasmolytisch (viszeraler Schmerz) behandelt werden. Allerdings sprechen nicht alle Patient*innen auf Butylscopolamin effektiv an. Ggf. kommen Antidepressiva ergänzend in Betracht, beispielsweise Trizyklika, selektive Serotonin-Wiederaufnahmehemmer (SSRI) oder Serotonin-Noradrenalin-Wiederaufnahmehemmer (SNRI). Hierbei ist die Patientenaufklärung über den Wirkmechanismus (z. B. Amitriptylin bei Diarrhö und Schmerzen: niedrige Dosierung = keine antidepressive Wirkung aber gute Wirkung auf Stuhlgang und Schmerzen sowie schlaffördernd) wichtig, da bereits die Erwähnung eines Antidepressivums in der Reizdarmtherapie für manche Patient*innen abschreckend wirken kann. SSRI wie zum Beispiel Citalopram verkürzen die orozökale Transitzeit, sodass diese beim Reizdarmsyndrom mit Obstipation off-label zum Einsatz kommen können. Der Serotonin-Noradrenalin-Wiederaufnahmehemmer (SNRI) Duloxetin kann bei Erwachsenen mit komorbider Angst- und depressiver Störung eingesetzt werden (Ford et al. 2019). Natürlich können alle genannten Präparate bei komorbider Angst- oder depressiver Störung innerhalb des eigentlichen Indikationsbereiches sowohl zur Behandlung der psychischen Störung als auch zur Mitbehandlung des Reizdarmsyndroms eingesetzt werden (Hetterich et al. 2019). Eine ausführliche Abhandlung zum Stellenwert der Antidepressiva in der Schmerztherapie und auch Placeboeffekten bieten Kap. 29 und 30.

Eine Schmerztherapie nach WHO-Stufenschema hat keinen Stellenwert, im Gegenteil, Opioide sind kontraindiziert und können in seltenen Fällen zu schwer behandelbaren Nebenwirkungen wie beispielsweise dem Narcotic-Bowel-Syndrom führen.

Blähungen werden von vielen Betroffenen als extrem lästig empfunden. Viele können die gewohnte Kleidung nicht mehr tragen („Schwangerschaftsbauch") oder haben starke Schmerzen beim Sitzen. Die Blähungen gehen schlecht ab. Viele berichten auch, die Luft zurückgehalten zu haben (beispielsweise berufliche Gründe, geteiltes Büro etc.). Neben der Aufklärung ist Bewegung wichtig. Entschäumer werden von vielen Betroffenen eingenommen, sind aber im Dickdarm ohne nachgewiesene Wirkung. Gute Effekte auf Blähungen und Schmerzen haben Phytotherapeutika, beispielsweise die Kombination aus Pfefferminz- und Kümmelöl oder die Pflanzenmixtur STW-5 (auch subtypenübergreifend anwendbar und effektiv). Die Anwendung von Probiotika oder dem darmselektiven Antibiotikum Rifaximin kann versucht werden. Für die wiederholte Anwendung von Rifaximin gibt es jedoch keine günstige Evidenz (Ford et al. 2018). Zu beachten ist, dass die meisten dieser Therapien selbst bezahlt werden müssen.

10.5.3 Ernährungstherapie

Sie ist nachgewiesen wirksam beim Reizdarmsyndrom und, wenn begleitet und zeitlich begrenzt angewendet, frei von Nebenwirkungen. Begleiterkrankungen wie eine Laktoseintoleranz oder Fruktosemalabsorption sollten ausgeschlossen werden.

Jede Ernährungsintervention sollte ernährungsmedizinisch begleitet werden. Ihr Ziel ist es, Symptome zu lindern, Lebensqualität zu erhalten oder wiederzugewinnen und Fehl- inklusive Mangelernährung, wie sie bei restriktiven unkontrollierten Auslassdiäten auftreten können, zu vermeiden. Eine professionelle Ernährungsberatung besteht aus verschiedenen Phasen: Anamnese inklusive Führen eines Ernährungs- und Symptomtagebuchs, Optimierung des Ernährungsplans, Testphase, Übergang in Dauerernährung mit Wiedereinführung

von Nahrungsbestandteilen (Goebel-Stengel und Groeneveld 2022).

Eine gute Evidenzlage liegt für folgende Empfehlungen vor:

- Low-FODMAP-Diät,
- leichte Vollkost,
- ballaststoffreiche Kost,
- tägliche probiotische Lebensmittel,
- Meiden hoch verarbeiteter Lebensmittel,
- regelmäßige, ausgewogene und achtsame Nahrungsaufnahme.

Eine FODMAP-arme Diät bewirkt bei 80 % der vom Reizdarmsyndrom Betroffenen, die sich in einem tertiären Zentrum vorstellten, eine signifikante Symptomverbesserung gemessen mit dem IBS-Symptom Severity Score (IBS-SSS) (Van den Houte et al. 2024). Unter der Annahme, dass alle FODMAP-Kohlenhydrate zusammen durch Gasbildung zu einer signifikanten Darmwanddehnung mit konsekutiver Schmerzexazerbation bei Patient*innen mit viszeraler Hypersensitivität führen, scheint das Weglassen dieser Bestandteile eine sehr effektive Therapie zu sein. Da es sich um eine sehr restriktive Diät handelt, ist sie nur unter ernährungsmedizinischer Begleitung bzw. angeleitet und zeitlich begrenzt durchzuführen. Die Umsetzung der Empfehlungen im Alltag gelingt jedoch nicht immer und kann auch kostenintensiv sein. Eine Studie (Rej et al. 2022) zeigte kürzlich, dass die Umsetzbarkeit im Alltag und die Akzeptanz bei einer traditionellen Reizdarmdiät bei gleichem therapeutischen Ergebnis deutlich besser waren als bei einer Low-FODMAP oder glutenfreien Diät.

Übersicht

Elemente der traditionellen Reizdarmdiät (Böhn et al. 2015; Goebel-Stengel und Groeneveld 2022):

1. Regelmäßiges, langsames, entspanntes Essen. Gründliches Kauen. Vermeiden (zu) großer Mahlzeiten

2. Ausgewogene Trinkmenge (30 ml/kg KG) an Mineralwasser und/oder ungesüßten (Kräuter-)Tees. Wenig Kaffee und Alkohol
3. Ballaststoffanteil erhöhen. Empfehlung der Deutschen Gesellschaft für Ernährung (DGE): 30 g/Tag
4. Vermeiden von hoch verarbeiteten Lebensmitteln und Fertigprodukten
5. Schonende und eigene Zubereitung von Speisen
6. Ausreichend (gedünstetes, nicht rohes) Gemüse und Salate
7. Eher weniger Obst. Kombination mit pflanzlichen Proteinquellen wie Quark oder Joghurt
8. Meiden stark blähender oder scharfer Speisen
9. Verzehr von Sauermilchprodukten, die Milchsäurebakterien enthalten

Die Auswahl der Diät sollte in partizipativer Entscheidungsfindung besprochen werden.

Probiotika haben eine hohe Patientenakzeptanz und können symptomabhängig und probatorisch versucht werden. Die Datenlage hinsichtlich des Einsatzes von Probiotika beim Reizdarmsyndrom ist heterogen, was sich vor allem in der Spannbreite der Studienqualität sowie der Unterschiedlichkeit der Zusammensetzung und Dosierung der Probiotika begründet. Letztendlich kann aus heutigem Wissensstand nicht vorhergesagt werden, ob ein Patient auf ein bestimmtes Probiotikum ansprechen wird oder nicht.

10.5.4 Entspannungsverfahren

Auch für den unterstützenden Einsatz von Entspannungsverfahren gibt es eine gute Datenlage, jedoch nicht als Monotherapie. Hierbei ist die regelmäßige Anwendung des Entspannungsverfahrens wichtig. Es hat sich bewährt, Betroffenen verschiedene Entspannungsverfahren wie z. B.

die progressive Muskelrelaxation oder das autogene Training anzubieten und dann nach individueller Patientenpräferenz das Verfahren wählen zu lassen, mit welchem sie am liebsten regelmäßig arbeiten wollen. Mittlerweile können diese gut auf CD oder appbasiert angewendet werden und lassen sich somit gut in den Alltag der Betroffenen integrieren (Weibert und Stengel 2019).

10.5.5 Psychotherapie

Die Psychoedukation ist bereits der erste Schritt im Rahmen der Psychotherapie. Psychoedukativ kann jede und jeder tätig werden. So können gleich bei Diagnosestellung Strategien zum verbesserten Umgang mit Stress und/oder Krankheitsbewältigung (Coping) zum Einsatz kommen, ebenso die angeleitete Selbsthilfe (Hetterich und Stengel 2020).

Weiterhin gibt es sehr gute Evidenz sowohl für verhaltenstherapeutisch orientierte als auch psychodynamisch orientierte Psychotherapie, wobei die Datenlage für die Verhaltenstherapie breiter ist, obgleich auch für die psychodynamischen Verfahren ein klar positiver Effekt mit großer Wirkstärke gezeigt werden konnte (Black et al. 2020). Unter welchen Umständen eine Psychotherapie angeboten werden sollte, ist weiter unten aufgelistet. Eine ausführliche Darstellung von Psychoedukation und Psychotherapie in der Gastroenterologie findet sich in Kap. 28. Faktoren, die für das Angebot einer Psychotherapie sprechen (Weibert und Stengel 2019):

- Vorliegen psychischer Erkrankungen,
- Suchterkrankungen (z. B. Schmerzmittelabusus),
- Fehlen jeglicher Besserung nach >6 Monaten,
- Langzeit-Krankschreibung & drohende Berentung,
- (früherer) sexueller oder körperlicher Missbrauch,
- Vorliegen psychosozialer Belastungsfaktoren,
- Wunsch der Betroffenen nach entsprechender Behandlung.

Als organspezifisches psychotherapeutisches Verfahren im Rahmen der Behandlung des Reizdarmsyndroms ist die bauchgerichtete Hypnotherapie zu nennen, für die ebenso positive Effekte gezeigt werden konnten (Krouwel et al. 2021). Diesem Thema widmet sich ausführlich das Kap. 31.

möglich, bei zwei Dritteln der Patient*innen eine dauerhafte deutliche Symptomverbesserung zu erreichen.

Fazit

Obwohl mittlerweile praxisorientierte Algorithmen für die schnelle und richtige Diagnosestellung sowie Therapieoptionen vorliegen, sind Patient*innen, die an einem Reizdarmsyndrom leiden, in Deutschland oft noch diagnostisch und therapeutisch unterversorgt. Das Reizdarmsyndrom beeinträchtigt die Lebensqualität und Leistungsfähigkeit der Betroffenen. Relevante Differenzialdiagnosen sollten zügig ausgeschlossen werden, da sich die frühe Diagnosestellung und -benennung positiv auf den Verlauf auswirkt. Es gibt eine obligate Basisdiagnostik und individualisierte Zusatzdiagnostik, jedoch keine Indikation zur Wiederholungsdiagnostik, solange keine Änderung der Symptomatik auftritt. Vorsorgeintervalle sollen eingehalten werden. In der Therapie spielen das gute Ärzt*innen-Patient*innen-Bindung sowie die gemeinschaftliche Entwicklung eines individuellen biopsychosozialen Erklärungsmodells eine große Rolle. Die multifaktorielle Erkrankung Reizdarmsyndrom erfordert einen multimodalen Therapieansatz, der Psychoedukation, symptomorientierte Medikation, Ernährungstherapie, Psychotherapie, Mikrobiommodulation und Entspannungsverfahren einschließt. Bei einem Drittel der Betroffenen werden immer wieder Behandlungen nötig, oder es kommt sogar zu einer weiteren Progredienz und Chronifizierung. Dies betrifft oft Patient*innen mit psychischen, Komorbiditäten. Mittels der individualisierten Therapie ist es jedoch

Literatur

Aziz I, Simren M (2021) The overlap between irritable bowel syndrome and organic gastrointestinal diseases. Lancet Gastroenterol Hepatol 6:139–148

Black CJ, Thakur ER, Houghton LA, Quigley EMM, Moayyedi P, Ford AC (2020) Efficacy of psychological therapies for irritable bowel syndrome: systematic review and network meta-analysis. Gut 69:1441–1451

Böhn L, Storsrud S, Liljebo T, Collin L, Lindfors P, Tornblom H, Simren M (2015) Diet low in FODMAPs reduces symptoms of irritable bowel syndrome as well as traditional dietary advice: a randomized controlled trial. Gastroenterology 149(1399–1407):e1392

Drossman DA, Hasler WL (2016) Rome IV-functional GI disorders: disorders of gut-brain interaction. Gastroenterology 150:1257–1261

Ford AC, Harris LA, Lacy BE, Quigley EMM, Moayyedi P (2018) Systematic review with meta-analysis: the efficacy of prebiotics, probiotics, synbiotics and antibiotics in irritable bowel syndrome. Aliment Pharmacol Ther 48:1044–1060

Ford AC, Lacy BE, Harris LA, Quigley EMM, Moayyedi P (2019) Effect of antidepressants and psychological therapies in irritable bowel syndrome: An updated systematic review and meta-analysis. Am J Gastroenterol 114:21–39

Goebel-Stengel M, Groeneveld M (2022) Von FODMAP bis Low Carb: ernährungsmedizinische Ansätze beim Reizdarmsyndrom. Kompendium Gastroenterologie 2022:8–17

Goebel-Stengel M, Paulsen U, Bennerscheidt P, Zipfel S, Stengel A (2023) Patients with functional gastrointestinal disorders – importance of communication between physician and patient assessed in a cross-sectional cohort study. Frontiers in Psychiatry, section Psychological Therapy and Psychosomatics 14:1252268

Goebel-Stengel M, Stengel A (2022) Reizdarmsyndrom: von der Diagnose zur Therapie. Doctors today 7:1–9

Harvey RF, Mauad EC, Brown AM (1987) Prognosis in the irritable bowel syndrome: a 5-year prospective study. Lancet 1:963–965

Hetterich L, Stengel A (2020) Psychotherapeutic interventions in irritable bowel syndrome. Front Psychiatry 11:286

Hetterich L, Zipfel S, Stengel A (2019) Gastrointestinal somatoform disorders. Fortschr Neurol Psychiatr 87:512–525

Krouwel M, Farley A, Greenfield S, Ismail T, Jolly K (2021) Systematic review, meta-analysis with subgroup analysis of hypnotherapy for irritable bowel syndrome, effect of intervention characteristics. Complement Ther Med 57:102672

Layer P, Andresen V, Allescher H, Bischoff S C, Classen M, Elsenbruch S, Freitag M, Frieling T, Gebhard M, Goebel-Stengel M, Hauser W, Holtmann G, Keller J, Kreis M E, Kruis W, Langhorst J, Jansen P L, Madisch A, Monnikes H, Muller-Lissner S, Niesler B, Pehl C, Pohl D, Raithel M, Rohrig-Herzog G, Schemann M, Schmiedel S, Schwille-Kiuntke J, Storr M, Preiss J C, Collaborators, Andus T, Buderus S, Ehlert U, Engel M, Enninger A, Fischbach W, Gillessen A, Gschossmann J, Gundling F, Haag S, Helwig U, Hollerbach S, Karaus M, Katschinski M, Krammer H, Kuhlbusch-Zicklam R, Matthes H, Menge D, Miehlke S, Posovszky M C, Schaefert R, Schmidt-Choudhury A, Schwandner O, Schweinlin A, Seidl H, Stengel A, Tesarz J, Van Der Voort I, Voderholzer W, Von Boyen G, Von Schonfeld J, Wedel T (2021) Update S3-Leitlinie Reizdarmsyndrom: Definition, Pathophysiologie, Diagnostik und Therapie. Gemeinsame Leitlinie der Deutschen Gesellschaft für Gastroenterologie, Verdauungs- und Stoffwechselkrankheiten (DGVS) und der Deutschen Gesellschaft für Neurogastroenterologie und Motilität (DGNM) – Juni 2021 – AWMF-Registriernummer: 021/016. Z Gastroenterol 59:1323–1415

Löwe B, Wahl I, Rose M, Spitzer C, Glaesmer H, Wingenfeld K, Schneider A, Brahler E (2010) A 4-item measure of depression and anxiety: validation and standardization of the Patient Health Questionnaire-4 (PHQ-4) in the general population. J Affect Disord 122:86–95

Owens DM, Nelson DK, Talley NJ (1995) The irritable bowel syndrome: long-term prognosis and the physician-patient interaction. Ann Intern Med 122:107–112

Rej A, Sanders DS, Shaw CC, Buckle R, Trott N, Agrawal A, Aziz I (2022) Efficacy and acceptability of dietary therapies in non-constipated irritable bowel syndrome: a randomized trial of traditional dietary advice, the Low FODMAP diet, and the gluten-free diet. Clin Gastroenterol Hepatol 20(2876–2887):e2815

Schneider A, Donnachie E, Zipfel S, Enck P (2021) Patients with somatoform disorders are prone to expensive and potentially harmful medical procedures-results of a retrospective cohort study over 15 years. Dtsch Arztebl Int 118:425–431

Svendsen JH, Munck LK, Andersen JR (1985) Irritable bowel syndrome–prognosis and diagnostic safety. A 5-year follow-up study. Scand J Gastroenterol 20:415–418

Van den Houte K, Colomier E, Routhiaux K, Marien Z, Schol J, Van Den Bergh J, Vanderstappen J, Pauwels N, Joos A, Arts J, Caenepeel P, De Clerck F, Matthys C, Meulemans A, Jones M, Vanuytsel T, Carbone F, Tack J (2024) Efficacy and findings of a blinded randomized reintroduction phase for the low FODMAP diet in irritable bowel syndrome. Gastroenterology Online ahead of print

Weibert E, Stengel A (2019) The role of psychotherapy in the treatment of irritable bowel syndrome. Psychother Psychosom Med Psychol 69:360–371

Chronisch-entzündliche Darmerkrankungen

11

Jost Langhorst und Anna Katharina Koch

11.1 Einleitung

Chronisch-entzündliche Darmerkrankungen sind als Zivilisationskrankheiten bekannt, die aufgrund veränderter Lebens- und Umweltbedingungen, insbesondere in Industrieländern, kontinuierlich an Prävalenz zunehmen. Colitis ulcerosa und Morbus Crohn repräsentieren zwei Formen chronisch-entzündlicher Darmerkrankungen. Aufgrund ihrer chronischen Verlaufsformen stehen Patient*innen vor der Herausforderung, eine langfristige und konstruktive Bewältigungsstrategie für ihre Krankheit zu entwickeln, die sie über ihr gesamtes Leben begleitet (Kucharzik et al. 2023; Sturm et al. 2022). Dieser Text widmet sich den klinischen Merkmalen von Colitis ulcerosa und Morbus Crohn, ihrer Epidemiologie und Diagnostik sowie der biopsychosozialen Pathogenese. Des Weiteren werden Therapieansätze im Zusammenhang mit den psychosomatischen Aspekten dieser Erkrankungen genauer betrachtet.

J. Langhorst (✉)
Klinik für Integrative Medizin und Naturheilkunde
Sozialstiftung, Bamberg, Deutschland
E-Mail: jost.langhorst@sozialstiftung-bamberg.de

A. K. Koch
Klinik für Integrative Medizin und Naturheilkunde
Sozialstiftung Bamberg Klinikum am Bruderwald,
Bamberg, Deutschland

11.2 Definition, Ätiologie und klinisches Erscheinungsbild

Colitis ulcerosa ist eine entzündliche Darmerkrankung, die hauptsächlich den Dickdarm betrifft. Sie ist durch eine chronische Entzündung der Kolonschleimhaut gekennzeichnet, die sich normalerweise im Rektum entwickelt und sich dann kontinuierlich aufwärts durch den Dickdarm ausbreitet. Gerade bei Manifestation in der Kindheit kann auch das Phänomen des sogenannten „rectal sparing", einer Manifestation unter Aussparung des Rektums beobachtet werden. Die Symptome von Colitis ulcerosa können von Patient*in zu Patient*in variieren und reichen von mild bis schwer. Zu den häufigsten Anzeichen und Symptomen gehören:

1. **Durchfälle:** Häufige Stuhlgänge, oft mit Blut oder Schleim vermischt.
2. **Bauchschmerzen:** Krampfartige Schmerzen im Bauchbereich, insbesondere im linken Unterbauch.
3. **Blutungen:** Blutungen aus dem Rektum oder im Stuhl.
4. **Gewichtsverlust:** Aufgrund von Appetitlosigkeit und der Unfähigkeit, Nährstoffe richtig aufzunehmen.
5. **Ermüdung:** Müdigkeit und allgemeines Unwohlsein.
6. **Fieber:** In einigen Fällen kann Fieber auftreten.

Die Krankheit kann auch extraintestinale Symptome wie zum Beispiel Gelenkbeteiligung wie Arthralgien oder Arthritiden, Augenentzündungen wie eine Iritis oder Uveitis, Hautmanifestationen wie Erythema nodosum oder in schwerer Manifestationsform Pyoderma grangraenosum und eine Hepatitis oder, prognostisch von hoher Relevanz, primär sklerosierende Cholangitis verursachen.

Morbus Crohn ist ebenfalls eine chronische entzündliche Darmerkrankung, die jeden Teil des Verdauungstrakts betreffen kann, am häufigsten jedoch den Dünndarm in Form einer Ileitis terminalis und den Dickdarm. Im Gegensatz zur Colitis ulcerosa kann Morbus Crohn die gesamte Darmwand betreffen und segmental auftreten, sodass Segmente mit Entzündungsaktivität von Segmenten mit gesundem Gewebe umgeben sind. Die Symptome von Morbus Crohn können je nach betroffenem Bereich des Verdauungstrakts variieren. Zu den häufigsten Symptomen gehören:

1. **Bauchschmerzen:** Anhaltende, krampfartige Bauchschmerzen, oft im rechten Unterbauch.
2. **Durchfälle:** Häufiger Stuhlgang, möglicherweise mit Blut, Schleim oder sogar Verstopfung.
3. **Gewichtsverlust:** Appetitlosigkeit und Probleme bei der Nährstoffaufnahme führen zu Gewichtsverlust.
4. **Ermüdung:** Müdigkeit und allgemeines Unwohlsein.
5. **Fisteln und Abszesse:** Morbus Crohn kann Fisteln (abnormale Verbindungen zwischen Organen oder Haut) und Abszesse (eitrige Ansammlungen) in der Nähe des entzündeten Darmbereichs verursachen.

Zusätzlich zu den Verdauungssymptomen können auch extraintestinale Symptome wie zum Beispiel Gelenkbeteiligung wie Arthralgien oder Arthritiden, Augenentzündungen wie eine Iritis oder Uveitis, Hautmanifestationen wie Erythema nodosum oder in schwerer Manifestationsform Pyoderma grangraenosum und eine Hepatitis oder, deutlich seltener als bei Colitis ulcerosa, primär sklerosierende Cholangitis verursachen.

Es ist wichtig zu beachten, dass sowohl Colitis ulcerosa als auch Morbus Crohn chronische Erkrankungen sind, die in Schüben auftreten können, in denen Symptome verschlimmert sind, gefolgt von Phasen der Remission, in denen die Symptome abklingen oder abwesend sind. In zahlreichen Fällen treten aber auch chronisch aktive Verlaufsformen auf.

Beide Krankheitsbilder können mit Komplikationen einhergehen, wobei bei Colitis ulcerosa typischerweise Anämie und auf lange Sicht ein erhöhtes Risiko für ein kolorektales Karzinom auftreten können. Dies gilt grundsätzlich auch bei Morbus Crohn mit Kolonbeteiligung. Eine seltene, aber potenziell lebensbedrohliche Komplikation ist die Entwicklung eines toxischen Megakolons. Bei Morbus Crohn sind als mögliche Komplikationen vor allem Stenosen, Abszesse oder Fisteln zu berücksichtigen.

Es existieren verschiedene bekannte Risikofaktoren für das Auftreten chronisch-entzündlicher Darmerkrankungen, die genaue Ursache dieser Erkrankungen ist aber bisher nicht abschließend geklärt. Es wird angenommen, dass ein multifaktorielles Geschehen, das auf Genetik, Darmbarriere inklusive des Mikrobioms, angeborenes und erworbenes Immunsystem, psychische und soziale Faktoren, Umweltfaktoren sowie Faktoren des Lebensstils zurückzuführen ist, die Entstehung bedingt.

Die mit diesen Krankheitsbildern verbundenen Kosten belasten das Gesundheitssystem erheblich: Pro Jahr summieren sich die durchschnittlichen Ausgaben bei konservativer Rechnung auf 3767 € für eine*n Patient*in mit Morbus Crohn und 2478 € für eine*n Patient*in mit Colitis ulcerosa. Die Berechnung eines internationalen Konsortiums beziffert die jährlichen Kosten auf circa 9000 $/Patient*in mit Colitis ulcerosa und 12.000 $/Patient*in mit Morbus Crohn in wirtschaftlich hochentwickelten Ländern. Etwa 75 % der Kosten entfallen vor dem Hintergrund von neu entwickelten Medikamentengruppen auf die medikamentösen Behandlungen (Hapke et al. 2013; Prenzler et al. 2011), was sich bei einer halben Million Betroffener im deutschsprachigen Raum zu einer erheblichen Gesamtsumme addiert, ohne dass durch diese neuen Medikamentengruppen eine Heilung der Erkrankung erreicht wird. Derzeit ist unter entsprechender medikamentöser Therapie 12 Monate nach Initiierung nur etwa ein Drittel der Betroffenen in Remission.

11.3   Epidemiologie

Chronisch-entzündliche Darmerkrankungen sind hauptsächlich in Industrienationen verbreitet, insbesondere in Europa und Nordamerika, wo die Prävalenzverhältnisse vergleichsweise hoch sind. Im deutschsprachigen Raum sind mindestens 500.000 Menschen betroffen (Hapke et al. 2013). Obwohl die Inzidenzraten in Europa und Nordamerika weltweit am höchsten sind, steigen die Inzidenzen zunehmend auch in Entwicklungsländern und besonders bevölkerungsreichen Schwellenländern an, was insbesondere mit veränderten Lebensstilen und Umweltbedingungen in Verbindung gebracht wird (Ponder und Long 2013).

11.4   Biopsychosoziale Pathogenese und Differenzialdiagnose

Von zentraler Bedeutung dafür, dass die Betroffenen, die an einer chronisch-entzündlichen Darmerkrankung (CED) leiden, keiner zusätzlichen Stigmatisierung unterliegen, ist folgende Tatsache: Es gibt keine Primärpersönlichkeit, die für eine CED prädestiniert. Dies war noch zu Lebzeiten von Burill B. Crohn, der als einer der Erstbeschreiber selbst noch eine gegenteilige Hypothese aufgestellt hatte, anders bewertet worden. Genau wie bei anderen chronischen Erkrankungen wie beispielsweise rheumatoider Arthritis oder Asthma bronchiale kann allerdings eine schwere chronische Erkrankung, die sich in Kindheit und Jugend manifestiert, Einfluss auf die Persönlichkeitsbildung nehmen. Die Prävalenz seelischer Störungen bei Patient*innen mit bekannter CED ist vor diesem Hintergrund im Vergleich zu Kontrollen ohne chronisch körperliche Erkrankung erhöht, ist dabei aber vergleichbar mit der von Patient*innen mit anderen chronisch körperlichen Erkrankungen. Die Prävalenz seelischer Störungen bei Patient*innen mit CED in Remission ist nicht höher als bei Kontrollen der allgemeinen Bevölkerung.

In der Wissenschaft besteht Konsens darüber, dass belastende Lebensereignisse, psychischer Stress und psychische Störungen nicht als direkte und alleinige Ursache für die Erstmanifestation von Colitis ulcerosa oder Morbus Crohn anzusehen sind. Chronische entzündliche Darmerkrankungen werden nicht als psychosomatische Krankheiten im engeren Sinne betrachtet. Bemerkenswert ist allerdings, dass 70 % der Patient*innen berichten, dass Stress einen negativen Einfluss auf den Verlauf ihrer chronisch-entzündlichen Darmkrankheit und schon einmal einen Schub ausgelöst hat (Bauer et al. 2022; Langhorst et al. 2005, 2007). Darüber hinaus haben sowohl tierexperimentelle als auch Humanstudien gezeigt, dass psychosozialer Stress Einfluss auf den Verlauf von chronisch-entzündlichen Darmerkrankungen nehmen kann (Langhorst et al. 2013; Mikocka-Walus und Andrews 2016). Es besteht ebenso Konsens darüber, dass eine hohe Krankheitsaktivität die psychische Belastung verstärken kann und dass psychische Störungen sowie psychosozialer Stress einen zusätzlichen negativen Einfluss auf die Lebensqualität und auf den Verlauf der Krankheit haben können. So haben seelische Störungen einen negativen Einfluss auf die Therapieadhärenz, und eine depressive Krankheitsbewältigung geht mit einem schwereren Krankheitsverlauf (Dauer und Schwere der Schübe) einher (Nahon et al. 2011). Eine Major Depression und vermehrte Ängstlichkeit sind mit schlechterem Ansprechen auf eine TNF-Alpha gerichtete Therapie mit Infliximab assoziiert (Graff et al. 2009). Begründet werden können diese Zusammenhänge mit der speziellen Pathogenese der Erkrankungen durch Mechanismen der Darm-Hirn-Achse. In diesem Sinne können chronisch-entzündliche Darmerkrankungen als psychosomatische Krankheiten im weiteren Sinn klassifiziert werden. Es wird daher empfohlen, dass bei der Behandlung von Patient*innen mit chronisch-entzündlichen Darmerkrankungen im Rahmen der Lotsenfunktion durch die Gastroenterolog*innen Kooperationen mit Psychotherapeut*innen oder Psychosomatiker*innen bestehen und dass psychosoziale Faktoren in den Therapieansätzen auch durch den Einsatz psychotherapeutischer und psychopharmak ologischer Verfahren bei Bedarf berücksichtigt werden sollten (Kucharzik et al. 2023; Sturm et al. 2022) wenn dies im Einzelfall indiziert ist.

11.5 Somatische Untersuchung und Differenzialdiagnose

Die Identifizierung einer chronisch-entzündlichen Darmerkrankung erfordert eine Beurteilung basierend auf dem klinischen Bild, dem Krankheitsverlauf sowie einer Kombination aus endoskopischen, histologischen, radiologischen und labortechnischen Verfahren. Es ist wichtig, im Rahmen der Differenzialdiagnostik Erkrankungen wie infektiöse, neoplastische und vaskuläre Darmerkrankungen sowie das Reizdarmsyndrom abzuklären und auszuschließen (Kucharzik et al. 2023; Sturm et al. 2022).

11.6 Psychosoziale und psychologische Beurteilung

Neben der somatischen Untersuchung und Differenzialdiagnose sollten behandelnde Ärzt*innen aufgrund der engen Verbindung zwischen chronisch-entzündlichen Darmerkrankungen und psychosozialem Stress regelmäßig die psychosozialen Belastungen und den Bedarf ihrer Patient*innen an psychologischer Betreuung erfragen. Die Diagnose einer chronisch-entzündlichen Darmerkrankung stellt nicht per se die Indikation für eine Psychotherapie dar. Dementsprechend konnte in Studien nachgewiesen werden, dass Psychotherapie bei Patient*innen mit einer chronisch-entzündlichen Darmerkrankung nicht pauschal eingesetzt werden sollte, sondern nur bei solchen,

bei denen eine Psychopathologie und/oder psychische Begleiterkrankungen diagnostiziert wird und/oder eine pathologische Krankheitsbewältigung besteht. Wie bei anderen chronischen Erkrankungen mit aktivem Krankheitsverlauf werden psychische Erkrankungen aber auch bei Patient*innen mit chronischen Magen-Darm-Erkrankungen gehäuft diagnostiziert. In einer großen retrospektiven Studie mit fast 50.000 Patient*innen mit chronisch-entzündlichen Darmerkrankungen aus Großbritannien (Umar et al. 2022) betrug das durchschnittliche relative Risiko für eine Angsterkrankung RR 1,17, für Depression RR 1,36 und für Schlafstörungen RR 1,62 und war besonders hoch im ersten Jahr nach Diagnosestellung (Angsterkrankung RR 1,28, für Depression RR 1,62 und für Schlafstörungen RR 1,62). Bei Betroffenen von chronisch-entzündlichen Darmerkrankungen sollte vor diesem Hintergrund individuell geprüft werden, ob eine Zusammenarbeit mit Psychotherapeut*innen oder Psychosomatiker*innen in Betracht gezogen werden sollte, um gegebenenfalls psychotherapeutische und psychopharmakologische Maßnahmen zu ergänzen (Kucharzik et al. 2023; Sturm et al. 2022). Beispielhafte Indikationen hierfür können eine bestehende Depression oder Angststörung, eine maladaptive Krankheitswahrnehmung mit Katastrophisieren, der gefühlte Verlust von Kontrollierbarkeit der Erkrankung, maladaptive Überzeugungen, dysfunktionales Krankheitsverhalten wie ein maladaptives Copingverhalten insbesondere in Form von sozialem Rückzug oder einer pathologischen Krankheitsverarbeitung sein. Ärzt*innen und Therapeut*innen können dabei auf geeignete Screeningfragen oder Instrumente zurückgreifen, die speziell zur Beurteilung der lebensbezogenen Qualität und anderer psychosozialer Dimensionen bei Patient*innen mit chronisch-entzündlichen Darmerkrankungen entwickelt wurden. Zu den Screeninginstrumenten gehören insbesondere der „Assessment of the Demand for Additional Psychological Treatment" (ADAPT) (Miehsler et al. 2004) sowie das „Lübeck Interview for

Psychosocial Screening" (LIPS) (Kunzendorf et al. 2005). Zusätzlich sind der „Inflammatory Bowel Disease Questionnaire" (IBDQ) (Guyatt et al. 1989; Janke et al. 2006) und sein verkürztes Pendant, der „Short Inflammatory Bowel Disease Questionnaire" (SIBDQ) (Irvine et al. 1996; Rose et al. 2000), bewährte Fragebögen, die sowohl in der Forschung als auch in der klinischen Praxis erfolgreich angewendet werden. Auf Basis dieser validierten Messinstrumente bieten sie Einblicke in den aktuellen Zustand des psychischen Wohlbefindens der Patient*innen in Bezug auf ihre Krankheit.

Basierend auf einer umfassenden Diagnose, die idealerweise auch psychosoziale Aspekte einbezieht, kann dann ein individueller Therapieplan entwickelt werden. Dieser Plan sollte nicht nur rein somatische Gesichtspunkte berücksichtigen, sondern auch die psychischen und psychosozialen Symptome der Betroffenen einbeziehen.

11.7 Medizinische Leitlinien

Die deutschen S3-Leitlinien zur Diagnostik und Therapie des Morbus Crohn (Sturm et al. 2022) bieten eine Übersicht über die Aussagen zu psychosomatischen Aspekten von chronisch-entzündlichen Darmerkrankungen. Diese Aussagen sind im Einklang mit denen in der Leitlinie zur Diagnostik und Behandlung der Colitis ulcerosa (Kucharzik et al. 2023). Es wurde vereinbart, dass die Aussagen zur Psychosomatik und Psychotherapie in der aktualisierten Colitis-ulcerosa-Leitlinie immer zeitgleich mit der Überarbeitung der Leitlinie zur Diagnostik und Behandlung des Morbus Crohn erfolgen sollen.

Es finden sich in der aktuellen Leitlinie des Morbus Crohn 9 Statements und Empfehlungen im Kapitel „Psychosomatik bei chronisch-entzündlichen Darmerkrankungen":

- Belastende Lebensereignisse, psychischer Stress und psychische Störungen sind nicht ursächlich für die Entstehung der CED. *Evidenzgrad 2, starker Konsens*

- Subjektive Stressbelastung und affektive Störungen können einen negativen Einfluss auf den Verlauf der CED und die krankheitsspezifische Lebensqualität haben. *Evidenzgrad 2, Konsens*

- Eine hohe Krankheitsaktivität kann mit vermehrter psychischer Symptombelastung einhergehen. *Evidenzgrad 2, starker Konsens*

- Patient*innen mit anhaltenden Bauchschmerzen oder Durchfällen, welche nicht durch die Entzündungsaktivität bzw. Krankheitskomplikationen erklärt werden können, sollten auf das Vorliegen eines Reizdarmsyndroms (RDS) oder einer depressiven Störung untersucht werden. Bei Vorliegen einer Reizdarmsymptomatik bzw. einer depressiven Störung sollten die in den Leitlinien empfohlenen Therapieprinzipien angewendet werden. *Evidenzgrad 2, Empfehlungsgrad B, starker Konsens*

- Psychosoziale Faktoren und die krankheitsbezogene Lebensqualität sollen auch unter Berücksichtigung geschlechtsspezifischer Aspekte bei ärztlichen Konsultationen erfragt und in der Therapie berücksichtigt werden. *Evidenzgrad 2, Empfehlungsgrad A, starker Konsens*

- Die Behandlung von Patient*innen mit CED sollte bei Vorliegen psychischer Belastungen und Symptome in Kooperation mit Psychotherapeut*innen bzw. Psychosomatiker*innen erfolgen. *Evidenzgrad 2, starker Konsens*

- Die behandelnden Ärzt*innen sollten auf die Selbsthilfeorganisationen und Selbsthilfegruppen für CED hinweisen. *Expertenkonsens, Empfehlung, starker Konsens*

- Bei Patient*innen mit CED und psychischen Störungen soll eine leitliniengerechte störungsspezifische Psychotherapie oder Psychopharmakotherapie durchgeführt werden. *Evidenzgrad 2, Empfehlungsgrad A, starker Konsens*

- Kindern und Jugendlichen sowie ihren Familien soll eine psychosoziale Unterstützung angeboten werden.
Evidenzgrad 1, Empfehlungsgrad A, starker Konsens

Aufbauend auf den Statements zur Komplementärmedizin ergeben sich dann auch die Statements zu achtsamkeitsbasierten Interventionen

- Mind-body-Verfahren können komplementär zur Verbesserung der Lebensqualität eingesetzt werden.

Aufbauend auf diesen Statements zur Psychosomatik ergeben sich dann auch die Statements zur Psychotherapie:

- Multikonvergente Therapien (Achtsamkeitsmeditation mit Aspekten kognitiver Verhaltenstherapie) können zur Stressreduktion bei Patient*innen mit entzündlichen Darmerkrankungen in Remission und mit Reizdarmsyndrom zur Verbesserung der Lebensqualität angeboten werden.
Evidenzgrad 2, Empfehlungsgrad 0, starker Konsens
- Akzeptanz- und Commitment-Therapien (Akzeptanz- und Achtsamkeitsverfahren zusammen mit dem Erlernen von Strategien des engagierten Handelns und von Verhaltensänderungen) können zur Stressreduktion angeboten werden.
Evidenzgrad 1, Empfehlungsgrad 0, starker Konsens
- Lösungsorientierte Therapie kann für Patient*innen in Remission, welche an schwerer Fatigue leiden, zur Verbesserung der Lebensqualität und zur Reduktion der Müdigkeit angeboten werden.
Evidenzgrad 1, Empfehlungsgrad 0, starker Konsens
- Die kognitive Verhaltenstherapie kann zur Reduktion psychischer Symptombelastung in Erwägung gezogen werden.
Expertenkonsens, Empfehlung offen, starker Konsens

11.8 Behandlung

11.8.1 Medikamentöse Therapie

Bei einem akuten Schub oder im Falle einer chronisch aktiven Verlaufsform einer chronisch-entzündlichen Darmerkrankung ist die medikamentöse Behandlung mit chemisch-synthetischen Präparaten unter ärztlicher Aufsicht von zentraler Bedeutung. Abhängig von der Lokalisation, Ausdehnung und Schwere der Erkrankung werden während eines akuten Schubs entzündungshemmende Medikamente topisch und/oder systemisch (oral; subkutan oder intravenös) eingesetzt. Bei moderaten bis schweren Schüben und/oder chronisch aktiven Verläufen werden Immunsuppressiva oder Biologika angewendet (Kucharzik et al. 2023; Sturm et al. 2022). In den vergangenen zwei Jahrzehnten hat sich das Spektrum der pharmakologischen Behandlungsoptionen erheblich erweitert. Trotz formal wirksamer Medikamente, insbesondere 5-Aminosalicylaten (5-ASA) bei Colitis ulcerosa sowie Glucocorticoiden und einer Vielzahl von immunmodulierenden Medikamenten wie Thiopurinen, Anti-TNF-Antikörpern, Anti-Integrin-Antikörpern, Anti-IL-17/-IL-23-Antikörpern oder JAK-Inhibitoren, bleibt die akute entzündliche Behandlung für eine beträchtliche Anzahl von Patient*innen nicht ausreichend und Rückfälle stellen weiterhin ein ungelöstes Problem dar (Burisch und Munkholm 2013). So hat das zunehmende Wissen über die komplizierte Pathogenese der Colitis ulcerosa und des Morbus Crohn in den letzten zwei Jahrzehnten zu Fortschritten in der Arzneimittelentwicklung geführt, die in der Einführung der oben genannten biologischen Wirkstoffe und niedermolekularer Therapien resultierten. Obwohl die Zunahme der therapeutischen Möglichkeiten grundsätzlich als positiv zu bewerten ist, liegen die Remissionsraten beispielsweise bei Patient*innen mit Colitis ulcerosa, die in Induktionsstudien mit den neuen Therapeutika behandelt werden, nach wie vor bei bescheidenen 20–30 % (Alsoud et al. 2021), was auf die therapeutische Limitation einer rein pharmakologischen Therapie hinzudeuten scheint.

11.8.2 Chirurgische Therapie

Patient*innen mit einem Morbus Crohn müssen sich im Rahmen des Krankheitsverlaufes in großer Zahl einer chirurgischen Therapie unterziehen. In verschiedenen Studien wird ausgeführt, dass bis zu 80 % der Betroffenen aufgrund des Morbus Crohn operiert werden müssen, bis zu einem Drittel der Betroffenen mehrfach. Indikationen sind Komplikationen in Form von klinisch relevanten narbigen Stenosen, Abszessen, Fisteln oder Perforationen. Im Gegensatz zu diesen Indikationen stellt die laparoskopische operative Versorgung bei einem umschriebenen Befall des terminalen Ileums eine valide Therapieoption dar, um die Betroffenen nachhaltig in eine Remission zu bringen.

Bei der Colitis ulcerosa stellen hochgradige Dysplasien oder maligne Entartung im Kolon aufgrund des im Verlauf der Erkrankung – abhängig von verschiedenen Risikofaktoren wie einem langen Krankheitsdauer (>10 Jahre), einem ausgedehnten Befall (Pankolitis) oder komplizierenden Faktoren wie einer primär sklerosierenden Cholangitis oder Stenosen – zunehmenden Malignitätsrisikos eine absolute Operationsindikation für eine Kolektomie dar.

Für beide Erkrankungen sollte ein Versagen der konservativen Therapie, ein sogenannter therapierefraktärer Verlauf, heute nur noch in Ausnahmefällen die Indikation für eine große chirurgische Intervention darstellen.

11.8.3 Nicht pharmakologische Therapie

Zusätzlich zu den beschriebenen medikamentösen und chirurgischen Therapieoptionen werden vor dem oben geschilderten Hintergrund der weiter bestehenden Limitationen einer konventionellen Therapie nicht pharmakologische Therapieansätze entwickelt und in klinischen Studien untersucht, die zur Symptomkontrolle und während der Remission dazu beitragen können, die Lebensqualität zu verbessern und die körperliche sowie psychische Gesundheit der Betroffenen zu stabilisieren.

Nicht pharmakologische komplementäre Verfahren ergänzen und erweitern die konventionellen Behandlungsoptionen, sind aber nicht als deren Ersatz gedacht. Es ist ermutigend zu sehen, dass der Trend zur Nutzung sogenannter alternativer Therapiemethoden unter Ausschluss der konventionellen Therapie abnimmt (Bauer et al. 2022) und eher die Ausnahme darstellt. Es bleibt wichtig zu betonen, dass alternative Therapien anstelle evidenzbasierter Behandlungen abgelehnt werden sollen.

Angesichts des engen Zusammenhangs von chronisch-entzündlichen Darmerkrankungen mit Lebensstil, Stress und psychischer Belastung zeigen die Patient*innen ein starkes Interesse an komplementärmedizinischen und psychotherapeutischen Therapieoptionen: In einer entsprechenden Studie befürworteten 79 % der befragten Patient*innen mit CED die Einbeziehung solcher Verfahren in die Therapie (Bauer et al. 2022a), und 53 % würden die Anwendung von Psychotherapie empfehlen (Mikocka-Walus und Andrews 2016). In multimodalen nicht pharmakologischen Therapiekonzepten ist es nicht immer einfach – und eher eine akademisch motivierte denn eine klinisch relevante Frage – zwischen psychotherapeutischen und komplementärmedizinischen Verfahren zu unterscheiden. Einzelne Elemente psychotherapeutischer Methoden finden sich oft auch in komplementären Verfahren und umgekehrt. Eine Umfrage von 2019 bestätigte die hohe Verwendung von komplementären Verfahren bei Patient*innen mit chronisch-entzündlichen Darmerkrankungen in Deutschland. Mehr als 50 % der Patient*innen geben eigene Erfahrungen mit komplementären und naturheilkundlichen Therapieverfahren an (Bauer et al. 2022).

Wissenschaftlich belegt ist, dass eine positive Therapieerwartung der Betroffenen einen unabhängigen Faktor für die Verbesserung der Lebensqualität unter der Therapie darstellt (Basedow et al. 2023), ein Faktor, den man bei der

Ausübung der ärztlichen und therapeutischen Kunst berücksichtigen und nutzen sollte.

11.8.4 Lebensstilmodifikation inklusive Entspannung und achtsamkeitsbasierten Interventionen und Hypnose

Programme zur Lebensstilmodifikation verfolgen einen ganzheitlichen salutogenetischen Ansatz als Ergänzung zur Pharmakotherapie. Im Rahmen solcher Programme werden Betroffene an eine Kombination verschiedener Methoden herangeführt, wie z. B. Stressmanagement, Ernährungsberatung, körperliche Aktivitäten wie Walking, meditative Bewegungstherapien wie Yoga, kognitive Verhaltenselemente, Achtsamkeitsmethoden und Selbsthilfestrategien wie phytotherapeutische Mittel, Hydrotherapie, Wickel, Kompressen und Akupressur. Ziel ist es, einen eigenverantwortlichen und gesundheitsfördernden Lebensstil zu entwickeln und zu unterstützen, um das Krankheitsmanagement zu verbessern und im Idealfall den Verlauf der chronisch-entzündlichen Darmerkrankung positiv zu beeinflussen. Um dies zu erreichen, sollen die Inhalte von Menschen mit CED langfristig verinnerlicht und im Alltag konsequent umgesetzt werden. Randomisiert kontrollierte Studien belegen die

Wirksamkeit solcher multimodalen Interventionen (Langhorst et al. 2020; Koch et al. 2021; Schlee et al. 2022) sowohl für Colitis ulcerosa (Lebensqualität, Stress, Flourishing – Flourishing, als zentrales Ziel der Positiven Psychologie, bedeutet die gelingende psychische Entwicklung und umfasst somit subjektives Wohlbefinden, psychische Leistungsfähigkeit und den Prozess persönlichen Wachstums) als auch für Morbus Crohn (Lebensqualität, Stress, Entzündungsmarker im Stuhl) (Bauer et al. 2024).

Auch weniger komplexe achtsamkeitsbasierte Interventionen können Beschwerden von Betroffenen in bestimmten Bereichen lindern. Im Rahmen der aktuellen S3-Leitlinien der Arbeits-

gemeinschaft der Wissenschaftlichen Medizinischen Fachgesellschaften e. V. für Colitis ulcerosa wird die komplementäre Anwendung achtsamkeitsbasierter Verfahren in offenen Empfehlungen angeraten.

Ein systematisches Review zu komplementären Verfahren in der Behandlung von chronisch-entzündlichen Darmerkrankungen (Langhorst et al. 2015) identifizierte 2 RCTs, die den Effekt von Achtsamkeit in der Behandlung von Patient*innen mit Colitis ulcerosa evaluierten (Berrill et al. 2014; Jedel et al. 2014). Darüber hinaus wurde ein RCT identifiziert, das den Effekt von Entspannungstrainings auf Patient*innen mit CED evaluierte. 56 Patient*innen wurden entweder der Relaxationsgruppe oder Standardbehandlung zugeteilt. Es zeigten sich signifikante Verbesserungen hinsichtlich Schmerz, Ängstlichkeit, Depressivität, Stimmung, Stress und Lebensqualität für die Patient*innen in der Relaxationsgruppe, nicht aber für die in der Standardbehandlungsgruppe.

Eine bauchgerichtete Hypnose (Keefer et al. 2013) im Vergleich zu einer aktiven Kontrollgruppe (nondirektive Diskussionseinheiten über Colitis ulcerosa) zur Behandlung von Colitis ulcerosa evaluierte 54 Patient*innen mit Colitis ulcerosa, die sich in Remission befanden. Es fanden sich signifikante Gruppenunterschiede hinsichtlich der Zeit, die Patient*innen in Remission verblieben mit positiveren Effekten für die Hypnosegruppe. Keine Effekte zeigen sich für die Lebensqualität und andere psychologische Parameter. Achtsamkeit und Hypnose wurden in dieser Übersichtsarbeit auch als psychologische Methoden berücksichtigt.

11.8.5 Psychotherapie

Wie ausgeführt stellt die Diagnose einer chronisch-entzündlichen Darmerkrankung nicht per se die Indikation für eine Psychotherapie dar. In einem Cochrane Review zur Psychotherapie bei Patient*innen mit CED unter Auswertung von 21 Studien mit 1745 Teilnehmenden (19 bei Erwachsenen, 2 bei Jugendlichen) hatte die Psychotherapie keinen Einfluss auf die Lebensqualität, den emotionalen Status oder den Anteil der Patient*innen mit akuter Symptomatik bei Erwachsenen nach etwa 12 Monaten. Wichtig ist allerdings die Anmerkung, dass nur eine der eingeschlossenen Studien die Indikation für eine Psychotherapie aufgrund von psychischer Komorbidität stellte. Dementsprechend sollte eine Psychotherapie bei Patient*innen mit CED nicht pauschal eingesetzt werden, sondern nur bei den Betroffenen, bei denen eine Psychopathologie und/oder psychische Begleiterkrankungen diagnostiziert wird und/oder eine pathologische Krankheitsbewältigung besteht.

Unter Berücksichtigung dieser Voraussetzung liegen für verschiedene Psychotherapieverfahren erste vielversprechende Studien vor.

Multikonvergente Therapie (Achtsamkeitsmeditation mit Aspekten kognitiver Verhaltenstherapie)
In einer Studie zur multikonvergenten Therapie (Berrill et al. 2014) wurden 66 Patient*innen mit Colitis ulcerosa oder Morbus Crohn in Remission eingeschlossen, welche an Reizdarmsymptomen litten oder hohe, individuell wahrgenommene Stresslevel aufwiesen. Die Studie verglich ein 16-wöchiges multikonvergentes Therapieprogramm (Achtsamkeitsmeditation mit Aspekten kognitiver Verhaltenstherapie), welches 6 Sitzungen à 40 min beinhaltete und zusätzlich zur Standardversorgung durchgeführt wurde mit alleiniger Standardversorgung. Follow-up-Erhebungen erfolgten über 1 Jahr. Ein höherer, jedoch nicht signifikanter, mittlerer „Inflammatory Bowel Disease Questionnaire" (IBDQ)-Score wurde in der aktiven Gruppe im Vergleich zur Kontrollgruppe 4 Monate nach Studienbeginn festgestellt. Eine signifikante Verbesserung der Lebensqualität (gemessen mittels IBDQ) zeigte sich hingegen bei Patient*innen mit Reizdarmsymptomatik 4 Monate nach Studienbeginn in der aktiven Gruppe im Vergleich zur Kontrollgruppe. Bezüglich der Rezidivrate (basierend auf fäkaler Calprotectin-Messung) konnte zwischen den Gruppen kein Unterschied festgestellt werden.

Akzeptanz- und Commitment-Therapie
Die Akzeptanz- und Commitment-Therapie (ACT) umfasst Akzeptanz- und Achtsamkeitsverfahren sowie Strategien des engagierten Handelns und Verhaltensänderungen. Ziel eines RCT (Wynne et al., 2019) war es, die Auswirkungen von ACT auf Stress bei 79 Patient*innen mit CED, davon 75 in Remission und 4 mit milder Aktivität, zu erforschen. Die 8-wöchige ACT beinhaltete eine 90-minütige Gruppensitzung pro Woche mit 14–16 Teilnehmenden zusätzlich zur Standardtherapie und wurde mit einer alleinigen Standardtherapie verglichen. Eine signifikante Verbesserung des subjektiv wahrgenommenen Stressniveaus und der Depressivität in der Interventionsgruppe im Vergleich zur Kontrollgruppe zeigte sich 8 bzw. 20 Wochen nach Studienstart. Die Per-Protokoll-Analyse zeigte eine signifikante Verbesserung des allgemeinen Wohlbefindens in der ACT-Gruppe im Vergleich zur Kontrollgruppe. Kein Unterschied zwischen den Gruppen konnte für die subjektive und die objektive Krankheitsaktivität sowie im Hinblick auf die Kortisol-Konzentration im Haar festgestellt werden.

Lösungsorientierte Therapie
In einem RCT (Vogelaar et al. 2014) wurden die Auswirkungen einer Lösungsorientierten Therapie (solution-focused therapy; SFT) bei 98 Patient*innen mit chronisch-entzündlichen Darmerkrankungen in Remission mit Fatigue untersucht. Im Rahmen der Studie erhielten die Proband*innen in der Interventionsgruppe über einen Zeitraum von 3 Monaten 7 Sitzungen einer Lösungsorientierten Therapie, welche sich auf Müdigkeitsbewältigungsstrategien fokussierte. Die Kontrollgruppe erhielt eine alleinige Standardtherapie. Direkt nach der Beendigung der Lösungsorientierten Therapie sowie 6 Monate, nicht aber 9 Monate nach Therapieende zeigte sich eine signifikante Verbesserung der Müdigkeit in der SFT-Gruppe im Vergleich zur Kontrollgruppe. Zudem konnte direkt nach dem Ende der Therapie eine signifikante Verbesserung der Lebensqualität, gemessen mittels IBDQ, zugunsten der Interventionsgruppe nachgewiesen werden.

Kognitive Verhaltenstherapie

Eine niederländische Studie (Bennebroek Evertsz' et al. 2017) untersuchte in 8 einstündigen, wöchentlichen Sitzungen die Wirksamkeit einer kognitiven Verhaltenstherapie („cognitive behavioral therapy", CBT) auf vorhandene Depressionen, Angst und Lebensqualität. Insgesamt nahmen 118 Patient*innen mit chronisch-entzündlicher Darmerkrankung teil, welche in zwei gleich große Gruppen (Wartelisten-Kontrollgruppe) randomisiert wurden. Über einen Zeitraum von 3,5 Monaten erhielt die Interventionsgruppe eine CBT in 8 Sitzungen zusätzlich zur Standardbehandlung, die Kontrollgruppe eine alleinige Standardtherapie. Jeder Teilnehmende erhielt Schreibaufgaben und kognitive Interventionen, welche sich auf bestimmte Krankheitsüberzeugungen und dysfunktionale Einstellungen konzentrierten. Es konnte eine Verbesserung der spezifischen, CED-bezogenen Lebensqualität sowie eine Verringerung der Angst und Depression im Vergleich zur Warteliste gemessen werden.

Ein weiterer RCT (Mikocka-Walus et al. 2015) untersuchte eine CBT bei Patient*innen mit chronisch-entzündlicher Darmerkrankung in Remission (zwei randomisierte Gruppen – Standardversorgung vs. Standardversorgung plus CBT). Insgesamt nahmen n = 176 Probanden mit CED teil, wovon nach 12 Monaten noch n = 106 ausgewertet wurden. Die kognitive Verhaltenstherapie wurde über 10 Wochen 2 h pro Woche persönlich oder online abgehalten. Das CBT-Programm bestand aus: 1) Ausbildung über CED und CBT; 2) Stress und Entspannung; 3) Automatische Gedanken und kognitive Verzerrungen; 4) Kognitive Umstrukturierung; 5) Exposition und Überwindung von Vermeidung; 6) Bewältigungsstrategien; 7) Durchsetzungsfähigkeitstraining; 8) Beziehungen und Kommunikation; 9) Aufmerksamkeit und Ablenkung; 10) Rückfallprävention bei psychischen Gesundheitsproblemen. CBT verbesserte die mentale Lebensqualität nach 6 Monaten signifikant.

In einer weiteren Studie (Mikocka-Walus et al. 2017) der gleichen Arbeitsgruppe im Wartegruppendesign wurde die kognitive Verhaltenstherapie über 10 Wochen persönlich oder online abgehalten. Insgesamt nahmen n = 174 Probanden mit CED in Remission teil, wovon nach 24 Monaten noch n = 75 ausgewertet wurden. In dieser Studie zeigte CBT keinen signifikanten Einfluss auf die Krankheitsaktivität, psychische Gesundheit und Lebensqualität.

11.9 Wirksamkeit bei Kindern und Jugendlichen

Bei Jugendlichen gab es im Cochrane Review zur Psychotherapie bei CED in den zwei eingeschlossenen Studien positive Kurzzeiteffekte der Psychotherapie auf die Lebensqualität und Depressivität.

Ein weiteres RCT (Levy et al. 2016) untersuchte die Wirksamkeit einer kognitiven Verhaltenstherapie an 185 Kindern mit CED (n = 116 in Remission, n = 15 in milder Aktivität) zwischen 8–17 Jahren. Die Eltern wurden ebenfalls mit betreut. Die Intervention umfasste jeweils 3 Sitzungen, die etwa 1 Woche auseinander lagen, mit den Inhalten soziales Lernen und kognitive Verhaltenstherapie. In der Kontrollgruppe erfolgte eine pädagogische Unterstützung, die so gestaltet war, dass Zeit- und Aufmerksamkeitsumfang der Intervention entsprachen. Es zeigte sich ein signifikanter Gesamtbehandlungseffekt für Schulversäumnisse aufgrund von Morbus Crohn oder Colitis ulcerosa 6 Monate nach der Behandlung. Weiterhin gab es einen signifikanten Post-Behandlungseffekt für die vom Kind berichtete Lebensqualität, die von den Eltern berichteten Erhöhungen der adaptiven Bewältigung des Kindes und die Verringerung der maladaptiven Reaktionen der Eltern auf die Symptome der Kinder. Es zeigte sich zum Ende der Behandlung eine Verbesserung in Bezug auf das soziale Lernen in der Interventionsgruppe.

Ein weiterer RCT (Stapersma et al. 2018) untersuche 70 Kinder mit CED (n = 33 in Remission, n = 17 mit milder Aktivität) zwischen 10–25 Jahren im Hinblick auf die Wirksamkeit einer CBT in Bezug auf Angst- und depressive Symptome sowie gesundheitsbezogene Lebensqualität. In jeder Gruppe befanden sich n = 18

Patient*innen mit Morbus Crohn. Die Gruppe mit CBT erhielt zusätzlich 10 wöchentliche Einzelsitzungen, welche innerhalb von 3 Monaten durchgeführt wurden. Sechs dieser Sitzungen wurden in Präsenz durchgeführt, die restlichen 4 Sitzungen wurden telefonisch abgehalten. Drei Monate nach der Intervention konnte eine signifikante Verbesserung aller Teilnehmenden bezüglich Angst- und depressiver Symptome festgestellt werden. Zwischen den Gruppen bestand dabei kein signifikanter Unterschied.

Fazit
Psyche, psychosoziale Kontextfaktoren sowie Faktoren des Lebensstils und der Umwelt nehmen relevanten Einfluss auf den Verlauf chronisch-entzündlicher Darmerkrankungen. Ergänzend zur medikamentösen Behandlung gibt es eine Vielzahl nicht pharmakologischer Therapiemethoden zur Behandlung von chronisch-entzündlichen Darmerkrankungen, die nicht nur wirksam sind, sondern zudem auch stark von den Betroffenen nachgefragt werden. In den Empfehlungen der aktuellen S3-Leitlinien der Arbeitsgemeinschaft der Wissenschaftlichen Medizinischen Fachgesellschaften e. V. für Colitis ulcerosa und für Morbus Crohn findet dies ausdrücklich Berücksichtigung. Die Diagnose einer CED stellt per se keine Indikation für eine psychotherapeutische Intervention dar. Bei Patient*innen mit psychischer Begleiterkrankung sowie negativer Krankheitsbewältigung sollte die Indikation für eine Psychotherapie überprüft und gestellt werden.

Literatur

Alsoud D, Verstockt B, Fiocchi C, Vermeire S (2021) Breaking the therapeutic ceiling in drug development in ulcerative colitis. Lancet Gastroenterol & Hepatol 6:589–595

Basedow LA, Zerth SF, Salzmann S, Elsenbruch S, Uecker C, Rief W, Langhorst J (2023) Pre-treatment expectations and their influence on treatment outcomes in Crohn's disease. J Psychosom Res 12(176):111567

Bauer N, Kairey L, Schlee C, Uecker C, Öznur Ö, Langhorst J (2022a) Use of complementary and alternative medicine (CAM) in patients with inflammatory bowel disease (IBD): results from a German nationwide survey of 2019 compared to a previous survey of 2002. Scand J Gastroenterol 57(10):1209–1215. https://doi.org/10.1080/00365521.2022.2078667

Bauer N, Löffler C, Öznur Ö, Uecker C, Keil T, Langhorst J (2022b) Mind-body-medicine and comprehensive lifestyle-modification in patients with Crohn's disease-Feasibility of a randomized controlled trial under pandemic circumstances. Front Integr Neurosci 16:960301. https://doi.org/10.3389/fnint.2022.960301

Bauer N, Loeffler C, Oeznur O, Uecker C, Schlee C, Adamczyk A, Elsenbruch, S, Pfuhlmann K, Reissmann R, Westendorf AM, Keil T, Langhorst J (2024 in press) Impact of a multimodal stress management and comprehensive lifestyle modification program on quality-of-life and gastrointestinal symptoms in patients with Crohn's Disease – a randomized controlled pilot trial with nine-month follow-up. Digestion

Bennebroek Evertsz' F, Sprangers MAG, Sitnikova K, Stokkers PCF, Ponsioen CY, Bartelsman JFWM, van Bodegraven AA, Fischer S, Depla ACTM, Mallant RC, Sanderman R, Burger H, Bockting CLH (2017) Effectiveness of cognitive–behavioral therapy on quality of life, anxiety, and depressive symptoms among patients with inflammatory bowel disease: a multicenter randomized controlled trial. J Consult Clin Psychol 85(9):918–925.

Berrill JW, Sadlier M, Hood K, Green JT (2014) Mindfulness-based therapy for inflammatory bowel disease patients with functional abdominal symptoms or high perceived stress levels. Journal of Crohn's and Colitis 8:945–955

Burisch J, Munkholm P (2013) Inflammatory bowel disease epidemiology. Curr Opin Gastroenterol 29(4):357–362. https://doi.org/10.1097/MOG.0b013e32836229fb

Graff LA, Walker JR, Bernstein CN (2009) Depression and anxiety in inflammatory bowel disease: a review of comorbidity and management. Inflamm Bowel Dis 15(7):1105–1118

Guyatt G, Mitchell A, Irvine EJ, Singer J, Williams N, Goodacre R, Tompkins C (1989) A new measure of health status for clinical trials in inflammatory bowel disease. Gastroenterology 96(3):804–810

Hapke U, Maske U E, Scheidt-Nave C, Bode L, Schlack R, Busch MA (2013) Chronischer Stress bei Erwachsenen in Deutschland : Ergebnisse der Studie zur Gesundheit Erwachsener in Deutschland (DEGS1) [Chronic stress among adults in Germany: results of the German Health Interview and Examination Survey for Adults (DEGS1)]. Bundesgesundheitsblatt Gesundheitsforschung Gesundheitsschutz

56(5–6):749–754. https://doi.org/10.1007/s00103-013-1690-9

Irvine EJ, Zhou Q, Thompson AK (1996) The Short Inflammatory Bowel Disease Questionnaire: a quality of life instrument for community physicians managing inflammatory bowel disease. CCRPT Investigators. Canadian Crohn's Relapse Prevention Trial. Am J Gastroenterol 91(8):1571–1578

Janke K-H, Klump B, Steder-Neukamm U, Hoffmann J, Häuser W (2006) Validierung der Deutschen Version (Kompetenznetz „Chronisch entzündliche Darmerkrankungen") des Inflammatory Bowel Disease Questionnaire IBDQ-D [Validation of the german version of the inflammatory bowel disease questionnaire (Competence Network IBD, IBDQ-D)]. Psychother Psych Med 56(07):291–298. https://doi.org/10.1055/s-2006-932661

Jedel S, Hoffman A, Merriman P, Swanson B, Voigt R, Rajan KB, Shaikh M, Li H, Keshavarzian A (2014) A randomized controlled trial of mindfulness-based stress reduction to prevent flare-up in patients with inactive ulcerative colitis. Digestion 89(2):142–155

Keefer L, Taft TH, Kiebles JL, Martinovich Z, Barrett TA, Palsson OS (2013) Gut-directed hypnotherapy significantly augments clinical remission in quiescent ulcerative colitis. Aliment Pharmacol Ther 38(7):761–771

Koch AK, Schöls M, Haller H, Anheyer D, Cinar Z, Eilert R, Kofink K, Engler H, Elsenbruch S, Cramer H, Dobos G, Langhorst J (2021) Comprehensive lifestyle modification influences medium-term and artificially in-duced stress in patients with inactive ulcerative colitis – results of a randomised controlled trial. J Clin Med 10(21):5070

Kucharzik T, Dignass A, Atreya R, Bokemeyer B, Esters P, Herrlinger K, Kannengiesser K, Kienle P, Langhorst J, Lügering A, Schreiber S, Stallmach A, Stein J, Sturm A, Teich N, Siegmund B (2023) Aktualisierte S3-Leitlinie Colitis ulcerosa (Version 6.1) – Februar 2023 – AWMF-Registriernummer: 021-009. Z Gastroenterol 61(8):1046–1134. https://doi.org/10.1055/a-2060-0935

Kunzendorf S, Benninghoven D, Straubinger K, Jantschek G (2005) Psychosoziale Belastung bei Patienten mit Morbus Crohn und Colitis ulcerosa (CED, Chron. entzündliche Darmerkrankungen). Psychother Psych Med 55(02):P_077. https://doi.org/10.1055/s-2005-863513

Langhorst J, Anthonisen IB, Steder-Neukamm U, Ludtke R, Spahn G, Michalsen A, Dobos GJ (2005) Amount of systemic steroid medication is a strong predictor for the use of complementary and alternative medicine in patients with inflammatory bowel disease: results from a German national survey. Inflamm Bowel Dis 11(3):287–295

Langhorst J, Anthonisen IB, Steder-Neukamm U, Luedtke R, Spahn G, Michalsen A, Dobos GJ (2007) Patterns of complementary and alternative medicine (CAM) use in patients with inflammatory bowel disease: perceived stress is a potential indicator for CAM use. Complement Ther Med 15(1):30–37. https://doi.org/10.1016/j.ctim.2006.03.008

Langhorst J, Hofstetter A, Wolfe F, Hauser W (2013) Short-term stress, but not mucosal healing nor depression was predictive for the risk of relapse in patients with ulcerative colitis: a prospective 12-month follow-up study. Inflamm Bowel Dis 19(11):2380–2386. https://doi.org/10.1097/MIB.0b013e3182a192ba

Langhorst J, Wulfert H, Lauche R, Klose P, Cramer H, Dobos GJ, Korzenik J (2015) Systematic review of complementary and alternative medicine treatments in inflammatory bowel diseases. Journal of Crohn's and Colitis 9(1):86–106

Langhorst J, Schöls M, Cinar Z, Eilert R, Kofink K, Paul A, Zempel C, Elsenbruch S, Lauche R, Ahmed M, Haller D, Cramer H, Dobos G, Koch AK (2020) Comprehensive lifestyle-modification in patients with ulcerative colitis – a randomized controlled trial. J Clin Med 9(10):E3087

Levy RL, van Tilburg MAL, Langer SL, Romano JM, Walker LS, Mancl LA, Murphy TB, Claar RL, Feld SI, Christie DL, Abdullah B, DuPen MM, Swanson KS, Baker MD, Stoner SA, Whitehead WE (2016) Effects of a cognitive behavioral therapy intervention trial to improve disease outcomes in children with inflammatory bowel disease. Inflamm Bowel Dis 22(9):2134–2148

Miehsler W, Weichselberger M, Öfferlbauer-Ernst A, Dejaco C, Reinisch W, Vogelsang H, Machold K, Stamm T, Gangl A, Moser G (2004) Assessing the demand for psychological care in chronic diseases. Development and validation of a questionnaire based on the example of inflammatory bowel disease. Inflamm Bowel Dis 10(5):637–645. https://doi.org/10.1097/00054725-200409000-00021

Mikocka-Walus A, Bampton P, Hetzel D, Hughes P, Esterman A, Andrews JM (2015) Cognitive-behavioural therapy has no effect on disease activity but improves quality of life in subgroups of patients with inflammatory bowel disease: A pilot randomised controlled trial. BMC Gastroenterol 15(1):54

Mikocka-Walus A, Andrews JM (2016) Experience with and attitudes toward psychotherapy and antidepressants among patients with inflammatory bowel disease and functional gastrointestinal disorders: an online patient survey to inform system design. Gastroenterol Nurs 39(4):278–286. https://doi.org/10.1097/sga.0000000000000182

Mikocka-Walus A, Bampton P, Hetzel D, Hughes P, Esterman A, Andrews JM (2017) Cognitive-behavioural therapy for inflammatory bowel disease: 24-month data from a randomised controlled trial. Int J Behav Med 24(1):127–135

Nahon S, Lahmek P, Saas C, Durance C, Olympie A, Lesgourgues B, Gendre JP (2011) Socioeconomic and psychological factors associated with nonadherence to treatment in inflammatory bowel disease patients: results of the ISSEO survey. Inflamm Bowel Dis 17(6):1270–1276

Ponder A, Long MD (2013) A clinical review of recent findings in the epidemiology of inflammatory bowel disease. Clin Epidemiol 5:237–247. https://doi.org/10.2147/CLEP.S33961

Prenzler A, Bokemeyer B, von der Schulenburg JM, Mittendorf T (2011) Health care costs and their predictors of inflammatory bowel diseases in Germany. Eur J Health Econ 12(3):273–283. https://doi.org/10.1007/s10198-010-0281-z

Rose M, Fliege H, Hildebrandt M, Korber J, Arck P, Dignass A, Klapp B (2000) Validierung der deutschsprachigen Version des „Short Inflammatory Bowel Disease Questionnaire" (SIBDQ) [Validation of the new German translation version of the „Short Inflammatory Bowel Disease Questionnaire" (SIBDQ)]. Z Gastroenterol 38(4):277–286. https://doi.org/10.1055/s-2000-14868

Schlee C, Uecker C, Bauer N, Koch AK, Langhorst J (2022) Multimodal stress reduction and lifestyle modification program for patients with ulcerative colitis: a qualitative study. BMC complementary medicine and therapies 22(1):60

Stapersma L, van den Brink G, van der Ende J, Szigethy EM, Beukers R, Korpershoek TA, Theuns-Valks SDM, Hillegers MHJ, Escher JC, Utens EMWJ (2018) Effectiveness of disease-specific cognitive behavioral therapy on anxiety, depression, and quality of life in youth with inflammatory bowel disease: a randomized controlled trial. J Pediatr Psychol 43(9):967–980

Sturm A, Atreya R, Bettenworth D, Bokemeyer B, Dignaß A, Ehehalt R, Germer C, Grunert PC, Helwig U, Herrlinger K, Kienle P, Kreis ME, Kucharzik T, Langhorst J, Maaser C, Ockenga J, Ott C, Siegmund B, Zeißig S, Stallmach A (2022) Aktualisierte S3-Leitlinie „Diagnostik und Therapie des Morbus Crohn" der Deutschen Gesellschaft für Gastroenterologie, Verdauungs- und Stoffwechselkrankheiten (DGVS) – August 2021 – AWMF-Registernummer: 021-004. Z Gastroenterol 60(3):332–418. https://doi.org/10.1055/a-1713-3941

Umar N, King D, Chandan JS, Bhala N, Nirantharakumar K, Adderley N, Zemedikum DT, Harvey P, Trudgill N (2022) The association between inflammatory bowel disease and mental ill health: a retrospective cohort study using data from UK primary care. Aliment Pharmacol Ther 56(5):814–822

Vogelaar L, van't Spijker A, Timman R, van Tilburg AJ, Bac D, Vogelaar T, Kuipers EJ, van Busschbach JJ, van der Woude CJ (2014) Fatigue management in patients with IBD: a randomised controlled trial. Gut 63:911–918.

Wynne B, McHugh L, Gao W, Keegan D, Byrne K, Rowan C, Hartery K, Kirschbaum C, Doherty G, Cullen G, Dooley B, Mulcahy HE (2019) Acceptance and commitment therapy reduces psychological stress in patients with inflammatory bowel diseases. Gastroenterology 156:935–945

Chronisch-entzündliche Darmerkrankungen – Betroffensicht

12

Evelyn Groß

12.1 CED-Betroffene

Im Alter von 17 Jahren, das war 1990, wurde bei mir Colitis ulcerosa diagnostiziert. Fünf Jahre nach der Diagnosestellung hatte ich meine einzige Operation. Die Stenose im Colon ascendens wurde mittels Ileotransversostomie entfernt. Nach dieser Operation im Jahr 1995 wurde die Diagnose von Colitis ulcerosa auf Morbus Crohn geändert. In den Jahren 2004 bis 2008 konnte ich ohne Medikamenteneinnahme leben, all die anderen Jahre bin ich unter medikamentöser Therapie bis dato.

So weit die simplen Fakten meiner chronischen Erkrankungen.

Das tagtägliche Leben, also der Alltag mit meiner chronisch-entzündlichen Darmerkrankung, würde unendlich viele Kapitel umfassen. Viele dieser Herausforderungen fließen in den folgenden Seiten ein.

12.2 Festlegung und Übermittlung der Diagnose

Viele Betroffene erhalten ihre Diagnose chronisch-entzündliche Darmerkrankungen (CED) wie Morbus Crohn oder Colitis ulcerosa erst Jahre nach Symptombeginn. Die Ursachen der späten Diagnosestellung sind vielfältig. Einerseits schweigen und leiden Betroffene jahrelang unter ihren Beschwerden und andererseits ist es schwierig, das passende Ärzteteam dafür zu finden. Dazu ist zu sagen, dass CED nicht anhand eines Symptoms oder eines messbaren Parameters diagnostiziert werden kann. Es ist ein Zusammenspiel mehrerer Faktoren und Ergebnisse aus Untersuchungen, sowie der Ausschluss anderer möglicher Erkrankungen, die zu dem Beschwerdebild passen könnten. Die Symptome der Betroffenen sind oft sehr unterschiedlich, die Diagnose ist somit schwer „greifbar".

Hinzu kommt, dass meist auf den Befunden der Satz „mit dem Bild eines Morbus Crohn/ einer Colitis ulcerosa vereinbar" dokumentiert ist und die Betroffenen sich zu Recht die Frage stellen: „Habe ich nun Morbus Crohn/Colitis ulcerosa oder nicht?".

Nicht selten – wie auch bei mir – wird im Laufe der Jahre die Diagnose von z. B. Colitis ulcerosa auf Morbus Crohn geändert oder auch auf eine andere Erkrankung. Wie sehr können die Betroffenen dann noch Vertrauen gegenüber den Ärzt*innen aufbringen? Weitere Fragen, wie z. B., ob man richtig therapiert wurde, treten auf.

Zeit für ausführliche, aufklärende Gespräche wird in unserem Gesundheitssystem leider kaum zur Verfügung gestellt und ihr somit keine Bedeutung beigemessen. Die Betroffenen werden mit den Fragen allein gelassen.

E. Groß (✉)
Österreichische Morbus Crohn/Colitis ulcerosa Vereinigung (ÖMCCV), Wien, Österreich
E-Mail: evelyn.gross@oemccv.at
URL: http://www.oemccv.at

© Der/die Autor(en), exklusiv lizenziert an Springer-Verlag GmbH, DE, ein Teil von Springer Nature 2024   91
G. Moser et al. (Hrsg.), *Psychosomatik in der Gastroenterologie und Hepatologie*,
https://doi.org/10.1007/978-3-662-68436-8_12

Spezialisierte medizinische Fachkräfte in einem interdisziplinären Team sind mit niederschwelligem Zugang auf allen Ebenen notwendig, um hier eine effiziente Versorgung anbieten zu können.

Mein Leitsymptom bei allen Schüben (erneutem Aufflammen der Entzündung) ist starker Durchfall, der mit enormen Blut- und Schleimbeimengungen, nahezu unkontrollierbar 20- bis 30-mal am Tag auftritt. Der Wettlauf auf eine frei verfügbare, idealerweise saubere Toilette ist mein größtes Handicap. In dieser Zeit sind Wege außer Haus nahezu unmöglich.

Mit dieser Herausforderung vertraute ich mich seinerzeit meiner Großmutter an, die beim Anblick meines Stuhles meinte, dass ich einfach nur meine Periode hätte. Mein damaliger Hausarzt reagierte einzigartig und schnell, stellte eine Überweisung zu einem spezialisierten Internisten aus. Nach knapp zwei Wochen hatte ich meine Diagnose in der Hand, wusste aber wenig damit anzufangen bzw. versuchte die verschriebenen Medikamente wie Filmtabletten, Einläufe, Zäpfchen usw. ohne fachliche Einschulung richtig anzuwenden.

► Wie/wann erklärt wer die Diagnose richtig?

Hier ist viel Feingefühl/Menschenkenntnis und Zeit gefragt, aber eigentlich „Mangelware". Die Koloskopie ist oft eine entscheidende Untersuchung, im zugehörigen Befund wird die Verdachtsdiagnose vermerkt. Betroffene sind nach der Sedierung für die Koloskopie eingeschränkt aufnahmefähig – also ist dies nicht der richtige Zeitpunkt der Aufklärung. Der Kontrolltermin wird heutzutage erst Wochen später vereinbart. Die Hausärzt*innen sind mit dieser Aufgabe der Aufklärung überfordert.

„Dr. Google" ist rund um die Uhr zugänglich, hat Zeit und erklärt ausführlich – oftmals zu ausführlich bzw. auch falsch. Der Vorwurf an uns Betroffene, die Informationen unkontrolliert aus dem Internet zu beziehen, ist nicht berechtigt!

Umso wichtiger ist den Patient*innenorganisationen/Selbsthilfegruppen und -vereinen, auf ihren Seiten umfangreiche, geprüfte

Informationen anzubieten, vor allem auch den Austausch von Betroffenen für Betroffene.

Die Aufklärung meiner Colitis ulcerosa im stationären Bereich hat so gelautet bzw. ist wie folgt in meiner Erinnerung hängen geblieben:

Wenn bei jungen Personen eine Colitis ulcerosa diagnostiziert wird, ist dies meist ein Einzelereignis. Nur ältere Personen bekommen die chronische Variante. Wenn man allerdings die chronische Variante hat, kommt man ca. alle 6 Monate stationär ins Krankenhaus, nach 5 Jahren erfolgt meist die erste Operation, gefolgt von weiteren Operationen in immer kürzeren Abständen.

Ich war schwer enttäuscht, dass ich nach einem halben Jahr wieder stationär aufgenommen wurde und somit den Weg der chronischen Variante eingeschlagen hatte. Wiederum stellte ich mir die Fragen: „Warum ich und was habe ich falsch gemacht?".

Ich war aber auch nach 10 Jahren überglücklich, dass ich nach der ersten Operation von diesem vorgezeichneten Verlauf abgebogen bin und nicht nach weiteren 5 Jahren nochmals operiert wurde.

► Keine CED ist gleich – jede:r Betroffene braucht unterschiedliche Informationen zu unterschiedlichen Zeitpunkten. Ausreichend Raum und Zeit für anstehende Fragen sind unumgänglich für ein gutes Krankheits-/Behandlungsmanagement.

12.3   Tabuthema CED

Die Symptome einer CED umfassen Durchfall, Bauchschmerzen, Bauchkrämpfe, Blähungen, Erbrechen, Verstopfung, imperativen Stuhldrang, Gewichtsabnahme, Gelenkschmerzen, Abgeschlagenheit (Fatigue), Entzündungen der Haut, der Augen, anderer innerer Organe u.v.m.

Über all diese Verdauungsprobleme/Symptome spricht man nicht gern. Schamgefühl veranlasst Betroffene hervorragende Strategien und Lebensgewohnheiten zu entwickeln, um nicht aufzufallen und um im Alltag bestehen zu können. Einlagen werden getragen, die Essenszeiten werden verschoben, die Auswahl der Speisen/Lebensmittel wird drastisch gesenkt und nur mehr einseitig umgesetzt, Schmerztabletten im Übermaß genommen und die sozialen Kontakte stark eingeschränkt bis hin zum gänzlichen sozialen Rückzug. Die Krankenstandstage häufen sich, die Arbeitsstelle geht verloren.

Um hier gegensteuern zu können, sind ein großer Schwerpunkt der Patient*innenorganisation (ÖMCCV mit der Serviceinitiative CED-Kompass) Awarenesskampagnen und damit verbunden die Enttabuisierung der CED.

An wen kann und soll man sich in einer solchen Situation und mit solchen Symptomen wenden? Wer kann hier die adäquate Ansprechperson sein?

Nochmals die oben angeführten Symptome betrachtend – wer hat solche Symptome noch nie gehabt? Die Antwort lautet aus meiner Sicht: niemand, denn diese Symptome sind fast jeder Person bekannt!

Der entscheidende Unterschied liegt am Anhalten der Beschwerden über Wochen und Monate, und dieser Unterschied müsste jedes medizinische Fachpersonal an eine CED denken lassen, um die richtigen Schritte einleiten zu können.

▶ Ich fühle mich nicht ernst genommen und allein gelassen. Ich werde mit meinen Symptomen ins psychische Eck geschoben.

Jeder neue Schub fühlt sich für mich wie ein Bauchfleck an. Ich selbst will lange nicht wahrhaben, dass ich wieder in einem Schub stecke und dass ich mich bei meinem betreuenden Ärzt*innenteam melden müsste. „Window of opportunity" – „hit hard and early" – sind Slogans, die von den Spezialist*innen sehr oft verwendet werden und mir selbst vor allem in der Remission bewusst sind.

Bei meinem letzten großen Schub im Jahr 2018 vertraute ich mich unter Tränen der Hausärztin an, mit der Bitte, eine Überweisung an die Spezialambulanz auszustellen. Zu diesem Zeitpunkt ist es mir bereits mehrmals passiert, dass ich den Stuhl nicht halten konnte. Das bedeutet, unter Tränen bestmöglich die eigenen Wände

aufsuchend zu duschen und sich umzuziehen. Unsichtbar und geruchsneutral ist dies nicht möglich – wäre aber mein sehnlichster Wunsch!

Die Reaktion der Hausärztin war für mich unvorstellbar und verachtend! Nach dem Stresslevel in meinem Alltag fragend meinte sie lapidar: „Sie sind einfach nur überfordert und vielleicht würde Ihnen eine Psychotherapie guttun!".

Die Schwere und somit die Einschränkungen des täglichen Lebens mit diesen Symptomen werden nicht wahrgenommen.

12.4 Außenwirkung/Meinung des sozialen Umfeldes

Betrachtend man CED-Betroffene, so sieht man diesen kaum die Erkrankung oder die Aktivität der CED an, auch nicht die Auswirkungen auf das tägliche Leben. „Wer nicht krank aussieht, kann auch nicht ernsthaft krank sein!" Wir werden oftmals als Tachinierer, wehleidig usw. abgestempelt. Hier ist mein größter Wunsch, die Bevölkerung so weit zu bringen, dass CED als ernst zu nehmende, schwere Erkrankung angesehen wird und bekannt ist, ähnlich dem Stellenwert z. B. eines Diabetes.

Die Highlights von diversen Meldungen:

„Schau, was sie isst bzw. trinkt!" – klare Analyse von Außenstehenden, warum ich eine CED habe und warum es mir (scheinbar) so schlecht geht und ich nicht gesund werde.

„Musst du noch immer die Medikamente nehmen? Du nimmst sie bereits seit Monaten! Ich glaube, du bist bei falschen Ärzt*innen, die kennen sich nicht aus" – das Wort chronisch existiert scheinbar nicht.

„Ich kenne da eine Diät/ein Kraut/eine Alternativmethode, die dich sicher gesund macht!" – die Schwere der Erkrankung und der oftmalige Bedarf einer jahrelangen medikamentösen Therapie werden aberkannt. Die gewöhnlichen Therapien bei Erkrankungen werden schließlich über ein kürzeres Zeitintervall angewandt, damit ist die Allgemeinbevölkerung vertraut.

„Ja, das hatte ich letzten Monat auch – furchtbar diese Darminfektionen!" – nein, eine CED ist nicht infektiös.

An dieser Stelle möchte ich kurz auf die Nebenwirkungen von Cortison eingehen. Auch wenn der Einsatz von Cortison so gering wie möglich gehalten werden sollte, ist es nach wie vor ein Medikament der ersten Wahl, um die Symptome rasch unter Kontrolle zu bringen. Die Dosierungen müssen oftmals hoch angesetzt werden, das geplante Tapering ist schwer einzuhalten, da die Symptome wieder aufschwellen.

Heißhunger, Gewichtszunahme, Schlafstörungen, Stimmungsschwankungen, Depressionen und viele andere Nebenwirkungen übertreffen bald die Symptome der CED und bleiben ebenso für einige Monate/Jahre bestehen. Auch hier wäre ein gezielte therapeutische/medizinische Unterstützung notwendig sowie Aufklärung und Sensibilisierung der Öffentlichkeit.

12.5 Ärzt*innen-Patient*innen-Beziehung

CED-Betroffene bedürfen einer langjährigen Begleitung in Spezialambulanzen. Bei leichterem Verlauf ist diese Begleitung auch gut im niedergelassenen Bereich möglich.

Die zur Verfügung stehende Zeit ist dermaßen kurz bemessen, dass der Aufbau eines Vertrauensverhältnisses nicht leicht gegeben ist.

Die Themen, die zu bewältigen wären, bedürfen allerdings einer Vertrauensbasis. Es ist nicht unbekannt, dass CED-Betroffene verschriebene Medikamente und Therapien nicht einhalten, selbstständig reduzieren, absetzen oder überhaupt nicht einnehmen. Die geschieht nicht aus purem Ungehorsam, hier stecken diverse Gründe dahinter, die erfragt und erhoben werden sollten. Ich bin überzeugt, dass für viele Gründe eine Lösung gefunden werden könnte. Als Beispiel sei hier die Angst vor Nadeln bzw. Verabreichung einer Spritze oder eines Pens angeführt, die mit einer Applikation bei niedergelassen Hausärzt*innen möglich wäre.

Weiterhin darf der Einfluss möglicher Nebenwirkungen nicht vernachlässigt werden. Übelkeit, Haarausfall, Hautveränderungen und dergleichen können eine dermaßen große Einschränkung der Lebensqualität mit sich bringen, dass das Medikament abgesetzt wird.

Eine weitere kommunikative Herausforderung ist aus meiner Sicht die Wirksamkeit von den gegebenen Therapien. Derzeit steht keine „One-fits-all"-Therapie zur Verfügung. Die Entscheidung, welche Therapie gewählt wird, sollte gemeinsam von Ärzt*innen und Betroffenen unter Abwägung aller Vor- und Nachteile gewählt werden. Wie erklärt man aber vernünftig Betroffenen, dass die Therapie nur zu einem Prozentsatz kleiner 50 % ein Ansprechen bzw. eine Remission verspricht? Wie erklärt man Betroffenen, dass die Ärzt*innen nicht wissen, ob die Therapie eine Wirkung zeigen wird?

„Jede Therapie ist eine gute Option!", klingt vielversprechend und ist eine gute Herangehensweise für Ärzt*innen und Betroffene. Bei Nichtansprechen darf aber eine entsprechende Begleitung nicht fehlen. Betroffene suchen bei sich selbst die Schuld, sind entmutigt nach monatelanger Adhärenz.

Neben den Ärzt*innen wären auf jeden Fall weitere medizinische Fachkräfte gefragt wie spezialisierte CED-Pflegefachkräfte, Diätolog*innen, Psycholog*innen bis zu Psychotherapeut*innen, Physiotherapeut*innen u. a.

Der Zugang zu diesen Leistungen ist in erstattungsfähiger Version sehr wenigen vorbehalten, die Spezialisierung ist nicht ausgewiesen, das Wissen dieser Möglichkeiten bei den Betroffenen nicht gegeben. In Spezialambulanzen ist es oft nicht möglich, bei jedem Termin dieselben Ärzt*innen konsultieren zu können. Hier wäre eine Konstanz notwendig und in Form weiterer CED-Spezialkräfte als fixe Konstante und Ansprechperson umsetzbar.

Der Stellenwert eines interdisziplinären Austausches bzw. einer einheitlichen elektronischen Krankenakte sei hier als notwendige Basis kurz erwähnt.

Fragen und Sorgen zu Ernährung, Arbeitsplatz oder Ausbildung, Freizeit und Sport, Familie, Partnerschaft, Sexualität und Reisen kommen sehr oft auf, werden aber aus Zeitgründen oder aufgrund fehlender Vertrauensbasis nicht thematisiert.

12.6 Der/Die schwierige CED-Betroffene

Sehr oft bekommen CED-Betroffene zu hören, dass sie schwierig sind. Dieser Umstand ist aus meiner Sicht der Vielschichtigkeit sowie der Unsichtbarkeit der Erkrankung geschuldet.

In vielen Gesprächen über die Jahre mit anderen Betroffenen und aus meiner jahrelangen eigenen Betroffenheit bin ich überzeugt, dass die Psyche einen großen Einfluss auf den Verlauf der CED hat.

Der Weg zur Akzeptanz der Erkrankung ist oft lang und mit vielen Rückschlägen verbunden. Die Leistungsanforderungen an uns selbst sind sehr hoch gesteckt und damit ist auch die Möglichkeit, tief zu fallen, verbunden. Krankheitsbewältigung, Resilienz, Selbstliebe, Wertschätzung haben in der Versorgung kaum einen Stellenwert, wären aber enorm wichtig, adressiert zu werden.

Meine persönliche Hoffnung liegt in der Wissenschaft, die Darm-Mikrobiom-Hirn-Achse weiter zu erforschen und hier Möglichkeiten der Einflussnahme bis hin zur gesicherten Behandlung zu finden.

▶ Remission bedeute nicht, dass Betroffene beschwerdefrei sind!

Dies ist ein wichtiger Punkt, um CED-Betroffene und ihre Bedürfnisse gut zu verstehen. Klinische Remission, messbare Entzündungsparameter im Normalbereich bedeuten für CED-Betroffene nicht gesichert, dass die CED-Erkrankung mit Symptomen oder Nebenwirkungen nicht weiterhin den Alltag stark beeinflusst.

Abhängig davon, in welcher Lebensphase CED-Betroffene sich gerade befinden, sind folgende Fragestellungen und persönliche Therapieziele an erster Stelle:

Wie schaffe ich mit meinen Symptomen/Einschränkungen

- den Abschluss dieses Schuljahres?
- den Pflichtschulabschluss?
- die Matura?
- die Ausbildung zu meinem Berufswunsch?
- eine fixe Anstellung?
- den nächsten Urlaub?
- die Teilnahme am nächsten familiären Fest?
- eine stabile Beziehung?
- eine Familienplanung?
- gesund alt zu werden?

Mit Bezug auf diese Fragestellungen sollten jede Begegnung mit CED-Betroffenen und jedes Therapieziel, unabhängig vom Fachgebiet, gelebt werden!

12.7 Hilfestellung

Durch den in den letzten Jahren gestiegenen Austausch und die Zusammenarbeit von medizinischem Fachpersonal und Patient*innenorganisationen ist es möglich, auf verschiedenen Ebenen und mit verschiedenen Zugängen, den CED-Betroffenen Hilfestellung anzubieten. Gesicherte Informationen und Förderung der Gesundheitskompetenz der Einzelpersonen sind hier ein wichtiges Fundament, das gemeinsam aufgebaut und auch weiterhin ausgebaut werden sollte.

In dieser Zusammenarbeit liegt meines Erachtens auch die Möglichkeit und Stärke, den entsprechenden Stakeholdern die Notwendigkeit einer umfassenderen Betreuung von CED-Betroffenen bis hin zur Umsetzung derselben näherzubringen.

Ziel muss sein, mit den bestehenden therapeutischen Möglichkeiten, CED-Betroffenen eine annähernd normale Lebensqualität zurückzugeben.

Neben der Verbesserung aller Einzelschicksale hat dieses Modell das Potenzial, volkswirtschaftlich und gesundheitsökonomisch einen positiven Beitrag zu leisten.

Österreichische Morbus Crohn / Colitis ulcerosa Vereinigung (ÖMCCV).

Die ÖMCCV ist eine Initiative zur Selbsthilfe von Betroffenen für Betroffene mit chronisch-entzündlichen Darmerkrankungen. Sie ist eine Vereinigung, deren Tätigkeit nicht auf Gewinn gerichtet ist, und versucht durch ihre Arbeit, das Verständnis der Öffentlichkeit für die Anliegen und Probleme der Erkrankten zu erwecken und fördern.

Ihr Zweck ist, das Los der an Morbus Crohn oder Colitis ulcerosa Erkrankten zu lindern, Hilfe zur Selbsthilfe zu geben, und damit der bzw. dem Einzelnen zu mehr Lebensqualität zu verhelfen.

Der CED-Kompass ist eine Initiative der ÖMCCV und bietet umfassende Informationen und Hilfestellungen zum Thema CED. Diverse Services wie die medizinische CED-Hotline, der CED-Podcast, Newsletter und Social-Media-Kampagnen sollen niederschwellig Unterstützung bieten und die Gesundheitskompetenz stärken.

Chronische Pankreaserkrankungen

13

Karsten-H. Weylandt und Ulf Elbelt

Chronische Erkrankungen des exokrinen Pankreas sind insgesamt eher selten und umfassen ein breites Spektrum verschiedener Erkrankungen mit teilweise komplexer Diagnostik und Therapie.

Auch wenn der Diabetes mellitus Typ 2 primär eine Erkrankung des Fettgewebes darstellt, die zu Insulinresistenz und pankreatischer Insulinsekretionsstörung führt, wird der Diabetes mellitus Typ 2 wegen Letzterer häufig den Erkrankungen des endokrinen Pankreas zugerechnet (Fahed et al. 2021). Von diesem abzugrenzen ist der Diabetes mellitus Typ 1 als Autoimmunerkrankung des endokrinen Pankreas, die zum Insulinmangel führt. Auch die primär exokrinen Pankreaserkrankungen können langfristig einen Diabetes mellitus Typ 3 bedingen. Die Mehrzahl der rezidivierenden und dann oft auch chronischen Pankreatitiden ist durch Alkoholmissbrauch verursacht. Ebenso können auch rezidivierende Pankreatitiden aufgrund einer ausgeprägter Hypertriglyzeridämie, einer genetischen Prädisposition oder einer Autoimmunpankreatitis zur chronischen Pankreaserkrankung mit ggf. durch Insulinmangel bedingter diabetischer Stoffwechsellage führen.

Weiterhin gilt es, im Rahmen der Besprechung chronischer Pankreaserkrankungen auch noch maligne sowie gutartige neoplastische Läsionen des Pankreas zu betrachten – Letztere reichen von blanden zystischen Raumforderungen bis zu niedrigmalignen neuroendokrinen Tumoren mit und ohne Hormonsekretion.

Bedarf für psychosomatisch orientierte Diagnostik und Therapie ergibt sich bei diesen Erkrankungen insbesondere in der Abgrenzung unklarer abdomineller Beschwerden, bei der Verarbeitung und Therapieunterstützung chronischer Pankreaserkrankungen (Schmerzen, exokrine und endokrine Pankreasinsuffizienz, psychosoziale Auswirkungen langer bzw. rezidivierender Krankheitszeiten), der Therapie von Substanzabhängigkeit (Alkohol, Nikotin) speziell bei an chronischer Pankreatitis Erkrankten sowie der psychoonkologischen Unterstützung bei malignen Erkrankungen des Pankreas.

13.1 Diabetes mellitus

Ein Diabetes mellitus betrifft etwa 9 % der erwachsenen Bevölkerung in Deutschland. In über 90 % liegt ein Diabetes mellitus Typ 2 vor, der fast gänzlich mit Adipositas und dem metabolischen Syndrom assoziiert auftritt (NVL

K.-H. Weylandt (✉)
Medizinische Klinik B, Universitätsklinikum
Ruppin-Brandenburg, Neuruppin, Deutschland
E-Mail: karsten.weylandt@mhb-fontane.de

U. Elbelt
Medizinische Klinik B, Universitätsklinikum
Ruppin-Brandenburg, Neuruppin, Deutschland

Typ-2-Diabetes 2023). Der Diabetes mellitus Typ 1 zählt zu den Autoimmunerkrankungen. Er kann sich bereits im Kindes- und Jugendalter manifestieren. Die durch den Autoimmunprozess verursachte initial dominante β-Zellschädigung führt zum Insulinmangel. Häufig bestehen weitere Autoimmunerkrankungen wie eine Autoimmunthyreoiditis vom Typ Hashimoto, ein Morbus Basedow, eine Zöliakie oder eine Vitiligo. Der „late onset autoimmune diabetes in the adult" (LADA) lässt sich klinisch in der frühen Erkrankungsphase nicht sicher vom Diabetes mellitus Typ 2 abgrenzen. Hinweisend ist eine deutliche Verschlechterung der Glukosekontrolle innerhalb der ersten Jahre nach Diabetesmanifestation. Bei milder Erkrankungsausprägung, Erkrankungsbeginn im frühen Erwachsenenalter, einer positiven Familienanamnese für einen Diabetes mellitus über drei Generationen, messbarem C-Peptid und fehlendem Nachweis von Insel-Autoantikörpern sollte auch das Vorliegen eines „maturity onset diabetes of the young" (MODY) erwogen und ggf. eine genetische Diagnostik veranlasst werden. Der Diabetes mellitus Typ 3 weist eine heterogene Genese auf. Die seltenen Endokrinopathien Hypercortisolismus und Akromegalie können zur diabetischen Stoffwechsellage führen, die häufig zunächst im Sinne eines Diabetes mellitus Typ 2 verkannt wird. Der pankreoprive Diabetes mellitus Typ 3c ist sowohl durch einen Insulinmangel als auch durch einen Glukagonmangel infolge des Untergangs der pankreatischen Inselzellen gekennzeichnet. Die mit fast 80 % führende Ursache ist die chronische Pankreatitis mit dem Hauptrisikofaktor des Alkoholmissbrauchs häufig in Kombination mit Nikotinkonsum (Bojunga und Schereth 2018). Nachrangige Ursachen sind eine Hypertriglyzeridämie (siehe unten), Zustände nach Pankreatektomie oder Stoffwechselerkrankungen wie Hämochromatose oder Mukoviszidose.

▶ In der Therapie ist beim pankreopriven Diabetes mellitus die zumeist zusätzlich bestehende exokrine Pankreasinsuffizienz zu berücksichtigen, weiterhin der instabile Glukosestoffwechsel mit deutlich gesteigerter Hypoglykämieneigung infolge einer gestörten Gegenregulation durch den gleichzeitig vorliegenden Glukagonmangel.

Bei Auftreten eines Diabetes mellitus jenseits des 50. Lebensjahres mit rascher Verschlechterung der Blutzuckerstoffwechsellage und begleitendem Gewichtsverlust sollte auch eine paraneoplastische Genese des Diabetes mellitus bei Pankreaskarzinom in Betracht gezogen werden und niederschwellig eine bildgebende Diagnostik erfolgen (Masseli und Pfeiffer 2022).

Für die langfristige Prognose von Menschen mit Diabetes mellitus ist die Kenntnis krankheitsspezifischer Belastungsfaktoren und (psychischer) Komorbiditäten von hoher Bedeutung, um diese ausreichend zu adressieren und in das Therapiekonzept der diabetischen Erkrankung zu integrieren. Entscheidend ist es, im Krankheitsverlauf wiederholt Anlässe und Themen zu identifizieren, bei denen eine psychosomatische Behandlung indiziert ist.

▶ Für Menschen mit Diabetes mellitus stellt die emotionale und kognitive Akzeptanz der chronischen Erkrankung eine besondere Herausforderung dar, insbesondere da die Anpassung des Lebensstils und die Therapieumsetzung nach (Psycho-)Edukation maßgeblich in der Eigenverantwortung der Betroffenen liegen.

Ziel der strukturierten Schulungsangebote und der kontinuierlichen Patient*inneneredukation ist es, die Betroffenen zu befähigen und zu unterstützen, die Diabeteserkrankung bestmöglich in den Lebensalltag integrieren zu können (Kulzer et al. 2023).

Von den Betroffenen ist eine Vielzahl an Aspekten zu bedenken, so Ernährungsweise, körperliche Aktivität, Gewichtsregulation, Blutzuckerselbstmessung, Einnahme oraler oder injektabler Medikation, ggf. die Anpassung oder Berechnung der Insulindosis sowie der Umgang mit Hypoglykämien, Sondersituationen (z. B. Sport, Reisen, Erkrankungen), diabetesspezifische Folgeerkrankungen und Komorbiditäten sowie kognitive

Beeinträchtigungen durch Hypo- und Hyperglykämie (Schlüter et al. 2023). Diese skizzierten Erfordernisse können zu einer Überforderung der Betroffenen führen, die die adäquate Krankheitsbewältigung erheblich einschränken kann.

Besondere Belastungssituationen bei Menschen mit Diabetes mellitus Typ 2 sind die zumeist assoziierte Adipositas mit ihren spezifischen Anforderungen an Lebensstiländerung und Erleben von Stigmatisierung, das ca. 2-fach höhere Risiko für das Erkranken an Depressionen sowie das erhöhte Auftreten von Angstsymptomen bis hin zu Angststörungen (Aberle et al. 2023; Kulzer et al. 2023). Auch Schuldgefühle hinsichtlich der Krankheitsentstehung und des Umgangs mit den modifizierbaren Lebensstilfaktoren (Adipositas, ungünstige Ernährung, Bewegungsmangel, Rauchen) führen mitunter zu erheblicher Krankheitslast.

Für Menschen mit Diabetes mellitus Typ 1 stellt das im Krankheitsverlauf zumeist zunehmende Risiko für schwere Hypoglykämien eine besondere Belastung dar. Insbesondere bei Manifestation im Kindes- und Jugendalter ist die altersentsprechende soziale Unterstützung bei der Therapiedurchführung durch Eltern oder weitere Bezugspersonen notwendig. Die zunehmende Eigenverantwortlichkeit im Reifungsprozess sollte gefördert und unterstützt werden. In dieser Phase kann es jedoch auch zu dysfunktionaler Unterstützung im Sinne von Überfürsorglichkeit kommen, sodass die Übernahme von Eigenverantwortlichkeit erschwert wird (Kulzer et al. 2023). Bei Menschen mit Diabetes mellitus Typ 1 (insbesondere Frauen) treten häufiger Essstörungen auf (Anorexia nervosa, Bulimia nervosa).

▶ Das Vorliegen einer Essstörung führt zu einer erschwerten glykämischen Kontrolle.

Eine besondere Verhaltensform stellt das Insulin-Purging dar, bei dem absichtlich Insulin mit Ziel der Gewichtsabnahme (renaler Kalorienverlust durch Hyperglykämie) weggelassen oder reduziert und eine verschlechterte glykämische Kontrolle in Kauf genommen wird. Psychoedukative Ansätze zur Behandlung der Essstörung sind nicht ausreichend, die Aufnahme einer (ggf. initial stationären) Psychotherapie bei spezialisierten Therapeuten ist angeraten.

Die besonderen Belastungssituationen für Menschen mit pankreoprivem Diabetes mellitus stellen die deutlich gesteigerte Hypoglykämieneigung infolge des zusätzlich bestehenden Glukagonmangels und die gestörte Verdauung bei exokriner Pankreasinsuffizienz dar.

▶ Bei chronischer Pankreatitis infolge (fortgesetzten) Alkoholmissbrauchs, ggf. in Kombination mit Nikotinabhängigkeit, steht die Therapie der Abhängigkeitserkrankung im therapeutischen Fokus.

13.2 Hypertriglyzeridämie und Pankreatitis

Insbesondere genetische Formen der Hypertriglyzeridämie können zu Triglyzeridspiegeln über 1000–2000 mg/dl führen und prädisponieren dann zu Pankreatitisschüben (Rawla et al. 2018). Hautzeichen der extremen Hypertriglyzeridämie sind eruptive Xanthome an den Unterarmstreckseiten und dem Gesäß. Auch im Rahmen eines unzureichend behandelten metabolischen Syndroms können Triglyzeridspiegel erreicht werden, die ebenso einen Pankreatitis-Schub auslösen können. Gerade bei ausgeprägten Hypertriglyzeridämien sind strikte diätetische Maßnahmen (insbesondere konsequente Alkoholkarenz) notwendig, die eine besondere Herausforderung für das tägliche Leben darstellen (Mach et al. 2020). Besonders bei Patient*innen mit einer zumeist heterogenen genetischen Neigung, die zur Exazerbation der Hypertriglyzeridämie im Kontext von metabolischem Syndrom und Diabetes mellitus Typ 2 führt, stellen diese Lebensstilmodifikationen einen wichtigen Aspekt der Therapie dar und verlangen ein hohes Maß an Verständnis und Gesundheitskompetenz von den Betroffenen.

Patient*innen mit den sehr seltenen autosomal-rezessiven Störungen wie familiärem Lipoproteinlipase-Mangel (hier kommt es bei Homozygoten zur massiven Hypertriglyceridämie, eine Heterozygotie in 5–10 % der Bevölkerung führt nur zur geringen Triglyzeriderhöhung), familiärem autosomal-rezessiven Apolipoprotein-CII-Mangel oder anderen genetischen Formen der ausgeprägten Hypertiriglyzeridämie können sich auch primär mit rezidivierenden Pankreatitiden präsentieren – für diese Patient*innen ohne zusätzliches metabolisches Risiko stellen besonders die Themen der Krankheitsbewältigung der genetischen Erkrankung und des Umganges mit dem Schmerz bei akuter und chronischer Pankreatitis eine Herausforderung dar, die es im psychosomatischen Kontext zu erkennen und zu explorieren gilt.

13.3   Chronische Pankreatitis

Die chronische Entzündung des Pankreas kann schubweise oder kontinuierlich verlaufen, die Inzidenz in Deutschland wird mit 8 pro 100.000 pro Jahr angegeben, Männer sind häufiger betroffen. Meist ist ein Alkoholabusus die Ursache (70–80 %), seltenere Ursachen sind biliäre Erkrankungen und Assoziationen mit der Medikation (Gardner et al. 2020). Neben der ausgeprägten Hypertriglyzeridämie kann auch eine Mukoviszidose ursächlich sein. Mutationen im CFTR-Gen sind auch ohne vollständige Ausprägung einer Mukoviszidose mit dem Auftreten einer chronischen Pankreatitis assoziiert. Weitere genetische und dann auch familiär auftretende Ursachen sind Mutationen im SPINK1-Gen, das für einen sekretorischen Trypsininhibitor codiert, oder im Trypsinogen-Gen (PRSS1) (Muller et al. 2022). Selten sind Autoimmunpankreatitiden verursachend.

▶ Leitsymptomatisch treten bei chronischer Pankreatitis rezidivierende Schmerzen auf, die nicht kolikartig verlaufen, tief im Epigastrium lokalisiert sind und gürtelförmig ausstrahlen.

Auslösung und Verstärkung der Beschwerden erfolgen häufig durch Aufnahme von Fett und/oder Alkohol. Der typische Schmerz findet sich bei über 90 % der Patient*innen. Weitere Symptome können Übelkeit, Brechreiz, Inappetenz und Völlegefühl sein. Bei exokriner Pankreasinsuffizienz steht die Malassimilation mit Steatorrhoe, Gewichtsabnahme und Meteorismus im Vordergrund. Bei etwa 1/3 der Patient*innen kommt es im Spätstadium zu einem pankreopriven Diabetes mellitus. Weitere Komplikationen umfassen cholestatische Probleme bei Gallengangsstenose im Rahmen der chronischen Entzündung sowie Ausbildung von Pseudozysten mit Abszessbildung, Einblutung und Rupturgefahr. Durch die chronische Entzündung kann es des Weiteren zu Milzvenen-/Pfortaderthrombosen mit resultierender portaler Hypertension kommen. Als Spätkomplikation droht die Entwicklung eines Pankreaskarzinoms.

Diagnostisch kann eine milde chronische Pankreatitis besonders bei fehlender Lipase-Erhöhung und im Kontext chronischer abdomineller Schmerzen eine Herausforderung darstellen. Die Symptome können variieren, zudem können die unspezifischen Symptome wie Bauchschmerzen und Verdauungsprobleme möglicherweise auch im Rahmen eines Reizdarmgeschehens eingeordnet werden. Dann sind insbesondere sensitive Verfahren zur bildgebenden Pankreasbeurteilung wie die Endosonografie und die MRT/MRCP richtungsweisend. Bei Hinweisen auf eine chronische Pankreatitis sollte die Elastasebestimmung im Stuhl durchgeführt werden und ein probatorischer Therapieversuch mit Pankreasenzymen erwogen werden.

▶ Bei der Therapie der chronischen Pankreatitis ist Alkoholabstinenz die wichtigste kausale Therapiemaßnahme. Auch die Nikotinkarenz ist entscheidend.

Bei der Therapie der exokrinen Pankreasinsuffizienz steht die Enzymsubstitution mit Pankreatin zu den Mahlzeiten und die Substitution insbesondere der fettlöslichen Vitamine (ADEK) und von Vitamin B12 im Vordergrund.

Bereits die Behandlung der {exokrinen Pankreasinsuffizienz} stellt Betroffene teilweise vor Probleme, da die Enzymsubstitution flexibel und individuell zu gestalten ist. Die endokrine Insuffizienz muss recht vorsichtig mit Insulin therapiert werden, da ein hohes Hypoglykämierisiko infolge des zusätzlichen Glukagonmangels besteht. Generell fehlen – außer bei der autoimmunen Pankreatitis, die häufig sehr gut auf Steroide anspricht – antientzündliche Therapieoptionen. Umso wichtiger ist die Schmerztherapie bei chronischen Schmerzen, diese reicht von milder Schmerztherapie bis hin zur oft notwendigen Therapie mit Opioidsubstanzen ggf. in Kombination mit Antidepressiva. Oft ist die Behandlung der chronischen Schmerzen das vordringlichste Ziel in der Therapie, gleichwohl ist bei vielen Patient*innen die konsequente Umsetzung der Lebensstilmodifikation mit Alkohol- und Nikotinkarenz schwierig umzusetzen. Bei lokalen Komplikationen kommen endoskopische Verfahren (ERCP, Stenteinlagen) beziehungsweise chirurgische Interventionen zum Einsatz.

Die Behandlung der chronischen Pankreatitis zielt also wesentlich darauf ab, Symptome zu lindern, Komplikationen zu verhindern und die Lebensqualität zu verbessern. Die spezifischen Maßnahmen können je nach Ursache und Schweregrad der Erkrankung variieren. Im Vordergrund stehen der Alkohol- und Nikotinverzicht sowie – einfacher – die Ernährungsanpassung. Bereits damit werden die Herausforderungen der Therapie offensichtlich, da die Betroffenen zu diesen dauerhaften und einschneidenden Lebensstiländerungen motiviert werden müssen. Gerade der zumeist im Mittelpunkt stehende Alkoholabusus erfordert das Adressieren der Sucht- und Abhängigkeitsproblematik und das Anbieten entsprechender therapeutischer Angebote. Insgesamt wird die Alkoholkarenz aber bei der chronischen Pankreatitis besser erreicht als bei der Leberzirrhose, da hier die Schmerzauslösung wichtiger Motivator für den – weitgehenden – Verzicht auf den Alkohol darstellt. Ungleich schwieriger stellt sich der Nikotinverzicht dar, gleichwohl ist auch dieser wichtig zur Verbesserung der Schmerzsymptomatik. Eine multidisziplinäre (gastroenterologische, schmerztherapeutische und psychosomatische) Betreuung ist oft sinnvoll, um eine umfassende und nachhaltige Veränderung der Lebensgewohnheiten und eine verbesserte Symptomkontrolle zu erreichen. Dies ist in Anbetracht der Suchtanamnese vieler Erkrankter auch deshalb wichtig, weil gerade diese Patient*innen auch ein erhöhtes Risiko der Schmerzmittelabhängigkeit und des Schmerzmittelabusus haben.

Die Schmerztherapie bei der chronischen Pankreatitis beruht auf den Richtlinien der WHO für Schmerzen bei chronischen Erkrankungen. In erster Linie werden peripher wirksame Analgetika empfohlen. Diese werden in der zweiten Stufe mit Neuroleptika und/oder Tramadol kombiniert. In der dritten Stufe kommen potente zentral wirksame Opioide hinzu. Dabei sollte ein festes Verordnungsschema bevorzugt werden, dies ist der Bedarfsmedikation im Alltag deutlich überlegen.

▶ Als chronische Erkrankung, die mit anhaltenden Schmerzen und Verdauungsproblemen einhergeht, ist die chronische Pankreatitis mit vielfältigen psychosozialen Auswirkungen verbunden.

Die Belastungen durch Schmerzen, Einschränkungen im Alltag und die dadurch geringere Lebensqualität können zu Depressionen und Angstzuständen führen. Gerade der Umgang mit Belastungssituationen kann eingeschränkt sein und durch eine Kompensation mittels Suchtverhalten (Alkohol- und Nikotinmissbrauch) zur erneuten Exazerbation eines Erkrankungsschubs beitragen. Hier gilt es, mit den Betroffen psychische Resilienzmechanismen zu identifizieren und zu stärken. Ebenso soll im Rahmen der therapeutischen Begleitung der Umgang mit der Suchterkrankung fokussiert werden. Dauerhafte Krankheitsverleugnung steht einer angemessenen Therapie entgegen. Die begleitende Anbindung an Selbsthilfegruppen ist angeraten. Hier gilt es, den Betroffenen zu vermitteln, dass sie nicht mit ihrer Erkrankung allein sind und gelassen werden.

13.4 Neuroendokrine Tumoren des Pankreas

Bei den niedrigmalignen Raumforderungen des Pankreas sind in erster Linie die nicht funktionellen und funktionellen neuroendokrinen Tumoren (NET) zu nennen. Diese können im Pankreas isoliert oder im Rahmen des MEN Typ 1-Syndroms auftreten (Hofland et al. 2023; Kos-Kudla et al. 2023). Entsprechend sollten bei Diagnose eines neuroendokrinen Tumors des Pankreas immer auch das Vorliegen eines Hyperparathyreoidismus ausgeschlossen werden (albuminkorrigiertes Serum-Kalzium bestimmen) und an das Vorliegen eines Hypophysenvorderlappenadenoms gedacht werden (Bestimmung der basalen Hypophysenparameter, insbesondere Prolaktin, ggf. weitere Diagnostik mittels dynamischer Tests zum Ausschluss eines Hormonexzesses oder einer Funktionsstörung der übrigen Achsen, Hypophysen-Bildgebung mittels MRT). Zudem können nicht funktionelle Tumoren im Pankreas von funktionellen (hormonproduzierenden) Tumoren unterschieden werden, die Letzteren imponieren klinisch durch Symptome ihrer Hormonaktivität. Dagegen sind die nicht funktionellen Tumoren oft bildgebende Zufallsbefunde bei diffusen abdominellen Beschwerden oder im Rahmen von Routineuntersuchungen. Bei den funktionellen neuroendokrinen Tumoren des Pankreas sind das Gastrinom (Leitsymptom Ulcera duodeni/ventriculi), das Insulinom (Leitsymptom Spontanhypoglykämien), das Glukagonom (Leitsymptom Hauterscheinungen) und das VIPom (Leitsymptom Diarrhö) zu nennen.

Beim Insulinom handelt es sich in etwa 90 % der Fälle um einen gutartigen Tumor der pankreatischen β-Zelle, meist handelt es sich um solitäre Tumoren, in 4 % findet sich ein MEN Typ 1. Die Klinik wird durch die exzessive Insulinproduktion bestimmt und ist durch die Whipple-Trias (1. Spontanhypoglykämien <45 mg/dl, 2. Symptome der Hypoglykämie wie Schwitzen, Tachykardien, Palpitationen, Zittern, Schwäche, Angst, Übelkeit oder Heißhunger sowie neuroglykopenische Symptome wie

Verhaltens-/Sehstörungen, Kopfschmerz, Verwirrtheit, Parästhesien, Hemiplegie, Aphasie, Krampfanfälle bis zu Koma und Tod und 3. rapide Besserung durch Glukosezufuhr) gekennzeichnet. Die Diagnostik gelingt durch den stationären Fastentest über bis zu 72 h mit Blutzuckermessung alle 4–6 h und Insulin- und C-Peptidmessung alle 12 h. Die Lokalisationsdiagnostik erfolgt mittels Ultraschall, Endosonografie, Gallium-Dotatoc-PET-CT, jedoch bleibt in 30 % die Lokalisation unklar.

Das Glukagonom ist ein sehr seltener maligner Tumor der α-Zellen der Pankreasinseln, der durch die Sekretion von Glukagon gekennzeichnet ist. Bis zu 80 % dieser Tumoren sind im Pankreasschwanz lokalisiert, und mehr als die Hälfte haben zum Zeitpunkt der Diagnosestellung bereits metastasiert. Symptomatisch tritt ein Diabetes mellitus auf, zudem kommt es zu einem Gewichtsverlust. Pathognomonisch ist das Erythema necrolyticum migrans, ein nekrotisierendes wanderndes Exanthem, beginnend meist in der Inguinalregion mit nachfolgender Ausdehnung auf die Extremitäten. Diagnostisch ist das sehr deutlich (>1000 ng/l) erhöhte Glukagon im Serum. Die bildgebende Lokalisation erfolgt wie beim Insulinom mittels Endosonografie und/oder Gallium-Dotatoc-PET-CT.

Das Gastrinom ist klinisch durch den Gastrinexzess und das resultierende Zollinger-Ellison-Syndrom mit Bauchschmerzen durch rezidivierende Ulzera in Magen, Duodenum und Jejunum an häufig atypischen Lokalisationen gekennzeichnet. Die Lokalisation des Tumors ist meist im Pankreas (80 %), gelegentlich in Duodenum, Antrum des Magens oder im Ligamentum hepatoduodenale. Bei Diagnosestellung bestehen in etwa der Hälfte der Fälle schon Metastasen, bei etwa 1/5 der Patient*innen kommt es im Rahmen eines MEN Typ 1 zur Entwicklung des Gastrinoms. Diagnostisch ist die Serum-Gastrin-Bestimmung nüchtern, Werte über 1000 ng/l sind nach Ausschluss einer chronisch-atrophischen Gastritis nahezu beweisend, bei Unklarheit kann der Sekretintest eingesetzt werden.

Das VIPom oder Verner-Morrison-Syndrom ist ein seltener neuroendokriner Tumor, der durch Sekretion von vasoaktivem intestinalen Polypeptid (VIP) gekennzeichnet ist und meist im Pankreasschwanz lokalisiert ist, in 5 % findet sich ein MEN-1-Syndrom, meist ist der Tumor zum Diagnosezeitpunkt schon metastasiert. Die klinische Präsentation ist gekennzeichnet durch massiven wässrigen Durchfall (bis zu 30 l/d) mit in der Folge dramatischen Elektrolytverschiebungen, insbesondere Hypokaliämie und ausgeprägter Dehydratation, das sogenannte WDHA-Syndrom (Wässriger Durchfall, Hypokaliämie, Achlorhydrie). Ein VIP-Spiegel >75 pg/ml im Plasma macht die Diagnose wahrscheinlich.

Die bildgebende Diagnostik und Lokalisation der funktionellen und nicht funktionellen neuroendokrinen Tumoren im Pankreas erfolgen besonders sensitiv mittels Endosonografie und wie bei anderen neuroendokrinen Tumoren des Pankreas mit niedriger Wachstumsfraktion (G1 und G2, Ki-67 unter 20 %) für Primum und auch für eventuelle Metastasen mittels Ga-Dotatoc-PET-CT.

▶ Therapeutisch steht bei den funktionellen neuroendokrinen Tumoren des Pankreas die Kontrolle der Hormonwirkung im Vordergrund, die durch die operative Resektion oder Debulking bei ausgeprägter Tumorlast, lokalablative Verfahren (Afterloading, Ethanolinjektion, Chemoembolisation) und zytoreduktive Chemotherapien mit z. B. Temozolomid und Capecitabin oder Streptozotocin und 5-FU erreicht werden kann. Zur Unterdrückung der Hormonsekretion können des Weiteren Somatostatin-Analoga eingesetzt werden. Beim Insulinom kann Diazoxid 200–600 mg/d zur Unterdrückung der Insulinfreisetzung und Stimulation der Glykogenolyse eingesetzt werden, beim Gastrinom steht die Säurehemmung mittels sehr hoch dosierter Gabe von Protonenpumpenhemmern im Vordergrund (Hofland et al. 2023).

Aufgrund der niedrigen Wachstumsfraktion der niedrigmalignen neuroendokrinen Tumoren des Pankreas sind oft sehr lange – chronische – Verläufe dieser malignen und oft schon bei Diagnosestellung metastasierten Erkrankungen möglich.

▶ Auch die nicht funktionellen Tumoren können dabei über oft viele Jahre mittels der bereits bei den funktionellen NET des Pankreas erwähnten multimodalen Therapieoptionen kontrolliert werden (Kos-Kudla et al. 2023).

Dies führt zu den besonderen Themen und Problemen, mit denen Psychoonkologie und Psychosomatik im Kontext dieser Krankheitsbilder konfrontiert sind (Ronde et al. 2021): Patient*innen sind durch die maligne Grunderkrankung oft verunsichert und können von unterstützenden psychoonkologischen gesprächstherapeutischen Therapieansätzen profitieren, um trotz und mit der Erkrankung eine gute Lebensqualität zu erreichen. Zudem stellen die notwendigen langfristigen regelmäßigen Staging-Untersuchungen sowie multimodalen Therapieschemata, bei denen sich verschiedene Therapieoptionen und Therapiepausen durchaus über viele Jahre abwechseln und die immer wieder zu Angst und Verunsicherung führen können, große Anforderungen an die Krankheitsbewältigungsmechanismen und die Resilienz der Betroffenen.

13.5 Zystische Pankreasläsionen

Die verbesserte Bildgebung hat in den letzten Jahren zu einer deutlichen Zunahme der Diagnose zystischer Pankreasläsionen geführt. Dabei handelt es sich um ein breites Spektrum an Läsionen. Unterschieden werden serös zystische Neoplasien (SCN), diese sind fast immer gutartig, von muzinösen zystischen Neoplasien (MCN) mit recht hohem Entartungsrisiko und intraduktalen papillären muzinösen Neoplasien (IPMN) mit oder ohne Hauptgangbeteiligung – auch diese können maligne entarten – sowie solide pseudopapilläre Neoplasien (SPN), die in etwa 10–15 % entarten. Die Diagnostik erfolgt in erster Linie mittels Endosonografie und MRT. Indikation für eine Operation sind Beschwerden, klinische Zeichen wie

Ikterus, ein Durchmesser über 3 cm, Risikozeichen wie echoarme kontrastmittelaufnehmende solide Knoten in der Endosonografie oder Größenzunahme der Läsion im Verlauf (European Study Group on Cystic Tumours of the Pancreas 2018). Die Herausforderung ist die adäquate Überwachung, da letztlich keine ganz sicheren Kriterien für die Beurteilung des Malignitätspotenzials von Läsionen existieren. Es bedarf also einer guten Interaktion mit den Betroffenen, um die Notwendigkeit und den Zeitpunkt für eine operative Therapie zu vermitteln bzw. um die adäquate Überwachung sicherzustellen und zum anderen die Patient*innen nicht zu sehr mit dem Wissen um die Möglichkeit der Entstehung eines invasiven Karzinoms zu verunsichern. Je nach der Vorgeschichte der individuellen Patient*innen und ihrer psychosozialen Situation erfordert dies eine einfühlsame Kommunikation und ggf. eine psychosomatische Anbindung.

Fazit

Bei den dargestellten chronischen Erkrankungen des Pankreas ist häufig keine (kontinuierliche) psychosomatische Betreuung notwendig. Dennoch sollte eine niederschwellige psychosomatische Diagnostik und Behandlung ermöglicht werden, wenn erhebliche Krankheitslast vorliegt, Unterstützungsbedarf signalisiert wird oder dysfunktionale Verhaltensweisen auffallen.

Der Diabetes mellitus nimmt unter den pankreatischen Erkrankungen eine besondere Rolle ein, da erkrankungsspezifische Belastungssituationen identifiziert wurden und spezifische Therapieempfehlungen erarbeitet werden konnten. Für die meisten anderen chronischen Pankreaserkrankungen sind spezifische Belastungssituationen weniger herausgearbeitet und psychosomatische Therapieempfehlungen weniger gut abgesichert. Umso mehr können die bei Patient*innen mit Diabetes mellitus

identifizierten verschiedenen Belastungssituationen, die durch psychosomatische Diagnostik und zielgerichtete therapeutische Intervention unterstützt werden können, geradezu beispielhaft verdeutlichen, wann und wo auch bei anderen chronischen Pankreaserkrankungen psychosomatische Betreuung den Krankheitsverlauf günstig beeinflussen kann. Prognostisch ist die angemessene Krankheitsbewältigung entscheidend, um das bestmögliche Leben mit der Erkrankung zu erreichen – im Spannungsfeld zwischen Verleugnung und Überbewertung.

Literatur

Aberle J, Lautenbach A, Meyhöfer S et al (2023) Adipositas und Diabetes. Diabetol Stoffwechs 18(Suppl 2):305–313

Bojunga J, Schlereth F (2018) Diabetes mellitus Typ 3c – prävalenz, Diagnose. Besonderheiten der Therapie. Diabetologe 14:269–277

European Study Group on Cystic Tumours of the Pancreas (2018) European evidence-based guidelines on pancreatic cystic neoplasms. Gut 67(5):789–804

Fahed G, Aoun L, Bou Zerdan M et al (2022) Metabolic syndrome: updates on pathophysiology and management in 2021. Int J Mol Sci 23:786

Gardner TB, Adler DG, Forsmark CE et al (2020) ACG clinical guideline: chronic pancreatitis. Am J Gastroenterol 115(3):322–339

Hofland J, Falconi M, Christ E et al (2023) European Neuroendocrine Tumor Society 2023 guidance paper for functioning pancreatic neuroendocrine tumour syndromes. J Neuroendocrinol 35(8):e13318

Kos-Kudla B, Castano JP, Denecke T et al (2023) European Neuroendocrine Tumour Society (ENETS) 2023 guidance paper for nonfunctioning pancreatic neuroendocrine tumours. J Neuroendocrinol 35(12):e13343

Kulzer B, Albus C, Herpertz S et al (2023) Psychosoziales und Diabetes. Diabetol Stoffwechs 18(Suppl 2):411–427

Mach F, Baigent C, Catapano AL et al (2020) 2019 ESC/ EAS Guidelines for the management of dyslipidaemias: lipid modification to reduce cardiovascular risk. Eur Heart J 41(1):111–188

Masseli J, Pfeiffer KH (2022) Diabetes bei chronischer Pankreatitis. Diabetologe 18:12–17

Muller R, Aghdassi AA, Kruse J et al (2022) Lived Experience of hereditary chronic pancreatitis – a qualitative interview study. Chronic Illn 18(4):818–833

Nationale VersorgungsLeitlinie Typ-2-Diabetes, Langfassung Version 3.0, AWMF-Register-Nr. nvl-001,
publiziert: 15. Mai 2023. https://www.leitlinien.de/
themen/diabetes/version-3. Zugegriffen: 31. Januar
2024

Rawla P, Sunkara T, Thandra KC, Gaduputi V (2018)
Hypertriglyceridemia-induced pancreatitis: updated
review of current treatment and preventive strategies.
Clin J Gastroenterol 11(6):441–448

Ronde EM, Heidsma CM, Eskes AM et al (2021) Health-
related quality of life and treatment effects in patients
with well-differentiated gastroenteropancreatic neuroendocrine neoplasms: a systematic review and meta-
analysis. Eur J Cancer Care (Engl) 30(6):e13504

Schlüter S, Deiss D, Gehr B et al (2023) Glukose-
messung und -kontrolle bei Patienten mit Typ-1-
oder Typ-2-Diabetes. Diabetol Stoffwechs 18(Suppl
2):114–135

Chronische Lebererkrankungen

14

Katharina Staufer

14.1 Einleitung

Chronische Lebererkrankungen stellen eine erhebliche Herausforderung für das öffentliche Gesundheitswesen dar und haben schwerwiegende Auswirkungen auf die gesundheitsbezogene Lebensqualität (gLQ) der Betroffenen. Die rezente globale epidemiologische Entwicklung verzeichnet einen Anstieg der chronischen Lebererkrankungen sowie eine Verschiebung hin zur metabolischen Dysfunktionassoziierten steatotischen Lebererkrankung (MASLD)[1] sowie alkoholassoziierten Lebererkrankung (ALD) bei gleichzeitigem Rückgang der chronischen Hepatitis C (CHC). Dies betrifft insbesondere die Länder der westlichen Welt (Balakrishnan und Rehm 2024). Im Verlauf chronischer Lebererkrankungen kann es zum Auftreten einer Leberzirrhose kommen, welche mit portaler Hypertension, Aszites, hepatischer Enzephalopathie, oberen gastrointestinalen Blutungen sowie einem erhöhten Risiko für die Entstehung eines hepatozellulären Karzinoms (HCC) einhergeht. Derzeit muss die Leberzirrhose als irreversibles Endstadium einer chronischen Lebererkrankung angesehen werden, da Therapeutika zur Rückbildung einer Leberzirrhose fehlen und nur eine Lebertransplantation Heilung verspricht.

▶ Unabhängig von der Ätiologie sind Lebererkrankungen mit hohen Gesundheitskosten verbunden und für etwa 2 Mio. Todesfälle jährlich verantwortlich, d. h. etwa 4 % aller Todesfälle weltweit (Devarbhavi et al. 2023). Männer sind hierbei 2-mal häufiger betroffen als Frauen.

Die Mehrheit der Todesfälle ist auf Komplikationen der Leberzirrhose oder HCC zurückzuführen (Devarbhavi et al. 2023). Insgesamt sind Lebererkrankungen die 11.-häufigste Todesursache und die 15.-häufigste Ursache für sogenannte „Disability-adjusted life years" (DALY) weltweit. Bei Menschen im Alter von 25 bis 49 Jahren, und somit der arbeitstätigen Bevölkerung, stellt es sogar die 12.-häufigste Ursache für DALY dar.

▶ Betrachtet man krankheitsbezogene Ursachen verlorener Arbeitsjahre, stellen Lebererkrankungen die zweithäufigste Ursache dar, lediglich überholt durch die ischämische Herzerkrankung (Karlsen et al. 2022).

---

[1] Im Jahr 2023 wurde eine neue Nomenklatur für die nicht alkoholische Fettlebererkrankung und deren Subformen eingeführt. Die NAFLD soll nunmehr MASLD genannt werden (Rinella et al. 2023), siehe auch Tab. 20.1.

K. Staufer (✉)
Klinische Abteilung für Transplantation,
Universitätsklinik für Allgemeinchirurgie, Wien,
Österreich
E-Mail: katharina.staufer@meduniwien.ac.at

14.2 Die Bedeutung der Psychosomatik in der Hepatologie

Das biopsychosoziale Modell, erstmals in seiner aktuellen Form beschrieben durch George Engel 1977, berücksichtigt über biologische Faktoren hinaus auch psychologische und soziale Faktoren und verfolgt somit einen integrativen Ansatz in Bezug auf die Entstehung, Progression und Therapie von Erkrankungen.

▶ In den letzten Jahren haben zahlreiche Studien die Zusammenhänge zwischen psychosozialen Faktoren und chronischen Lebererkrankungen untersucht und dabei aufgezeigt, dass psychische Zustände wie Depressionen, Angstzustände, Stress und soziale Isolation einen erheblichen Einfluss auf die Lebergesundheit haben können.

Diese psychischen Belastungen können nicht nur das Risiko für die Entwicklung von Lebererkrankungen erhöhen, sondern auch deren Progression beschleunigen und die Wirksamkeit der Behandlung beinträchtigen.

▶ Darüber hinaus können chronische Lebererkrankungen selbst zu psychischen Problemen führen, da die Symptome der Erkrankung, die Notwendigkeit von lebenslangen Behandlungen und die Unsicherheit über den Krankheitsverlauf erhebliche psychische Belastungen für die Betroffenen darstellen können.

Dies kann zu einer negativen Beeinflussung der gLQ führen und das Risiko für Komplikationen erhöhen. Nicht zuletzt das Stigma, das mit der Diagnose einer chronischen Lebererkrankung einhergehen kann, spielt hierbei eine große Rolle.

Eine ganzheitliche Behandlung von chronischen Lebererkrankungen erfordert daher eine umfassende Berücksichtigung der psychosozialen Aspekte. Die Integration von psychologischer Unterstützung, Stressmanagement, sozialer Unterstützung und Bewältigungsstrategien, Ent-stigmatisierung sowie volksgesundheitlichen Präventionsmaßnahmen in das Behandlungsmanagement kann dazu beitragen, die psychische Gesundheit zu verbessern, die Krankheitslast zu verringern und die langfristige Prognose zu optimieren.

Auch wenn biopsychosoziale oder psychosomatische Aspekte in der Hepatologie in den letzten Jahrzehnten zunehmend an Bedeutung gewonnen haben, so wird diesen nach wie vor zu wenig Beachtung geschenkt, sowohl was das Verständnis dieser in der Entstehung und Prävention von Lebererkrankungen als auch was holistische Ansätze in Therapie sowie mittel- und langfristiger Begleitung von Patient*innen betrifft.

Dieses Kapitel gibt einen Überblick über die aktuellen Erkenntnisse zu den Zusammenhängen zwischen Psychosomatik und chronischen Lebererkrankungen sowie deren Implikationen für Prävention, Diagnose und Therapie.

14.3 Zusammenhang psychischer Erkrankungen und chronischer Lebererkrankungen

Patient*innen mit chronischen Lebererkrankungen und Leberzirrhose weisen eine erhöhte Prävalenz von reduzierter gLQ, Depression, Schlafstörungen und Fatigue im Vergleich zur Allgemeinbevölkerung auf (Abb. 14.1).

▶ Der Zusammenhang zwischen Lebererkrankungen auf der einen Seite, sowie reduzierter gLQ und psychischen Erkrankungen auf der anderen Seite ist hierbei multidirektional.

14.3.1 Gesundheitsbezogene Lebensqualität

Die gLQ reflektiert den Einfluss einer Erkrankung auf Emotionen, Körper und Lebensstil (Orr et al. 2014). Studien zur Messung der gLQ umfassen üblicherweise generische Messinstrumente, wie z. B. die beiden Fragebogen

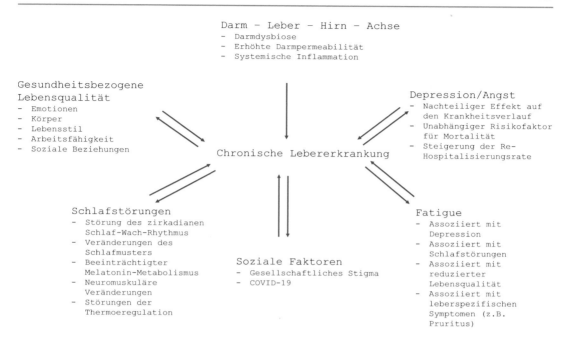

Darm - Leber - Hirn - Achse
- Darmdysbiose
- Erhöhte Darmpermeabilität
- Systemische Inflammation

Gesundheitsbezogene
Lebensqualität
- Emotionen
- Körper
- Lebensstil
- Arbeitsfähigkeit
- Soziale Beziehungen

Depression/Angst
- Nachteiliger Effekt auf
  den Krankheitsverlauf
- Unabhängiger Risikofaktor
  für Mortalität
- Steigerung der Re-
  Hospitalisierungsrate

Chronische Lebererkrankung

Schlafstörungen
- Störung des zirkadianen
  Schlaf-Wach-Rhythmus
- Veränderungen des
  Schlafmusters
- Beeinträchtigter
  Melatonin-Metabolismus
- Neuromuskuläre
  Veränderungen
- Störungen der
  Thermoregulation

Soziale Faktoren
- Gesellschaftliches Stigma
- COVID-19

Fatigue
- Assoziiert mit
  Depression
- Assoziiert mit
  Schlafstörungen
- Assoziiert mit
  reduzierter
  Lebensqualität
- Assoziiert mit
  leberspezifischen
  Symptomen (z.B.
  Pruritus)

Abb. 14.1 Darstellung der Zusammenhänge einer chronischen Lebererkrankung mit verschiedenen psychischen Erkrankungen (eigene Darstellung)

Short-Form-36 (SF-36) oder EQ-5D-5L, sowie krankheitsspezifische Messinstrumente, wie z. B. die Fragebogen „Chronic Liver Disease Questionnaire" (CLDQ) und „Liver Disease Quality of Life" (LDQOL) oder den Fragebogen für primär biliäre Cholangitis (PBC-40).

▶ Die gLQ sinkt mit dem Voranschreiten der Lebererkrankung unabhängig von der Ätiologie der Lebererkrankung. Patient*innen mit Leberzirrhose weisen eine generell geringere gLQ auf als gesunde Menschen oder Patient*innen mit einer chronischen Lebererkrankung ohne Zirrhose. Es zeigen sich jedoch ätiologiespezifische Unterschiede in der Auswirkung auf verschiedene Komponenten der gLQ.

Bereits frühere Studien zeigten, dass beispielsweise Patient*innen mit PBC besonders niedrige Scores im Bereich der „Physical Component Summary" des SF-36 und eine besonders hohe Ausprägung von Fatigue, während Betroffene

mit CHC die niedrigsten Werte im Bereich der „Mental Component Summary" sowie eine klare Assoziation mit Depression aufwiesen (Newton et al. 2006; Schaefer et al. 2012; Tillmann et al. 2011). Auch wenn die Studienlage in einzelnen Subkomponenten widersprüchlich ist, zeigt sich jedoch dass Patient*innen mit chronischer Hepatitis B generell eine bessere gLQ aufweisen, während Betroffene mit CHC und NAFLD/MASLD eine vergleichsweise geringere gLQ aufzuweisen scheinen (Orr et al. 2014).

Neuere Studien zur nicht alkoholischen Steatohepatitis (NASH)/metabolischen Dysfunktion-assoziierten Steatohepatitis (MASH) (zusammengefasst in (Younossi et al. 2022)) verdeutlichen, dass betroffene Patient*innen an einer substanziellen Verminderung der gLQ leiden, die insbesondere körperliche Funktionen und Fatigue betrifft. Häufige Symptome umfassen zudem abdominelle Schmerzen, Angst, Depression, Wahrnehmungsstörungen sowie Schlafstörungen und beeinträchtigen die Arbeitsfähigkeit, Aktivitäten des täglichen

Lebens sowie die Qualität von zwischenmenschlichen Beziehungen (Younossi et al. 2022). Mehrere Studien zeigen übereinstimmend, dass Symptome der verminderten gLQ mit dem Voranschreiten der Lebererkrankung zunehmen. Eine rezente Untersuchung zeigte nun, dass Patient*innen ohne fortgeschrittene Leberfibrose ebenso eine reduzierte gesundheitsbezogene Lebensqualität aufweisen. Diese war mit den Faktoren weibliches Geschlecht, Diabetes mellitus Typ 2 und Depression, somit nicht nicht leberbezogenen Komorbiditäten, assoziiert (Papatheodoridi et al. 2023).

14.3.2 Depression

▶ Die Prävalenz von depressiven Symptomen bei Patient*innen mit chronischen Lebererkrankungen ist mit 18–58 % höher als in der Allgemeinbevölkerung (zusammengefasst in (Mullish et al. 2014).

Das Auftreten einer Depression bei Patient*innen mit chronischen Lebererkrankungen hat substanzielle Auswirkungen auf die Rehospitalisierungsrate und die gLQ und stellt einen unabhängigen Risikofaktor für Mortalität dar. Sie hat somit einen deutlich nachteiligen Effekt auf den Krankheitsverlauf. Beispielsweise wiesen Patient*innen mit Depression, die Kandidat*innen für eine Lebertransplantation waren, eine erhöhte Wartelistenmortalität an Tag 100 auf. Das Vorhandensein einer Depression wirkte sich jedoch nicht nur auf die Mortalität auf der Warteliste aus, sondern war ebenso mit einem reduzierten Überleben nach der Transplantation assoziiert (Rogal et al. 2016).

Eine erhöhte Rate an Depression konnte für die meisten chronischen Lebererkrankungen, wie NAFLD/MASLD, ALD, virale Hepatitis, cholestatische und autoimmune Lebererkrankungen nachgewiesen werden (Kronsten et al. 2022).

Patient*innen mit CHC sind jedoch häufiger betroffen, und zwar unabhängig von der Anwendung einer antiviralen Therapie, sodass direkte neuropathische Effekte des Virus vermutet

werden (Carta et al. 2007). Auch die antivirale Therapie mit pegyliertem Interferon, die viele Jahre als Standardtherapie der CHC angewendet wurde, ist in 20 bis 50 % der Fälle mit dem Auftreten einer Depression assoziiert (Staufer et al. 2015). Eine rezente Untersuchung zeigt, dass die seit etwa 10 Jahren im klinischen Einsatz befindliche interferonfreie Therapie mit „Direct Acting Antiviral Agents" (DAAs) mit einer geringeren Rate an neuropsychiatrischen Erkrankungen 6 Monate nach Therapieende assoziiert ist (Fang et al. 2023). Ein nachhaltiges Ansprechen (sog. „Sustained Virologic Response") auf eine Therapie mit DAAs führte zu einer Verbesserung depressiver Symptome, Angst und Verdauungsbeschwerden (Yi et al. 2022) sowie peripherer sensomotorischer Neuropathien (Zanone et al. 2021).

Die Pathophysiologie zur Entstehung der Depression ist nicht vollständig geklärt, ein erhöhtes Maß an systemischer Inflammation bzw. Immundysfunktion, ähnlich wie bei der Leberzirrhose, scheint jedoch eine wesentliche Rolle zu spielen. In einer Subgruppe an Patient*innen konnten Zeichen erhöhter systemischer Inflammation im peripheren Blut (TNF-a, IL-1ß, IL-6, CRP) (Miller et al. 2009; Zorrilla et al. 2001) sowie in der zerebrospinalen Flüssigkeit (TNF-a, IL-6) (Enache et al. 2019) nachgewiesen werden. Darüber hinaus wurden Zeichen der Neuroinflammation im Sinne einer Mikroglia-Aktivierung im Gehirn detektiert (Enache et al. 2019; Setiawan et al. 2015).

14.3.3 Schlafstörungen

Schlafstörungen sind ein wichtiges Symptom der Depression im Allgemeinen, können jedoch auch unabhängig davon im Rahmen von chronischen Lebererkrankungen auftreten bzw. diese negativ beeinflussen (zusammengefasst in (Marjot et al. 2021)).

▶ Bei Patient*innen mit chronischen Lebererkrankungen und Leberzirrhose kann es zu einer Störung des Schlaf-Wach-Rhythmus kommen bzw. zu Störungen des Schlaf-musters und Insomnie. Diese haben einen substanziellen Einfluss auf die gLQ.

Die Prävalenz von Störungen des Schlaf-Wach-Rhythmus liegt bei 50 bis 80 % („Pittsburgh Sleep Quality Index" >5) bei Patient*innen mit Leberzirrhose, wohingegen diese in lediglich 20 bis 40 % der untersuchten Kontrollpopulation auftreten. Darüber hinaus leiden 16 bis 45 % der Patient*innen mit Leberzirrhose an exzessiver Tagesmüdigkeit (vs. 0–13 % der Kontroll-population), und 42 % der Betroffenen leiden an Insomnie (vs. 10–15 % in der Allgemein-bevölkerung) (Hamdan et al. 2014; Schutte-Rodin et al. 2008).

Die Schwere der Lebererkrankung gemessen am Child-Pugh-Stadium sowie das Vorhanden-sein von Aszites haben dabei einen indirekt proportionalen Einfluss auf die Schlafqualität (Kumar et al. 2021) bzw. können mit Apnoephasen einhergehen abhängig von der Ausprägung des Aszites (Mabrouk et al. 2012).

Als Ursachen von Schlafstörungen bei Patient*innen mit Leberzirrhose werden Störungen des Melatoninmetabolismus (Melatonin wird überwiegend in der Leber metabolisiert um über die Nieren ausgeschieden zu werden), eine zirkadiane Dysfunktion auf Gehirnebene (suprachiasmatischer Kern), neuromuskuläre Störungen wie nächtliche Muskelkrämpfe und Restless-Legs-Syndrom (RLS) sowie eine Störung der Thermoregulation angeführt (Marjot et al. 2021).

Weiterhin zeigte eine große Studie mit knapp 300.000 Studienteilnehmer*innen der „National Institutes of Health-American Association of Retired Persons (NIHAARP) Diet and Health Study" und einem medianen Follow-up von 15,5 Jahren einen Zusammenhang zwischen verlängertem oder verkürztem Nachtschlaf sowie längerem Tagesschlaf und einem erhöhten Risiko für leberassoziierte Mortalität und HCC (Long et al. 2023). Eine große Studie mit >400.000 Studienteilnehmer*innen aus dem Vereinigten Königreich (UK) mit einem medianen Follow-up von 12,5 Jahren ergab darüber

hinaus, dass ein gesundes Schlafmuster invers korreliert war mit der Entwicklung von chronischen Lebererkrankungen und dass Studienteilnehmer*innen mit Trägern des PNPLA3 rs738409 C > G-Polymorphismus ein höheres Risiko hatten, eine chronische Lebererkrankung zu entwickeln, wenn ein ungesundes Schlafmuster bestand (Wang et al. 2024).

Spezifische Faktoren unterschiedlicher zugrunde liegender Lebererkrankungen sind ebenso zu berücksichtigen.

Beispiel

Der Zusammenhang von Störungen des Schlaf-Wach-Rhythmus mit Adipositas, Diabetes mellitus Typ 2 sowie NAFLD/MASLD ist gut belegt.

Beispielsweise konnte in einer großen longitudinalen Studie („National Health and Nutrition Examination Survey") gezeigt werden, dass mit jeder zusätzlichen Stunde einer Schlafrestriktion das Risiko für eine Adipositas um 10 % steigt (Lawman et al. 2016). Darüber hinaus beeinflusst eine schlechte Schlafqualität bzw. verkürzter Schlaf nachweislich viele der Faktoren, die mit NAFLD/MASLD assoziiert sind bzw. zur Progression der NAFLD/MASLD beitragen, einschließlich Insulinresistenz, Gewichtszunahme und systemischer Inflammation (Donga et al. 2010; Reutrakul und Van Cauter 2018). Nicht zuletzt konnte für die mit Adipositas assoziierte obstruktive Schlafapnoe ein Zusammenhang mit der Progression der Lebererkrankung über mitochondriale Dysfunktion, De-novo-Lipogenese und Darmpermeabilität gezeigt werden (Marjot et al. 2020).

Auch in Bezug auf die Entwicklung und Prognose der ALD sind Zusammenhänge mit Schlafstörungen berichtet. Beispielsweise konnten Störungen des Schlaf-Wach-Rhythmus Episoden von Alkoholmissbrauch vorhersagen. Gleichzeitig sind Schlafstörungen ein Begleitsymptom während aller Phasen der Alkoholkonsumstörung einschließlich aktiven Konsums, Alkoholentzugs und sogar nach der Beendigung des Alkoholkonsums in Abstinenzphasen (Britton et al. 2020). Zudem können Störungen des Schlaf-Wach-Rhythmus, wie z. B. bei Nachtarbeit, die individuelle Anfälligkeit für die ALD erhöhen. Dies scheint über eine vermehrte Darmpermeabilität und alterierter Melatoninrhythmen vermittelt zu werden (Swanson et al. 2016). ◄

14.3.4 Fatigue

▶ Fatigue ist ein häufiges Symptom cholestatischer und autoimmuner Lebererkrankungen und ist mit Schlafstörungen sowie einer erhöhten Rate an Depression vergesellschaftet. Patient*innen mit PBC scheinen besonders betroffen und berichten in über 50 % der Fälle unter Fatigue zu leiden (Huet et al. 2000).

Im Rahmen der Grunderkrankung kann es zudem zu nächtlichem Juckreiz kommen, der die Schlafqualität zusätzlich beeinträchtigen kann. In schweren Fällen sind die Ausprägung des Juckreizes (nächtlich und tagsüber) und die Beeinträchtigung der Lebensqualität so stark, dass dies eine Lebertransplantation notwendig macht. Eine Studie an 92 Patient*innen mit PBC ergab zudem, dass 42 % der Patient*innen depressive Symptome nach den Kriterien des „Beck Depression Inventory" (BDI) aufwiesen, aber nur 3,7 % eine Depression nach den DSM-IV-Kriterien hatten. Diese Diskrepanz hängt möglicherweise damit zusammen, dass Fatigue und andere somatische Symptome in den BDI-Scores erfasst werden, nicht aber im DSM-IV. Daher ist es schwierig, zu unterscheiden, ob Fatigue bei PBC eine Manifestation der Depression oder der zugrunde liegenden Lebererkrankung ist (Kronsten et al. 2022; van Os et al. 2007). Die zugrunde liegenden Mechanismen von Fatigue sind letztlich nicht vollständig geklärt und scheinen mannigfalt (neuromuskuläre Anomalien, Alterationen von Neurotransmittern, Schlafstörungen etc.) (Swain und Jones 2019).

14.4 Darm-Leber-Hirn-Achse

Wie psychologische und biomedizinische Faktoren im Rahmen chronischer Lebererkrankungen zusammenhängen, wurde bereits oben stehend aufgezeigt. Neue Erkenntnisse der letzten Jahre zur sogenannten Darm-Leber-Hirn-Achse zeigen eindrucksvoll auf, welche Mechanismen diesen Zusammenhängen zugrunde liegen könnten (Bajaj 2019; Kronsten et al. 2022; Nguyen und Swain 2023). Hierbei spielen ein verändertes Darmmikrobiom sowie eine gestörte Darmbarriere eine entscheidende Rolle. Im Rahmen einer Darmdysbiose mit durchlässiger Darmbarriere wird eine bakterielle Translokation begünstigt, welche wiederum zu einer Aktivierung der zirkulierenden Immunzellen mit konsekutiver Produktion von Zytokinen und systemischer Entzündung führt. Eine gestörte Darm-Leber-Hirn-Achse könnte daher die hohe Rate an Depressionen, Schlafstörungen, Trinkverhalten sowie Progression der Lebererkrankung bei Patient*innen mit Leberzirrhose teilweise erklären.

14.5 Soziale Faktoren

Patient*innen mit chronischen Lebererkrankungen sind nicht zuletzt häufig einem sozialen Stigma ausgesetzt, insbesondere im Zusammenhang mit chronischen Lebererkrankungen, die in der Gesellschaft teilweise als selbstverschuldet erachtet werden. Davon betroffen sind v. a. Patient*innen mit MASLD und Adipositas sowie ALD. Darüber hinaus wurde der Begriff der NAFLD in der Vergangenheit als trivialisierend wahrgenommen und verzögerte daher in vielen Fällen den Start einer rechtzeitigen Behandlung (zusammengefasst in (Staufer und Stauber 2023)). Die Nomenklatur der NAFLD war daher in den letzten Jahren Gegenstand anhaltender Diskussionen und erfuhr letztlich 2023 eine Revision, bei welcher, wie zuvor erwähnt, eine Umbenennung in MASLD erfolgte (Rinella et al. 2023) (Tab. 14.1). Die Definition wurde dahingehend geändert, dass sie das Vorhandensein von mindestens einem von 5 kardiometabolischen

Tab 14.1 Neue Nomenklatur der Fettlebererkrankung basierend auf einem „Multi-Society Delphi Consensus Statement" (Rinella et al. 2023). Tabelle adaptiert nach (Staufer und Stauber 2023)

Alte Nomenklatur	Neue Nomenklatur
Fettlebererkrankung (Fatty liver disease; FLD)	Steatotische Lebererkrankung (Steatotic liver disease; SLD)
Nicht alkoholische Fettlebererkrankung (Non-alcoholic fatty liver disease; NAFLD)	Metabolische Dysfunktion-assoziierte steatotische Lebererkrankung (Metabolic dysfunction-associated steatotic liver disease; MASLD)
Nicht alkoholische Steatohepatitis (Non-alcoholic steatohepatitis; NASH)	Metabolische Dysfunktion-assoziierte Steatohepatitis (Metabolic dysfunction-associated steatohepatitis; MASH)
N/A	MetALD: MASLD mit einem durchschnittlichen Alkoholkonsum von 20–50 g/Tag (Frauen)/30–60 g/Tag (Männer)
Alkoholbedingte Lebererkrankung (Alcohol-related liver disease; ALD)	Alkoholassoziierte Lebererkrankung (Alcohol-associated liver disease; ALD): durchschnittlicher Alkoholkonsum von >50 g/Tag (Frauen) und >60 g/Tag (Männer)
N/A	SLD mit Spezifischer Ätiologie (Specific etiology SLD)
N/A	Kryptogene SLD (Cryptogenic SLD)

Risikofaktoren umfasst, der Konsum von Alkohol ($\geq$20 g bei Frauen, $\geq$30 g bei Männern) allerdings nicht mehr prohibitiv für die Diagnosestellung ist.

Der neue Begriff der MetALD wurde eingeführt, um dem Umstand Rechnung zu tragen, dass Alkoholkonsum ein wichtiger Kofaktor in der Entstehung von Lebererkrankungen sein kann und gleichzeitig mit metabolischen Risikofaktoren vorkommen kann. Die MetALD wird außerdem von der ALD abgegrenzt anhand des durchschnittlichen Alkoholkonsums (siehe Tab. 14.1). Aufgrund des sozialen Stigmas, das nach wie vor mit einer ALD einhergeht, wird der Alkoholkonsum jedoch häufig nicht oder in geringeren Mengen angegeben. Die Anwendung von validierten Fragebögen für Alkoholkonsumstörungen, wie dem „Alcohol Use Disorders Identification Test" (AUDIT)-Fragebogen (oder seiner Kurzform AUDIT-Konsum, AUDIT-C), sollte daher bei jeder Evaluation von Lebererkrankungen berücksichtigt werden und ebenso Teil der hausärztlichen Primärversorgung sein. Die Anwendung validierter Fragebögen sollte durch die Messung objektiver Alkoholbiomarker ergänzt werden, wie z. B. Ethylglucuronid im Urin (uEtG), EtG im Haar (hEtG) oder Phosphatidylethanol (PEth) (Staufer et al. 2022). In einer vertrauensvollen Ärzt*innen-Patient*innen-Beziehung wird dadurch erst eine Thematisierung von schädlichem Alkoholkonsum ermöglicht.

Darüber hinausgehend hat die COVID-19-Pandemie eindrucksvoll gezeigt, wie soziale Isolation zu einem Anstieg nicht nur psychischer Erkrankungen, sondern auch der ALD geführt hat. Im Gegensatz zur NAFLD/MASLD hat die ALD in den letzten Jahren eine überwiegend stabile Prävalenz, doch der Alkoholkonsum sowie die Hospitalisierungs- und Sterblichkeitsraten, die auf ALD zurückzuführen sind, sind während der COVID-19-Pandemie in mehreren Ländern gestiegen, insbesondere in den USA, Kanada und Lateinamerika (Aslam und Kwo 2023). Folglich wird erwartet, dass die Prävalenz von ALD, einschließlich schwererer Krankheitsstadien, in naher Zukunft zunehmen wird.

Fazit
Es besteht eine wechselseitige Beziehung von chronischen Lebererkrankungen, gLQ und psychischen Erkrankungen, die die Prognose beeinflussen können. Ein verbessertes Verständnis der psychosomatischen Aspekte und Zusammenhänge von Lebererkrankungen kann dazu beitragen, die Gesundheit und das Wohlbefinden der Betroffenen zu verbessern und die Wirksamkeit der Behandlung zu optimieren. Die multidirektionale Beziehung von Lebererkrankung, gLQ, und

psychischen Erkrankungen unterstreicht, dass eine multiprofessionelle, integrierte Therapie erforderlich ist, die biospsychosoziale Aspekte gleichermaßen berücksichtigt.

Literatur

Aslam A, Kwo PY (2023) Epidemiology and disease burden of alcohol associated liver disease. J Clin Exp Hepatol 13(1):88–102

Bajaj JS (2019) Alcohol, liver disease and the gut microbiota. Nat Rev Gastroenterol Hepatol 16(4):235–246

Balakrishnan M, Rehm J (2024) A public health perspective on mitigating the global burden of chronic liver disease. Hepatology 79(2):451–459

Britton A, Fat LN, Neligan A (2020) The association between alcohol consumption and sleep disorders among older people in the general population. Sci Rep 10(1):5275

Carta MG, Hardoy MC, Garofalo A, Pisano E, Nonnoi V, Intilla G, Serra G, Balestrieri C, Chessa L, Cauli C (2007) Association of chronic hepatitis C with major depressive disorders: irrespective of interferon-alpha therapy. Clin Pract Epidemiol Ment Health 3:1–4

Devarbhavi H, Asrani SK, Arab JP, Nartey YA, Pose E, Kamath PS (2023) Global burden of liver disease: 2023 update. J Hepatol 79(2):516–537

Donga E, van Dijk M, van Dijk JG, Biermasz NR, Lammers G-J, van Kralingen KW, Corssmit EP, Romijn JA (2010) A single night of partial sleep deprivation induces insulin resistance in multiple metabolic pathways in healthy subjects. J Clin Endocrinol Metab 95(6):2963–2968

Enache D, Pariante CM, Mondelli V (2019) Markers of central inflammation in major depressive disorder: a systematic review and meta-analysis of studies examining cerebrospinal fluid, positron emission tomography and post-mortem brain tissue. Brain Behav Immun 81:24–40

Fang Y, Chen C-Y, Yu H-C, Lin P-C (2023) Neuropsychiatric disorders in chronic hepatitis C patients after receiving interferon or direct-acting antivirals: a nationwide cohort study. Front Pharmacol 14:1191843

Hamdan A-J, Al Enezi A, Anwar AE, Abdullah A-H, Baharoon S, Aljumah A, Shimemeri A, Abdullah K (2014) Prevalence of insomnia and sleep patterns among liver cirrhosis patients. J Circadian Rhythms 12:2

Huet P-M, Deslauriers J, Tran A, Faucher C, Charbonneau J (2000) Impact of fatigue on the quality of life of patients with primary biliary cirrhosis. Off J Am College Gastroenterol ACG 95(3):760–767

Karlsen TH, Sheron N, Zelber-Sagi S, Carrieri P, Dusheiko G, Bugianesi E, Pryke R, Hutchinson SJ,

Sangro B, Martin NK (2022) The EASL–Lancet Liver Commission: protecting the next generation of Europeans against liver disease complications and premature mortality. The Lancet 399(10319):61–116

Kronsten VT, Tranah TH, Pariante C, Shawcross DL (2022) Gut-derived systemic inflammation as a driver of depression in chronic liver disease. J Hepatol 76(3):665–680

Kumar M, Kainth S, Kumar S, Bhardwaj A, KumarAggarwal H, Maiwall R, Jamwal KD, Shasthry SM, Jindal A, Choudhary A (2021) Prevalence of and factors associated with sleep-wake abnormalities in patients with cirrhosis. J Clin Exp Hepatol 11(4):453–465

Lawman HG, Fryar D, Gu Q, Ogden CL (2016) The role of prescription medications in the association of self-reported sleep duration and obesity in US adults, 2007–2012. Obesity 24(10):2210–2216

Long L, Zhao L, Petrick JL, Liao LM, Huang T, Hakim A, Yang W, Campbell PT, Giovannucci E, McGlynn KA (2023) Daytime napping, nighttime sleeping duration, and risk of hepatocellular carcinoma and liver disease-related mortality. JHEP Reports, 100819

Mabrouk AA, Nooh MA, Azab NY, Elmahallawy II, Elshenawy RH (2012) Sleep pattern changes in patients with liver cirrhosis. Egyptian Journal of Chest Diseases and Tuberculosis 61(4):447–451

Marjot T, Moolla A, Cobbold JF, Hodson L, Tomlinson JW (2020) Nonalcoholic fatty liver disease in adults: current concepts in etiology, outcomes, and management. Endocr Rev 41(1):66–117

Marjot T, Ray DW, Williams FR, Tomlinson JW, Armstrong MJ (2021) Sleep and liver disease: a bidirectional relationship. The Lancet Gastroenterology & Hepatology 6(10):850–863

Miller AH, Maletic V, Raison CL (2009) Inflammation and its discontents: the role of cytokines in the pathophysiology of major depression. Biol Psychiat 65(9):732–741

Mullish BH, Kabir MS, Thursz MR, Dhar A (2014) Depression and the use of antidepressants in patients with chronic liver disease or liver transplantation. Aliment Pharmacol Ther 40(8):880–892

Newton JL, Bhala N, Burt J, Jones DE (2006) Characterisation of the associations and impact of symptoms in primary biliary cirrhosis using a disease specific quality of life measure. J Hepatol 44(4):776–783

Nguyen HH, Swain MG (2023) Avenues within the gut-liver-brain axis linking chronic liver disease and symptoms. Front Neurosci 17:1171253

Orr JG, Homer T, Ternent L, Newton J, McNeil CJ, Hudson M, Jones DE (2014) Health related quality of life in people with advanced chronic liver disease. J Hepatol 61(5):1158–1165

van Os E, van den Broek WW, Mulder PG, ter Borg PC, Bruijn JA, van Buuren HR (2007) Depression in patients with primary biliary cirrhosis and primary sclerosing cholangitis. J Hepatol 46(6):1099–1103

Papatheodoridi M, Pallini G, Aithal G, Lim HK, Cobbold J, Torres MCP, Misas MG, Ryan J, Tomlinson J,

Allison M, Longworth L, Tsochatzis EA (2023) Health-related quality of life in patients with nonalcoholic fatty liver disease: a prospective multi-center UK Study. Clin Gastroenterol Hepatol 21(12):3107–3114e3

Reutrakul S, Van Cauter E (2018) Sleep influences on obesity, insulin resistance, and risk of type 2 diabetes. Metabolism 84:56–66

Rinella ME, Lazarus JV, Ratziu V, Francque SM, Sanyal AJ, Kanwal F, Romero D, Abdelmalek MF, Anstee QM, Arab JP et al (2023) A multi-society Delphi consensus statement on new fatty liver disease nomenclature. Hepatology 78(6):1966–1986

Rogal SS, Mankaney G, Udawatta V, Chinman M, Good CB, Zickmund S, Bielefeldt K, Chidi A, Jonassaint N, Jazwinski A (2016) Pre-transplant depression is associated with length of hospitalization, discharge disposition, and survival after liver transplantation. PLoS ONE 11(11):e0165517

Schaefer M, Capuron L, Friebe A, Diez-Quevedo C, Robaeys G, Neri S, Foster GR, Kautz A, Forton D, Pariante CM (2012) Hepatitis C infection, antiviral treatment and mental health: a European expert consensus statement. J Hepatol 57(6):1379–1390

Schutte-Rodin S, Broch L, Buysse D, Dorsey C, Sateia M (2008) Clinical guideline for the evaluation and management of chronic insomnia in adults. J Clin Sleep Med 4(5):487–504

Setiawan E, Wilson AA, Mizrahi R, Rusjan PM, Miler L, Rajkowska G, Suridjan I, Kennedy JL, Rekkas PV, Houle S (2015) Role of translocator protein density, a marker of neuroinflammation, in the brain during major depressive episodes. JAMA Psychiat 72(3):268–275

Staufer K, Huber-Schönauer U, Strebinger G, Pimingstorfer P, Suesse S, Scherzer T-M, Paulweber B, Ferenci P, Stimpfl T, Yegles M (2022) Ethyl glucuronide in hair detects a high rate of harmful alcohol consumption in presumed non-alcoholic fatty liver disease. J Hepatol 77(4):918–930

Staufer K, Scherzer T-M, Miehsler W, Reichhold D, Kienbacher C, Ferenci-Förster D, Hagmann M, Ferenci P, Moser G (2015) Self-reported need for psychotherapy predicts interferon-induced depression in hepatitis C: stratification for interferon-free treatment. Antivir Ther 20(5):501–506

Staufer K, Stauber RE (2023) Steatotic liver disease: metabolic dysfunction, alcohol, or both? Biomedicines 11(8):2108

Swain MG, Jones DE (2019) Fatigue in chronic liver disease: new insights and therapeutic approaches. Liver Int 39(1):6–19

Swanson GR, Gorenz A, Shaikh M, Desai V, Kaminsky T, van den Berg J, Murphy T, Raeisi S, Fogg L, Vitaterna MH et al (2016) Night workers with circadian misalignment are susceptible to alcohol-induced intestinal hyperpermeability with social drinking. Am J Physiol Gastrointest Liver Physiol 311(1):G192–G201

Tillmann H, Wiese M, Braun Y, Wiegand J, Tenckhoff S, Mössner J, Manns M, Weissenborn K (2011) Quality of life in patients with various liver diseases: patients with HCV show greater mental impairment, while patients with PBC have greater physical impairment. J Viral Hepatitis 18(4):252–261

Wang W, Zhuang Z, Song Z, Zhao Y, Huang T (2024) Sleep patterns, genetic predisposition, and risk of chronic liver disease: a prospective study of 408,560 UK Biobank participants. J Affective Disord 352:229–236

Yi C-H, Bair M-J, Wang J-H, Wong M-W, Liu T-T, Lei W-Y, Liang S-W, Lin L, Hung J-S, Huang J-F (2022) Improvement of patient-reported outcomes in patients achieving sustained virologic response with direct-acting antivirals for hepatitis C virus infection. J Microbiol Immunol Infect 55(4):643–650

Younossi Z, Aggarwal P, Shrestha I, Fernandes J, Johansen P, Augusto M, Nair S (2022) The burden of non-alcoholic steatohepatitis: a systematic review of health-related quality of life and patient-reported outcomes. JHEP Reports 4(9):100525

Zanone MM, Marinucci C, Ciancio A, Cocito D, Zardo F, Spagone E, Ferrero B, Cerruti C, Charrier L, Cavallo F (2021) Peripheral neuropathy after viral eradication with direct-acting antivirals in chronic HCV hepatitis: a prospective study. Liver Int 41(11):2611–2621

Zorrilla EP, Luborsky L, McKay JR, Rosenthal R, Houldin A, Tax A, McCorkle R, Seligman DA, Schmidt K (2001) The relationship of depression and stressors to immunological assays: a meta-analytic review. Brain Behav Immun 15(3):199–226

Chronische Lebererkrankungen – Betroffensicht

Angelika Widhalm und Andreas Röhrenbacher

15.1 Womit sind Betroffene einer chronischen Lebererkrankung konfrontiert? Welche Fragen stellen Betroffene und deren Angehörige ab dem Zeitpunkt der Diagnosestellung?

Lebererkrankungen betreffen nicht nur die Leber.

Es wäre beinah schön, wenn „Leberschmerzen", das eine Symptom von chronischen Lebererkrankungen wären. Dann wären diese schnell erkennbar und leicht zu diagnostizieren.

„Leberschmerzen" gibt es aber ja eigentlich nicht. Erst wenn das Organ sehr schwer geschädigt ist, wie etwa im Stadium einer dekompensierten Leberzirrhose, ist für Betroffene Schmerz im rechten Oberbauch wahrnehmbar.

Hinweise auf eine Lebererkrankung sind leider vielfältig und zum Großteil nicht eindeutig wie z. B.:

- Verdauungsprobleme,
- Kopfschmerzen,
- Konzentrationsstörungen,
- Stimmungsschwankungen,
- Antriebs- und Energielosigkeit,
- Probleme mit der Haut, Trockenheit, Juckreiz,
- trockene Augen,
- allgemeine gastroenterologische Probleme,
- allgemeines Unwohlsein.

Symptome, die die meisten Menschen nicht oder spät zur Ärztin oder zum Arzt führen. Blutwerte könnten in vielen Fällen schnell den Verdacht auf die Leber lenken, da jedoch im Kopf der Österreicher*innen die Leber „für Alkohol zuständig" ist, wird häufig schlicht beim Alkohol die Ursache vermutet und somit wird in vielen Fällen, auch von medizinischer Seite, die Ursachenabklärung beendet.

Dies führt dazu, dass es Menschen mit chronischen Lebererkrankungen fast immer schon lange „unspezifisch nicht gut" geht, bevor eine richtige Diagnose erfolgt. Es ist somit davon auszugehen, dass bei Diagnose die geistige Gesundheit schon seit Langem nicht bei 100 % liegt und jedwede Alltagsbelastung und Überlastung für Betroffene unverhältnismäßig schwerer gewogen hat. Erschwerend kommt zu der Erkenntnis, dass die Leistungsfähigkeit kontinuierlich abnimmt, für Betroffene hinzu, dass die Ursache nicht bekannt ist und somit die Schuld bei einem selbst gesucht wird. Unter anderem werden mangelnde Selbstdisziplin oder nicht

A. Widhalm · A. Röhrenbacher (✉)
Hepatitis Hilfe Österreich – Plattform Gesunde Leber (HHÖ), Wien, Österreich
E-Mail: Info@gesundeleber.at

A. Widhalm
E-Mail: Info@gesundeleber.at

G. Moser et al. (Hrsg.), *Psychosomatik in der Gastroenterologie und Hepatologie*,
https://doi.org/10.1007/978-3-662-68436-8_15

ausreichendes Selbstmanagement und in vielen Fällen sogar die Beziehung zu Verantwortlichen gemacht.

Wie bei jeder chronischen Erkrankung muss das soziale und familiäre Umfeld des Betroffenen mit einbezogen werden, damit ein Erfolg in der Therapie und Betreuung gewährleistet ist.

Ein verstärkt autoritäres Verhalten der Ärzt*innen wird besonders in Situationen, die Entscheidungen fordern, und bei Komplikationen beobachtet und zum Problem für die Betroffenen.

▶ Das Vertrauen zum Arzt oder zur Ärztin ist eine der Grundlagen für Heilung und/oder Behandlung und Therapietreue (Adhärenz).

Der Mensch nimmt wahr, dass etwas nicht stimmt und sucht Lösungsansätze, wird aber aufgrund geringen Wissensstands in Österreich über die Arbeit und Aufgabe der Leber nicht fündig. Spätestens wenn der Kontakt mit dem Gesundheitssystem nach erhöhten Leberwerten mit einem unspezifischen „Trinken Sie weniger Alkohol!" endet (auch bei strikten Antialkoholiker*innen), beginnt man, sich mit dem Zustand durchgängigen Unwohlseins schlicht abzufinden.

Die Disparität zwischen einem Körper, der spürt, dass etwas nicht in Ordnung ist, und antreibt, das zu ändern und dem Kopf, der Gesellschaft und im schlimmsten Fall sogar der Medizin, die sagt, dass dem aber doch so sei, belastet dauerhaft ungemein und führt zu Depressionen, Aggressionen und verschlechtert jedweden weiteren Kontakt mit dem Gesundheitssystem massiv.

15.2 Lebensqualität von chronischen Leberpatient*innen

Die Lebensqualität kann sich mit der Zeit wesentlich verändern. Es geht um das subjektive Empfinden der Betroffenen. Im Zusammenhang mit der jeweiligen Lebererkrankung

kann eindeutig eine Beeinträchtigung der Lebensqualität festgestellt werden, viele Betroffene können als depressiv bezeichnet werden. Dazu kommen noch die mit der Zeit auftretenden extrahepatischen Manifestationen wie z. B. rheumatische Beschwerden, rasch fortschreitende Osteoporose, chronische Hautveränderungen und -erkrankungen, Konzentrationsstörungen, Persönlichkeitsveränderungen, gastrointestinale Störungen u. v. m.: „Die schleichende Verringerung der Lebensqualität ist oft unerträglich." Zu guter Letzt tritt noch die Angst vor der Tatsache hinzu, dass ein Leberzellkarzinom entstehen kann, das zwar heute schon gut therapiert werden kann, aber doch ein oft frühzeitiges Lebensende birgt.

15.3 Die Diagnose

Wird eine chronische Lebererkrankung diagnostiziert, ist dies in der Regel ein schwerer Schlag, da diese aufgrund der oben angeführten Situation in Österreich meist schon weiter fortgeschritten ist. Abgesehen von der Tatsache, dass die Selbstwahrnehmung der eigenen Gesundheit infrage gestellt werden muss, kommt noch der Fakt hinzu, aus Sicht der Betroffenen *plötzlich* schwerkrank zu sein:

Die Katharsis, eine Ursache für das lange Jahre andauernde generelle Unwohlsein gefunden zu haben, wird von dem Schock, möglicherweise lebensbedrohlich krank zu sein, abgelöst.

15.4 Warum gerade ich? – Adaption und Management

Im Zusammenhang mit dem Selbstbild und Selbstwertgefühl kann es zur Schuldsuche (Warum gerade ich?) kommen, aber auch zur Abwehr gegen negative Zuweisungen. Für hepatitisviruspositive Personen ist vor allem das Krankheitserlebens bzw. die Krankheitserfahrung im gelebten Alltag von Interesse. Krankheitsverarbeitung kann auch als Reorganisation des biografischen Zeithorizonts im Alltag verstanden werden. Bewältigung dieser chronischen Erkrankung bedeutet das Erfassen eines veränderten Alltags mit Krankheit. Veränderungen des Körpers und beeinträchtigende Symptome bewirken eine Veränderung der Lebenssituation und der sozialen Beziehungen.

▶ Das Managen der Krankheit braucht viel Energie.

15.5 Bekanntgabe oder Geheimhaltung

„Ich habe Angst mich zu outen." Eine Bekanntgabe oder Geheimhaltung im persönlichen Umfeld wird zur zentralen Frage für betroffene Personen. Beziehungen werden reevaluiert und reflektiert. Generell muss das Wissen um den Virusträgerstatus mit viel Geschick verwaltet werden, das Management von sozialen Beziehungen verlangt eine Vielzahl von komplexen Entscheidungen – was soll erzählt werden, wie viel usw. – all das versetzt betroffene Personen oft in ein Dilemma. Ein solches kann ein unkontrolliertes Weitererzählen sein. Personen entscheiden sich teilweise gegen ihr tiefes Bedürfnis zu reden und entschließen sich zu schweigen, denn die Furcht vor einer Eigendynamik der Bekanntgabe ist groß.

Eine typische erste Reaktion des direkten Umfeldes auf chronisch Leberkranke ist von Verunsicherung geprägt: Man ist verunsichert, schockiert und verwirrt. Anfangs wird Unterstützung zugesagt, eine abwartende Position wird aber eingenommen oder eine relativierende Sichtweise der Krankheit wird angenommen. Es ist zu vermuten, dass es sich bei einer Relativierung um eine Schutzhaltung handelt, die eingenommen wird, um Vorstellungen, die schwer erträglich sind (z. B. der Verlust eines vertrauten Menschen durch die Erkrankung), nicht zuzulassen/zu verdrängen.

Beispiel: Die Darstellung von viralen Hepatiden in der Literatur als vielfach stumme (lange beschwerdelose) Krankheit richtet sich gegen jene Betroffene, die andere Erfahrungen haben, und setzt sie unter Erklärungszwang. Auf der gesellschaftlichen Ebene bleiben Betroffene

„versteckt" und die von ihnen viel gewünschte gesellschaftliche Aufklärung kann nicht durch den ganz normalen Kontakt mit hepatitisviruspositiven Personen erfolgen.

15.6 Diskriminierung

In einem großen Teil der Bevölkerung herrscht völlige Unkenntnis über Lebererkrankungen. Dass „Hepatitis" nicht eine spezifische Krankheit, sondern schlicht eine undifferenzierte Entzündung der Leber bezeichnet, ist in Österreich fast ausnahmslos nur Menschen bekannt, die damit im persönlichen Umfeld betroffen sind oder medizinischen Hintergrund haben.

Selbst bei seltenen, vererbten Krankheiten führt das Stigma der Leber – die ja, wie jeder weiß, als einzigen Aufgabenbereich den Alkohol habe – zu wilden Diskriminierungen. Somit wird allen Betroffenen einer Lebererkrankung im sozialen Umfeld sehr schnell Selbstschuld vorgeworfen, und zwar durch übermäßigen Alkoholkonsum, was zum Beispiel bei seltenen, vererbten Lebererkrankungen als ungleich schlimmer wahrgenommen wird und sogar zu Selbstzweifeln führen kann in der Richtung: Man hat ja doch manchmal ein zweites Glas Sekt zu Weihnachten getrunken. Selbst wenn Betroffene strikt auf Alkohol verzichten, wird sehr schnell eine Alkoholsuchterkrankung als einzig logische Erklärung vermutet.

15.7 Situation bei viraler Hepatitis

Auch zwischen den verschiedenen viralen Infektionen wird im Volksmund nicht unterschieden, vor allem da die Aufklärungsarbeit in diesem Bereich – trotz jahrelanger Anstrengungen – nicht vom System mitgetragen wird.

Eine mangelhafte und einseitige mediale Aufbereitung der Daten zu viraler Hepatitis und negativ besetzte Sensationsberichte tragen zusätzlich zur Verunsicherung sowohl in der Bevölkerung als auch bei den Betroffenen bei.

Die Darstellung als unheilbare Infektionserkrankung oder eine Vermischung mit HIV und

Drogenmissbrauch erschweren eine vernünftige Aufklärungsarbeit. Hier sind auch oft die Ärzte mit schuld, da sie z. B. neu diagnostizierte Hepatitis-C-Patient*innen auch heute noch schnell in das Drogenmilieu schieben, mit „Na, Sie werden schon einmal in der Drogenszene gewesen sein?".

Panikmache und Verunsicherung, aber auch Verharmlosung stellen die klaren Folgen einer einseitigen und selektiven Berichterstattung dar. Eine Darstellung von viralen Hepatitiden als mild verlaufende, beschwerdefreie und von selbst ausheilende Krankheit mag zwar auf einige Fälle zutreffen, stimmt aber nicht mit den Erfahrungen anderer Betroffener überein. Ihre Erfahrungen werden dadurch verharmlost und ausgegrenzt.

Viele Fragen bezüglich der Virushepatitiden (A, B, C, Delta, E), des Krankheitsverlaufs, der Therapiemöglichkeiten und der Heilungschancen bleiben oft unbeantwortet. Zwar werden ständig neue Erkenntnisse aus Studien veröffentlicht, deren Zuordnung ist aber für nicht medizinische Expert*innen schwierig und Verallgemeinerungen sind üblich. Hier kommen vor allem Selbsthilfegruppen ins Spiel und erfüllen hier die beste und zeiteffektivste Aufklärungs- und Betreuungsarbeit.

▶ Selbsthilfegruppen sind oft die erste Ansprechstelle für Betroffene.

Praxisbeispiel

„Ich weiß überhaupt nicht, wie ich mich mit dem Hepatitisvirus angesteckt habe. Ich habe nie eine akute Infektionsphase bemerkt und habe nie irgendwelche Beschwerden gehabt. Jetzt habe ich meine Diagnose durch Zufall erfahren." ◀

Die Diagnose wird in den allermeisten Fällen durch Zufall gestellt und ist wie oben angeführt immer ein großer Schock. Für jede virale Hepatitis gilt, was für viele chronische Krankheiten steht: Unsicherheit und Ungewissheit sind zentrale Themen. Unsicherheit auf allen Ebenen,

auch in Bezug auf die Körperwahrnehmung. Die Betroffenen müssen sich nun nicht nur plötzlich mit einer schweren Erkrankung auseinandersetzen, sondern unterliegen zusätzlich großem psychischen Druck.

15.8 Zunehmende Bedeutung der chronischen Hepatitiden B, C, Delta, E

Steigende Lebenserwartung aufgrund von besserem medizinischen Angebot ist eine Folge steter Forschung und der Weiterentwicklung unserer Gesellschaft. Dies bringt vor allem Veränderungen im Zusammenhang mit gesundheitlichen Beeinträchtigungen. Aufgrund neuer Behandlungsmöglichkeiten dominieren zunehmend chronische Erkrankungen das Krankheitsspektrum: Vielen Menschen ist das Leben mit einer ehemals tödlichen, nun aber lebenslangen Krankheit ermöglicht worden. Darin nehmen die viralen Hepatitiden weltweit gesehen einen beträchtlichen und unterschätzten Anteil in Anspruch.

Die Kosten der Behandlung der chronischen viralen Hepatitiden sind volkswirtschaftlich von großer Bedeutung und werden in Österreich vom Gesundheitswesen getragen. Ein Erhalt der Arbeitsfähigkeit, Mobilität, Motilität und geistiger Gesundheit über Jahre hinweg durch Therapie sowie der Fakt, dass jeder Mensch, der vom Virus befreit wird, eine Reduktion des allgemeinen Infektionsrisikos darstellt, sind allesamt Argumente für konzertierte Anstrengungen, alle Menschen, die von einer chronischen viralen Hepatitisinfektion betroffen sind, so rasch wie möglich zu diagnostizieren und dem Stand der Forschung entsprechend zu therapieren und zu begleiten oder zu heilen. Wie bei jeder chronischen Erkrankung hilft der direkte Austausch unter Betroffenen, die Bereitschaft sowie die Compliance während einer Therapie zu erhöhen: Die klare Erfahrung der verbesserten Lebensqualität – mental und körperlich – wird hier dem Miasma des Unwohlseins, das eine chronische Lebererkrankung fast immer mit sich führt, gegenübergestellt.

Da sich die Behandlung von chronischer viraler Hepatitis in den meisten Fällen über einen langen Zeitraum erstreckt und von speziellen Fachärzt*innen sowie teuren Medikamenten abhängig ist und vor allem da die Viren nicht nur die Leber, sondern meist auch viele andere Teile des Körpers massiv schädigen entstehen in der Folge vermehrt auch hohe Kosten für Betroffene, weil ergänzende Therapien und vor allem das mannigfaltige Symptommanagement in den seltensten Fällen vom Gesundheitssystem oder privaten Versicherungen übernommen werden.

Hier sollte deutlicher individuell auf die Bedürfnisse von Patient*innen geachtet werden und verstärktes Augenmerk auf den ganzen Menschen und dessen Bedürfnisse und nicht nur das Organ gelegt werden.

15.9 Stigmatisierung und Gegenmaßnahmen bei viraler Infektion der Leber

Stigmatisierung resultiert aus einer Identifizierung mit den „Makelhaften", „Fehlerhaften", „Entehrten" oder „Unglaubwürdigen".

Bestimmte Abweichungen von der Allgemeinheit führen zur Unterscheidung und damit zur Zuweisung einer tatsächlichen oder potenziellen Abwertung des Individuums. Es werden den Betroffenen verschiedene Bezeichnungen angeheftet, sodass eine Stigmatisierung durch Interaktionen und Beziehungen automatisch entsteht.

Die Selbstwahrnehmung kann hierdurch auf mehrere Arten beeinflusst werden:

- In der Interaktion mit anderen (direkte, offene Diskriminierung sowie auch indirekte).
- Durch die betroffene Person selbst (Selbstdiskriminierung).

Die Selbstdiskriminierung tritt häufig aufgrund des persönlichen Eindrucks auf, die Erwartungen anderer nicht erfüllen zu können. In den Gedanken der Betroffenen machen sie sich leider häufig zum Haupt- oder gar Alleinverantwortlichen dafür, dass sie für Familie, für Freund*innen und im Berufsleben, z. B: die Leistung, die von einem erwartet wird – und die zuvor stets erbracht wurde –, nun nicht mehr verfügbar sind. Es ist sehr schwer, diese Gedanken abzulegen und in den meisten Fällen nur mit externer Hilfe wie Gesprächstherapie mit Betroffenen und Therapeut*innen möglich.

Die Wahrscheinlichkeit, von anderen stigmatisiert zu werden, ist bei chronischen Hepatitis-Patient*innen außerordentlich hoch.

Praxisbeispiel

*„Eigentlich war ich auch froh, weil ich endlich wusste, was mit mir los war. Die dauernde Müdigkeit, diese Schlappheit und vieles mehr, jetzt kenne ich endlich den Grund. Meine Kolleg*innen meinten schon, ich stelle mich nur so an."* ◄

Häufig werden Personen mit chronischer viraler Hepatitis mit zunehmendem Fortschreiten der Krankheit und der damit verbundenen zunehmenden Schwere der Symptome als Belastung empfunden oder ihnen wird reduzierte Motivation vorgeworfen. Strategien, die chronisch kranke virale Hepatitis-Personen im Umgang mit Stigmatisierung zur Vermeidung dieser anwenden, sind: die Geheimhaltung der Erkrankung sowie sozialer Rückzug und Isolation. Verbunden damit ist unumstößlich eine weitergehende Verschlechterung des psychischen und physischen Wohlbefindens. Auch dies führt häufig zu einer reduzierten Therapiecompliance, und die soziale Isolation ist eines der ersten Themen, denen sich in Gesprächstherapien gewidmet werden muss, wobei selbstverständlich der Austausch mit Betroffenen eine natürliche Möglichkeit ist, dieser entgegenzuwirken.

Aus diesem Grund wird meistens außerhalb des persönlichen Umfelds über den Virusträgerstatus geschwiegen. Geheimhaltung bedeutet Schutzfunktion. Negative Auswirkungen, wie Stigmatisierung, Arbeitsplatzverlust, Partnerverlust etc., sollen vermieden werden.

Zusammengefasst: Das (je nach Hepatitiden-typ) stark variierende Ansteckungsrisiko, das fehlende und fehlerhafte Wissen der Allgemein-bevölkerung und die tief im Bewusstsein vieler Betroffener verankerten Bilder der Aids-Stigma-tisierung fördern die Wahrnehmung der Gesell-schaft als eine ausgrenzende.

15.10 Leben mit/trotz Krankheit im Alltag

Die Unterscheidung im Englischen zwischen Krankheit („disease") und Kranksein („illness") verweist auf das jeweilige Bezugssystem – das medizinische und das soziale – und ermög-licht ein genaueres Erfassen der Dimensionen, mit denen Kranke konfrontiert sind. Die Sicht-weise der Kranken, die als „Insiderperspektive" bezeichnet wird, ist von zentraler Bedeutung für das Erfassen der „Illness". Kranksein kann in ihrer Prozesshaftigkeit und Dynamik erfasst werden und ermöglicht es, die Menschen als ak-tive Gestalter ihrer Realität wahrzunehmen. Der Fokus wird dabei auf die unterschiedlichsten Lebensbereiche gerichtet, u. a. auf den Umgang mit zunehmender Verschlechterung des Gesund-heitszustandes oder auf die Interaktionen im so-zialen Umfeld.

15.11 Über den Umgang mit der Erkrankung

Hepatitisviruspositiven Personen wird empfoh-len, Alkohol und Zigaretten zu meiden, sich be-wusst zu ernähren (fettarm, Fruktose, Kohle-hydrate reduzieren etc.). Eine genaue Diätvor-schrift wird aber kaum angegeben. Betroffenen wird empfohlen, Stress zu verhindern und Ruhe-phasen einzuhalten. Immer wieder wird „be-wusst leben" betont, damit ist das Hören auf Körpersignale und das Haushalten mit den körpereigenen Energien gemeint.

15.12 Der Umgang mit der Infektionsgefahr

Aufgrund der oft unterschiedlichen Übertragung der Viren über die Blutbahn, über alle Körper-flüssigkeiten oder viral verseuchtes Essen wird positiven Personen empfohlen bei Verletzungen (offenes Blut) die Reinigung selbst zu über-nehmen bzw. eine Verwendung von Schutzhand-schuhen vorzunehmen. Hygienegegenstände wie Rasierklingen, Haarbürsten, Zahnbürsten u. a. sollen nur von der betroffenen Person benutzt werden. Besonders der Bereich Ansteckung scheint ein enormer Unsicherheitsfaktor zu sein, daher sind eine Menge von Hinweisen über un-gefährliches Verhalten zu finden. So z. B. geben wir an, dass Wäsche von Betroffenen nicht des-infiziert werden muss und dass ein gemeinsamer Gebrauch von Gläsern, Geschirr, Besteck, Hand-tücher etc. ungefährlich ist. Hepatitisvirus-positiven Personen und ihrem sozialen Umfeld wird versucht, die Angst vor einer Ansteckung zu nehmen.

▶ Ein*e hepatitisviruspositive*r Patient*in kann ein ganz normales gesellschaftliches und so-ziales Leben führen!

15.13 Psychische Belastungen

Unbestritten ist die Tatsache, dass z. B. ein Hepatitis-C-Trägerstatus zu erheblichen psy-chischen Belastungen führen kann. Hepati-tis C ist seit 2015 in Österreich mit den neuen DAAs („direct antiviral abstracts") in nahezu 99 % heilbar. Das wird von den Patient*in-nen, die schon lange damit infiziert waren, als „Wunder" empfunden. Für neu Diagnos-tizierte bedeutet das so gut wie nahezu keiner-lei Einschränkungen für die Zukunft. Auch die Sorge, andere Personen mit dem Virus zu in-fizieren, gehört zu den großen Sorgen vieler Be-troffener. Hier ist sowohl für die Betroffenen als auch für die Angehörigen gute Aufklärung rund um die Krankheit wichtig, um den meist durch die Diagnose ausgelösten Schrecken zu nehmen. Hepatitis C ist heutzutage heilbar! Auch hierbei spielen die Selbsthilfegruppen eine wesentliche Rolle, zusätzliche professionelle psychotherapeutische Hilfe ist häufig notwendig.

▶ Selbsthilfegruppen helfen auch bei der Bewältigung psychischer Probleme.

Patient*innen mit chronischer Hepatitis B, die manchmal zugleich auch vom Delta-Virus betroffen sind, müssen gut diagnostiziert sowie laufend kontrolliert, betreut und behandelt werden. Hepatitis B/Delta ist/sind nicht heilbar, aber therapierbar, bis die Patient*innen ein fast normales Leben führen können und die Viruslast nahezu auf null hinuntergedrückt werden kann. Wichtig ist, dass die Patient*innen gut über die Erkrankung aufgeklärt sind und wissen, wie sie damit umgehen. Hier helfen und begleiten die Selbsthilfegruppen.

15.14 Angst um Arbeitsplatz – finanzielle und (arbeits-) rechtliche Aspekte – verstärkte Sorgen um die Zukunft bei Lebererkrankungen

Lebererkrankungen und deren Folgen lassen sich nicht immer mit den Anforderungen des Arbeitsmarktes vereinbaren, was zur Folge hat, dass Betroffene vermehrt arbeitsunfähig werden. Diese unternehmen aber enorme Anstrengungen, um in der Arbeitswelt weiter zu bestehen. Zu den großen Sorgen von Personen mit chronischer Lebererkrankung gehört die soziale und arbeitsrechtliche Absicherung.

Unterstützende finanzielle Maßnahmen, auf die speziell hingewiesen werden sollte:

- Rezeptgebührenbefreiung nach dem § 1 Epidemiegesetz (virale Hepatitiden),
- Übernahme der Kosten für die Impfung gegen Hepatitis A und B auch für alle im gleichen Haushalt lebenden Personen durch dieSozialversicherung,
- Abschreibungsmöglichkeiten für medizinische Kosten im Rahmen eines Lohnsteuerausgleichs.

Arbeitsrechtliche Maßnahmen:

- begünstigter Behindertenstatus,
- Versicherungsfälle bei geminderter Arbeitsfähigkeit.

15.15 Seltene Lebererkrankungen

Seltene Lebererkrankungen sind in der Menge aller Lebererkrankungen betrachtet nicht wirklich selten!

Sie werden extrem innovativ beforscht und die Betreuung erfolgt in nationalen und internationalen Zentren.

▶ Der Austausch der Betroffenen findet verstärkt auf internationaler Ebene statt, worauf die behandelnden Zentren besonders hinweisen sollten.

Beispiele der hereditären autoimmunen Lebererkrankungen (selten):

- PBC – primär biliäre Cholangitis
- PSC – primär sklerosierende Cholangitis
- AIH – Autoimmunhepatitis
- Morbus Wilson – Kupferspeicherkrankheit
- Hämochromatose – Eisenspeicherkrankheit
- Alpha-1-Antitrypsinmangel u. v. m.

Bei all diesen hereditären Lebererkrankungen treten prinzipiell die gleichen psychischen Symptome sowie gesellschaftlichen und sozialen Probleme wie bei allen anderen auf. Hinzu kommt eine noch geringere Awareness als bei nicht seltenen Lebererkrankungen – mit allen Folgen.

▶ Fettleber (MASLD) und ihre Folgen: Unser Lebensstil sorgt für immer mehr ernstzunehmende Probleme, die die Leber stark belasten. Bis zu 40 % der Bevölkerung in Österreich ist davon betroffen, Tendenz stark steigend!

„Moderne" Ernährungsgewohnheiten, „Fett und Fructose", der hohe Anteil von Fertigprodukten gepaart mit wenig Bewegung ist eine Garantie für die Entstehung der nicht alkoholischen Fettlebererkrankungen (MASLD). Eine Fettleber und Diabetes begünstigen sich leider auch noch gegenseitig: In Kombination der beiden Erkrankungen steigt das Risiko – insbesondere für kardiologische Auswirkungen – nochmals sehr stark an. Es lohnt sich immer, vorzubeugen!

Die Fettleber ist auch ohne Entzündung („fatty liver disease", MASLD) schon nicht harmlos, spätestens jedoch mit Entzündung (MASH) jedenfalls eine ernste Erkrankung. Der Übergang erfolgt meist schleichend. Eine Fettleber-Hepatitis geht mit einer stetigen Zerstörung von Leberzellen einher. Dies wiederum führt zum Umbau des Lebergewebes, weg von fleißig arbeitenden Zellen zu „vernarbtem" Gewebe (Fibrose).

Die Zusammenwirkung einer reinen Fettleber (MASLD) und ent- oder bestehender Fibrose, gemeinsam mit dem verbreiteten metabolischen Syndrom (Übergewicht), kann jede chronische Lebererkrankung intensiv beschleunigen und verschlimmern. Letztendlich ist der Weg in die Leberzirrhose so oft vorgegeben und wird durch den Lifestyle, die falsche Ernährung und zu wenig Bewegung vorangetrieben.

Erschwerend kommt hinzu, dass Fruktose in Form von Maisstärkesirup aus Kostengründen nahezu in fast allen industriell gefertigten Produkten enthalten ist, woraus sich die Epidemiologie von selbst erklärt.

Die einzige Lösung ist aktuell eine anhaltende Lebensstiländerung in Bezug auf Ernährung und Bewegung. Diese schnell lapidar gegebene Empfehlung ist jedoch eines der schwersten Vorhaben, das sich ein Mensch vornehmen kann: Jeder Aspekt des Alltags muss hierfür auf Lebensdauer umgestellt werden. Ohne wirksame Unterstützungsmaßnahmen wie z. B.: diätologische, psychische, sport-

therapeutische Betreuung und Austausch in Betroffenengruppen ist die schlichte Aufforderung, auch wenn sie von medizinischer Seite verordnet wird, wertlos.

Moderne Therapiemöglichkeiten sind derzeit noch ausgesprochen begrenzt und derzeit nur in ersten Studien zugelassen. So erfolgreich die Therapien auch werden mögen: Gleich vorweg ist zu sagen, dass eine medikamentöse Therapie erst bei einer fortgeschrittenen Lebererkrankung zugelassen sein wird und immer zugleich eine Änderung des Lebensstils Voraussetzung sein wird.

Auch in Zukunft können Medikamente nur unterstützen. Um das Problem langfristig zu lösen, sind die Einsicht und Machbarkeit der Lebensstiländerung unabdingbar!

15.16 Leberkrebs aus der Sicht der Betroffenen

Jede Lebererkrankung kann zum Leberkrebs (HCC) führen. Deshalb gehört jeder Lebererkrankung in allen Bereichen die gleiche Aufmerksamkeit gewidmet.

Die Diagnose Leberkrebs kann eine unmittelbare Krise auslösen: Viele Betroffene beschreiben den Moment mit den Worten: „Es war, als ob mir der Boden unter den Füßen weggezogen wurde." Gefühle wie Angst, Hilflosigkeit und Verzweiflung, vielleicht auch Wut und Ärger können ausbrechen und die Lebensqualität ausgehend von der Psyche stark beeinträchtigen.

Die Diagnose kommt meist überraschend. Betroffene fühlen sich vielleicht orientierungslos: Es folgen Fragen wie z. B. „Wie soll es weitergehen? Ist das eigene Leben in Gefahr? Was bedeutet die Erkrankung für meine Angehörigen, Freund*innen, Nachbar*innen und Kolleg*innen?".

Die seelischen Probleme müssen von allen immer sehr ernst genommen werden und immer zugleich mit einer eventuellen Therapie bearbeitet werden. Jede*r Betroffene empfindet anders und braucht individuelle Angebote und Austausch mit anderen Betroffenen, was dabei hilft, die eigene Situation zu sondieren und zu reflektieren.

Betroffene nehmen oftmals enorme Anstrengungen auf sich, um ihren Alltag zu meistern. Das gelingt aber nur zeitlich begrenzt. In fortgeschrittenen Fällen treten oft Einschränkungen in vielen Bereichen ein. Die Anstrengungen sind für die Betroffenen enorm hoch und werden von Außenstehenden zumeist nicht wahrgenommen. Es können sich durch die Verringerung der Aktivitäten die Wertigkeiten verschieben. Dennoch bleibt für viele ein Dilemma: Nicht können und doch wollen.

▶ Patient*innenorganisationen und Selbsthilfegruppen informieren und begleiten, können somit die Gesundheitskompetenz der Betroffenen erhöhen und die Unsicherheit verringern.

Kontakt:
Hepatitis Hilfe Österreich – Plattform Gesunde Leber (HHÖ).
Präsidentin: Angelika Widhalm, Anton Burg Gasse 1/44, 1040 Wien, Tel.: +43 676 5204124, E-Mail: info@gesundeleber.at, HP: www.gesundeleber.at

Gastrointestinale Tumoren

16

Johanna Graf

16.1 Einleitung

Hilflosigkeit, Angst und das Gefühl der Überforderung, Trauer, Wut und Verzweiflung machen die Diagnose eines gastrointestinalen Tumors häufig nicht nur zu einem somatischen, sondern auch zu einem psychischen Ausnahmezustand. Aus diesem Grund ist es unerlässlich, dass Patient*innen mit einem gastrointestinalen Tumor zeitnah eine adäquate und patientenorientierte psychosomatische/psychoonkologische Versorgung erhalten. In diesem Kapitel soll vor allem auf die Bedürfnisse und Belastungen von Patient*innen mit einem gastrointestinalen Tumor während der Therapie, in der Nachsorge und im Survivorstatus eingegangen werden. Ebenso sollen in diesem Kapitel die besonderen Belastungsbereiche der Angehörigen von Betroffenen eines gastrointestinalen Tumors näher beleuchtet und aufgezeigt werden.

16.2 Hintergrund

Bösartige Tumorerkrankungen des Magen-Darm-Traktes gehören zu den 7 häufigsten Todesursachen bei onkologischen Erkrankungen. Insgesamt sind 36,2 % der onkologisch bedingten Todesfälle auf einen bösartigen gastrointestinalen Tumor zurückzuführen. Die hier aufgeführten Zahlen wurden aus dem aktuellen Bericht „Krebs in Deutschland für 2019/2020" des Robert Koch-Instituts zitiert (Ronckers et al. 2023).

16.2.1 Magenkarzinom

Das Magenkarzinom kann in jedem Teil des Magens entstehen und sich auf andere Organe in der unmittelbaren Umgebung ausbreiten. Häufig sind auch die umliegenden Lymphknoten, der Dünndarm, die Leber, die Bauchspeicheldrüse und der Dickdarm betroffen. Die Erkrankungsrate unter den onkologischen Erkrankungen liegt für das Magenkarzinom bei den Männern bei 3,5 % und bei Frauen bei 2,3 %. Im Jahr 2020 sind 14.490 Personen an einem bösartigen Tumor des Magens erkrankt. Männer sind mit 9120 Fällen deutlich häufiger betroffen als Frauen mit 5370 Fällen. Auch tritt das Magenkarzinom bei Männern doppelt so häufig am Mageneingang (Kardia) auf wie bei Frauen. Das Magenkarzinom ist eine Tumorerkrankung des höheren

J. Graf (✉)
Klinikum Stuttgart, Klinik für Psychosomatische
Medizin und Psychotherapie, Stuttgart, Deutschland
E-Mail: jo.graf@klinikum-stuttgart.de

Lebensalters. Männer erkranken im Durchschnitt mit 71 Jahren, Frauen mit 75 Jahren. Die relative 5-Jahres-Überlebensrate liegt bei Frauen bei ca. 37 %, bei Männern etwas niedriger bei ca. 33 %. Die Überlebensaussichten bei dieser Tumorerkrankung haben sich in den letzten Jahrzehnten verbessert, sind aber im Vergleich zu anderen Krebserkrankungen weiterhin eher ungünstig. In knapp 40 % der Fälle ist das Magenkarzinom bei der Erstdiagnose bereits fortgeschritten und metastasiert.

16.2.2 Ösophaguskarzinom

Das Ösophaguskarzinom tritt bei Männern mit 2,2 % deutlich häufiger als bei Frauen mit 0,7 % auf. Beim Ösophaguskarzinom werden zwei verschiedene Krebsarten unterschieden. Zum einen gibt es das Plattenepithelkarzinom, das vor allem im oberen oder mittleren Teil der Speiseröhre auftritt. 41 % aller Krebserkrankungen der Speiseröhre sind Plattenepithelkarzinome. Zum anderen gibt es das Adenokarzinom, das fast ausschließlich am Übergang zum Magen auftritt und in den letzten Jahren ebenfalls deutlich zugenommen hat. Im Jahr 2020 gab es 7380 onkologische Neuerkrankungen des Ösophagus. Davon waren Männer mit 5660 Fällen deutlich häufiger betroffen als Frauen mit 1720 Neuerkrankungen. Das Erkrankungsalter ist bei Männern mit 68 Jahren niedriger als das bei Frauen mit 72 Jahren. Die Überlebensaussichten sind bei dieser Tumorerkrankung mit einer relativen 5-Jahres-Überlebensrate von 24 % bei Frauen und 25 % bei Männern ungünstig. Nur jeder dritte Tumor wird hier in einem frühen Krankheitsstadium diagnostiziert.

16.2.3 Dünndarmkarzinom

Bösartige Tumore des Dünndarms sind mit 0,5 % bei Frauen und 0,6 % bei Männern sehr selten. Im Jahr 2020 erkrankten deutschlandweit nur 2750 Personen an bösartigen Tumoren des Dünndarms. Davon waren 1210 Frauen

und 1540 Männer betroffen. Bei der Hälfte der Dünndarmkarzinome handelt es sich um neuroendokrine Tumore und bei etwa 10 % um gastrointestinale Stromatumore (GIST). Das Erkrankungsalter liegt im Durchschnitt bei beiden Geschlechtern bei 70 Jahren. Die 5-Jahres-Überlebensraten sind bei beiden Tumorarten deutlich höher als bei anderen bösartigen Tumoren des Dünndarms.

16.2.4 Kolon- und Rektumkarzinom

Karzinome des Dickdarms (Kolon) und des Mastdarms (Rektum) gehen meist von Polypen der umgebenden Darmschleimhaut aus und sind die häufigsten Karzinome des Verdauungstraktes mit 10,5 % bei Frauen und 11,5 % bei Männern. Zwei Drittel aller Darmkrebserkrankungen treten im Bereich des Kolons auf. Im Jahr 2020 erkrankten 54.770 Menschen neu an Darmkrebs. Männer erkrankten in 30.530 Fällen neu, Frauen in 24.240 Fällen. Darmkrebs ist eine Erkrankung des höheren Lebensalters, die meisten Fälle treten erst nach dem 70. Lebensjahr auf. Männer erkranken im Durchschnitt mit 71 Jahren, Frauen im Durchschnitt mit 75 Jahren. Die Prognose hat sich mit einem Rückgang der altersstandardisierten Mortalitätsrate deutlich verbessert (jährlicher Rückgang um fast 3 %). Die relative 5-Jahres-Überlebensrate liegt bei 66 % für Frauen und 64 % für Männer. Diese höhere Rate ist hauptsächlich auf die Einführung der Darmkrebsvorsorge in den Industrieländern und die damit einhergehende Früherkennung zurückzuführen.

16.2.5 Pankreaskarzinom

Das Pankreaskarzinom ist eine sehr tödliche Erkrankung, da es im Frühstadium keine oder unspezifische Symptome verursacht und erst in einem sehr fortgeschrittenen Stadium diagnostiziert wird. Im Jahr 2020 sind 20.230 Menschen an einem Pankreaskarzinom erkrankt. Von den Neuerkrankungen waren 9960

Frauen und 10.270 Männer betroffen. Der Anteil des Pankreaskarzinoms an allen Tumorlokalisationen beträgt bei Frauen 4,3 % und bei Männern 3,9 %. Die relative 5-Jahres-Überlebensrate ist aufgrund der späten Diagnose sehr ungünstig und liegt bei Frauen und Männern bei 11 %. Das Pankreaskarzinom ist bei beiden Geschlechtern die vierthäufigste Krebstodesursache (9,0 % bei Frauen und 7,5 % bei Männern). Das mittlere Erkrankungsalter liegt bei Frauen bei 76 Jahren und bei Männern bei 72 Jahren.

16.2.6 Leberkrebs (hepatozelluläres Karzinom und Cholangiokarzinom)

Leberkrebs ist weltweit die fünfthäufigste Krebserkrankung mit steigender Tendenz. Leberkrebs lässt sich in zwei Formen unterteilen. Das hepatozelluläre Karzinom macht etwa 59 % der bösartigen Lebertumoren aus und geht von den Leberzellen aus. 31 % der Leberkrebserkrankungen gehen von den Zellen der intrahepatischen Gallengänge aus, das sogenannte Cholangiokarzinom. In Deutschland lag die Neuerkrankungsrate im Jahr 2020 bei insgesamt 9770 Fällen (3030 Frauen und 6740 Männer). Der Anteil an allen Tumorlokalisationen betrug bei Frauen 1,3 % und bei Männern 2,6 %. Das mittlere Erkrankungsalter beträgt bei Frauen 74 Jahre und bei Männern 72 Jahre. 17 % ist die relative 5-Jahres-Überlebensrate für Leberkrebs bei Frauen und Männern.

▶ Maligne gastrointestinale Tumore gehören zu den 7 häufigsten Todesursachen bei onkologischen Erkrankungen.

16.3 Therapie der gastrointestinalen Tumore

Die Therapie gastrointestinaler Tumore ist stadienspezifisch und das Tumorstadium hat bei Diagnosestellung den wichtigsten Einfluss auf das Langzeitüberleben. In sehr frühen Tumor-stadien kann die Resektion organerhaltend endo-skopisch mittels endoskopischer Submukosa-dissektion (ESD) erfolgen. Ansonsten ist die radikale chirurgische Tumorresektion mit Lymphadenektomie in der Regel die Standardtherapie in der kurativen Behandlung und wird bei lokal fortgeschrittenen Tumorstadien mit einer systemischen Chemotherapie, Radiochemotherapie oder Radiotherapie kombiniert. In der palliativen Situation wird je nach Erkrankung eine systemische Therapie mit Chemotherapie ggf. in Kombination mit Immuntherapie angeboten, sofern der Allgemeinzustand ausreichend ist. Kann der Tumor durch die chirurgische und/oder systemische Therapie nicht vollständig behandelt werden, können manchmal z. B. Laser- oder Strahlentherapie zur Verbesserung der Symptome eingesetzt werden. Aktuelle und ausführliche Informationen zur Behandlung von gastrointestinalen Tumorerkrankungen finden sich in den jeweiligen Leitlinien, die in der aktuellen Version im Onlineportal (www.awmf.org) der Arbeitsgemeinschaft der Wissenschaftlichen Medizinischen Fachgesellschaften (AWMF) e. V. zur Verfügung stehen.

16.4 Nebenwirkungen und Langzeitfolgen der Behandlung

Die Langzeitfolgen durch die Therapie von gastrointestinalen Tumoren sind häufig und variieren je nach Therapieform, Tumorlokalisation sowie körperlicher Konstitution der Patient*innen. Die durch chirurgische Eingriffe im Gastrointestinaltrakt verursachten Schäden hängen von der primären Lokalisation des Tumors ab. Nach einer Ösophagusresektion treten häufig persistierende Entzündungen im Pharynx auf. Nach totaler oder subtotaler Entfernung des Abdomens kann es zum sogenannten Postgastrektomiesyndrom kommen, das zu einem Funktionsverlust der duodenalen Verdauung und damit zu einer eingeschränkten Aufnahme von Kohlenhydraten und Proteinen führen kann. Eine weitere Nebenwirkung ist das sogenannte Frühdumpingsyndrom. Hier kommt es beim frühen Dumping (nach 20 min) oder verzögerten späten Dumping (nach 1–3 h) zu Kreislaufproblemen nach der Nahrungsaufnahme. Als Ursache wird eine beschleunigte Magen-Darm-Passage ohne Pylorusportionierung angenommen. Bei Darmoperationen kann durch die Verbindung verschiedener Darmabschnitte ein Loop- oder Schlingensyndrom entstehen. Dabei können sich Schlingen abknicken, was zu einer Fehlbesiedlung oder Stenose führen kann. Darmchirurgische Eingriffe haben nicht nur akute postoperative Komplikationen (z. B. Blutungen, Anastomoseninsuffizienz, Platzbauch), sondern können auch als Spätfolge zur Anlage von Stomata führen. Hier kann es zu schweren Entzündungen oder Hernien kommen, die sich auch auf die psychische Gesundheit auswirken können. Viele Betroffene fühlen sich zusätzlich durch die Stomaanlage stigmatisiert und können mit dem veränderten Körperbild zum Teil nur schwer umgehen (Rutherford et al. 2020; Black und Notter 2021). Darüber hinaus besteht die Gefahr eines Darmverschlusses durch Verwachsungen im Operationsgebiet. Eine fehlende Gallensäurerückresorption im Ileum führt zum Gallensäurenverlustsyndrom, das eine chologene Diarrhö zur Folge hat. Auch das Risiko eines sogenannten Kurzdarmsyndroms mit rezidivierender Darminsuffizienz kann als Spätfolge die Betroffenen sehr belasten (Ernst und Schilling 2022).

Nach Rektumresektion können wiederkehrender imperativer Stuhldrang, Meteorismus und Stuhlinkontinenz auftreten. Bei chirurgischer Resektion des Pankreas können als postoperative Folge endokrine Probleme auftreten, wie z. B. ein pankreopriver Diabetes mellitus, der dauerhaft mit Insulinpumpe behandelt werden muss. Darüber hinaus gibt es mögliche mannigfaltige Probleme mit dem möglichen Ausfall der exokrinen Funktion. Das bedeutet, dass wichtige Verdauungsenzyme im Pankreas nicht mehr ausreichend produziert werden. Dies hat zur Folge, dass viele Nahrungsmittelunverträglichkeiten und/oder Verdauungsschwierig-

keiten auftreten. Aufgrund dieser Langzeitfolgen ist eine gute Ernährungs- und/oder Diätberatung unabdingbar, um einen angepassten Umgang mit Insulin und Pankreasenzymen zu erlernen (Ernst und Schilling 2022): Ein sehr häufiges Problem sind Mangelernährung und Gewichtsverlust bis hin zur Kachexie als Folge der Behandlung bzw. der entstandenen Läsionen. Daher ist eine umfassende Beratung über die Supplementierung von lebenswichtigen Mineralien, Vitaminen und anderen Nahrungsstoffen in der Krebsnachsorge unerlässlich (Mochamat et al. 2017).

Eine Radiotherapie im Bauchraum kann auch zu Diarrhö, Blähungen, Bauchschmerzen und Reizungen der Darmschleimhaut bis hin zur Stuhlinkontinenz führen (El-Shami et al. 2015). Weitere Spätfolgen, die zum Teil auch durch die Chemotherapie hervorgerufen werden, sind Unverträglichkeit bestimmter Nahrungsmittel, Appetit- und Geschmacksverlust, anhaltende Übelkeit und Erbrechen. Darüber hinaus führen die verschiedenen Chemotherapien, die im gastrointestinalen Bereich eingesetzt werden, zu verschiedenen Langzeitfolgen wie Alopecia areata, Polyneuropathie an Händen und Füßen, Schmerzen, kognitiven Einbußen („Chemobrain"), Schleimhautveränderungen oder auch zu kardialen Dysfunktionen (Gegechkori et al. 2017). Hier ist es wichtig, die Patient*innen frühzeitig über die Langzeitfolgen des jeweiligen Chemotherapeutikums aufzuklären, sodass in der Nachsorge darauf geachtet wird, im Sinne der Lebensqualität auch hier auf die Reduktion der Symptomlast eingegangen wird und nicht zuletzt Geduld im Umgang mit den Langzeitfolgen seitens der Patient*innen und deren Behandler*innen aufgebracht wird.

16.5 Psychische Belastungen im Krankheitsverlauf

Die Diagnose einer lebensbedrohlichen Erkrankung bringt eine Vielzahl von Belastungen mit sich, die sich stark auf verschiedene Lebensbereiche der Betroffenen auswirken können. Dabei ist es wichtig zu berücksichtigen, dass psychische Reaktionen wie Ängste, Trauer, Wut, Überforderungsgefühle, Hilflosigkeit und auch Zweifel zunächst keine pathologischen Reaktionen sein müssen, sondern eine adäquate Reaktion auf eine maximale Belastung darstellen. Fritz Meerwein spricht hier von einem „Totalangriff auf das Selbst" (Meerwein und Adler 1980). So wird in Krisenphasen die gesamte Identität infrage gestellt und das emotionale Erleben maximal herausgefordert. Tab. 16.1 gibt einen Überblick über die verschiedenen Risikofaktoren für eine maladaptive Krankheitsverarbeitung in der Onkologie.

16.5.1 Disstress

J.C. Holland hat schon in den 1990er-Jahren den Begriff „psychosocial distress" zur Beschreibung der individuellen Belastung onkologischer Patient*innen und deren Angehörigen eingeführt (Holland 1992). Unter Disstress wird die Gesamtheit aller psychischen, sozialen, spirituellen und somatischen Belastungen verstanden, die das Wohlbefinden und die Lebens-

Tab 16.1 Risikofaktoren für einen problematischen Anpassungsprozess. Angepasst an (Rowland und Massie 2010)

Medizinisch
- Fortgeschrittene Krankheit
- Intensive oder aggressive Behandlung
- Tumorassoziierte Fatigue
- Schwerwiegende Nebenwirkungen oder Wechselwirkungen mit der Behandlung
- Komorbidität mit anderen somatischen Krankheiten
- Positive Krebsanamnese in der Familie

Persönlich
- Jüngeres Alter
- Unerfüllte Unterstützungsbedürfnisse
- Maladaptive Bewältigungsstrategien
- Psychiatrische Vorgeschichte
- Geringes Einkommen/Bildung
- Schwierige partnerschaftliche/zwischenmenschliche Beziehung

Sozial
- Mangel an sozialer Unterstützung
- Begrenzter Zugang zu Versorgungssystemen
- Tabuisierung von Krankheit
- Arbeitslosigkeit

qualität der Betroffenen beeinträchtigen und sie in ihrer Krankheitsbewältigung maladaptiv beeinflussen. Der Einsatz des frühen Belastungsscreenings in der Psychoonkologie, beispielsweise durch das Disstressthermometer, dient der Detektion subklinischer Symptome als auch der frühen Identifikation von Patient*innen, die bereits unter einer psychischen Erkrankung leiden (Mehnert et al. 2006; Stengel et al. 2021). Zahlreiche Studien haben gezeigt, dass die Krebsdiagnose und multimodale Behandlungen mit einem erhöhten Risiko für emotionalen Disstress und psychische Komorbidität verbunden sind. Disstress ist also bei Patient*innen weitverbreitet und kann als Teil des psychischen Anpassungsprozesses an den Umgang mit der Krebsdiagnose als belastendem Lebensereignis angesehen werden (Zabora et al. 2001; Mitchell et al. 2011; Graf und Stengel 2021). Mehnert und Kolleg*innen gehen davon aus, dass jede*r zweite Patient*in einen erhöhten und unterstützungsbedürftigen Disstressscore aufweist (Mehnert et al. 2018): Deshalb kann ein hohes Maß an Belastung klinische Aufmerksamkeit und individuelle professionelle Unterstützung erfordern (Abb. 16.1). Zusätzlich wird ein hohes Maß an Disstress nicht nur mit einer hohen körperlichen Symptombelastung in Verbindung gebracht, sondern auch mit einer deutlich geringeren Lebensqualität, Zufriedenheit mit der Behandlung und Therapietreue (Berry et al. 2015).

16.5.2 Lebensqualität

Die Lebensqualität bei Tumorpatient*innen spielt inzwischen eine wichtige Rolle und trägt viel zum psychischen Belastungserleben bei. Sie wird durch die Diagnose einer lebensbedrohlichen Erkrankung erheblich beeinflusst. Darüber hinaus weiß man inzwischen, dass die Lebensqualität insbesondere bei schwierigen Therapieverläufen sowie in der palliativen Krankheitssituation eine elementare Rolle für Therapieentscheidungen und Therapieadhärenz spielen kann. Konkret bedeutet dies, dass in der Gastroonkologie nicht nur auf die Quantität,

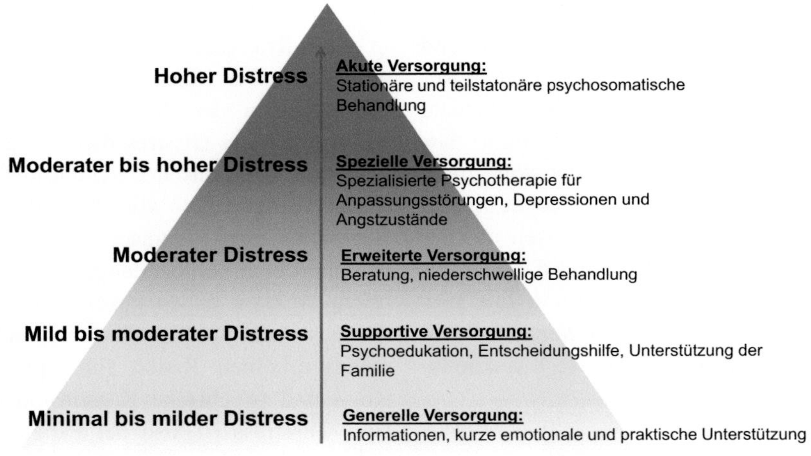

Abb. 16.1 Gestufte psychoonkologische Versorgung. Adaptiert an (Watson et al. 2014)

sondern auch auf die Qualität des Lebens geachtet werden sollte, da die Behandlungen selbst einen nicht akzeptablen negativen Einfluss auf die Lebensqualität der Patient*innen haben können (Kim et al. 2017; Graf und Stengel 2021). Studien und Übersichtsarbeiten zeigen hier, dass die Lebensqualität von Patient*innen mit einer gastrointestinalen Tumorerkrankung durch ein fortgeschrittenes Krankheitsstadium, während der Chemotherapie sowie durch starke Nebenwirkungen und Langzeitfolgen beeinträchtigt ist (Sánchez et al. 2012; Shan et al. 2015; Tantoy et al. 2018; Schütte et al. 2021). Die Lebensqualität ist jedoch sehr subjektiv und es gibt noch keine einvernehmliche Definition. Sie kann jedoch in einem mehrdimensionalen Konzept beschrieben werden. Dieses Konzept der sogenannten gesundheitsbezogenen Lebensqualität hat 4 Hauptdimensionen: körperliche, psychische, soziale und funktionale Gesundheit (Fallowfield 2002). In klinischen Studien ist die Lebensqualität zu einem wichtigen Outcome geworden und es werden verschiedene validierte Instrumente zur Messung eingesetzt, wie z. B. der Fragebogen QLQ-C30, der von der „European Organisation for Research and Treatment of Cancer" (EORTC) (Aaronson et al. 1993) entwickelt wurde, oder der FACT-G, welcher in den USA im Rahmen des „Functional Assessment

of Chronic Illness Therapy" (FACIT) entwickelt wurde (Cella et al. 1993).

16.5.3 Progredienzängste

Progredienzangst, d. h. die Angst vor einem Wiederauftreten oder Fortschreiten der Erkrankung, gehört zu den am häufigsten berichteten Problemen von onkologischen Patient*innen in der Akutbehandlung sowie von sogenannten Krebsüberlebenden (= Survivor) (Simard et al. 2013). Krankheitsbezogene Ängste treten nicht nur bei onkologischen Patient*innen auf, sondern auch bei chronischen oder schwereren Erkrankungen. Progredienzangst ist somit eine realitätsbezogene bzw. funktionale Angst, die als normale und adäquate Reaktion auf die Krebserkrankung und -behandlung auftritt. Progredienzangst kann auch eine protektive Funktion haben, die hilft, sich an die krankheitsbedingten Anforderungen anzupassen. So kann sie das Gesundheitsverhalten der Patient*innen positiv beeinflussen, weil die Betroffenen besser auf ihren Körper und ihre Gesundheit achten, eine hohe Therapietreue aufweisen und die Nachsorge wahrnehmen. Massiv erlebte Progredienzangst ist ein sehr belastendes Symptom und ein häufig ungedecktes Versorgungsbedürfnis onkologischer Patient*innen. Sie geht auch mit einer verminderten Lebensqualität sowie Überforderung im Alltag einher und zeigt einen hohen Zusammenhang mit depressiven und allgemeinen Angstsymptomen (Dinkel und Herschbach 2018). Eine aktuelle Metaanalyse aus dem Jahr 2022 zeigt, dass eine beträchtliche Anzahl von Krebsüberlebenden und -patient*innen unter Progredienzangst leidet. Allerdings kann diese Angst auch von einem Ausmaß sein, welches eine klinische Implikation hat und dementsprechend eine professionelle Behandlung erfordert (Dinkel et al. 2014). Die Progredienzangst nimmt mit dem Alter ab und Frauen sind häufiger betroffen. Auch aufgeschlüsselt nach Tumorentitäten zeigt sich, dass auch bei gastrointestinalen Tumoren viele Betroffene unter erhöhter Progredienzangst leiden (Luigjes-Huizer et al. 2022). Progredienzangst kann man inzwischen mit international validierten Selbstbeurteilungsbögen gut erfassen. Mit dem Progredienzangstfragebogen (PA-F) liegt auch ein reliables und valides Instrument in deutscher Sprache vor, welches als Screeningversion (PA-F-KF) vorhanden ist (Herschbach et al. 2005).

▶ Die Angst vor einem Wiederauftreten oder Fortschreiten der Erkrankung (= Progredienzangst) gehört zu den am häufigsten berichteten Problemen von onkologischen Patient*innen in der Akutbehandlung sowie in der Nachsorge.

16.5.4 Fatigue

Fatigue ist eine sehr belastende Beschwerde, die erhebliche medizinische, psychische und soziale Auswirkungen haben kann. Leitsymptome der Fatigue sind eine ausgeprägte Müdigkeit, Kraftlosigkeit, Erschöpfung und verminderte Leistungsfähigkeit, die nicht mehr durch Schlaf- und Erholungsphasen ausgeglichen werden können (Horneber et al. 2012). International wird ein solches Müdigkeits- und Erschöpfungssyn-

drom in der Onkologie als tumorassoziierte Fatigue („cancer-related fatigue") bezeichnet und wie folgt definiert: *Tumorassoziierte Fatigue ist eine unangenehme, andauernde Empfindung physischer, kognitiver und emotionaler Müdigkeit und Erschöpfung, die in Zusammenhang mit einer Krebsdiagnose oder -therapie aufgetreten ist, in keinem Verhältnis zum Ausmaß der Aktivitäten steht und das Alltagsleben der Betroffenen beeinträchtigt* (NCCN 2023). In einer kürzlich publizierten Metaanalyse zeigt sich eine gepoolte Prävalenz für Fatigue von 52 %. Dabei ist zu bemerken, dass die Fatigue in Abhängigkeit von der onkologischen Therapie, insbesondere der kombinierten Radiochemotherapie, zunimmt und nicht primär von der Tumorentität abhängt. Darüber hinaus sind Frauen deutlich häufiger von einer tumorassoziierten Fatigue betroffen sowie Patient*innen, die schon zu Therapiebeginn in schlechter körperlicher Verfassung waren (Ma et al. 2020). Die Prävalenzraten sind während onkologischer Therapien deutlich erhöht (39–100 %) und gehen etwa ein Jahr nach Therapieende wieder zurück (19–38 %) (Prue et al. 2006). Typische Anzeichen von Fatigue sind:

- reduzierte körperliche Leistungsfähigkeit,
- vermehrtes Schlafbedürfnis, das sich nicht befriedigen lässt,
- anhaltendes Müdigkeitsgefühl, auch tagsüber,
- Gefühl schwerer Gliedmaßen, Motivations- und Antriebsmangel,
- ähnlich wie bei Depression nachlassendes Interesse, Traurigkeit, Ängste,
- Konzentrationsstörungen, erhöhte Ablenkbarkeit, Wortfindungsstörungen,
- soziale Veränderungen, keine Kraft mehr für die soziale Teilhabe.

▶ Tumorassoziierte Fatigue ist ein massives Erschöpfungserleben, welches durch Ruhephasen und/oder Schlaf nicht ausgeglichen wird. Man geht davon aus, dass jede*r zweite onkologische Patient*in während der Akuttherapie und/oder Nachsorge darunter leidet.

16.5.5 Psychosoziale Langzeitfolgen

Zu den mittel- und langfristigen psychosozialen Folgen der Tumorerkrankung und der onkologischen Therapie gehören tumorbedingte Fatigue, Schmerzen vor allem im gastrointestinalen Bereich und funktionelle Einschränkungen, psychosoziale Belastungen sowie Einschränkungen im Alltag und in der Lebensqualität (Aaronson et al. 2014). Diese Auswirkungen haben einen direkten Einfluss auf das Funktionsniveau im Alltag und auf die Erwerbstätigkeit. Die sozialen Folgen im Arbeitsleben sind enorm. 57 % der an Krebs erkrankten Frauen und 45 % der erkrankten Männer sind im erwerbsfähigen Alter. Die gesetzliche 6-wöchige Lohnfortzahlung durch den Arbeitgeber*in reicht in der Regel nicht aus, um die Behandlungsdauer zu überbrücken. Krankengeld wird für dieselbe Erkrankung (einschließlich aller Therapiefolgen/Nebenwirkungen) für 78 Wochen gezahlt. Das Krankengeld beträgt 70 % des beitragspflichtigen Arbeitsentgelts, maximal jedoch 90 % des Nettogehalts. 60 % der erwerbstätigen Patient*innen kehren nach der Behandlung an ihren Arbeitsplatz zurück, können jedoch nicht mehr den vollen Arbeitsumfang leisten. 40 % erhalten aufgrund der Langzeitfolgen eine (Teil-)Erwerbsminderungsrente, was zu erheblichen finanziellen Einbußen und Existenzgefährdung führt (Röntgen et al. 2018).

Die Veränderung der sozialen Rolle in der Gesellschaft stellt eine sehr belastende psychosoziale Situation dar. Viele ziehen sich während der Erkrankung zurück und finden auch danach oft nicht mehr richtig „in die Gesellschaft", was zur Isolation führen kann. Das Familiensystem wird durch die lange Krankheits- und Behandlungsdauer auch nach Abschluss der Erkrankung aufgrund von Pflege, Therapiefolgen usw. massiv belastet (siehe Abschnitt Angehörige). Eine weitere belastende Langzeitfolge sind die mögliche Infertilität sowie sexuelle Funktionsstörungen, über die im medizinischen und privaten Umfeld wenig bis gar nicht gesprochen wird, was von den Betroffenen als sehr belastend erlebt wird (Röntgen et al. 2018; Mehnert 2011). Das jeweilige Ausmaß der psychosozialen Langzeitfolgen kann derzeit für keinen Patient*in vorhergesagt werden und ist hochgradig individuell, weshalb alle Berufsgruppen, die mit der Behandlung von Patient*innen mit gastrointestinalen Tumoren befasst sind, dies im Blick haben und bereits während der Akuttherapie proaktiv ansprechen sollten.

16.6 Psychische Erkrankungen bei gastrointestinalen Tumoren

Patient*innen mit einem gastrointestinalen Tumor weisen eine hohe Belastung auf, die zu psychischen Erkrankungen führen kann. Eine aktuelle groß angelegte Studie mit 382.266 Patient*innen mit einem gastrointestinalen Tumor zeigt, dass jede*r fünfte Patient*in unter einer psychischen Erkrankung litt, wobei Depressionen und Angststörungen die häufigsten Diagnosen waren. Darüber hinaus zeigte die Studie, dass die Suizidabsicht bei 0,4 % und die Suizidrate bei 0,1 % der Betroffenen lag (Katayama et al. 2023). Eine aktuelle Untersuchung ergab eine deutlich erhöhte 12-Monats-Prävalenzrate für psychische Erkrankungen bei onkologischen Patient*innen im Vergleich zu nicht erkrankten Kontrollpersonen. Angststörungen im eigentlichen Sinne wie Agoraphobie oder soziale Phobien zeigten jedoch keine erhöhten Prävalenzraten im Vergleich zur Allgemeinbevölkerung (Vehling et al. 2022). Eine repräsentative deutsche Studie zeigte eine 4-Wochen-Prävalenz von 31,8 % für eine psychische Erkrankung über alle Tumorentitäten hinweg. Patient*innen mit einem gastrointestinalen Tumor zeigten die geringsten Raten im Gesamtkollektiv, jedoch immer noch eine deutlich erhöhte Rate für die 4-Wochen-Prävalenz einer psychischen Erkrankung (Kolon/Rektum = 28,%; Magen = 21,2 %, Pankreas = 20,2 %) (Mehnert et al. 2014). Die 12-Monats-Gesamtprävalenz einer psychischen Erkrankung lag bei allen onkologischen

Patient*innen bei 39,4 %, wobei die Prävalenz bei Bauchspeicheldrüsenkrebs bei 30,4 % und bei Magen-/Speiseröhrenkrebs bei 34,1 % lag (Kuhnt et al. 2016).

▶ Patient*innen mit einer Tumorerkrankung leiden signifikant häufiger unter einer psychischen Erkrankung als die gesunde Allgemeinbevölkerung.

16.6.1 Depression und Demoralisierung

Depressionen sind ein häufiges Erkrankungsbild in der Onkologie. Man schätzt, dass bei den verschiedenen gastrointestinalen Tumorerkrankungen die Prävalenzrate für eine depressive Erkrankung zwischen 9,4 und 28,1 % liegt (Godby et al. 2021; Nikbakhsh et al. 2014). Dabei ist darauf zu achten, dass die depressive Symptomatik von unklaren, möglicherweise somatisch bedingten Symptomen wie z. B. Müdigkeit, Appetitlosigkeit oder Konzentrationsstörungen abgegrenzt wird: Müdigkeit, Appetitlosigkeit, Schwächegefühl oder Konzentrationsstörungen müssen von den eindeutig depressionsbedingten Symptomen abgegrenzt werden (Jacobsen et al. 2006; Kapfhammer 2007). Aufgrund dieser diagnostischen Herausforderung werden Depressionen häufig verkannt oder fehldiagnostiziert. Eine weitere Herausforderung besteht darin, dass in der Onkologie, insbesondere nach langer Therapie oder ausbleibendem Therapieerfolg, eine Demoralisierung auftreten kann. Der Begriff Demoralisierung beschreibt psychische Belastungen, die durch Hoffnungslosigkeit, Sinnverlust und existenzielle Not in einem (potenziell existenzbedrohenden) Belastungssyndrom gekennzeichnet ist (Kissane et al. 2001). Die Prävalenz von Demoralisierung wird bei Patient*innen mit einer Krebserkrankung auf 13–18 % geschätzt und es gibt keine eindeutigen Hinweise, dass sie bei einer bestimmten Tumorentität vermehrt auftritt (Robinson et al. 2015).

Tab 16.2 Übersicht zu Depression und Demoralisierung

Depression	Demoralisierung
Niedergeschlagenheit	Trauergefühle
Unfähigkeit Freude zu empfinden	Freudlose Zukunft
Antriebslosigkeit	Subjektive Perspektivlosigkeit
Sinnlosigkeitsgefühl	Zwecklosigkeitsgefühl
Lebenskrise	Existenzielle Krise

Tab. 16.2 zeigt die unterschiedliche Symptomatik von Depression und Demoralisierung auf.

16.6.2 Ängste

Die Ängste bei Patient*innen mit einer gastrointestinalen Tumorerkrankung unterscheiden sich in der Regel erheblich von den klassifizierten Angststörungen nach ICD-10. Zusammenfassend lässt sich sagen, dass onkologische Patient*innen objektiv begründete reale Ängste (siehe Progredienzängste) haben (Lee-Jones et al. 1997). Als behandlungsbedürftig gelten Progredienzängste, wenn die Betroffenen subjektiv stark belastet und in ihrem psychischen Funktionsniveau beeinträchtigt sind. Ziel der Behandlung ist dann eine Verbesserung der Lebensqualität sowohl der Patient*innen als auch ihrer Angehörigen, indem das subjektive Kontrollgefühl und adaptive Strategien im Umgang mit den Ängsten entwickelt werden können (Heußner und Hiddemann 2012). Hier sollten weniger Konfrontationen, die sogenannte Expositionstherapie, zum Einsatz kommen, da es sich nicht, wie bereits erwähnt, um dysfunktionale Ängste handelt, sondern um realitätsnahe Ängste. So sollte in jedem psychotherapeutischen wie auch ärztlichen Gespräch der Fokus auf die subjektiven Vorstellungen der Betroffenen und ihrer Angehörigen in Bezug auf die reale Situation der aktuellen Krankheitsphase gelegt werden. Nach der Diagnosestellung sollte daher patientenorientiert und verlaufsangepasst besprochen werden, wie sich der

Alltag durch die Behandlung verändern wird und wie sich daraus individuelle Behandlungs- und Unterstützungsbedarfe für die Patient*innen ergeben. Durch eine „behutsame" und patientennahe Information und Aufklärung kann das Kontrollgefühl der Betroffenen erhöht werden, was wiederum angstreduzierend wirken kann (Heußner und Hiddemann 2012; Goelz et al. 2011).

16.7   Survivorship

Aufgrund der steigenden Lebenserwartung erkranken mehr Personen an gastrointestinalen Tumoren, aufgrund des stetigen medizinischen Fortschritts steigt bei fast allen Tumorentitäten die Überlebensrate. Aufgrund dessen steigt die Rate der sogenannten Langzeitüberlebenden. Man benennt diese inzwischen mit dem englischen Begriff Survivor. Man spricht von einem Survivor, wenn die Krebserkrankung bereits 5 Jahre zurückliegt. Trotz der positiven Entwicklung in der Behandlung von krebserkranken Menschen bedeutet dies jedoch auch, dass viele mit dem belastenden Einfluss einer schweren Erkrankung wie einer Krebserkrankung leben müssen. Viele ehemalige Betroffene sind noch jahrelang psychisch durch ihre Erkrankung belastet. Ein aktuelles Review zeigt, dass die psychischen Komorbiditäten bei Survivors häufiger als in der Allgemeinbevölkerung sind, wie die Prävalenz von Depression, Angst, komorbider Angst und Depression sowie posttraumatischer Belastungsstörung bei allen Tumorsubtypen zeigt (Bach et al. 2022). Zu den häufig auftretenden Langzeitfolgen einer Krebserkrankung gehört vor allem die Progredienzangst. Für Survivors bedeutet dies konkret, dass sie mit einer massiven Angst leben, dass der Krebs jederzeit zurückkehren könnte. Darüber hinaus zeigte eine Untersuchung, dass bis zu 89 % der sich in der Nachsorge befindenden Patient*innen unerfüllte Unterstützungsbedürfnisse berichteten. Diese reichen von fehlender Hilfe bei alltäglichen Verrichtungen über psychische, soziale oder finanzielle Belange bis hin zu feh

lender Unterstützung in spirituellen Fragen, bei sexuellen Bedürfnissen oder somatischen Beschwerden sowie fehlender Hilfe oder Information in der Ärzt*innen-Patient*innen-Beziehung. Darüber hinaus sollte man auch nicht vergessen, dass onkologische Survivors zu den Langzeitfolgen im Magen-Darm-Trakt auch ein erhöhtes Risiko für chronische Folgeerkrankungen wie Adipositas, Diabetes mellitus, kardiovaskuläre Erkrankungen und Osteoporose haben, was wiederum ein starker Belastungsfaktor für die Betroffenen sein kann. Trotz des protektiven Effekts eines gesundheitsorientierten Lebensstils auf Rezidive oder krebsspezifische Mortalität wird dieser nur von etwa 10 % der Überlebenden konsequent umgesetzt (Meyerhardt et al. 2006).

▶ Survivors weisen eine Vielzahl an somatischen Folgeerkrankungen auf, die wiederum zur psychischen Belastung führen können.

16.8   Herausforderung für Angehörige

Eine Krebserkrankung ist nicht nur eine systemische Erkrankung im Körper, sondern betrifft mit deren Folgen ein ganzes familiäres und soziales System. Angehörige von an Krebs erkrankten Patient*innen spielen eine wichtige Rolle bei der Krankheitsverarbeitung und beim Symptommanagement der Patient*innen. Die steigende Zahl der Erkrankungsfälle und der Trend zu kürzeren Krankenhausaufenthalten führen zu einem erhöhten Bedarf an ambulanter/häuslicher Pflege, die in der Regel von Angehörigen übernommen wird. Diese vielfältigen emotionalen und körperlichen Belastungen haben einen enormen Einfluss auf die psychische Gesundheit der Angehörigen und können langfristig zu psychischen Erkrankungen bei den Angehörigen führen. Aktuelle Studien zeigen, dass 30,8–35,8 % der Angehörigen von an Krebs Erkrankten unter Angststörungen (Lambert et al. 2013)und 42 % unter Depressionen leiden (Geng et al. 2018). Über 66 % wei sen ein erhöhtes Stresserleben auf, das langfristig auch zu psychischen Erkrankungen führen kann (Areia et al. 2019). Angehörige erleben zudem starke Überforderungsgefühle aufgrund der hohen Verantwortung (finanziell, emotional, pflegerisch etc.) sowie massive Sorgen und Trauergefühle, da die Angst, den geliebten Menschen durch die Krebserkrankung zu verlieren, allgegenwärtig ist (Hong und Harrington 2016). Diese vielfältigen Belastungsbereiche schränken die Lebensqualität der Angehörigen deutlich ein. Nicht zuletzt zeigen aktuelle Studien, dass das Belastungserleben der Angehörigen auch einen Einfluss auf die psychische Gesundheit der an Krebs erkrankten Patient*innen hat und somit deren Krankheitsbewältigung negativ beeinflussen kann (Ochoa et al. 2020).

16.9 Kinder von Eltern mit gastrointestinalen Tumoren

Aus Sicht der Kinder sind vor allem die spürbare Unsicherheit und Sorge der Eltern und der Verlust der Alltagsroutine belastend. Insbesondere minderjährige Kinder und Jugendliche sind unmittelbar von der Erkrankung eines Elternteils betroffen, da sie auf die elterliche Fürsorge und Präsenz angewiesen sind. Es zeigt sich jedoch, dass die Mehrzahl der betroffenen Kinder und Jugendlichen in der Lage ist, sich an die besondere Belastungssituation einer elterlichen Krebserkrankung anzupassen und das Familiensystem diese Belastung funktional bewältigen kann. Dennoch gibt es auch Hinweise darauf, dass die Kinder und Jugendlichen ein deutlich erhöhtes Risiko haben, durch die Krebserkrankung eines Elternteils psychosoziale Probleme oder psychische Erkrankungen zu entwickeln (Chen et al. 2018). Ein Teil der betroffenen Kinder entwickelt Verhaltensauffälligkeiten sowie emotionale und psychische Probleme. Es besteht ein erhöhtes Risiko für die Entwicklung internalisierender Symptome wie Ängstlichkeit oder Depressivität sowie psychosomatischer Symptome wie Kopfschmerzen,

Essprobleme, Einnässen oder Schlafstörungen (Hauskov Graungaard et al. 2019). Dieses Wissen stellt viele Eltern vor emotionale Schwierigkeiten im Umgang mit ihren Kindern. Sie sind unsicher, wie offen sie mit ihnen über die Erkrankung sprechen sollen, was für den erkrankten Elternteil eine enorme Belastung darstellt. Nicht darüber zu sprechen ist meist keine hilfreiche Option, denn Kinder und Jugendliche nehmen Stimmungen in der Familie sehr stark wahr. Es besteht die Gefahr, dass sie sich ausgegrenzt und isoliert fühlen, wenn nicht offen und transparent „kindgerecht" über die Erkrankung gesprochen wird. Es können falsche Schlüsse gezogen werden und sie fühlen sich selbst für die Situation verantwortlich. Gerade bei jüngeren Kindern ist diese Gefahr besonders groß, da sie noch sehr „egozentrisch" denken. Ein offener Umgang in der Familie ist auch deshalb von großer Bedeutung, weil sonst ein großer Vertrauensbruch droht, wenn Kinder und Jugendliche krankheitsbezogene Informationen von Dritten erfahren. Schwierige Wahrheiten sind leichter zu ertragen als die Angst vor Ungewissheit und die Einbeziehung der Kinder oder Jugendlichen stärkt deren Bewältigungsmechanismen (Romer et al. 2007). Die Tab. 16.3 gibt einen kleinen Leitfaden, was für ein Gespräch mit dem Kind oder Jugendlichen hilfreich sein kann.

Tab 16.3 Leitfaden für die Gesprächsführung mit einem Kind

Was brauchen Kinder und Jugendliche in solch einer Situation?
1. Angebote zu Gesprächen, Bewältigungsstrategien
2. Dass sie als Kinder und Jugendliche gesehen werden
3. Verständnis für emotionale Schwankungen (Wut, Ärger, Trotz etc.)
4. Erlaubnis, sich abzulösen, anderes tun dürfen
Ziele eines Gesprächs:
1. Klarheit und Informationen für das Kind
2. Beziehungsgestaltung mit dem Kind
3. Eigene „emotionale" Entlastung
Gesprächsregeln im Umgang mit den Kindern:
1. Offenheit und Wahrheit (Kinderbücher helfen)
2. Vermeidung von falschen Versprechungen
3. Hoffnung vermitteln, ohne zu lügen

Fazit

Gastrointestinale Tumoren bedürfen einer intensiven onkologischen Therapie und werden nicht selten erst in einem fortgeschrittenen Stadium diagnostiziert. Patient*innen mit gastrointestinalen Tumoren weisen im Rahmen der Akutbehandlung eine Vielzahl von psychischen Belastungen, Ängsten, depressiven Symptomen sowie eine eingeschränkte Lebensqualität auf. Nach Abschluss der Akutbehandlung leidet eine große Anzahl von Patient*innen weiterhin sowohl unter somatischen als auch psychischen Langzeitfolgen, welche in der Nachsorge dringend adressiert und behandelt werden müssen. Ebenso ist es unabdingbar, dass das familiäre Umfeld eine unterstützende Beratung und/oder Behandlung erhält, da auch dieses durch die krankheitsbedingten Belastungen massiv herausgefordert und beansprucht wird. Nur wenn die vielfältigen Bedürfnisse und Herausforderungen der Patient*innen wie auch der Angehörigen frühzeitig in der onkologischen Behandlung berücksichtigt werden, können eine bessere Lebensqualität sowie eine höhere Therapieadhärenz bei Patient*innen mit gastrointestinalen Tumoren patientenorientiert gefördert werden.

Literatur

Aaronson NK, Ahmedzai S, Bergman B, Bullinger M, Cull A, Duez NJ, Filiberti A, Flechtner H, Fleishman SB, Johanna CJM de Haes (1993) The European organization for research and treatment of cancer QLQ-C30: a quality-of-life instrument for use in international clinical trials in oncology. JNCI: J Natl Cancer Inst 85:365–376

Aaronson NK, Mattioli V, Minton O, Weis J, Johansen C, Dalton SO, Verdonck-de Leeuw IM, Stein KD, Alfano CM, Mehnert CM (2014) Beyond treatment – psychosocial and behavioural issues in cancer survivorship research and practice. Eur J Cancer Suppl 12:54–64

Areia NP, Fonseca G, Major S, Relvas AP (2019) Psychological morbidity in family caregivers of people living with terminal cancer: Prevalence and predictors. Palliat Support Care 17:286–293

Bach A, Knauer K, Graf J, Schäffeler N, Stengel A (2022) Psychiatric comorbidities in cancer survivors across tumor subtypes: a systematic review. World J Psychiatry 12:623

Berry DL, Blonquist TM, Hong F, Halpenny B, Partridge AH (2015) Self-reported adherence to oral cancer therapy: relationships with symptom distress, depression, and personal characteristics. Patient Prefer Adherence: 1587–1592

Black P, Notter J (2021) Psychological issues affecting patients living with a stoma. Br J Nurs 30:S20–S32

Cella DF, Tulsky DS, Gray G, Sarafian B, Linn E, Bonomi A, Silberman M, Yellen SB, Winicour P, Brannon J (1993) The functional assessment of cancer therapy scale: development and validation of the general measure. J Clin Oncol 11:570–579

Chen R, Wallin AR, Selinus EN, Sjölander A, Fall K, Valdimarsdóttir U, Czene K, Fang F (2018) Psychiatric disorders among children of parents with cancer: AS wedish register-based matched cohort study. Psychooncology 27:1854–1860

Dinkel A, Herschbach P (2018) Fear of progression in cancer patients and survivors. Psycho-Oncology 210:13–33

Dinkel A, Kremsreiter K, Marten-Mittag B, Lahmann C (2014) Comorbidity of fear of progression and anxiety disorders in cancer patients. Gen Hosp Psychiatry 36:613–619

El-Shami K, Oeffinger KC, Erb NL, Willis A, Bretsch JK, Pratt-Chapman ML, Cannady RS, Wong SL, Rose J, Barbour AL (2015) American Cancer Society colorectal cancer survivorship care guidelines. CA Cancer J Clin 65:427–455

Ernst L, Schilling G (2022) Körperliche Langzeitfolgen von Krebserkrankungen. Bundesgesundheitsblatt-Gesundheitsforschung-Gesundheitsschutz 65:420–430

Fallowfield L (2002) Quality of life: a new perspective for cancer patients. Nat Rev Cancer 2:873–879

Gegechkori N, Haines L, Lin JJ (2017) Long-term and latent side effects of specific cancer types. Medical Clinics 101:1053–1073

Geng H-M, Chuang D-M, Yang F, Yang Y, Liu W-M, Liu L-H, Tian H-M (2018) Prevalence and determinants of depression in caregivers of cancer patients: a systematic review and meta-analysis. Medicine 97: e11863

Godby RC, Dai C, Al-Obaidi M, Giri S, Young-Smith C, Kenzik K, McDonald AM, Paluri RK, Gbolahan OB, Bhatia S (2021) Depression among older adults with gastrointestinal malignancies. J Geriatr Oncol 12:599–604

Goelz T, Wuensch A, Stubenrauch S, Ihorst G, de Figueiredo M, Bertz H, Wirsching M, Fritzsche K (2011) Specific training program improves oncologists' palliative care communication skills in a randomized controlled trial. J Clin Oncol 29:3402–3407

Graf J, Stengel A (2021) Psychological burden and psycho-oncological interventions for patients with hepatobiliary cancers–a systematic review. Front Psychol 12:662777

Hauskov Graungaard A, CR Bendixen, OR Haavet, T Smith-Sivertsen, M Mäkelä (2019) Somatic symptoms in children who have a parent with cancer: a systematic review. Child: Care, Health Dev 45:147–158

Herschbach P, Berg P, Dankert A, Duran G, Engst-Hastreiter U, Waadt S, Keller M, Ukat R, Henrich G (2005) Fear of progression in chronic diseases: psychometric properties of the fear of progression questionnaire. J Psychosom Res 58:505–511

Heußner P, Hiddemann W (2012) Psycho-oncology: the psyche and cancer. Der Internist 53:1296–1303

Holland JC (1992) Psychooncology: where are we, and where are we going? J Psychosoc Oncol 10:103–110

Hong M, Harrington D (2016) The effects of caregiving resources on perceived health among caregivers. Health Soc Work 41:155–163

Horneber M, Fischer I, Dimeo F, Rüffer JU, Weis J (2012) Tumor-assoziierte Fatigue. Dtsch Arztebl 109:161–172

Jacobsen JC, LC Vanderwerker, SD Block, RJ Friedlander, PK Maciejewski, HG Prigerson (2006) Depression and demoralization as distinct syndromes: preliminary data from a cohort of advanced cancer patients. Indian J Palliat Care 12

Kapfhammer H-P (2007) Depressive disorders: a diagnostic and therapeutic challenge also for primary care. Der Internist 48:173–180

Katayama ES, Moazzam Z, Woldesenbet S, Lima HA, Endo Y, Azap L, Yang J, Dillhoff M, Ejaz A, Cloyd J, Pawlik TM (2023) Suicidal ideation among patients with gastrointestinal cancer. Ann Surg Oncol 30(7):3929–3938

Kim SG, Ji SM, Lee NR, Park S-H, You JH, Choi IJ, Lee WS, Park SJ, Lee JH, Seol S-Y (2017) Quality of life after endoscopic submucosal dissection for early gastric cancer: a prospective multicenter cohort study. Gut and liver 11:87

Kissane DW, Clarke DM, Street AF (2001) Demoralization syndrome – a relevant psychiatric diagnosis for palliative care. J Palliat Care 17:12–21

Kuhnt S, Brähler E, Faller H, Härter M, Keller M, Schulz H, Wegscheider K, Weis J, Boehncke A, Hund B (2016) Twelve-month and lifetime prevalence of mental disorders in cancer patients. Psychother Psychosom 85:289–296

Lambert SD, Girgis A, Lecathelinais C, Stacey F (2013) Walking a mile in their shoes: anxiety and depression among partners and caregivers of cancer survivors at 6 and 12 months post-diagnosis. Support Care Cancer 21:75–85

Lee-Jones C, Humphris G, Dixon R, Hatcher MB (1997) Fear of cancer recurrence – a literature review and proposed cognitive formulation to explain exacerbation of recurrence fears. Psycho-oncology: J Psychol, Soc Behav Dimensions Cancer 6:95–105

Luigjes-Huizer YL, Tauber NM, Humphris G, Kasparian NA, Lam WWT, Lebel S, Simard S, Smith AB, Zachariae R, Afiyanti Y (2022) What is the prevalence of fear of cancer recurrence in cancer survivors and patients? A systematic review and individual participant data meta-analysis Psycho-Oncology 31:879–892

Ma Y, He B, Jiang M, Yang Y, Wang C, Huang C, Han L (2020) Prevalence and risk factors of cancer-related fatigue: a systematic review and meta-analysis. Int J Nurs Stud 111:103707

Meerwein F, Adler R (1980) Einführung in die Psycho-Onkologie. Huber, Bern

Mehnert A (2011) Psychosocial problems of long-term cancer survivors: Needs for psychosocial support. Onkologe 17:1143–1148

Mehnert A, Brähler E, Faller H, Härter M, Keller M, Schulz H, Wegscheider K, Weis J, Boehncke A, Hund B (2014) Four-week prevalence of mental disorders in patients with cancer across major tumor entities. J Clin Oncol 32:3540–3546

Mehnert A, Hartung TJ, Friedrich M, Vehling S, Brähler E, Härter M, Keller M, Schulz H, Wegscheider K, Weis J (2018) One in two cancer patients is significantly distressed: prevalence and indicators of distress. Psychooncology 27:75–82

Mehnert A, Müller D, Lehmann C, Koch U (2006) Die deutsche Version des NCCN Distress-Thermometers: Empirische Prüfung eines Screening-Instruments zur Erfassung psychosozialer Belastung bei Krebspatienten. Z Psychiatr Psychol Psychother 54:213–223

Meyerhardt JA, Heseltine D, Niedzwiecki D, Hollis D, Saltz LB, Mayer RJ, Thomas J, Nelson H, Whittom R, Hantel A (2006) Impact of physical activity on cancer recurrence and survival in patients with stage III colon cancer: findings from CALGB 89803. J Clin Oncol 24:3535–3541

Mitchell AJ, Chan M, Bhatti H, Halton M, Grassi L, Johansen C, Meader N (2011) Prevalence of depression, anxiety, and adjustment disorder in oncological, haematological, and palliative-care settings: a meta-analysis of 94 interview-based studies. Lancet Oncol 12:160–174

Mochamat HC, Marinova M, Kaasa S, Stieber C, Conrad R, Radbruch L, Muecke M (2017) A systematic review on the role of vitamins, minerals, proteins, and other supplements for the treatment of cachexia in cancer: a European palliative care research centre cachexia project. J Cachexia Sarcopenia Muscle 8:25–39

Nikbakhsh N, Moudi S, Abbasian S, Khafri S (2014) Prevalence of depression and anxiety among cancer patients. Caspian J Intern Med 5:167

National Comprehensive Cancer Network (NCCN) (2023) Cancer related fatigue. NCCN clinical practice guidelines in oncology (NCCN Guidelines ®). (Vol. Version 2.2023 – January 30, 2023)

Ochoa CY, Lunsford NB, Smith JL (2020) Impact of informal cancer caregiving across the cancer experience: a systematic literature review of quality of life. Palliat Support Care 18:220–240

Prue G, Rankin J, Allen J, Gracey J, Cramp F (2006) Cancer-related fatigue: a critical appraisal. Eur J Cancer 42:846–863

Robinson S, Kissane DW, Brooker J, Burney S (2015) A systematic review of the demoralization syndrome in individuals with progressive disease and cancer: a decade of research. J Pain Symptom Manage 49:595–610

Romer G, Saha R, Haagen M, Pott M, Baldus C, Bergelt C (2007) Lessons learned in the implementation of an innovative consultation and liaison service for children of cancer patients in various hospital settings. Psycho-oncology: J Psychol, Soc Behav Dimensions Cancer 16:138–148

Ronckers C, Spix C, Trübenbach C, Katalinic A, Christ M, Cicero A, Folkerts J, Hansmann J, KranzhöferK, Kunz B, Manegold K, Meyer zum Büschenfelde U, Penzkofer A, Vollmer G, Weg-RemersS, Barnes B, Buttmann-Schweiger N, Dahm S, Franke M, Schönfeld I, Kraywinkel K,Wienecke A (2023) Krebs in Deutschland für 2019/2020. Robert Koch-Institut, Berlin

Rowland JH, Massie MJ (2010) Breast cancer. In: Holland JC, Breitbart WS, Jacobsen PB, Lederberg MS, Loscalzo MJ, McCorkle R (Hrsg) Psycho-Oncology. Oxford Univ. Press, Oxford, New York, S 177–186

Röntgen I, Bohrmann M, Wolff H, Schilling G (2018) Mögliche psychosoziale Langzeitfolgen onkologischer Behandlung. Onkologe 24:817–821

Rutherford C, Müller F, Faiz N, King MT, White K (2020) Patient-reported outcomes and experiences from the perspective of colorectal cancer survivors: meta-synthesis of qualitative studies. J Patient-Reported Outcomes 4:1–19

Sánchez R, Alexander-Sierra F, Oliveros R (2012) Relationship between quality of life and clinical status in patients with gastrointestinal cancer. Rev Esp Enferm Dig 104:584–591

Schütte K, Schulz C, Middelberg-Bisping K (2021) Impact of gastric cancer treatment on quality of life of patients. Best Pract Res Clin Gastroenterol 50:101727

Shan B, Shan L, Morris D, Golani S, Saxena A (2015) Systematic review on quality of life outcomes after gastrectomy for gastric carcinoma. J Gastrointest Oncol 6:544

Simard S, Thewes B, Humphris G, Dixon M, Hayden C, Mireskandari S, Ozakinci G (2013) Fear of cancer recurrence in adult cancer survivors: a systematic review of quantitative studies. J Cancer Surviv 7:300–322

Stengel A, Dinkel A, Karger A, Kusch M, Hentschel L, Herschbach P, Hönig K, Hornemann B, Maatouk I, Senf B (2021). Best Practice: psychoonkologisches Screening an Comprehensive Cancer Centers. Forum 36(4):278–283

Tantoy IY, Cooper BA, Dhruva A, Cataldo J, Paul SM, Conley YP, Hammer M, Kober KM, Levine JD, Miaskowski C (2018) Quality of life of patients with gastrointestinal cancers undergoing chemotherapy. Qual Life Res 27:1865–1876

Vehling S, Mehnert-Theuerkauf A, Philipp R, Härter M, Kraywinkel K, Kuhnert R, Koch U (2022) Prevalence of mental disorders in patients with cancer compared to matched controls–secondary analysis of two nationally representative surveys. Acta Oncol 61:7–13

Watson M, Dunn J, Holland JC (2014) Review of the history and development in the field of psychosocial oncology. Int Rev Psychiatry 26:128–135

Zabora J, BrintzenhofeSzoc K, Curbow B, Hooker C, Piantadosi S (2001) The prevalence of psychological distress by cancer site. Psycho-oncology: J Psychol, Soc Behav Dimensions Cancer 10:19–28

Pflegerisch-onkologische Aspekte in der Gastroenterologie

Ralf Stöhr

Einleitung und Vorstellung

Mein Name ist Ralf Stöhr, ich arbeite seit 2001 als Krankenpfleger in der Helios Klinik Rottweil. Zu Beginn war ich in einer internistischen onkologischen Pflegegruppe eingesetzt, danach habe ich nach einer Umstrukturierung die Rolle der stellvertretenden Stationsleitung von zwei internistischen onkologischen Pflegegruppen übernommen. Von 2004–2005 absolvierte ich den Stationsleitungslehrgang an der Volkshochschule Villingen-Schwenningen. Ab 2006–2008 habe ich die 2-jährige onkologische Fachweiterbildung am Universitätsklinikum Tübingen absolviert. Aktuell habe ich die Abteilungsleitung einer internistischen Funktionsabteilung mit den Schwerpunkten Kardiologie und Gastroenterologie inne. Einen Tag in der Woche arbeite ich nebenbei in einer onkologischen Praxis, die ihre Räumlichkeiten in der Helios Klinik Rottweil hat.

Meine Expertise als onkologische Pflegefachkraft kann ich sehr gut im Bereich der Gastroenterologie anwenden, da ich auch in diesem Bereich sehr viel mit onkologischen Patient*innen zu tun habe. Insgesamt bedeutet eine Krebserkrankung eine Veränderung in fast allen Lebensbereichen der Patient*innen und ihrer Familien. Aufgrund der vielfältigen Belastungen und körperlichen Symptomen, die durch die Erkrankung entstehen, sollte deshalb gerade bei onkologischen Patient*innen und deren Angehörigen immer ein ganzheitlicher Therapieansatz gewählt werden (Röttger 2003). Was das heißt und welche unterschiedlichen Behandlungsansätze damit gemeint sind, werde ich später noch erklären.

17.1 Die onkologische Pflegefachkraft und das ganzheitliche Therapiekonzept

Die onkologische Pflegefachkraft sehe ich als integralen Bestandteil einer onkologischen Betreuung. Die Pflegekraft ist speziell geschult in der Onkologie und erhält durch diese Fachweiterbildung sehr viel medizinisches Fachwissen. Sie wird auf einen ganzheitlichen Behandlungsansatz geschult, was gerade im Bereich der onkologischen Palliativmedizin ein wichtiger Baustein ist. Denn nicht nur die Krankheit selbst und die daraus resultierenden Beschwerden wie Schmerzen oder sonstige weitere körperliche Beschwerden müssen behandelt werden, sondern auch die psychischen, sozialen und spirituellen Aspekte spielen eine wichtige Rolle in der Betreuung und Therapie von onkologischen Patient*innen und ihren Angehörigen. Hier nimmt die onkologische Fachkraft einen wichtigen Stellenwert als Bindeglied zwischen

R. Stöhr (✉)
Helios Klinik Rottweil, Rottweil, Deutschland
E-Mail: ralf.stoehr@helios-gesundheit.de

allen an der Therapie beteiligten Berufsgruppen, wie z. B. Ärzt*innen (der Onkologie, Gastroenterologie), Pflegekräften, Sozialdienst, Seelsorge, Psycholog*innen, Physiotherapeut*innen und Ernährungstherapeut*innen, ein. Die Schulung auf einen ganzheitlichen Therapieansatz findet auch im Bereich der Gastroenterologie Anwendung, sodass die Patient*innen, aber auch die Angehörigen davon profitieren.

17.2 Physische Aspekte (körperliche Symptomatik)

Im Bereich der körperlichen Symptome (physische Aspekte) kann die onkologische Fachkraft vor allem eine beratende und behandelnde Funktion einnehmen. Dies kann die Behandlung von Schmerzen im Rahmen eines Schmerzberatungsgespräches sein, bis hin zur pflegerischen Behandlung von Nebenwirkungen, die durch die onkologischen Therapien wie medikamentöse Behandlung (Chemotherapie, Antikörpertherapie) und Radiotherapie entstehen – hier sind zum Beispiel die Behandlung einer oralen Mukositis, strahleninduzierten Dermatitis und Enteritis, akneartige Hautausschläge durch die Antikörpertherapien sowie die Beratung über Myelotoxizität und ihre Folgen, wie z. B. die Neutropenie und Thrombozytopenie, und die Beratung und Behandlung von Nausea und Emesis zu nennen.

Anhand eines Falls, den ich in der Endoskopie onkologisch behandelt bzw. betreut habe, möchte ich dieses ganzheitliche Konzept erklären. Der betreffende Patient ist an einem hepatisch, ossär und peritoneal metastasierten Pankreaskarzinom erkrankt. Durch die raumfordernde Wirkung des Pankreaskarzinoms entstand eine Cholestase, die sich durch einen Ikterus äußerte und eine Gallengangdrainage erforderlich machte. Dieser Stent wurde alle 2–3 Monate gewechselt, sodass der Patient regelmäßig in die Endoskopie-Abteilung einbestellt wurde und ich ihn so begleiten konnte. Durch die Peritonealkarzinose entstand sehr viel Aszites, was eine gastrointestinale Passagestörung

sowie Schmerzen verursachte. Regelmäßige Parazentesen waren nötig, um eine Symptomlinderung zu erreichen und dem Patienten wieder eine bessere Lebensqualität zu ermöglichen. In Bezug auf die Schmerzen führte ich mit dem Patient und seinen Angehörigen ein Schmerzberatungsgespräch.

Mögliche Themen eines Beratungsgesprächs zur Schmerztherapie
- Information über die unterschiedlichen Schmerzformen und die dazu passenden Analgetika
- Titration von Opioiden
- Unterschied von retardierten und nicht retardierten Opioiden
- Wichtigkeit der regelmäßigen Einnahme
- Behandlung von Schmerzspitzen mit schnellwirksamen akuten Opioiden
- Unterschied von peripher und zentralwirksamen Schmerzmitteln
- Kombinationseinnahme nach dem WHO-Schema
- Nebenwirkungsspektrum

Diese wichtigen Gespräche kommen im klinischen Alltag oder in der Praxis aufgrund des vorherrschenden ärztlichen Zeitmangels oft zu kurz. Daher bietet sich an dieser Stelle eine gute Gelegenheit für geschultes nicht ärztliches Personal zur Kontaktaufnahme und Grundsteinlegung einer guten Therapieadhärenz und damit besseren -wirksamkeit.

Der Patient erhielt zudem eine ambulante palliative Chemotherapie. Da ich auch in der Praxis arbeite, wurde er so einbestellt, dass ich selbst diese Chemotherapie durchführen konnte. Durch die Chemotherapie entwickelte der Patient im Verlauf eine orale Mukositis mit Auswirkungen auf die Nahrungsaufnahme. Auch hierzu konnte ich pflegerische Maßnahmen einleiten, um die orale Mukositis erfolgreich zu behandeln. Durch den regelmäßigen Kontakt mit dem Patienten und seiner Familie entwickelte er großes Vertrauen zu mir.

17.3 Psychische Aspekte

Nicht nur die körperlichen Probleme, sondern auch die psychischen Aspekte, die durch eine Krebserkrankung entstehen bzw. ausgelöst werden, spielen eine Rolle und sollten behandelt werden. Deshalb ist es sehr wichtig, die Patient*innen auch in diesem Bereich zu unterstützen und zu betreuen. Auch für die psychologische Betreuung ist die onkologische Pflegefachkraft geschult und wichtige*r Ansprechpartner*in. An meinem Patientenfall möchte ich dies erläutern. Durch meine Arbeitskonstellation von Endoskopie und Praxis konnte ich gleich von Anfang an den Patienten psychoonkologisch betreuen und unterstützen, da ich schon bei der Diagnostik des Pankreaskarzinoms in der Endoskopie dabei war. Der Patient war sehr ängstlich und unsicher. Der ganze Verlauf der Erkrankung war von seiner Verleugnung geprägt. Er und seine Angehörigen verdrängten die Krankheit immer wieder massiv. Gerade das Verdrängen beobachtet man immer wieder bei onkologischen Patient*innen. Wird ein Mensch mit einer existenziellen Bedrohung konfrontiert, versucht er unbewusst, sich gegen diese Bedrohung zu immunisieren, indem er sie ignoriert, verdrängt oder herunterspielt (Hausmann 2005). In der klinischen Praxis kommt es immer wieder vor, dass sich Patient*innen selbst bei deutlichen Alarmsymptomen einer ernsthaften Erkrankung wie z. B. Hämatochezie über Monate hinweg nicht in ärztliche Behandlung begeben oder dass sie ihre Diagnose nicht zu kennen scheinen, obwohl die Ärzt*innen sie kurz zuvor eingehend aufgeklärt haben. Die Menschen versuchen auf diese Weise, den Gedanken der Gefahr einer Krebserkrankung von sich fernzuhalten. Im Alltag erlebe ich oft, dass die Phasen der Krankheitsverarbeitung bei den behandelnden Personen (Ärzt*innen, Pflegekräfte) nicht hinreichend bekannt sind und wenig Verständnis herrscht. Daher ist es wichtig, als geschulte Fachkraft andere über diese sehr individuellen Vorgänge aufzuklären.

Übersicht

Die 5 Phasen der Krankheitsbewältigung (Kübler-Ross 2001) lauten (Reihenfolge kann abweichen):

- *Ungläubigkeit/Ignoranz:* Nichtwahrhabenwollen. Hoffnung und Glaube an Irrtum oder Fehldiagnose. Schutzmechanismus der Psyche, der Zeit verschafft und Überforderung vermeidet.
- *Wut/Verärgerung:* Geprägt von der Frage „Warum ich?" Ärger wird an Nahestehenden ausgelassen und ist Ausdruck von Verzweiflung und Hilflosigkeit.
- *Verhandeln:* Die Wahrheit wird langsam real. Verschiedene Maßnahmen (Lifestyle-Änderungen wie gesunde Ernährung oder Nikotinverzicht) werden ausprobiert, um mit der Erkrankung einen Deal zu machen.
- *Trauer/Depression:* Traurigkeit über das, was war, und das, was hätte sein können, setzt ein. Meist geht die Unbeschwertheit verloren. Zukunftsängste setzen ein und werden zugelassen.
- *Krankheitsakzeptanz:* Die Diagnose kann angenommen bzw. akzeptiert werden. Neue Strukturen im Leben werden zugelassen und somit neue Prioritäten gesetzt. Fokus auf das Positive und die kleinen Dinge im Leben.

Auch das Gefühl der Unsicherheit, das sich bei meinen Patient*innen zeigte, kann Ängste triggern. Es herrscht eine Ungewissheit über die Erkrankung und ihre Folgen. Eine professionelle Grundhaltung und das onkologische Fachwissen der Fachkraft können den Patient*innen jedoch Sicherheit vermitteln, was wiederum Ängste reduzieren kann.

Mein Patient durchlief die Verarbeitungsphasen, welche von Wut über Zorn zu Mutlosigkeit und Pessimismus reichten. Hier ist es wichtig zu wissen, dass dies normale Reaktionen sind. Die Emotionen Wut oder Zorn verspüren viele Patient*innen in den unterschiedlichen Phasen einer schweren Erkrankung. Verständnis für diese Emotionen ist wichtig, denn meist sind diese Gefühle auf die eigene Person (Was hätte ich anders machen können?) oder auf die Umstände (Warum ich?) gerichtet. Wut und Zorn sollten in welcher Form auch immer von den Patient*innen geäußert werden dürfen. Denn hier kann es hilfreich sein, sich etwas von der „Seele zu reden". Wichtig ist dabei zu wissen, dass sich diese Gefühle nicht gegen das medizinische Personal richten, sondern ein Zeichen dafür sind, dass sich die Patient*innen mit ihrer Erkrankung auseinandersetzen. Diese Äußerungen sollten daher zunächst zwar empathisch entgegengenommen werden, aber unkommentiert bleiben. Keinesfalls sollten die Patient*innen zurechtgewiesen werden.

Durch die unterschiedlichen Einschränkungen und Verlusterlebnisse, die mein Patient auch im Verlauf der Erkrankung hinnehmen musste, sank bei ihm das Selbstwertgefühl. Dies zeigt sich oftmals bei Tumorpatient*innen; sie kommen sich hilflos, schwach, unnütz und wertlos vor und haben eine verminderte psychische Belastbarkeit. Das Vertrauen in die eigenen Fähigkeiten schwindet. Mutlosigkeit und Pessimismus sowie Verweigerung nehmen überhand, was auch bei meinem Patienten der Fall war. Dies kann dazu führen, dass die Patient*innen sich gehen lassen (Regression) oder eine fehlende Adhärenz zum Behandlungsteam entwickeln. Dies kann der Krankheitsbewältigung im Wege stehen. In der Phase der Regression ist es wichtig, die emotionalen Bedürfnisse der Patient*innen zwar zu akzeptieren, regressive Verhaltensweisen aber keinesfalls zu bestärken (Hausmann 2005). Die Hilfsbedürftigkeit sollte auf keinen Fall vergrößert werden. Dazu gehört, dass die Patient*innen so viele Tätigkeiten wie möglich selbst durchführen, das heißt, die Selbstständigkeit der Patient*innen soll erhalten und gefördert werden. Die Abhängigkeit bzw. Hilflosigkeit kann sich ne-

gativ auf den Krankheitsverlauf auswirken. Je geringer die Einschränkungen und Verlusterlebnisse sind und je stärker den Patient*innen ihre eigenen Möglichkeiten und Fähigkeiten bewusst sind, desto besser können sie sich den Belastungsfaktoren stellen und die eigene Handlungsfähigkeit wiederherstellen. Körperliche Mobilisation und Training, aber auch geistige Anregungen spielen hierbei eine wichtige Rolle. Möglichkeiten, dies zu organisieren, liegen in der ambulanten Physiotherapie, welche auch über den Krankenhaussozialdienst bereits in die Wege geleitet werden kann. Auch deshalb ist es wichtig, die Patient*innen aktiv ins Therapiekonzept zu integrieren, d. h., ihnen so viele Informationen, Entscheidungsfreiräume und Kontrollen wie möglich einzuräumen (Hausmann 2005). Die Patient*innen sollten darin auch Unterstützung bekommen, ihre Krankheit als Tatsache anzunehmen und das Beste daraus zu machen. Sie erleben, dass ihre Handlungen auch Erfolg haben. Die Motivation steigt, wenn die Patient*innen sich aktiv bei der Behandlung einbringen. Sie sind somit wieder bereit, sich an neue Situationen anzupassen und zu lernen, mit ihnen umzugehen, und können somit auch ihre Gefühlslage verbessern (Hausmann 2005).

Durch die Betreuung ab Diagnosestellung entwickelten der Patient und seine Angehörigen eine vertrauensvolle Beziehung zu mir. Dies zeigte sich auch bei Besuchen in der onkologischen Praxis, wo ich für ihn die wichtigste Bezugsperson wurde. Bei onkologischen Patient*innen spielt die Beziehung zu den Behandelnden eine wichtige Rolle, um eine erfolgreiche psychoonkologische Betreuung zu erlangen. Eine wichtige Grundlage dessen stellen Vertrauen, Empathie und Verständnis dar.

Hierfür spielen Gespräche mit den Patient*innen eine entscheidende Rolle. Die Gespräche geben Sicherheit und Vertrauen und können die Beziehung wesentlich verbessern und dadurch die Krankheitsverarbeitung fördern. Eine gute Orientierungshilfe bietet das SPIKES-Modell (Baile et al. 2000), welches die Rahmenbedingungen für die Übermittlung schlechter Nachrichten (Krebsdiagnosen) skizziert, aber zur Vorbereitung für alle wichtigen Gespräche mit Patient*innen und Angehörigen herangezogen werden kann.

SPIKES
- **Setting:** Geschützter Gesprächsrahmen ohne störende Unterbrechung und mit zeitlicher Rahmengebung.
- **Perception:** Kenntnisstand der Patient*innen erfragen und diese in eigenen Worten den bisherigen Verlauf schildern lassen.
- **Invitation:** Patient*innen auf nächste Themen vorbereiten und dazu einladen, um zu ermitteln, ob sie gesprächsbereit sind. Ggf. auf einen späteren Zeitpunkt verweisen, um Gespräch oder Thema fortzusetzen.
- **Knowledge:** Transportiert den Kern des Gesprächs nach einer Vorwarnung. Angepasster Sprachstil mit Vermeidung von Fachtermini und Extremaussagen.
- **Emotion:** Empathisches Aufgreifen von Gefühlen. Planung des weiteren Vorgehens. Wünsche erfragen.
- **Summary & Strategy:** Zusammenfassung der bisher besprochenen Fakten und Ausblick geben.

Um ein erfolgreiches Gespräch mit den Patient*innen zu führen, ist es wichtig, dass dieses angemessen geplant wird. Hierzu ist es wertvoll, sich genügend Zeit für das Gespräch einzuräumen und es an einem Ort der Ruhe durchzuführen. Ein wichtiger Grundsatz für die Gesprächsführung lautet: die Gesprächspartner*innen dort abholen, wo sie sind. Wo befinden sie sich gerade gedanklich und in ihrer Gefühlswelt? Dadurch erhalten die Patient*innen das Gefühl, dass ihnen jemand zuhört, und fühlen sich in ihrer Situation mit ihren Bedürfnissen und Sorgen verstanden. Denn Pflegekräfte informieren, beraten, hören zu, motivieren und geben emotionale Unterstützung für Patient*innen und Angehörige. Dies ist vielen Pflegenden in dieser Form oftmals nicht bewusst, denn diese Arbeit geschieht oft zwischen „Tür und Angel". Sie ist zwar in viele kleine Interaktionen gesplittet, nimmt aber zusammengefasst viele Stunden ein.

Auch während des Gesprächs können wichtige Kommunikationstechniken eingesetzt werden. Dies kann zum Beispiel das „aktive Zuhören" oder das „aufnehmende Zuhören" sein.

Das *aktive Zuhören* ist keine Technik, sondern eine Grundeinstellung. Sie ist für die Pflegefachkraft im Umgang mit an Tumor Erkrankten ganz entscheidend. Das aktive Zuhören ist darauf ausgerichtet, zu erfahren, was die bzw. der andere sagen will. Dadurch geht die Pflegekraft auf die Empfindungen der Patient*innen, auf das, was oftmals unausgesprochen mitschwingt, ein. Die Pflegekraft spricht die beobachteten und vermuteten Gefühle der Patient*innen an und spiegelt diese als eigene Eindrücke zurück, indem sie z. B. sagt: „Sie sehen wütend aus" oder „Sie wirken traurig". Das kann helfen über Gefühle zu sprechen, die man sonst nur zögernd geäußert hätte. Wer diese Form des aktiven Zuhörens beherrscht, kann ein Klima des Vertrauens aufbauen und der bzw. dem anderen das Gefühl vermitteln, sich verstanden zu fühlen. Gesprächstechniken wie aktives Zuhören können gut erlernt werden.

Das *aufnehmende Zuhören* zeichnet sich durch Schweigen aus, d. h., man richtet seine ganze Aufmerksamkeit auf die Erkrankten. Solches Zuhören ist geeignet, wenn sich die an einem Tumor Erkrankten „etwas von der Seele reden wollen". Ob man tatsächlich aufnimmt, d. h. gedanklich mitgeht, drückt man durch die Körpersprache als nonverbale Kommunikation sichtbar aus, z. B. durch Blickkontakt, Kopfnicken, Gestik etc.

Um eine optimale Gesprächsführung zu erreichen, gibt es noch viele weitere Gesprächstechniken, die man nutzen kann. Die Umsetzung der beiden oben genannten ist jedoch wichtige Voraussetzung für eine gute Kommunikation.

17.4 Soziale Aspekte

Ein weiterer wichtiger Aspekt ist der soziale Bereich, der sich durch eine Tumorerkrankung grundlegend verändern kann. Auch dies möchte ich an meinem Patientenfall erklären. Der Patient war verheiratet und hatte zwei kleine Kinder. Durch die Erkrankung konnte er nicht mehr zur Arbeit gehen, es traten finanzielle Probleme auf. Durch den finanziellen Ausfall entstand eine deutliche Mehrbelastung für die Ehefrau, da sie die Versorgerrolle des Erkrankten übernehmen und auch zu Hause die Pflege des Ehemanns managen musste. Dies führte zu familiären Spannungen, die sich auf die physischen und psychischen Aspekte auswirkten, woraus Ängste entstanden, die wiederum die körperliche Symptomatik wie zum Beispiel Schmerzen beeinflussten. Durch dieses Beispiel wird klar, dass nicht nur die Patient*innen, sondern auch ihre Angehörigen betreut werden sollten. Die adäquate Angehörigenbetreuung hat einen positiven Einfluss auf eine erfolgreiche und ganzheitliche onkologische Therapie für die Patient*innen (George und George 2003). Deshalb wurde der Sozialdienst des Krankenhauses hinzugezogen, um eine adäquate häusliche Versorgung zu planen. Hier wurde dann ein Pflegedienst, eine Haushaltshilfe sowie ein spezialisierter ambulanter Palliativdienst (SAPV) mit 24-h-Rufbereitschaft organisiert. Dies war eine immense Erleichterung vor allem für die Angehörigen. Es ist deshalb wichtig, ambulante Dienste und Netzwerke zu kennen und frühzeitig in palliativen Situationen zu integrieren, nicht erst wenn die Patient*innen im Sterben liegen. Je länger solche Dienste mitbetreuen, desto besser kennt man sich und desto besser sind das Vertrauensverhältnis und die Beziehung untereinander.

17.5 Spirituelle Aspekte

Spirituelle Aspekte bieten eine weitere Möglichkeit, onkologische Patient*innen ganzheitlich zu betreuen. Spiritualität ist nicht zwingend an Religion gebunden. Daher sollte Seelsorge allen Menschen, unabhängig vom Glauben, angeboten werden. In meinem Fallbeispiel war die Seelsorge eine wichtige Unterstützung für den Patienten. Denn durch ihre Rolle haben Seelsorgende einen anderen Status bzw. Stellenwert als medizinische Berufsgruppen. Mein Patient sah am Anfang der Therapie seine Erkrankung als Strafe Gottes an und konnte damit überhaupt nicht umgehen. Er suchte nach einer Ursache, warum Gott gerade ihn so bestrafe, obgleich er zeitlebens ein angepasster und gottesfürchtiger Mensch war. Hier kann ein Pfarrer oder eine Ordensschwester eine ganz wichtige Rolle im Bereich der onkologischen palliativen Betreuung einnehmen. Deshalb sollte auch die Seelsorge integraler Bestandteil eines palliativen Behandlungsteams sein.

Durch dieses ganzheitliche Therapiekonzept konnten ich und alle weiteren Berufsgruppen wie Sozialdienst, Seelsorge, SAPV-Dienst, Palliativärzt*innen, Gastroenterolog*innen, Onkolog*innen und Psycholog*innen den Patienten und seine Angehörigen immer wieder im Krankenhaus betreuen und die Situation an die Veränderung der Erkrankung anpassen. Wir konnten alle den Patienten im Beisein seiner Familie im Krankenhaus beim Sterben begleiten und ihm und seinen Angehörigen einen entsprechend würdevollen Rahmen in der Sterbephase schaffen.

Fazit
Im Alltag haben Pflegepersonen häufig mehr Zeit für Gespräche und sind näher an den Betroffenen als andere Berufsgruppen. Obgleich die Begleitung kranker und sterbender Menschen belastend klingen mag, ist sie doch erfüllend; dies umso mehr, je qualifizierter man im Umgang mit ihnen ist. Die enge Zusammenarbeit verschiedener Berufsgruppen auf Augenhöhe, das Wissen um Erkrankungsphasen und das Anwenden spezieller Gesprächstechniken ermöglichen das Verständnis um die Erkrankung auf beiden Seiten und somit eine professionelle und würdevolle Begleitung.

Literatur

Baile WF, Buckman R, Lenzi R, Glober G, Beale EA, Kudelka AP (2000) SPIKES-A six-step protocol for delivering bad news: application to the patient with cancer. Oncologist 5(4):302–311

George W, George U (2003) Angehörigenintegration in der Pflege. Reinhardt Verlag, München/Basel

Hausmann C (2005) Psychologie und Kommunikation für Pflegeberufe. Ein Handbuch für Ausbildung und Praxis. Facultas Universitätsverlag, Wien

Kübler-Ross E (2001) Interviews mit Sterbenden. Knaur, München

Röttger K (2003) Psychosoziale Onkologie für Pflegende. Grundlagen – Modelle – Anregungen für die Praxis. Schlütersche, Hannover

Post/Long-COVID

18

Eva-Maria Skoda und Hannah Dinse

18.1 Eine Pandemie mit langen Folgen

Als im Dezember 2019 die ersten COVID-19-Fälle in Wuhan (China) berichtet wurden, konnte noch niemand absehen, dass eine mehr als 3 Jahre dauernde Pandemie diesen Meldungen folgen würde – eine Pandemie mit massivsten sozialen, finanziellen, aber auch psychischen Belastungen für die Allgemeinbevölkerung und konsekutiv für Patient*innen mit einer COVID-19-Infektion.

Was sich ebenfalls erst im Verlauf zeigte war, dass es eine Reihe von Patient*innen geben sollte, die nach einer akuten COVID-19-Infektion an längerfristigen gesundheitlichen Einschränkungen leiden würden. Dieses sogenannte „Post-Acute-COVID-19-Syndrom" oder kurz „Post COVID" wurde im Oktober 2020 das erste Mal in einem Tweet mit dem Hashtag #Long-COVID beschrieben. Seither hat die WHO den Begriff definiert und dazugehörige Symptome aufgelistet (Soriano et al. 2022).

So bezeichnet der Post-COVID-Zustand den Gesundheitszustand von Menschen, die 3 Monate nach dem Auftreten von COVID-19-Symptomen, die infolge einer wahrscheinlichen oder bestätigten SARS-CoV-2-Infektion entstehen, weiterhin an Beeinträchtigungen leiden. Die Symptome können durch keine andere Diagnose erklärt werden und dauern mindestens 2 Monate an.

► Aufgrund der Heterogenität der Symptome und auch der bisherigen Unbekanntheit des Krankheitsbildes bestand und besteht keine klare medizinische Definition.

Einen ersten Ansatz dafür lieferte die WHO erst Ende 2021 mit einer detaillierten Definition.

> **WHO-Definition**
> Die WHO definiert Long bzw. Post COVID als eine Krankheit oder Beeinträchtigung, die bei Personen auftritt, die eine SARS-CoV-2-Infektion durchgemacht haben, und die zu Symptomen führt, die normalerweise innerhalb von 3 Monaten nach COVID-19 auftreten. Diese Symptome müssen mindestens 2 Monate lang anhalten und dürfen durch keine andere Diagnose erklärbar sein (Skoda et al. 2021).

Zur teilweise etwas unscharfen Begrifflichkeit zwischen Long und Post COVID gab es bereits

E.-M. Skoda (✉) · H. Dinse
Klinik für Psychosomatische Medizin und
Psychotherapie, LVR-Universitätsklinik Essen,
Kliniken und Institut der Universität Duisburg-Essen,
Essen, Deutschland
E-Mail: Eva-maria.skoda@lvr.de

verschiedene Bemühungen, u. a. in den NICE-Guidelines von 2020, Zeiträume für Long bzw. Post COVID ausgehend vom Zeitraum des Auftretens der Symptomatik nach einer durchgemachten Infektion zu definieren. Dies hat sich im alltäglichen Gebrauch wenig durchgesetzt. Die Begriffe Post- bzw. Long-COVID werden auch in der Literatur häufig eher synonym genutzt. Der Long-COVID-Begriff impliziert jedoch eine lang anhaltende COVID-19-Infektion, weswegen hier in diesem Kapitel vor allem der Post-COVID-Begriff verwendet wird, welcher verständlich macht, dass es sich um Symptome nach einer Genesung einer COVID-19-Erkrankung handelt.

Im klinischen Alltag zeigt das Post-COVID-Syndrom ein heterogenes Cluster an Beschwerden. Laut verschiedenen systematischen Reviews sind die 5 häufigsten Symptome Müdigkeit (58 %), Kopfschmerzen (44 %), Aufmerksamkeitsstörungen (27 %), Haarausfall (25 %) und Dyspnoe (24 %) (Chen et al. 2022; Lopez-Leon et al. 2021). Auch das Neuauftreten des Reizdarmsyndroms und anhaltender Dyspepsie lässt sich im Zusammenhang mit der Post-COVID-Symptomatik finden (Marasco et al. 2023). Als häufigste psychische Belastungen werden Schlaflosigkeit, Angst, Symptome einer posttraumatischen Belastungsstörung, Depression und Somatisierung genannt (Dong et al. 2021).

▶ Die Besonderheit von Post-COVID ist allerdings, dass prinzipiell jedes Symptom, das nach einer durchgestandenen COVID-Infektion neu auftritt, zu Post-COVID gehören kann.

Die Post-COVID-Prävalenz ist ebenfalls ein Feld, das noch einige Unklarheiten bietet. Die Zahlen schwanken hierbei enorm, je nach Zeitpunkt der Pandemie und je nach Quelle. Diese Varianz hängt am ehesten mit unterschiedlichen Stichproben, dem Selektionsbias, den Fallzahlen und dem Zeitpunkt der Symptommessung zusammen. So beziffert das „European Center for Disease Prevention and Control" (2022) die Inzidenz bei hospitalisierten COVID-Patient*in-

nen auf bis zu 51 %. Diese Zahl wird jedoch auch dort schon kritisch aufgrund heterogener Kohortendesigns und fehlender Kontrollgruppen angemerkt. Wenn nur alltagsrelevante Symptome für den Post-COVID-Zustand eingerechnet werden, liegt die Inzidenz laut WHO schnell „nur" noch bei 10–20 % (WHO 2022), wobei auch diese Schätzungen inzwischen als zu hoch angesehen werden.

▶ Bei einem großen Anteil der Patient*innen kommt es zur Spontanheilung bzw. zur Symptomabschwächung.

Es gibt Hinweise, dass die Wahrscheinlichkeit für einen Post-COVID-Zustand auch mit der Variante des Virus zusammenhängt. So hat die Delta-Variante offensichtlich eine höhere Wahrscheinlichkeit für einen Post-COVID-Zustand als die Omikron-Variante (Antonelli et al. 2022).

18.2 Vermutete somatische Faktoren des Symptomkomplexes

Eine Reihe verschiedener somatischer Faktoren steht im Verdacht, die Entstehung des Symptomkomplexes zu bedingen bzw. zu begünstigen. Folgende Hypothesen sowie eine stetige Aktualisierung weiterer relevanter Erkenntnisse sind in der S1-Leitlinie „Post-COVID" nachzulesen (Koczulla et al. 2023). Von besonderer Relevanz sind dabei die folgenden:

18.2.1 Chronische Entzündung und Autoimmunität

Eine übersteigerte Immunantwort sowie anhaltende Entzündungsprozesse könnten Post-COVID-Symptome hervorrufen und weiterhin zirkulierende Autoantikörper richten sich möglicherweise gegen Strukturen im Gehirn, Verdauungsapparat, in Blutgefäßen etc. Hier zeigte sich jedoch bereits in einer Pilotstudie, veröffentlicht im Deutschen Ärzteblatt (Ruhe et al. 2023), dass die vor allem in Verdacht stehenden

GPCR-Autoantikörper zwar quantitativ effektiv durch eine Immunabsorption gesenkt werden konnten, dass es aber bereits nach einem Monat zu hohen Rebound-Phänomenen auf etwa 70 % der Ausgangswerte kam. Auch brachte die Reduktion keine zufriedenstellende Verbesserung der gesundheitsbezogenen Lebensqualität (gLQ).

18.2.2 Körperzellschädigung durch das Virus

Hierbei werden vor allem Gewebe, die vom Virus am meisten betroffen waren, in den Fokus genommen, z. B. eine sekundäre Lungenschädigung mit folgender Luftnot, Einblutungen in Gehirn und Nervensystem mit konsekutiver Abnahme der grauen Substanz und einem reduzierten Gehirnstoffwechsel oder eine Abnahme der Herzleistung durch eine Myokarditis und/oder Gefäßverschlüsse.

18.2.3 Endotheliendysfunktion mit konsekutiver Blutgerinnselneigung

Analog zur endothelialen Dysfunktionsthese bei kardiovaskulären Erkrankungen wird ein ähnlicher Mechanismus bei Post-COVID vermutet. Durch Schädigung der Gefäßinnenwände kommt es zu Durchblutungsstörungen und damit zur Minderversorgung mit Sauerstoff in nachgelagerten Geweben bis hin zu Gefäßverschlüssen durch Thromben.

18.2.4 Gestörte Mitochondrienfunktion mit konsekutivem Energiemangel

Die Schädigung der Mitochondrien durch das Virus/die Minderperfusion bei Erkrankung führt dazu, dass der „Stoffwechsel ins Stocken" gerät.

18.2.5 Viruspersistenz

Virusüberbleibsel, die vom Körper nicht beseitigt werden können, stimulieren das Immunsystem dauerhaft und führen zu einer anhaltenden Alarmbereitschaft des Körpers.

18.2.6 Störung des Darmmikrobioms mit überempfindlichen Mastzellen

Durch eine Veränderung der Zusammensetzung der Darmmikrobiota und eine überempfindliche Entleerungsreaktion der Mastzellen kommt es zu einem Energiemangel des Organismus.

Die genannten Hypothesen sind die bisher am häufigsten aufgeführten und in mehreren Studien untersuchten. Keine der oben genannten Hypothesen konnte allerdings überzeugend ein umfassendes Modell für die verschiedensten Ausprägungen des Post-COVID-Zustands präsentieren.

18.2.7 Dysbiose, Störung der intestinalen Barriere, mukosale Inflammation, Immundysregulation

Ebenfalls stehen zahlreiche (auto-)inflammatorische Prozesse (z. T. auch oben erwähnt), die an den Schleimhäuten und den Wänden des gastrointestinalen Systems ablaufen, im Verdacht, eine Reizdarmsymptomatik bei der Post-COVID-Erkrankung zu beeinflussen (Settanni et al. 2021).

▶ Das wissenschaftliche Feld für die Identifizierung einer somatischen Symptomursache des Post-COVID-Zustands zeigt sich anhaltend heterogen mit höchst diversen Erklärungsansätzen, die bisher noch nicht in ein übergeordnetes Modell zusammengefasst werden konnten.

Dementsprechend liest sich auch die S1-Leitlinie „Long/Post-COVID". Eine klare Empfehlung zu einer bestimmten konservativen oder interventionellen Behandlung der Erkrankung konnte bisher noch nicht gegeben werden. Es gibt verschiedenste unterstützende Ansätze bei verschiedenen Schwerpunkten und Ausprägungen der Erkrankung. So widmet sich die Leitlinie den Themen Fatigue, Schmerzen, dermatologischen, gynäkologischen und reproduktionsmedizinischen, HNO-spezifischen, kardiologischen, neurologischen und neuropsychologischen, ophthalmologischen, pädiatrischen, pneumologischen und psychischen Aspekten. Hinweise auf eine wirksame kausale Therapie gibt es bislang aber noch nicht. Auch die aufgeführten Empfehlungen in der Leitlinie sind vor allem supportiver Natur.

18.3 Post-COVID ist nicht gleich Post-COVID

Ein relevanter Faktor, weswegen noch keine zufriedenstellenden kausalen Therapieoptionen identifiziert werden konnten, ist, dass sich das Krankheitsbild massiv heterogen darstellt.

▶ Es scheint, dass Post-COVID nicht gleich Post-COVID ist.

So konnten Bahmer et al. (2022) in einer Untersuchung anhand eines validierten Fragebogens zur Post-COVID-Symptomatik zeigen, dass es mutmaßlich mindestens 2 Post-COVID-Subtypen gibt. Die Gruppe der schwerwiegend an COVID Erkrankten und/oder körperliche Vorerkrankungen zeigten im Fragebogen einen hohen Post-COVID-Score bei gleichzeitig pathologischen somatischen Befunden (Einschränkungen der Lungenfunktion, Einschränkungen der Herzleistung etc.). Eine zweite Gruppe, die vor allem Post-COVID-Symptome mit zeitlichem Abstand zur akuten, häufig mild verlaufenen COVID-Erkrankung zeigten, hatte ebenfalls hohe Post-COVID-Scores,

dabei aber keine erhebbaren pathologischen somatischen Befunden bei einer gleichzeitig vorliegenden erhöhten psychischen Belastung (Bahmer et al. 2022).

Eine besonders relevante Eigenheit der Post-COVID-Diagnose ist, dass es nicht unbedingt einen Nachweis einer durchgemachten Infektion geben muss, sondern dass die Wahrscheinlichkeit einer Infektion für die Diagnose genügt. Dies führt zu erheblichen Herausforderungen im klinischen Alltag. So konnte gezeigt werden, dass Menschen, die eine gewisse Anzahl an typischen Post-COVID-Symptomen aufwiesen, sich rasch selbst als Patient*innen mit Post-COVID attribuierten, obwohl objektiv bei ihnen niemals eine CODID-Infektion stattgefunden hatte (Matta et al. 2022). Die Ergebnisse deuten darauf hin, dass anhaltende körperliche Symptome nach einer COVID-19-Infektion eher mit dem Glauben an eine Infektion mit SARS-CoV-2 als mit einer im Labor bestätigten COVID-19-Infektion in Verbindung gebracht werden können.

Woher diese Verbindung von psychischer Belastung zu COVID kommt, ist relativ gut aufzuzeigen, wenn man sich die Literatur zum Thema psychische Belastung während der COVID-19-Pandemie ansieht. COVID-19 zeigte sich als eine Pandemie der Angst. Bei dieser kam es in der Allgemeinbevölkerung zu massiven Erhöhungen von generalisierten Ängsten, Furcht vor COVID-19 und konsekutiv erhöhtem Disstress und depressiven Symptomen. Während der gesamten Dauer der Pandemie blieb diese psychische Belastung hoch (Skoda et al. 2021).

▶ Dass wir also eine Gruppe von Patient*innen vorfinden, die unter anhaltenden (Post-COVID)-Symptomen leidet und dabei gleichzeitig eine erhöhte psychische Belastung hat, ist nachvollziehbar. Besonders hervorzuheben ist, dass es dabei keinesfalls darum geht, Post-COVID als eine Erkrankung darzustellen, die sich Patient*innen „einbilden" oder die „psychogen" ist, sondern als einen Symptomkomplex, der multifaktoriell und u. a. auch durch psychische Begleitfaktoren bedingt ist.

18.4   Das multifaktorielle Modell von Post-COVID

Um dem komplexen Bild des Post-COVID-Zustands gerecht zu werden, muss man die Symptomatik in einem multifaktoriellen Modell der körperlichen Belastungsstörungen betrachten. Nur so erreicht man ein größeres Verständnis von Symptomentstehung und -aufrechterhaltung (Abb. 18.1).

In der Betrachtung eines multifaktoriellen Modells ist es immer wichtig, die verschiedenen Faktoren voneinander zu isolieren. Wir müssen dabei sowohl *prädisponierende* als auch *auslösende* sowie auch *aufrechterhaltende* Faktoren betrachten. Das Zusammenspiel all dieser Bedingungen führt zur Entstehung und schlussendlich auch Aufrechterhaltung des Post-COVID-Zustandes.

Prädisponierende Faktoren betreffen somatische Vorerkrankung(en) und psychische Belastung(en) während der Pandemie sowie das Vorhandensein eines hohen vorherigen Leistungsniveaus in Verbindung mit einem hohen eigenen Leistungsanspruch. Auch die mediale Berichterstattung spielt eine nicht zu unterschätzende

Rolle. Welches Bild haben Patient*innen von der Pandemie, der Erkrankung und den Folgen, die sie haben wird?

Zu den auslösenden Faktoren für die Symptomatik gehört u. a. zentral die Infektion mit dem SARS-CoV-2-Virus. Diese Infektion liefert mit der auftretenden Symptomatik einen sensorischen Input. Dieser wird allerdings auf der Grundlage von Erwartungen, die zu den auslösenden Faktoren gehören, erlebt und verarbeitet. Auch die aktuellen und anhaltenden psychosozialen Belastungen gehören hierzu. Die vermuteten somatischen Abläufe, wie eine Autoimmunreaktion mit fraglicher Viruspersistenz oder endothelialer Dysfunktion, sind sowohl als auslösender als auch als aufrechterhaltender Faktor zu sehen. Final entsteht der Post-COVID-Symptomkomplex aus kognitiven Störungen, Fatigue, Dyspnoe und Schmerz. Damit aus der akuten und post-akuten Symptomatik, die nach der WHO-Definition ja bis zu 12 Wochen anhalten kann, eine andauernde Post-COVID-Symptomatik entsteht, bedarf es zudem noch der *aufrechterhaltenden Faktoren.*

Zu diesen sind natürlich auch die bisher noch nicht abschließend geklärten somatischen Prozesse zu zählen, allerdings spielt ebenfalls der

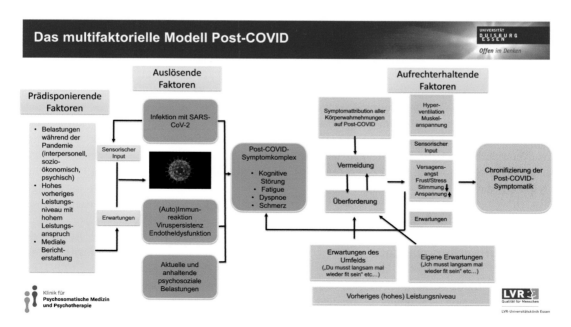

Abb. 18.1   Das multifaktorielle Post-COVID-Modell. Prädisponierende, auslösende und aufrechterhaltende Faktoren spielen eine relevante Rolle in der komplexen Entstehung und Chronifizierung des Post-COVID-Zustandes.

Kreislauf aus Überforderung und konsekutiver Vermeidung eine zentrale Rolle in der Chronifizierung der Symptomatik – das sogenannte Avoidance-Endurance-Modell.

▶ Durch (über-)große Erwartungen des Umfeldes aber auch der Patient*innen an die eigene Leistungsfähigkeit kommt es wiederholt zu körperlichen, aber auch psychischen Überforderungssituationen.

Diese Überforderungssituationen entstehen durch eine geringe Krankheitsakzeptanz und dysfunktionale Durchhaltestrategien („Endurance": „Zähne zusammenbeißen", „Es muss weh tun, dass es besser wird"). Dies hat ein Nicht-Aufrechterhaltenkönnen der Leistung zur Folge und führt sekundär dazu, dass durch das „Versagen" neben den körperlichen Symptomen der Überforderung, wie Hyperventilation, Muskelverspannungen und Erschöpfung, die Stimmung schlechter wird und die Anspannung und Sorge vor einem erneuten „Versagen" steigen. Gleichzeitig kommt es auch zu einer zunehmenden Generalisierung der Angst und Sorge – alle neu auftretenden Körpersymptome werden zur Grunderkrankung Post-COVID attribuiert und als gefährlich eingestuft. Die Überforderung wird so oft wiederholt bis die nachfolgende Angst und Sorge nicht mehr bewältigbar sind und es in einem zweiten Schritt zur ängstlichen Vermeidung („Avoidance") kommt. Die Vermeidung wiederum führt final in die Spirale der Chronifizierung, bei der durch verminderte körperliche Aktivität der körperliche Um- und Abbau von Muskulatur und Leistungsfähigkeit eine konsekutive Verschlechterung der Belastbarkeit und Verstärkung der Symptomatik wie Erschöpfung und Dyspnoe bedingt.

18.5   Der multimodale Behandlungsansatz

Um einem multifaktoriell bedingten Krankheitsbild begegnen zu können, braucht es einen multimodalen Behandlungsansatz. Insbesondere bei Krankheitsbildern wie dem Post-COVID-Syndrom, bei denen eine Behandlung der primären somatischen Ursache aus Gründen der anhaltenden Unklarheit zum aktuellen Zeitpunkt nicht möglich ist, ist es wichtig, auch die Thematik Krankheitsbewältigung früh in die Behandlung zu integrieren. Dieser Aspekt wird auch in der nationalen Leitlinie zu Post-COVID klar definiert.

▶ Dabei geht es nicht darum, eine schwerwiegende, die Patient*innen massiv beeinträchtigende Symptomatik zu „psychologisieren", sondern Unterstützungsangebote für den Umgang mit dieser herausfordernden Situation zu geben und erfolgreiche Strategien zum vorsichtigen Leistungsaufbau, wie wir sie von anderen körperlichen Erkrankungen kennen, anzuwenden.

Die wissenschaftliche Grundlage für die Behandlung des Post-COVID-Syndroms ist zum aktuellen Zeitpunkt noch dünn, handelt es sich doch um ein neues Krankheitsbild, und wissenschaftlich solide durchgeführte Studien brauchen Zeit für die Entwicklung, Pilotierung und Durchführung in einem randomisiert-kontrollierten Design. Erste Studien zeigen jedoch eine Wirksamkeit von kognitiv behavioraler Therapie (CBT), insbesondere für die Fatigue, soziale und körperliche Funktionsfähigkeit, somatische Symptome und Konzentrationsschwierigkeiten (Huth et al. 2023; Kuut et al. 2023; Kupferschmitt et al. 2023).

Gerade für die Fatigue gibt es schon lange gute Evidenz, dass ein gestuftes körperliches Training die Belastbarkeit erhöht und Symptome der Fatigue lindert, z. B. bei der Fatigue nach onkologischen Erkrankungen (White et al. 2011). Ebenfalls Wirksamkeit für die Fatigue konnte für CBT-Interventionen nachgewiesen werden (Larun et al. 2017).

Eine anhaltende Diskussion im Bereich der chronischen Post-COVID-Symptomatik ist die, die mit der Positionierung von Post COVID in die Nähe der myalgischen Encephalopathie/dem chronischen Fatigue-Syndrom (ME/CFS) einhergeht. Hierbei wird die dringende Empfehlung ausgesprochen, dass jegliche Art von Belastung aus Sorge vor „Post Excertial Malaise"

(PEM), einer akuten, massiven Verschlechterung der Symptomatik nach Belastung, zu unterlassen sei. Nicht nur in den Fachgesellschaften und auf nationaler Leitlinienebene wird darüber viel und intensiv debattiert, sondern auch auf gesamtgesellschaftlicher Ebene. Eine abschließende Klärung scheint ad hoc nicht in Sicht. Es scheint jedoch klar, dass eine anhaltende Schonung, wie bei ME/CFS gefordert, auch keine langfristige Verbesserung der Symptomatik erbringt. Im Gegenteil weisen bisher existierende randomisierte kontrollierte Studien darauf hin, dass eine angepasste Aktivierung und Steigerung der Aktivierung in Kombination mit CBT eher erfolgreich ist als ein „treatment as usual", welches die körperliche Schonung beinhaltet.

Was aktuell allerdings klar ist, ist, dass kein Anspruch auf eine „nur psychische" oder „nur körperliche" Erkrankung bei Post-COVID existiert.

▶ Im Verständnis eines psychosomatischen Menschenbilds, in dem kein Leib-Seele-Dualismus existiert, sondern Krankheit immer in der Wechselwirkung zwischen Körper und Psyche passiert, ist es unbedingt notwendig, dass Patient*innen mit Post-COVID Unterstützung in ihrer Krankheitsbewältigung von andauernden körperlichen Symptomen erhalten sollten und ein früher psychotherapeutischer Support nicht nur für die Lebensqualität, sondern auch für die Ausprägung und Chronifizierung der Symptome zentral ist.

Fazit
Die COVID-19-Pandemie hat die Menschheit vor eine besonders belastende Herausforderung gestellt. Viele Personen leiden auch noch Wochen und Monate nach einer möglichen Infektion an lang anhaltenden gesundheitlichen Problemen, die als Post-COVID-Zustand bekannt sind. Dieser Zustand ist durch eine Vielzahl von Symptomen gekennzeichnet, darunter Müdigkeit und psychische Belastungen. Die genauen Ursachen und Behandlungsmöglichkeiten sind noch unklar, aber es wird vermutet,

dass sowohl somatische Faktoren wie chronische Entzündungen als auch psychische Belastungen eine Rolle spielen. Eine einheitliche Definition und Therapieempfehlungen fehlen noch, aber ein multimodaler Ansatz, der körperliche und psychische Aspekte berücksichtigt, könnte hilfreich sein. Es ist wichtig, den Post-COVID-Zustand als komplexe Interaktion zwischen Körper und Geist zu verstehen und frühzeitig Interventionen zur Krankheitsbewältigung einzuleiten.

Literatur

Antonelli M, Pujol JC, Spector TD, Ourselin S, Steves CJ (2022) Risk of long COVID associated with delta versus omicron variants of SARS-CoV-2. Lancet 399(10343):2263–2264. https://doi.org/10.1016/S0140-6736(22)00941-2

Bahmer T, Borzikowsky C, Lieb W, Horn A, Krist L, Fricke J, Scheibenbogen C, Rabe KF, Maetzler W, Maetzler C, Laudien M, Frank D, Ballhausen S, Hermes A, Miljukov O, Haeusler KG, Mokhtari NEE, Witzenrath M, Vehreschild JJ, Krefting D, Pape D, Montellano FA, Kohls M, Morbach C, Stork S, Reese JP, Keil T, Heuschmann P, Krawczak M, Schreiber S, group Ns (2022) Severity, predictors and clinical correlates of Post-COVID syndrome (PCS) in Germany: a prospective, multi-centre, population-based cohort study. EClinicalMedicine 51:101549. https://doi.org/10.1016/j.eclinm.2022.101549

Chen C, Haupert SR, Zimmermann L, Shi X, Fritsche LG, Mukherjee B (2022) Global prevalence of post-coronavirus disease 2019 (COVID-19) condition or long COVID: a meta-analysis and systematic review. J Infect Dis 226(9):1593–1607. https://doi.org/10.1093/infdis/jiac136

Dong F, Liu HL, Dai N, Yang M, Liu JP (2021) A living systematic review of the psychological problems in people suffering from COVID-19. J Affect Disord 292:172–188. https://doi.org/10.1016/j.jad.2021.05.060

ECDC. (2022). Prevalence of Post COVID-19 condition symptoms: a systematic review and meta-analysis of cohort study data, stratified by recruitment setting. European Centre for Disease Prevention and Control. https://www.ecdc.europa.eu/en/publications-data/prevalence-post-covid-19-condition-symptoms-systematic-review-and-meta-analysis#:~:text=Overall%2C%20the%20prevalence%20of%20any,recruited%20in%20the%20community%20setting. Zugegriffen: 30. Januar 2024

Huth D, Brascher AK, Tholl S, Fiess J, Birke G, Herrmann C, Jobges M, Mier D, Witthoft M (2023) Cognitive-behavioral therapy for patients with post-COVID-19 condition (CBT-PCC): a feasibility trial. Psychol Med 1–11. https://doi.org/10.1017/S0033291723002921

Koczulla A, Ankermann T, Behrends U, Berlit P, Brinkmann F, Frank U, Glöckl R, Gogoll C, Häuser W, Hohberg B, Huber G, Hummel T, Köllner V, Krause S, Kronsbein J, Maibaum T, Otto-Thöne A, Pecks U, Peters ESP, Pfeifer M, Platz T, Pletz M, Powitz F, Rabe KCS, Schneider D, Stallmach A, Stegbauer MNT, von Versen-Höynck F, Wagner H, Waller C, Widmann C, Wienbergen H, Winterholler C, Wirtz H, Zwick R (2023) S1-Leitlinie Long/ Post-COVID. AWMF. https://register.awmf.org/assets/guidelines/020-027l_S1_Long-Post-Covid_2024-06_1.pdf. Zugegriffen: 2. Februar 2024

Kupferschmitt A, Langheim E, Tuter H, Etzrodt F, Loew TH, Kollner V (2022) First results from post-COVID inpatient rehabilitation. Front Rehabil Sci 3:1093871. https://doi.org/10.3389/fresc.2022.1093871

Kuut TA, Muller F, Csorba I, Braamse A, Aldenkamp A, Appelman B, Assmann-Schuilwerve E, Geerlings SE, Gibney KB, Kanaan RAA, Mooij-Kalverda K, Hartman TCO, Pauelsen D, Prins M, Slieker K, van Vugt M, Keijmel SP, Nieuwkerk P, Rovers CP, Knoop H (2023) Efficacy of cognitive-behavioral therapy targeting severe fatigue following coronavirus disease 2019: results of a randomized controlled trial. Clin Infect Dis 77(5):687–695. https://doi.org/10.1093/cid/ciad257

Larun L, Brurberg KG, Odgaard-Jensen J, Price JR (2017) Exercise therapy for chronic fatigue syndrome. Cochrane Database Syst Rev 4(4):CD003200. https://doi.org/10.1002/14651858.CD003200.pub7

Lopez-Leon S, Wegman-Ostrosky T, Perelman C, Sepulveda R, Rebolledo PA, Cuapio A, Villapol S (2021) More than 50 long-term effects of COVID-19: a systematic review and meta-analysis. medRxiv. https://doi.org/10.1101/2021.01.27.21250617

Matta J, Wiernik E, Robineau O, Carrat F, Touvier M, Severi G, de Lamballerie X, Blanche H, Deleuze JF, Gouraud C, Hoertel N, Ranque B, Goldberg M, Zins M, Lemogne C, Sante PReISePGPlCC-SSG (2022) Association of self-reported COVID-19 infection and SARS-CoV-2 serology test results with persistent physical symptoms among French adults during the COVID-19 pandemic. JAMA Intern Med 182(1):19–25. https://doi.org/10.1001/jamainternmed.2021.6454

Marasco G, Maida M, Cremon C, Barbaro MR, Stanghellini V, Barbara G (2023) Meta-analysis: Post-COVID-19 functional dyspepsia and irritable bowel syndrome. Aliment Pharmacol Ther 58(1):6–15. https://doi.org/10.1111/apt.17513

Ruhe J, Giszas B, Schlosser M, Reuken PA, Wolf G, Stallmach A (2023) Immune adsorption for the treatment of fatigue-dominant long-/post-COVID syndrome. Dtsch Arztebl Int 120(29–30):499–500. https://doi.org/10.3238/arztebl.m2023.0073

Settanni CR, Ianiro G, Ponziani FR, Bibbò S, Segal JP, Cammarota G, Gasbarrini A (2021) COVID-19 as a trigger of irritable bowel syndrome: a review of potential mechanisms. World J Gastroenterol 27(43):7433–7445. https://doi.org/10.3748/wjg.v27.i43.7433

Skoda EM, Spura A, De Bock F, Schweda A, Dorrie N, Fink M, Musche V, Weismuller B, Benecke A, Kohler H, Junne F, Graf J, Bauerle A, Teufel M (2021) Change in psychological burden during the COVID-19 pandemic in Germany: fears, individual behavior, and the relevance of information and trust in governmental institutions. Bundesgesundheitsblatt Gesundheitsforschung Gesundheitsschutz 64(3):322–333. https://doi.org/10.1007/s00103-021-03278-0

Soriano JB, Murthy S, Marshall JC, Relan P, Diaz JV, WHOCCDWGoP-C- Condition (2022) A clinical case definition of post-COVID-19 condition by a Delphi consensus. Lancet Infect Dis 22(4):e102–e107. https://doi.org/10.1016/S1473-3099(21)00703-9

White PD, Goldsmith KA, Johnson AL, Potts L, Walwyn R, DeCesare JC, Baber HL, Burgess M, Clark LV, Cox DL, Bavinton J, Angus BJ, Murphy G, Murphy M, O'Dowd H, Wilks D, McCrone P, Chalder T, Sharpe M, Ptm group (2011) Comparison of adaptive pacing therapy, cognitive behaviour therapy, graded exercise therapy, and specialist medical care for chronic fatigue syndrome (PACE): a randomised trial. Lancet 377(9768):823–836. https://doi.org/10.1016/S0140-6736(11)60096-2

WHO (2022) Post COVID-19 condition (Long COVID). World Health Organization. https://www.who.int/europe/news-room/fact-sheets/item/post-covid-19-condition. Zugegriffen: 30. Januar 2024

Transplantationen im gastroenterologischen Bereich

19

Mariel Nöhre und Martina de Zwaan

19.1 Somatomedizinische Aspekte und Epidemiologie

Betrachtet man Transplantationspatient*innen im gastroenterologischen Bereich, umfasst dies eine heterogene Patient*innengruppe, die aus verschiedenen Gründen organtransplantiert werden musste. Den größten Anteil machen mit Abstand die Patient*innen nach Lebertransplantation aus. Gemäß aktuellen Angaben der DSO (DSO 2023) befanden sich im Jahr 2022 in Deutschland 2055 Patient*innen auf der Warteliste für eine Lebertransplantation, von denen 841 transplantabel gelistet waren. Im Jahr 2022 konnten in Deutschland 748 Lebern transplantiert werden, davon 41 nach Leberlebendspende. Im gleichen Zeitraum starben 279 Patient*innen auf der Warteliste. Hauptgründe für die Notwendigkeit einer Lebertransplantation waren in Deutschland im Jahr 2022 auf Platz 1 die alkoholische Leberkrankheit, gefolgt von der Fibrose und Zirrhose der Leber auf Platz 2 sowie an dritter Stelle bösartige Neubildungen der Leber und der intrahepatischen Gallengänge. Eine immer bedeutsamere Indikation für die Aufnahme auf die Warteliste zur Lebertransplantation ist die metabolische Dysfunktions-assoziierte Steatohepatitis (MASH). Im Kindesalter sind angeborene Fehlbildungen der Hauptgrund für die Notwendigkeit einer Lebertransplantation. Eine eher untergeordnete Rolle spielen Darmtransplantationen, die in Deutschland im Jahr 2022 nur 2-mal durchgeführt worden sind. Auch Pankreastransplantationen, die in der Regel in Kombination mit einer Nierentransplantation stattfinden, erfolgten in Deutschland im Jahr 2022 nur 44-mal. In dieser Gruppe stellt Typ-1-Diabetes die häufigste Indikation dar. Somit zeigt sich, dass im Bereich der Gastroenterologie die Patient*innen nach Lebertransplantation mit Abstand die größte Gruppe bilden. Unklar bleibt die konkrete Anzahl der Menschen, die derzeit mit einer Lebertransplantation leben, da offizielle Zahlen und deutsche Register fehlen. Im Folgenden wird insbesondere auf die Patient*innen vor und nach Lebertransplantation fokussiert.

M. Nöhre · M. de Zwaan (✉)
Klinik für Psychosomatik und Psychotherapie,
Medizinische Hochschule Hannover, Hannover,
Deutschland
E-Mail: dezwann.martina@mh-hannover.de

M. Nöhre
E-Mail: noehre.mariel@mh-hannover.de

19.2 Herausforderungen vor der Transplantation

So unterschiedlich wie die Indikationen für eine Lebertransplantation sein können, so unterschiedlich sind auch die Verläufe der

Patient*innen vor Transplantation. Während manche im stabilen Zustand im häuslichen Umfeld auf die Transplantation warten können, gibt es Patient*innen, bei denen eine stationäre, teilweise auch intensivmedizinische Behandlung erforderlich ist und die sich vor der Transplantation in einer körperlich sehr schlechten Verfassung befinden. Insbesondere bei einem akuten Leberversagen kann es zum Auftreten der hepatischen Enzephalopathie kommen, die für die Patient*innen eine große Belastung darstellen kann. Die delirant anmutenden Symptome wie Schläfrigkeit, Gedächtnisstörungen und Schwierigkeiten, die eigene Situation richtig zu erfassen und einzuordnen, stellen die Betroffenen selbst, aber auch ihre Angehörigen vor eine besondere Herausforderung. Häufig sind es in erster Linie die Angehörigen, die nach einem solchen Erlebnis psychosoziale Unterstützung benötigen.

19.2.1 Psychische Belastungen

Gemeinsam haben alle Patient*innen vor Lebertransplantation die Unsicherheit, ob rechtzeitig ein geeignetes Spenderorgan zur Verfügung stehen wird. Anders als bei der Nierentransplantation, bei der durch die Dialysebehandlung ein Organersatzverfahren zur Verfügung steht, ist in der Hepatologie ein vergleichbares System nicht vorhanden und etabliert. Auch bei Patient*innen mit einer chronischen Lebererkrankung und zuletzt stabil anmutenden Verläufen besteht dauerhaft ein Risiko, dass es zu einer akuten Verschlechterung kommen kann. Der Umgang mit dieser Situation und die damit einhergehenden Ängste stellen auch aus psychosomatischer Sicht eine große Herausforderung dar. Denn anders als bei klassischen Angsterkrankungen handelt es sich dabei um Realängste. Während ein Teil der Patient*innen den Umgang damit gut selbst, mit Unterstützung durch das soziale Umfeld und eigene Ressourcen bewältigen kann, profitieren einige Patient*innen in dieser Zeit von einer psychotherapeutischen Mitbetreuung.

Auch gibt es Patient*innen, die in dieser Behandlungsphase eine manifeste psychische Erkrankung entwickeln. Wie auch in der Allgemeinbevölkerung sind bei Lebertransplantationskandidat*innen depressive Erkrankungen und Angsterkrankungen häufig. Auf Grundlage von aktuellen Studien geht man von einer Prävalenzrate von Depressionen von 23–60 % (Meller et al. 2017; Rosenberger et al. 2012; Stewart et al. 2014) sowie bei Angsterkrankungen von einer Rate von 14–20 % (Rosenberger et al. 2012; Stewart et al. 2014) aus. Wie auch bei anderen Patient*innen erfordern diese psychischen Erkrankungen eine leitliniengerechte Behandlung, in erster Linie psychotherapeutischer Art, bei Indikation jedoch auch psychopharmakologischer Art. Erforderlich scheint jedoch, auch transplantationsspezifische Aspekte in der Behandlung entsprechend zu berücksichtigen.

▶ Bei der psychotherapeutischen Behandlung von Transplantationspatient*innen sollten auch die Behandler*innen über transplantationsspezifische Kenntnisse verfügen.

19.2.2 Alkoholbezogene Störungen

Alkoholbezogenen Störungen kommt im Kontext der Lebertransplantation eine besondere Bedeutung zu. Bei dieser Patientengruppe stellen eine psychische Erkrankung und deren Folgen den Hauptgrund für die Notwendigkeit einer Organtransplantation dar. Vor diesem Hintergrund ist es besonders bedeutsam, dass bei Kandidat*innen für eine Lebertransplantation im Rahmen der psychosozialen Evaluation ein eventueller Alkoholkonsum erfasst und dokumentiert wird. Darüber hinaus wird in der S3-Leitlinie „Psychosoziale Diagnostik und Behandlung von Patientinnen und Patienten vor und nach Organtransplantation" (DGPM und DKPM 2022) eine auch nach Transplantation fortgesetzte Mitbetreuung durch einen Mental-Health-Professional (Tab. 19.1) empfohlen, mit dem Ziel, eine Alkoholabstinenz zu

Tab. 19.1 Empfehlungen zur Qualifikation eines Mental Health Professionals nach (DGPM und DKPM 2022)

Empfehlungen zur Qualifikation eines Mental Health Professionals
• Der Mental Health Professional sollte eine der folgenden Qualifikationen aufweisen: - Psychologische:r Psychotherapeut:in - Fachärzt:in für Psychosomatische Medizin und Psychotherapie - Fachärzt:in für Psychiatrie und Psychotherapie
• Spezielle Empfehlungen gelten für Ärzt:innen in Weiterbildung und Psycholg:innen in Ausbildung oder ohne Approbation • im Kinder- und Jugendbereich wird das Vorliegen von Qualifikationen im Bereich der Kinder- und Jugendpsychiatrie und/ oder –psychotherapie empfohlen
• Der Mental Health Professional (MHP) sollte über hinreichend theoretische Kenntnisse und klinische Erfahrungen in Hinblick auf psychologische / psychosomatische / psychiatrische Fragestellungen und Problemlagen in der Transplantationsmedizin verfügen.

erhalten. Auf Grundlage aktueller Studien liegt die Rückfallquote bei Patient*innen, die aufgrund einer äthyltoxischen Leberzirrhose lebertransplantiert worden sind, zwischen 22 und 26,3 % (Chuncharunee et al. 2019; Kodali et al. 2018). In einer anderen Studie konnte gezeigt werden, dass die Rückfallraten für jeglichen Alkoholkonsum bei 4,7 % pro Jahr und für starken Alkoholkonsum bei 2,9 % pro Jahr liegen (Kodali et al. 2018). Der Einfluss des Alkoholkonsums auf die Adhärenz, die Mortalität und Morbidität ist erstaunlicherweise bislang in systematischen Übersichtsarbeiten und Metaanalysen nahezu nicht untersucht worden. Dennoch besteht Konsens darüber, dass das Beibehalten einer Alkoholabstinenz nach erfolgter Lebertransplantation sowohl bei Patient*innen mit einer äthyltoxischen Leberzirrhose in der Vorgeschichte, wie auch bei Patient*innen mit einer anderen Genese ihrer Lebererkrankung ein erstrebenswertes Ziel ist.

Ein Diskussionspunkt ergibt sich aus dem Umstand, dass die deutschen Richtlinien zur Lebertransplantation für Patient*innen mit alkoholbedingten Lebererkrankungen eine 6-monatige Karenz vorsehen, bevor diese Patient*innen auf die Warteliste für eine Lebertransplantation aufgenommen werden können. Bereits seit der Einführung dieser Regelung wird diese kontrovers diskutiert, da mit dieser Vorgabe die Möglichkeit einer Transplantation für einen Teil der Patient*innen zumindest zeitweise eingeschränkt wird und

somit für einige möglicherweise eine lebensrettende Transplantation nicht rechtzeitig ermöglicht werden kann. Gleichzeitig fehlt die wissenschaftliche Evidenz dafür, dass die Ergebnisse der Transplantation mit Einhalten der 6-Monats-Regelung besser sind als ohne diese Regelung (Primc 2020). Besondere Herausforderungen ergeben sich diesbezüglich bei Patient*innen mit schwerer Alkoholhepatitis (SAH), die zumeist die 6-Monats-Karenz nicht eingehalten haben. In diesem Fall empfiehlt die S2k-Leitlinie zur Lebertransplantation, dass in begründeten Ausnahmefällen bei solchen Patient*innen unter Berücksichtigung der Dringlichkeit und Erfolgsaussicht von der 6-Monats-Regel als Voraussetzung zur Aufnahme in die Warteliste abgewichen werden kann (DGVS und DGAV 2023). Gegenwärtig gibt es unter der Federführung der Deutschen Transplantationsgesellschaft Bemühungen, praxisbezogene Empfehlungen für den Umgang mit diesem Szenario zu schaffen.

19.2.3 Psychosoziale Evaluation

In den Richtlinien der Bundesärztekammer, die eine Ergänzung zum Transplantationsgesetz darstellen, wird im Falle eines Vorliegens von alkoholbezogenen Störungen im Kontext der Genese der Lebererkrankung das Hinzuziehen eines Mental-Health-Professionals sowohl zur Evaluation der Patient*innen sowie

Tab. 19.2 Empfohlene Inhalte der psychosozialen Evaluation nach (DGPM und DKPM 2022)

Beurteilungskriterien einer psychosozialen Evaluation
Soziale Anamnese inkl. familiäre und Wohnsituation, soziales Netzwerk, soziale Unterstützung
Berufliche, schulische und finanzielle Situation
Psychosoziale Stressoren
Aktuelles und früheres Copingverhalten inkl. Krankheitsverarbeitung
Aktuelle Angst- und depressive Symptomatik
Präoperative Angst
Subjektive Krankheitstheorie
Wissen bzgl. Krankheit und Transplantation
Risikoeinschätzung bzgl. Transplantation
Entscheidungsfindung bzgl. Transplantation
Erwartungen bzgl. Outcome
Gesundheitsverhalten (Bewegung, Gewichtskontrolle, Schlaf) [Substanzgebrauch s. u.]
Kriterien mit besonderer Relevanz
Transplantationsmotivation
Aktuelle und frühere Adhärenz bzgl. Inanspruchnahme medizinischer Behandlungen, Medikamenteneinnahme etc.
Substanzgebrauch (Alkohol, Tabak, andere Suchtmittel) inkl. Suchtanamnese und -behandlungen
Aktuelle und frühere psychische Störungen und deren Behandlung
Aktuelle und frühere Suizidalität und Suizidversuche
Kognitiver Status inkl. Einwilligungsfähigkeit

auch zur Transplantationskonferenz festgelegt. In der S3-Leitlinie „Psychosoziale Diagnostik und Behandlung von Patientinnen und Patienten vor und nach Organtransplantation" wurde die Empfehlung verabschiedet, dass alle Transplantationskandidat*innen vor einer Listung zur Organtransplantation eine psychosoziale Evaluation durchlaufen sollten. Dabei sollte besonders auf die Inhalte eingegangen werden, die auch in Tab. 19.2 dargestellt sind.

Der gezielte Ausschluss von Patient*innen aufgrund psychischer Vorerkrankungen oder anderer psychosozialer Schwierigkeiten ist explizit nicht das Ziel einer psychosozialen Evaluation. Vielmehr dient sie dem Zweck, Patient*innen mit einem ungünstigen psychosozialen Risikoprofil frühzeitig zu identifizieren, um sie auch im weiteren Verlauf der Transplantation engmaschig mitbetreuen zu können. Diese Möglichkeit besteht in den meisten Transplantationszentren nicht automatisch für alle Patient*innen. Zudem zeigt sich in der klinischen Praxis, dass psychische Erkrankungen oder psychosoziale Belastungsfaktoren von den somatischen Behandler*innen häufig übersehen werden oder

erst dann detektiert werden, wenn bereits ein großes Ausmaß an Belastung erreicht ist.

▶ Die Teilnahme eines Mental-Health-Professionals an der Transplantationskonferenz ist insbesondere dann hilfreich, wenn die besprochenen Patient*innen zuvor psychosozial evaluiert worden sind.

19.3 Psychosomatische Aspekte nach der Transplantation

19.3.1 Krankheitsbewältigung und psychische Erkrankungen

Nach der Transplantation besteht aus psychosomatischer Sicht eine zentrale Herausforderung in der Entwicklung einer Krankheitsakzeptanz und eines Umgangs mit der neuen Situation. Nach einer Lebertransplantation schließt sich zumeist ein längerer intensivmedizinischer Aufenthalt an, der aufgrund der großen Operation notwendig wird. In dieser

Phase ist das Auftreten von deliranten Symptomen keine Seltenheit. Aus Studien geht hervor, dass nach Lebertransplantation bei 10–50 % der Patient*innen ein Delir beobachtet werden kann (DGPM und DKPM 2022). Das Auftreten ist sowohl für die Patient*innen wie auch ihre Angehörigen belastend. Das Wissen um die Wahrscheinlichkeit eines Auftretens sowie das rechtzeitige Erkennen und Einleiten einer angemessenen Behandlung sind in diesem Zusammenhang von großer Bedeutung (DGPM und DKPM 2022).

Auch über die Akutphase in Krankenhaus hinaus fordert eine Organtransplantation betroffen Patient*innen eine große Anpassungsleistung ab. Krankheitsbewältigung ist als Prozess zu verstehen, der teilweise mithilfe eigener Ressourcen, teilweise jedoch auch mit therapeutischer Unterstützung bewältigt werden kann. Insbesondere können Schwierigkeiten in der Krankheitsbewältigung mit dem Auftreten von depressiven Erkrankungen und Angsterkrankungen vergesellschaftet sein. Aus aktuellen Studien geht hervor, dass bei etwa 30–40 % der Patient*innen nach Lebertransplantation eine depressive Störung besteht (DiMartini et al. 2011, Meller et al. 2017) und bei 10–26 % eine Angststörung (Telles-Correia et al. 2006). Auch wenn die Zusammenhänge zwischen Depressivität nach Lebertransplantation, Morbidität und Mortalität bislang uneinheitlich erscheinen, gibt es erste Hinweise darauf, dass bei lebertransplantierten Patient*innen mit einer depressiven Erkrankung der Einsatz von antidepressiver Medikation einen positiven Einfluss auf die Überlebensdauer haben könnte (Rogal et al. 2013). Weitere Studien erscheinen erforderlich, um diese ersten Ergebnisse weiter zu verifizieren.

Unabhängig davon ist auch in diesem Kontext eine leitliniengerechte Behandlung der jeweiligen psychischen Erkrankung sinnvoll und erforderlich und sollte zeitnah umgesetzt werden. Da eine routinemäßige psychosomatische Mitbetreuung aller Patient*innen an den wenigsten Transplantationszentren etabliert ist, können verschiedene Screeninginstrumente als Unterstützung für die Ärzt*innen im Transplantationszentrum dienen, mit denen belastete Patient*innen identifiziert und zielgerichtet an die zuständigen Mental-Health-Professionals des Zentrums weiterleiten werden können (DGPM und DKPM 2022).

19.3.2 Therapieadhärenz

Ein zentraler Aspekt nach erfolgter Organtransplantation ist das Einhalten einer lebenslangen Adhärenz zur Einnahme der immunsuppressiven Medikation, aber auch zu anderen Maßnahmen, beispielsweise Hygiene und Ernährung. Der Begriff der Adhärenz wurde von der WHO bereits im Jahr 2003 geprägt und fokussiert auf das partnerschaftliche Verhältnis von Ärzt*innen und Patient*innen sowie die gemeinsame Verantwortungsübernahme für den Therapieerfolg (WHO 2003). Eine suboptimale Adhärenz insbesondere zur immunsuppressiven Medikation wurde in vielen Studien untersucht und ist ein verbreitetes Phänomen. Aus der Literatur geht hervor, dass etwa 15 bis 40 % der Patient*innen nach Lebertransplantation nonadhärent zur Einnahme ihrer immunsuppressiven Medikation sind (Burra et al. 2020). Auch wenn nach einer Lebertransplantation das Risiko für eine akute Abstoßung aus immunologischer Sicht weniger hoch ist als nach einer Herz-, Lungen- oder Nierentransplantation, so ist auch im Kontext der Lebertransplantation eine mangelnde Adhärenz zur Einnahme der immunsuppressiven Medikation mit einem erhöhten Abstoßungsrisiko und weiteren Komplikationen im Verlauf vergesellschaftet. Gleichwohl ist nicht nur Nonadhärenz häufig, sondern auch die Ursachen dafür sind vielfältig: Im Positionspapier der WHO werden 5 Dimensionen unterschieden, die Adhärenz beeinflussen: patient*innenbezogene Faktoren, krankheitsbedingte Faktoren, therapiebezogene Faktoren, medizinische Betreuung/gesundheitssystembedingte Faktoren und soziale/ökonomische Faktoren. In der S3-Leitlinie wird eine regelmäßige Erfassung der Adhärenz nach erfolgter Transplantation empfohlen (DGPM und DKPM 2022). Ziel soll die frühzeitige Identifizierung von möglichen Adhärenzproblemen sein, um zeitnah erforderliche

Unterstützung und Behandlungsmaßnahmen einleiten zu können. Damit diese möglichst zielgerichtet erfolgen können, ist eine konkrete Analyse der zugrunde liegenden Ursachen erforderlich. Die Vermittlung von Informationen und Kenntnissen zur immunsuppressiven Medikation und ihrer Einnahme ist sowohl kurz nach erfolgter Transplantation wie auch im weiteren Behandlungsverlauf ein wichtiger Baustein der Behandlung. Dennoch wäre es ein Trugschluss, anzunehmen, dass ausschließlich die Vermittlung von Inhalten und Kenntnissen ein wirksames Werkzeug zum Erreichen einer guten Adhärenz ist.

▶ Die individuellen Gründe für nonadhärentes Verhalten müssen für eine gelungene Behandlung genau verstanden werden.

Literatur

Burra P, Senzolo M, Adam R, Delvart V, Karam V, Germani G, Neuberger J, ELITA, ELTR Liver Transplant Centers (2020) Liver transplantation for alcoholic liver disease in Europe: a study from the ELTR (European Liver Transplant Registry). Am J Transplant 10(1):138–148. https://doi.org/10.1111/j.1600-6143.2009.02869.x

Chuncharunee L, Yamashiki N, Thakkinstian A, Sobhonslidsuk A (2019) Alcohol relapse and its predictors after liver transplantation for alcoholic liver disease: a systematic review and meta-analysis. BMC Gastroenterol 19(1):1–17. https://doi.org/10.1186/s12876-019-1050-9

Deutsche Gesellschaft für Psychosomatische Medizin und Ärztliche Psychotherapie e. V. (DGPM), Deutsches Kollegium für Psychosomatische Medizin e. V. (DKPM) (2022) Psychosoziale Diagnostik und Behandlung von Patientinnen und Patienten vor und nach Organtransplantation. https://register.awmf.org/de/leitlinien/detail/051-031. Zugegriffen: 9. September 2024

Deutschen Gesellschaft für Gastroenterologie, Verdauungs- und Stoffwechselkrankheiten (DGVS) und der Deutschen Gesellschaft für Allgemein- und Viszeral-

chirurgie (DGAV) (2023) S2k-Leitlinie Lebertransplantation. https://register.awmf.org/assets/guidelines/021-029l_KF_S2k_Lebertransplantation_2023-01.pdf. Zugegriffen: 9. September 2024

DiMartini A, Dew M, Chaiffetz D, Fitzgerald M, Devera M, Fontes P (2011) Early trajectories of depressive symptoms after liver transplantation for alcoholic liver disease predicts long-term survival. Am J Transplant 11(6):1287–1295. https://doi.org/10.1111/j.1600-6143.2011.03496.x

DSO (2023) Jahresbericht Organspende und Transplantation in Deutschland 2022. https://www.dso.de/SiteCollectionDocuments/DSO-Jahresbericht%202022.pdf. Zugegriffen: 9. September 2024

Kodali S, Kaif M, Tariq R, Singal AK (2018) Alcohol relapse after liver transplantation for alcoholic cirrhosis – impact on liver graft and patient survival: a meta-analysis. Alcohol Alcohol 53(2):166–172. https://doi.org/10.1093/alcalc/agx098

Meller W, Welle N, Sutley K, Thurber S (2017) Depression and liver transplant survival. Psychosomatics 58(1):64–68, 148. https://doi.org/10.1016/j.psym.2016.09.003

Primc N (2020) Das „framing" der sechsmonatigen Karenzregel in der Lebertransplantation. Ein Beispiel für sprachlich vermittelte Deutungsmuster zur Eingrenzung des Indikationsgebietes. Ethik Med 32:239–253. https://doi.org/10.1007/s00481-020-00586-y

Rogal S, Dew M, Fontes P, DiMartini A (2013) Early treatment of depressive symptoms and long-term survival after liver transplantation. Am J Transplant 13(4):928–935. https://doi.org/10.1111/ajt.12164

Rosenberger EM, Dew MA, Crone C, DiMartini AF (2012) Psychiatric disorders as risk factors for adverse medical outcomes after solid organ transplantation. Curr Opin Organ Transplant 17(2):188. https://doi.org/10.1097/MOT.0b013e3283510928

Stewart KE, Hart RP, Gibson DP, Fisher RA (2014) Illness apprehension, depression, anxiety, and quality of life in liver transplant candidates: implications for psychosocial interventions. Psychosomatics 55(6):650–658. https://doi.org/10.1016/j.psym.2013.10.002

Telles-Correia D, Barbosa A, Barroso E, Monteiro E (2006) Psychiatric approach of liver transplant. Acta Med Port 19(2):165–179

WHO (2003) Adherence to long-term therapies: evidence for action. https://www.paho.org/en/documents/who-adherence-long-term-therapies-evidence-action-2003. Zugegriffen: 9. September 2024

Psychische Aspekte in der Endoskopie aus pflegerischer Sicht

Gerlinde Weilguny-Schöfl

20.1 Einleitung

Interventionen in der gastrointestinalen (GI) Endoskopie werden durch die Entwicklung neuer Techniken und neuer Instrumente komplexer und ersetzen teilweise chirurgische Eingriffe, beispielsweise POEM (perorale endoskopische Myotomie) eine Heller-Myotomie. Angst vor medizinischen Eingriffen führt zu Stress, verminderter Compliance und möglicherweise zu erschwerten Untersuchungsbedingungen. Eine gute Compliance der Patient*innen ist wichtig für den Eingriff selbst, aber auch für die Sicherstellung der Nachsorge bzw. bei chronischen Erkrankungen für die Dauermedikation, den Lebensstil und das Einhalten der Termine von Kontrolluntersuchungen. Ängste bei Endoskopien sind meist auf den Eingriff und die damit verbundenen unmittelbaren Auswirkungen fokussiert, kurz vor dem Eingriff am stärksten und nehmen direkt nach der Endoskopie wieder ab, wie in Studien zu Vorsorgeuntersuchungen nachgewiesen wurde (Choy 2019).

G. Weilguny-Schöfl (✉)
Sophos Akademie Wien, Leitung der Weiterbildung Endoskopie, Wien, Österreich
E-Mail: gerlinde.weilguny@gmx.at

20.2 Allgemeine psychologische Einflussfaktoren bei der Endoskopie

Endoskopie ist ein tiefer Eingriff in die Intimsphäre eines Menschen: Ein möglicherweise bedrohlich wirkender schwarzer Schlauch wird zur diagnostischen Betrachtung und Therapie in einen Teil des Körpers, den man meist selbst noch nie gesehen hat, eingeführt. Viele Fragen kreisen rund um die Untersuchung und es entsteht ein Gefühl der Ungewissheit. Wird es unangenehm oder schmerzhaft sein? Welche Diagnose wird gestellt werden? Welche Auswirkung wird diese Diagnose auf mich haben? Hat mein Arzt, meine Ärztin genug Erfahrung? Kann eine Komplikation auftreten oder könnte ich durch einen Hygienefehler infiziert werden? Wenn ich sediert werde, habe ich keine Kontrolle mehr über meinen Körper (womöglich schwitzt man, erbricht oder verliert Harn oder Stuhl). Individuell unterschiedlich bewirken diese Gedanken ein Gefühl von Angst und Scham.

Studien zu dieser Thematik decken sich mit diesen Überlegungen. So beschreiben Arnaez et al. (2019) und Feng et al. (2022) Untersuchungsängste als charakterisiert durch negative Gedanken zum Eingriff, zu Komplikationen und Untersuchungsergebnissen, Kontrollverlust und unzureichende Aufklärung.

Eine Reihe von unangenehmen Begleiterscheinungen belastet Patient*innen zusätzlich vor, während und nach der endoskopischen Prozedur:

- Probleme mit dem Untersuchungstermin,
- zu wenig Information zur Untersuchung,
- Erzählungen anderer von negativen Erfahrungen bei Endoskopien,
- die Vorbereitung zu den diversen Eingriffen (Nüchternheit, Darmreinigung),
- eine ungewohnte Umgebung,
- lange Wartezeiten.

Außerdem führen Hektik und Personalmangel häufig dazu, dass sich Patient*innen nicht mehr als individuelle Persönlichkeiten mit eigenen Bedürfnissen wahrgenommen fühlen.

20.3 Angst

20.3.1 Definition

Angst wird wissenschaftlich als ein allgemeiner und unbestimmter, auf die Zukunft bezogener Gefühlszustand der Bedrohtheit (real oder irreal) beschrieben, während Furcht reale Gründe hat (z. B. ein Fremder verfolgt mich seit mehreren Minuten).

Angst wird meist von Gefühlen wie Depression, Zorn, Scham und Schuld begleitet. Akute Angst ist eine kurz dauernde Reaktion und löst unterschiedliche Reaktionsmuster aus: Einerseits können Personen „repressiv" reagieren, indem sie alle Hinweise auf Gefahren verdrängen, andererseits können sie „vigilant" reagieren, indem sie genaue Informationen fordern und hinterfragen. Angst wird mehr oder weniger stark von biologischen Phänomenen begleitet: Stresshormone wie Noradrenalin und Cortisol steigen im Blut an, Tachykardie, Schwitzen und Hypertonie, aber auch kalte Akren, Hypotonie, Muskelspannung, Zittern und Schwindel können auftreten.

20.3.2 Wie kann man Angst messen?

Um Angst systematisch untersuchen zu können, ist es notwendig, sie zu messen. Der bekannteste und am häufigsten verwendete standardisierte Fragebogen zur Angsterhebung ist der „Spielberger State and Trait Anxiety Inventory" (STAI) (Spielberger und Vagg 1995). Der Bogen besteht aus je 20 Fragen zur momentanen und zur konstitutionellen Angst.

Als einfaches, gut praktikables Messinstrument erwies sich auch die Visuelle Analogskala (VAS) (Gould et al. 2001). Es handelt sich dabei um eine Skala zur Messung subjektiver Einschätzung, wie sie auch häufig in der Schmerzforschung eingesetzt wird. Auf einer meist 100 mm langen Linie, deren Endpunkte extreme Zustände darstellen, wie „kein Schmerz – extremer Schmerz", „keine Angst – extreme Angst", wird von den Patient*innen die Empfindungsstärke als Abstand vom linken Rand eingetragen (Abb. 20.1).

Ein auch für die Endoskopie brauchbares Instrument zur Einschätzung des Angstlevels und des Informationsbedarfs ist die Amsterdamer präoperative Angst- und Informationsskala APAIS („Amsterdam Preoperative Anxiety and Information Scale"). Mit nur 6 Fragen, die auf einer Likertskala (von 1 – gar nicht, bis 5 – extrem) beantwortet werden, kommt man mit diesem Tool relativ rasch zu einer validen Aussage zum Angstlevel sowie zum Aufklärungsbedarf der Patient*innen und kann dementsprechend darauf eingehen (Spanner und Sayer 2019) (Abb. 20.2). Neben diesen Messinstrumenten

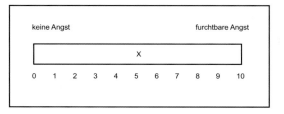

Abb. 20.1 Visuelle Analogskala (VAS)

APAIS Auswertung

Angstskala

Summe ≥11: klinisch als „Angstfälle" eingestuft

Informationsskala

Summe 2-4: kein/wenig Informationsbedarf

Summe 5-7: durchschnittlicher Informationsbedarf

Summe 8-10: hoher Informationsbedarf

APAIS Fragen	gar nicht extrem	weder noch			
	1	2	3	4	5
Ich mache mir Sorgen über die Anästhesie					
Die Anästhesie geht mir ständig durch den Kopf					
Ich möchte so viel wie möglich über die Anästhesie wissen					
Ich mache mir Sorgen über die Operation					
Die Operation (Endoskopie) geht mir ständig durch den Kopf					
Ich möchte so viel wie möglich über die Operation (Endoskopie) wissen					

Abb. 20.2   „Amsterdam Preoperative Anxiety and Information Scale" (APAIS)

stellt das offene Interview ein akzeptiertes Werkzeug in der Angstforschung dar.

Übersicht

„Spielberger State and Trait Anxiety Inventory" (STAI).

Visuelle Analogskala (VAS).

„Amsterdam Preoperative Anxiety and Information Scale" (APAIS).

20.4 Art, Häufigkeit und Intensität von Angst bei Endoskopien

Zahlreiche Studien beschäftigen sich mit der Frage, wie Ängste bei endoskopischen Eingriffen reduziert werden können. Nur wenige setzen sich jedoch damit auseinandersetzen, wie viele und welche Ängste unsere Patient*innen erleben und welchen Einfluss das auf Verlauf und Erfolg von Untersuchungen hat.

Bereits 1990 analysierten Gebbensleben und Rohde die Angst von 98 Patient*innen (davon 40 Männer, Durchschnittsalter 49 Jahre), die gastroskopiert und/oder koloskopiert wurden. 69 % der Frauen, aber nur 48 % der Männer hatten schon einmal eine Endoskopie gehabt. 33 % verneinten jede Angst vor der Endoskopie, 36 % gaben zu, ein wenig, 19 % sehr viel und 12 % ganz furchtbare Angst zu haben. Frauen hatten doppelt so häufig sehr viel oder furchtbare Angst wie Männer. Die Angstursache wurde von den Patient*innen selbst interpretiert: 24 % fürchteten sich vor dem Ergebnis, 24 % hatten schlechte Erfahrungen bei Voruntersuchungen und 22 % hatten beängstigende Gerüchte über die Endoskopie gehört. Weitere 16 % berichteten, beim Arztbesuch immer Angst zu haben, und 19 % glaubten, das Schamgefühl könnte verletzt werden. Als wünschenswerte Hilfe sahen 63 % eine Sedierung, 21 % genaue Informationen und 19 % eine beruhigende Atmosphäre an, 7 % wollten Angehörige dabeihaben.

Die größte Erhebung zu diesem Thema wurde von Drossmann et al. (1996) durchgeführt. Sie analysierten untersuchungsbezogene Ängste und Zufriedenheit bzw. Schwierigkeiten bei Endoskopien von 793 Patient*innen. 60 % gaben an, Angst zu haben, 18 % äußerten Angst vor dem Ergebnis, 12 % vor Schmerzen und 4 % vor einem Karzinom. Frauen und Personen, die zum ersten Mal endoskopiert wurden, hatten tendenziell häufiger Angst, ebenso Patient*innen, die bei Voruntersuchungen Probleme hatten.

In einer Studie von Jones et al. (2004) wird beschrieben, dass der mehr oder weniger ängstliche Charakter eines Menschen Einfluss auf die Ängste vor einer Endoskopie hat. Die Einschätzung des Ausmaßes der Angst der Patient*innen durch ihre Endoskopiker*innen war in dieser Erhebung, wie in den meisten gleichartigen Untersuchungen, notorisch falsch. Auch Pena et al. (2005) fanden, dass die Intensität der Angst vor Endoskopie vom Charaktertypus abhängt und durch Alkohol- und Drogengebrauch verstärkt wird.

20.5 Ängste vermindern

Eine Reihe von Studien thematisiert angstmindernde Maßnahmen bei Endoskopie. Die meisten aktuellen Arbeiten beschäftigen sich mit der Medikation, es wird jedoch auch die eine oder andere ausgefallene Methode zur Angstreduktion beschrieben, z. B. eine Studie, bei der Reiki vor GI-Endoskopien untersucht wurde und eine statistisch signifikante Reduktion des Angst- und Stresspegels zeigte (Utli und Doğru 2023). In einer weiteren Arbeit (Sjölander et al. 2019) wurden Patient*innen vor der Untersuchung mit Naturvideos abgelenkt. Der Angstlevel konnte damit nachweislich gesenkt werden (Herzfrequenz, Sauerstoffsättigung, Cortisolwerte im Blut).

Die gängigste Methode, Angst vor bzw. während endoskopischer Eingriffe zu mildern, ist eine anästhesierende und/oder sedierende Medikation. Allerdings entstehen aufgrund der intravenösen Sedierung auch die häufigsten Komplikationen während und nach GI-Endoskopien, von Aspiration, Hypotonie über Atemdepression bis zum Kreislaufstillstand. Zu alternativen bzw. ergänzenden Methoden der Angstreduktion zählen Information und Aufklärung, Verhaltenstraining, Entspannungstechniken, Musiktherapie und Hypnose.

20.5.1 Informationsbasierte Ansätze

Bereits 1999 wies Luck in einer randomisierten Studie einen signifikant günstigen Einfluss eines Aufklärungsvideos auf Angst vor Koloskopie nach. Ebenso können mit zusätzlichen Informationsbroschüren und Verhaltenstrainings vor der Endoskopie Stress und Ängste der Patient*innen vermindert werden (Maguire et al. 2004; Van Zuuren et al. 2006; Behrouzian et al. 2017). Interessant ist der Ansatz, die Intensität der Information vom Bewältigungstypus (repressiv oder vigilant, s. o.) abhängig zu machen. Immer dann, wenn das Ausmaß an Information mit dem persönlichen Typus und Wunsch nach Information übereinstimmte (viel Information für Vigilante, wenig für Repressive), konnte Angst abgebaut werden. Bei Inkongruenz in jede Richtung (viel Information für Repressive, wenig Information für Vigilante) gelang dies nicht (Morgan et al. 1998).

Das Informationsangebot an mobilen Social-Media-Applikationen zur Vorbereitung und zum Ablauf der Endoskopie wird nicht sehr häufig angenommen. In Studien zeigt sich jedoch, dass zusätzliche Information über mobile Apps den Angstlevel vor Endoskopien reduziert (Lu et al. 2022). Wenn zur Information vor Endoskopien auditive und/oder visuelle Hilfsmittel wie Videos, Fotos oder Cartoons verwendet werden, können Ängste vor der Untersuchung reduziert werden (Sogabe et al. 2018; Khan et al. 2023).

In der Zusammenschau der Studien über Information jedweder Form kann von einem positiven Effekt auf Ängste vor endoskopischen Untersuchungen ausgegangen werden.

„Gesundheitskompetenz bedeutet das Wissen, die Motivation und die Fähigkeit, gesundheitsbezogene Informationen zu finden, zu verstehen, zu bewerten und anzuwenden, um dadurch im gesamten Lebensverlauf die Gesundheit und Lebensqualität zu erhalten, sinnvolle präventive Maßnahmen in Anspruch nehmen und mit Krankheiten gut umgehen zu können." (Österreichisches Bundesministerium für Soziales, Gesundheit, Pflege und Konsumentenschutz).

Ernüchternd waren Ergebnisse einer 2019 von der WHO initiierten Erhebung zur Gesundheitskompetenz der Europäer*innen in 17 Staaten. Die Resultate der Befragung zeigten über alle teilnehmenden EU-Staaten hinweg eine unzureichende oder problematische Gesundheitskompetenz von 46 %, mit großen Unterschieden zwischen den einzelnen teilnehmenden Ländern (25 % Slowenien, 72 % Deutschland) (Pelikan et al. 2022). Umso wichtiger ist es, in Aufklärungs- und Informationsgesprächen individuell auf die Informationsansprüche der Patient*innen einzugehen und mit zusätzlichem auditiven und visuellen Material zu arbeiten.

20.5.2 Musiktherapie

In Studien, die das Ausmaß der Angst bei Endoskopien erhoben, zeigt sich eine signifikante Angstreduktion bei Patient*innen, die mit ihrer Lieblingsmusik berieselt werden (Escher et al. 1993; Palakanis et al. 1994; Bampton und Draper 1997; Chlan et al. 2000; Hayes et al. 2003; Andrada et al. 2004). In weiteren Studien mit Musiktherapie bei Endoskopie wurde ein günstiger Einfluss auf biologische Zeichen der Angst, wie Herzfrequenz, Blutdruck oder Blutspiegel von Stresshormonen, und subjektives Empfinden gezeigt (Palakanis et al. 1994; Salmore und Nelson 2000; Smolen et al. 2002). Außerdem wurde bei Einsatz von Musik während Endoskopien ein geringerer Verbrauch an sedierenden Medikamenten nachgewiesen (Schiemann et al. 2002; Smolen et al. 2002; Lee et al. 2004; Harikumar et al. 2006; Rudin et al. 2007). In einer Metaanalyse zu Musik und Endoskopie konnte (ausgenommen Bronchoskopien) eine Angstreduktion nachgewiesen werden (Wang et al. 2014). Der Einsatz von Musik kann somit als ein mit hoher Wahrscheinlichkeit wirksames Instrument zur Angstreduktion während gastrointestinaler Endoskopien angesehen werden.

20.5.3 Hypnose

In einer Übersichtsarbeit fasste Häuser 2002 den Wissensstand zur Hypnose bei Endoskopie zusammen: 1994 zeigte Cadranell an 24 Patient*innen vor Koloskopie, die keine medikamentöse Sedierung bekommen konnten, dass Hypnose als Vorbereitung bei der Hälfte wirksam ist. Erfolgreich Hypnotisierte hatten signifikant weniger Schmerzen, das Caecum wurde doppelt so häufig erreicht wie im Vergleich zu jenen, die nicht auf Hypnose ansprachen. Auch die Bereitschaft zur Wiederholung der Untersuchung war in der erfolgreich hypnotisierten Gruppe viel höher. Vier Jahre später berichtete Zimmermann über mehr als 200 Patient*innen, die zur Gastroskopie hypnotisiert wurden. Er konnte damit vergleichbare Sedierung und Akzeptanz erzielen wie mit Medikamenten und unterstreicht, dass eine Überwachung nach Hypnose nicht notwendig ist. In einer anderen Arbeit wurden 6 Patient*innen, die sich unter Hypnose koloskopieren ließen, mit 10 Patient*innen verglichen, die unter Standardbedingungen koloskopiert wurden. Patient*innen unter Hypnose benötigten weniger Sedativa, die Aufwachzeit war kürzer (Elkins et al. 2006). Im letzten Jahrzehnt gab es nur wenige Studien zum Thema Hypnose in der Endoskopie, wobei jeweils eine Angstreduktion nachgewiesen werden konnte (Izanloo et al. 2015; Tran et al. 2021). Aufgrund des großen Zeitaufwands kann Hypnose in der Endoskopie jedoch nicht effizient eingesetzt werden.

Zusammenfassend darf man von einem wahrscheinlich positiven Effekt der Hypnose ausgehen, der aber nicht so stark wirksam ist wie Sedativa. Ob der erzielbare Vorteil den hohen Aufwand rechtfertigt, muss skeptisch beurteilt werden.

> **Fazit**
> In Mitteleuropa werden Endoskopien in der Gastroenterologie kaum noch ohne Anästhesie oder Sedierung durchgeführt. Damit erscheinen viele ergänzende angstlösende Techniken überflüssig. Andererseits kann angenommen werden, dass mit zusätzlichen anxiolytischen Methoden eine geringere Dosis an Sedativa und Anästhetika benötigt wird, um die Sedierung aufrechtzuerhalten. Dazu scheint Musik gut geeignet, weil sie einfach implementierbar ist, während Hypnose aufwendig und deshalb wenig praktikabel erscheint. Erweiterte Informationsbroschüren sowie auditive und visuelle Medien sind ebenso einfach einzusetzen.
>
> Zusätzlich zur Medikation eingesetzte angstlösende Techniken erscheinen wertvoll, weil sie Einsicht in die psychologischen Mechanismen des Individuums ermöglichen, dabei helfen, ein persönliches Verhältnis zwischen Patient*in und Untersucher*in sowie der Assistenz aufzubauen und damit auch die Arbeitszufriedenheit des Endoskopieteams erhöhen.

Literatur

Andrada JM, Vidal AA, Aguilar-Tablada TC, Reina IG, Silva LG, Guinaldo A, De la Rosa JL, Cibaja IH, Alamo AF, Roldan AB (2004) Anxiety during the performance of colonoscopies: modification using music therapy. Eur J Gastroenterol Hepatol 16(12):1381–1391

Arnáez S, García-Soriano G, López-Santiago J, Belloch A (2019) The Spanish validation of the short health anxiety inventory: psychometric properties and clinical utility. Int J Clin Health Psychol 19(3):251–260

Bampton P, Draper B (1997) Effect of relaxation music on patient tolerance of gastrointestinal endoscopic procedures. J Clin Gastroenterol 25(1):343–345

Behrouzian F, Sadrizadeh N, Nematpour S, Seyedian SS, Nassiryan M, Zadeh AJF (2017) The effect of psychological preparation on the level of anxiety before upper gastrointestinal endoscopy. J Clin Diagn Res 11(7):VC01–VC04

Chlan L, Evans D, Greenleaf M, Walker J (2000) Effects of a single music therapy intervention on anxiety, discomfort, satisfaction and compliance with screening guidelines in outpatients undergoing flexible sigmoidoscopy. Gastroenterol Nurs 23(4):148–156

Choy Y (2019) Treatment of acute procedural anxiety in adults. UpToDate. Waltham, MA: UpToDate Inc.

http://www.uptodate.com. Zugegriffen: 9. September 2024

Drossman DA, Brandt L, Sears C, Li Z, Nat J, Bozymski EM (1996) A preliminary study of patients' concerns related to GI Endoscopy. Am J Gastroenterol 91(2):287–292

Elkins G, White J, Patel P, Marcus J, Perfect MM, Montgomery GH (2006) Hypnosis to manage anxiety and pain associated with colonoscopy for colorectal cancer screening: case studies and possible benefits. Int J Clin Exp Hypn 54(4):416–431

Escher J, Hohmann U, Anthenien L, Dayer E, Bosshard C, Gaillard RC (1993) Music during gastroscopy. Schweiz Med Wochenschr 123(26):1354–1358

Feng YC, Krahé C, Koster EHW, Lau JYF, Hirsch CR (2022) Cognitive processes predict worry and anxiety under different stressful situations. Behav Res Ther 157:104168

Gould D, Kelly D, Goldstone L, Gammon J (2001) Examining the validity of pressure ulcer risk assessment scales: developing and using illustrated patient simulations to collect the data INFORMATION POINT: visual analogue scale. J Clin Nurs 10:697–706

Harikumar R, Raj M, Paul A, Harish K, Kumar SK, Sandesh K, Asharaf S, Thomas V (2006) Listening to music decreases need for sedative medication during colonoscopy: a randomized, controlled trial. Indian J Gastroenterol 25(1):3–5

Hayes A, Buffum M, Lanier E, Rodhal E, Sasso C (2003) A music intervention to reduce anxiety prior to gastrointestinal procedures. Gastroenterol Nurs 26(4):154–159

Häuser W (2002) Hypnose in der Gastroenterologie. Z Gastroenterol 41:405–412

Izanloo A, Fathi M, Izanloo S, Vosooghinia H, Hashemian A, Sadrzadeh SM, Ghaffarzadehgan K (2015) Efficacy of conversational hypnosis and propofol in reducing adverse effects of endoscopy. Anesth Pain Med 24, 5(5):e27695

Jones MP, Ebert CC, Sloan T, Spanier J, Bansai A, Howden CW, Vanagunas AD (2004) Patient anxiety and elective gastrointestinal endoscopy. J Clin Gastroenterol 38(1):35–40

Khan AA, Ali A, Khan AS, Shafi Y, Masud M, Irfan F, Abaidullah S (2023) Effects of visual aid on state anxiety, fear and stress level in patients undergoing endoscopy: a randomized controlled trial. Ann Med 55(1):1234–1243

Lu D, Wang JH, Lu C, Liu ZL, Jain A, Ji F, Gu Q (2022) Alleviating pregastroscopy anxiety using mobile social media application. Front Med 9–2022. https://doi.org/10.3389/fmed.2022.855892

Lee D, Chan A, Wong H, Fung T, Li A, Chan S, Mui L, Chung E (2004) Can visual distraction decrease the dose of patient controlled sedation required during coloscopy? Endoscopy 36:197–201

Maguire D, Walsh JC, Little CL (2004) The effect of information and behavioral training on endoscopy patients' clinical outcome. Patient Educ Couns 54(1):61–65

Morgan J, Roufeil L, Kaushik S, Bassett M (1998) Influence of coping style and precolonoscopy information on pain and anxiety of colonoscopy. Gastrointest Endosc 48(2):19–27

Österreichisches Bundesministerium für Soziales, Gesundheit, Pflege und Konsumentenschutz. Gesundheitskompetenz (2023). https://www.sozialministerium.at/Themen/Gesundheit/Gesundheitsfoerderung/Gesundheitskompetenz.html. Stand (Zugriff am) 12. Januar 2023

Palakanis KC, De Nobile JW, Sweeney WB, Blankenship CL (1994) Effect of music therapy on state anxiety in patients undergoing flexible sigmoidoscopy. Dis Colon Rectum 37(5):478–481

Pelikan JM, Link T, Straßmayr C, Waldherr K, Alfers T, BøggildH, Griebler R, Lopatina M, MikšováD, Germund Nielsen M, Peer S, VrdeljaM, HLS19 Consortium of the WHO Action Network M-POHL (2022) HLS19 consortium of the WHO action network M-POHL. Measuring comprehensive, general health literacy in the general adult population: the development and validation of the HLS19-Q12 instrument in seventeen countries. Int J Environ Res Public Health 19(21):14129 https://www.ncbi.nlm.nih.gov/pmc/articles/PMC9659295/. Zugegriffen: 4. Januar 2023

Pena LR, Mardini HE, Nickl NJ (2005) Development of an instrument to assess and predict satisfaction and poor tolerance among patients undergoing endoscopic procedures. Dig Dis Sci 50(10):1860–1871

Rudin D, Kiss A, Wetz RV, Sottile VM (2007) Music in the endoscopy suite: a meta-analysis of randomized controlled studies. Endoscopy 39(6):507–510

Salmore RG, Nelson JP (2000) The effect of procedure teaching, relaxation instruction, and music on anxiety as measured by blood pressures in an outpatient gastrointestinal endoscopy laboratory. Gastroenterol Nurs 23(3):102–110

Schiemann U, Gross M, Reuter R, Kellner H (2002) Improved procedure of colonoscopy under accompanying music therapy. Eur J Med Res 7(3):131–134

Sjölander A, Jakobsson Ung E, Theorell T, Nilsson Å, Ung KA (2019) Hospital design with nature films reduces stress-related variables in patients undergoing colonoscopy. HERD 12(4):186–196

Smolen D, Topp R, Singer L (2002) The effect of self-selected music during colonoscopy on anxiety, heart rate, and blood pressure. Appl Nurs Res 15(3):126–136

Sogabe M, Okahisa T, Adachi Y, Takehara M, Hamada S, Okazaki J, Fujino Y, Fukuya A, Kagemoto K, Hirao A, Okamoto K, Nakasono M, Takayama T (2018) The influence of various distractions prior to upper gastrointestinal endoscopy: a prospective randomized controlled study. BMC Gastroenterol 29,18(1):132

Spanner S, Sayer L (2019) Is the Amsterdam Preoperative Anxiety and Information Scale (APAIS) a Valid Tool in Guiding the Management of Preoperative Anxiety in Adult Patients? A Literature Review. J Nurs Pract 3(1):95–102

Spielberger CD, Vagg PR (1995) Test anxiety: a transactional process model. In Spielberger CD, Vagg PR (Hrsg) Test anxiety: theory, assessment, and treatment. Taylor & Francis, Washington, DC, S 3–14

Tran LC, Coopman S, Rivallain C, Aumar M, Guimber D, Nicolas A, Darras V, Turck D, Gottrand F, Ley D (2021) Use of hypnosis in paediatric gastrointestinal endoscopy: a pilot study. Front Pediatr 22(9):719626

Utli H, Doğru BV (2023) The effect of Reiki on anxiety, stress, and comfort levels before gastrointestinal endoscopy: a randomized sham-controlled trial. J Perianesth Nurs 38(2):297–304

Van Zuuren FJ, Grypdonck M, Crevits E, Walle CV, Defloor T (2006) The effect of an information brochure on patients undergoing gastrointestinal endoscopy: a randomized controlled study. Patient Educ Couns 64(1–3):173–182

Wang MC, Zhang LY, Zhang YL, Zhang YW, Xu XD, Zhang YC (2014) Effect of music in endoscopy procedures: systematic review and meta-analysis of randomized controlled trials. Pain Med 15(10):1786–1794

Stoma – Pflegerische Aspekte

21

Gabriele Gruber

21.1 Zu meiner Person

Gabriele Gruber MSc. Gesundheitsmanagement, Krankenschwester, akademische Kontinenz- und Stomaberaterin (DUK), Pflegeexpertin Stoma, Kontinenz und Wunde (FgSKW e. V.), Praxisanleiterin, Systemmanagerin Qualität im Gesundheitswesen, Risikomanagement, Beirätin und Lehrbeauftragte Donau-Universität Krems, Mitglied der Expertenarbeitsgruppe zur Aktualisierung und Weiterentwicklung des Expertenstandards „Förderung der Kontinenz in der Pflege", Mitglied der AG zur Entwicklung der „S3-Leitlinie und Patientenleitlinie -Früherkennung, Diagnose, Therapie und Nachsorge des Harnblasenkarzinoms", fachliche Leitung Stomatherapie RoMed Klinken Rosenheim, fachliche Ltg. Weiterbildung Pflegeexperte Stoma, Kontinenz und Wunde am Diakonischen Institut, Dornstadt, Fachbuchautorin und Fachdozentin, Fachartikel/Vorträge zum Thema Stoma, (In)Kontinenz und spezielle parastomale Wundsituationen.

G. Gruber (✉)
Rohrdorf, Deutschland
E-Mail: gamgruber@gmail.com

21.2 Zusammenfassung

Pro Jahr erfährt eine Vielzahl von Menschen, dass bei ihnen ein Stoma notwendig wird, vorübergehend oder auch auf Dauer. Spätestens in diesem Moment kommt zur Grunderkrankung und deren seelischen und psychischen Belastungen die Klarheit der Notwendigkeit einer Stomaanlage hinzu. Diese Situation wird unterschiedlich erlebt, und genauso vielfältig wie die Menschen sind, stellen sie sich unterschiedlichste Fragen, kommen Erinnerungen oder treten auch Unsicherheiten auf. Lebenssituationen bis hin zu alltagsbezogenen oder intimen Lebensbereichen werden plötzlich für die Betroffenen verändert (Haß und Renner 2020). Für alle Betroffenen gilt, sie können aus vielfältigen Unterstützungsangeboten im Gesundheitswesen wählen. Doch wie und wo finden sie diese? Gibt es Antworten auf die individuellen Fragen aus dem Krankheitserleben? Wie kann Teilhabe im Lebens- und Berufsalltag bzw. Rehabilitation gelingen (Gruber 2023)? Wie können z. B. die praktischen Fertigkeiten der Betroffenen berücksichtigt werden (Haß und Renner 2020)? Auch soll eine Stoma-Versorgung, die eine sichere Haftung hat, geruchsundurchlässig sowie hautfreundlich ist und für den Alltag mit wenig oder keinen Beeinträchtigungen einhergeht die Bedürfnisse der Betroffenen erfüllen. Solch eine Versorgung ist wichtig für Stomaträger*innen, um eine diskrete Versorgung zu erleben und zum Beispiel auch wieder am Alltagsleben teilzunehmen.

21.3 Einleitung

Dieses Kapitel wird Informationen zu den oben genannten Fragen und einen Überblick an wichtigen Hinweisen geben, um den Versorgungswechsel richtig durchzuführen und die zur Verfügung stehenden Materialien individuell für die Versorgung einzusetzen, damit Schwierigkeiten weitestgehend vermieden werden können oder Probleme so schnell wie möglich gelöst werden können.

Das individuelle Erleben der Betroffenen wird nicht nur in Abschn. 14.2 beispielhaft von Betroffenen dargestellt, auch wird in medizinischen Leitlinien, wie zum Beispiel zum Kolorektalen Karzinom (S3-Leitlinie Kolorektales Karzinom 2019), zum Harnblasenkarzinom (S3-Leitlinie Früherkennung, Diagnose, Therapie und Nachsorge des Harnblasenkarzinoms 2020) oder zur Therapie des Morbus Crohn als Beispiel für chronisch-entzündliche Darmerkrankungen, berücksichtigt, dass eine multiprofessionelle Unterstützung angeboten werden soll (S3-Leitlinie Diagnostik und Therapie des Morbus Crohn 2022). In den unterschiedlichen

Settings wie zum Beispiel im Krankenhaus/Spital und in Rehabilitationszentren sind ergänzend auch die Angehörigen, Bezugspersonen und spezifische Selbsthilfeangebote zu nennen, die je nach Land als Ansprechpartner für Betroffene und deren Angehörige in die Beratung einbezogen werden können (ILCO Selbsthilfevereinigung für Stomaträger und Menschen mit Darmkrebs sowie deren Angehörige; Deutsche Morbus Crohn/Colitis ulcerosa Vereinigung). Aus diesem Netzwerk kann prozessual, wie in Abb. 21.1 idealtypisch dargestellt, in der Praxis die notwendige medizinische, fachpflegerische, sozialrechtliche, psychosoziale und psychologische Unterstützung angeboten werden (Gruber 2017a, b; Ofner 2017; Seifart 2017).

Mittlerweile ist eine Vielzahl an Fachartikeln aus Betroffenensicht, von fachweitergebildeten Pflegenden wie Kontinenz- und Stomaberater*innen (Österreich) und Pflegeexpert*innen Stoma-Kontinenz und Wunde (Deutschland) veröffentlicht (z. B. Haß und Renner 2020; Gruber 2017a, b; Droste und Gruber 2010; Körber und Hoffmann 2022). Um im folgenden Text alles ein wenig einfacher zu lesen, werden Pflegeexperten SKW „Stomatherapeut*in" genannt. Wir stellen die Vielfältigkeit der Beratungs-, Anleitungs-, Informationsbedarfe und vorhandenen Lösungsansätze aus den verschiedenen Blickwinkeln dar. Das Angebot des

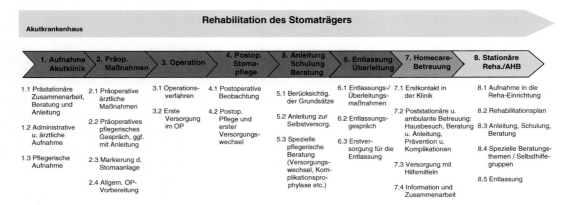

Abb. 21.1 Sektorenübergreifender Pflegeprozess „Rehabilitation des Stomaträgers"; Prozessübersicht: Tätigkeiten im Akutkrankenhaus, in der ambulanten Nachsorge und in der stationären Rehabilitation/Anschlussheilbehandlung (Droste und Gruber 2010)

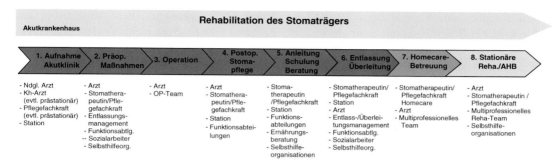

Abb. 21.2 Interprofessionelle, multiprofessionelle Zusammenarbeit; sektorenübergreifender Pflegeprozess „Rehabilitation des Stomaträgers" (Droste und Gruber 2010)

multiprofessionellen Teams (Abb. 21.2), egal ob stationär oder auch ambulant, bietet ein Netzwerk an Beratungsleistungen für den Stomaträger*in (Haß und Renner 2020; ILCO Selbsthilfevereinigung für Stomaträger und Menschen mit Darmkrebs sowie deren Angehörige; Gruber 2017a, b; Ofner 2017; Seifart 2017).

Bevor die Praxis mit Beratung und Anleitung der Stomaversorgung detaillierter dargestellt wird, soll ein Zitat für das Erleben noch einmal sensibilisieren.

Praxisbeispiel

„*... Die Diagnose: Darmkrebs! Ein Schock für jemanden, der 60 Jahre ohne eine ernsthafte Erkrankung durchs Leben gekommen war. Doch damit nicht genug. Inmitten der Chemotherapie ein Darmverschluss. Ein künstlicher Darmausgang war unvermeidlich. Der Gedanke war für mich unerträglich. Ein künstlicher Darmausgang, ein Stoma! Das war immer so weit weg. Das hatten immer nur „die Anderen". Unvorstellbar – Man(n) fühlt sich wie ein halber Mensch. Vieles scheint ab hier zu Ende zu sein. In dieser Situation sind speziell medizinisch und pflegerisch ausgebildete Fachkräfte unentbehrlich. Von Anfang an kümmerten sich meine Stoma-Therapeutinnen um mich. Ohne sie und meine Partnerin wäre ich in tiefe Verzweiflung gestürzt. Ihre persönliche Beratung, die Versorgung und vor allem die ,undramatische Normalität', die sie an den Tag*

legten, das brauchte ich, dafür danke ich ihnen wie kaum Jemandem zuvor.

Entgegen meiner Vorstellungen und vermutlich der der meisten Menschen ist mit einem Stoma nach einer Gewöhnungszeit ein fast normales Leben möglich. Ohne postoperative therapeutische Unterstützung gelänge dieser Weg auf einen Modus vivendi wohl kaum. In Deutschland leben mehr als 130.000 Menschen mit einem Stoma. Dennoch führt die Stomatherapie (noch) ein völlig unterbewertetes Dasein. Erst vor etwa 25 Jahren betrat die Chirurgische Klinik der Uniklinik Erlangen Neuland und ließ als erste deutsche Klinik eigens eine Krankenschwester zur Stomatherapeutin in den USA ausbilden. Eine unendlich wichtige Vorreiter-Leistung! Heute ist die Stomatherapie als ein spezielles Fachgebiet der Krankenpflege besser entwickelt. Aber zufriedenes Zurücklehnen ist nicht angesagt. ..." (Händel 2017). ◄

21.4 Beratungsangebote vor der Operation

Für die präoperative Beratung ist es maßgeblich, in welcher Situation die Indikation „Stoma" gestellt wird. Sprechen wir von Informationen zum Stoma, von einer vorübergehenden temporären Situation oder von einem Stoma für den Rest des Lebens? Eine Veränderung der Lebenssituation bis hin zur Körperbildveränderung wird immer stattfinden (Dittmann 2017).

Die Beratung durch qualifizierte Pflegefachkräfte kann bei Betroffenen mit einer chronisch-
entzündlichen Darmerkrankung schon stattfinden, wenn es im Krankheitsverlauf notwendig
ist, über eine OP-Indikation zu sprechen. Hier
kann es eine Information zum Stoma oder auch
eine Beratung zur bevorstehenden Situation
der Stomaanlage sein. Für Menschen, die eine
Karzinomerkrankung haben, kann es sein, dass
ein Stoma „nur" vorübergehend notwendig wird.
Diese Situation ist nicht minder belastend, da es
auch hier zu Körperbildveränderungen kommt
und für die begrenzte Zeit eine Selbstversorgung
bewerkstelligt werden muss (Körber und Hofmann 2022).

Wird ein Stoma in einer Notfallsituation an-
gelegt, haben die Betroffenen ein enormes
Informationsdefizit, da keine präoperative Beratung oder eine ausführliche Information erfolgen konnte. Ebenso ist die Belastung durch
den „Notfall" und eine einhergehende plötzliche
Konfrontation mit dem Stoma eine äußert komplexe Situation für die Behandler*innen, Be-
ratenden und Betroffenen. So werden diese Gespräche sehr individuell auf die Fragen von
Betroffenenvielleicht zum Berufsleben, Alltag mit einem Stoma, Hobbys, Sport, Reisen,
oder auch bei jungen Frauen zur Schwangerschaft mit Stoma eingehen. Genauso sind Fragen zur Durchführung der Stomaversorgung,
Ernährung mit Stoma, Kostenübernahme für
Stomaprodukte oder Unterstützung durch die
ambulante Krankenpflege/Hauskrankenpflege
durch die Krankenkassen wichtig. Ebenso können diese Beratungsinhalte auch zur Situation
zum Leben mit einem Stoma prästationär oder
auch während des Klinikaufenthaltes stattfinden.
Eine Beratung nach der Entlassung ist sowohl in
Deutschland als auch in Österreich möglich.

Darüber hinaus sei an dieser Stelle bereits darauf hingewiesen, dass die gesetzliche Krankenkasse die Stomaprodukte nur dann bezahlt,
wenn diese rezeptiert sind. Dieser sogenannte
Hilfsmittelschein/die Hilfsmittelverordnung
wird durch Bandagist*innen/das Homecare-
Unternehmen bzw. den qualifizierten Fach-
handel zur Kostenübernahme an die gesetzliche

Krankenkasse gereicht. Diese Verordnung zur
Erstattung der Stomaversorgung (Hilfsmittel) erhalten die Stomaträger*innen von den Stomatherapeut*innen im Krankenhaus, in der Rehabilitationsklinik oder von ihren behandelnden
Ärzt*innen. Die Erstattungsregelungen der
einzelnen Krankenkassen können unterschiedlich sein, daher ist es grundsätzlich sinnvoll, sich
auch bei der eigenen Krankenkasse beraten zu
lassen.

21.5 Welche Prinzipien/Grundsätze der Stomapflege sollten beachtet werden?

Eines ist vorab wichtig: Wenn es grundsätzliche
Fragen zur Stomaversorgung gibt, der Kontakt
zu den behandelnden Stomatherapeut*innen
kann vieles klären. Sie kennen die Produkte und
den Einsatz auch bei Problemstellungen und besonderen Bedarfen. Im Weiteren wird ein Überblick über die grundsätzlich verwendeten Materialien, über die Pflege von Stomata und deren
Umgebung und auch wichtige Hinweise zu Dingen, die nicht verwendet werden sollten, gegeben. Nur so kann eine sichere Haftung, ge-
ruchsundurchlässige, hautfreundliche und für
den Alltag annähernd ohne Beeinträchtigungen
geeignete Versorgung gewährleistet werden.
Auch durch regelmäßige Kontrollen und Anpassungen wird die richtige Versorgung für
Stomaträger*innen gemeinsam ausgewählt.
Gibt es diese Stomaversorgung? Ja, eine solche
Stomaversorgung gibt es.

Fragen und Probleme mit der Stomaversorgung können auftreten, jede andere Darstellung wäre nicht ehrlich. Wenn schon die ersten Symptome rund um das Stoma, wie Juckreiz oder Hautrötungen, durch den Kontakt mit
der Stuhlausscheidung auf der Haut oder Bauch-
deckenveränderungen auftreten, kann das ein
Hinweis sein, tätig zu werden. Hierzu ist es wichtig, „seine*n" Stomatherapeut*in anzusprechen.
Jede*r Stomaträger*in ist individuell, auch das
Stoma und die Bauchdecke, eine Pauschallösung
gibt es nicht. Es ist grundsätzlich wichtig: Sollten

Betroffene das Gefühl haben, zu wenig Antworten auf ihre Fragen zu erhalten, das Stoma oder die Haut um das Stoma verändert sich oder es treten Schwierigkeiten mit dem gewohnten Versorgungssystem auf, kann es wichtig sein, umgehend seine Ansprechpartner*innen zu kontaktieren. Unterschiedliche oder neue Informationen, z. B. aus dem Internet, können besprochen werden.

▶ **Wichtig**
Als Ansprechpartner stehen zur Verfügung:

- behandelnde Ärzt*innen,
- Krankenkasse (insbesondere bei Fragen zu Hilfsmitteln),
- Stomatherapeut*innen im Krankenhaus, der Ambulanz oder der Rehabilitationsklinik,
- Homecare-Unternehmen/Bandagist*innen/Sanitätshaus.

Nach der Operation und in der Anleitung zur Selbstversorgung werden spezielle Wünsche in die Auswahl des Stomaversorgungssystems miteinbezogen. Gerade die Auswahl zwischen ein- und zweiteiligen Systemen sowie die Form und Optik der Produkte (z. B. Vliesausstattung der Beutel) sind vielfältig am Markt vorhanden und können den persönlichen Vorlieben entsprechend ausgewählt werden. Im Vordergrund sollte jedoch immer die Funktionalität stehen. Nicht jedes Produkt ist für jede*n Patient*in gleichermaßen gut geeignet.

Besonders belastende Situationen für die Haut rund um das Stoma sind die Tage direkt nach der Stomaanlage durch die Einwirkung der Desinfektionsmaßnahmen während der Operation (pH-Wert und Säureschutzmantel), die Unterwanderung mit Ausscheidung oder auch die Nebenwirkungen während einer onkologischen Therapie. Darüber hinaus ist das Risiko für die Haut auch davon abhängig, wie „hoch" das Stoma im Verdauungstrakt gelegen ist. Je näher es an den Verdauungsorganen Magen, Leber und Pankreas platziert ist

(z. B. Jejunostoma, Ileostoma), desto aggressiver ist der Stuhl. Je flüssiger und aggressiver die Ausscheidung ist, desto widerstandsfähiger muss der Hautschutz direkt am Stoma sein und umso genauer muss er angepasst werden.

Ein Beispiel: Viele Patient*innen bevorzugen eine Befestigung auf der Haut indem die Haftplatte kombiniert mit mikroporösem Haft- oder Kleberand ist. Dieser, oft fälschlicherweise als Pflasterrand bezeichnet, vermittelt vermeintlich Sicherheit. Das Gleiche gilt für die Gürtelversorgung. Objektiv ist dies aber nicht immer so, hier gilt es, individuelle Entscheidungen auch mit den Betroffenen zu finden. Das Ziel aller Bemühungen ist, dass Stomaträger*innen so umfangreich wie möglich ihren gewohnten Alltag wahrnehmen können und so in der sozialen Teilhabe nicht eingeschränkt sind. Die Stomaversorgung muss daher individuell die Gegebenheiten, Bedürfnisse und Lebensumstände berücksichtigen und entsprechende Anforderungen erfüllen.

▶ **Wichtig**
Diese sind insbesondere:

- einfache, sichere und für die Betroffenen geeignete Handhabung,
- sicherer Sitz und Alltagstauglichkeit,
- Geruchs- und Flüssigkeitsdichte sowie Reißfestigkeit,
- Hautverträglichkeit und Verwendbarkeit auch bei strapazierter und geschädigter Haut,
- Berücksichtigung von Geräuscharmut und Diskretion.

Wichtig ist zudem, sich zu vergegenwärtigen, dass nach der Stomaanlage unterschiedliche Versorgungsphasen durchlaufen werden. Im Krankenhaus steht im Vordergrund, dass das Stoma regelrecht einheilen und der Darm seine Funktion aufnehmen soll. Dementsprechend stehen häufige Inspektionen der Haut, die Behandlung von Wundheilungsstörungen, das

Beurteilen der Stuhlqualität und -frequenz etc. im Vordergrund. Zu dieser frühen Versorgungsphase gehören natürlich auch die Schulung und Anleitung der Betroffenen, das Einbeziehen der Vertrauenspersonen und die Organisation der Selbstversorgung und der folgenden Entlassung.

▶ Das Ausleeren des Stomabeutels sollte beachtet und gut erlernt werden, da Ausscheidung nicht geplant auftritt und Angehörige oder auch ambulante Pflege/Hauskrankenpflege nicht 24 h zur Verfügung stehen.

Die korrekt durchzuführenden Versorgungwechsel und die „No-Gos" in der Stomaversorgung sind von Stomatherapeut*innen im Krankenhaus zu schulen und von Betroffenen dann zu Hause zu beachten, um Handhabungsfehler und Problematiken wie zum Beispiel Undichtigkeiten zu vermeiden (Hofmann und Summa 2017). Falls bei einem Versorgungswechsel, wenn auch nur anfangs, ein Unterstützungsbedarf besteht, können Angehörige und Bezugspersonen hinzugezogen werden. Eine Anleitung ist auch für die Angehörigen notwendig. Wenn eine entsprechende Notwendigkeit im Sinne der Verordnung von einem ambulanten Pflegedienst besteht, muss das mit der jeweiligen Krankenkasse geklärt werden. Achtung: Wenn der Anspruch nicht besteht, sind die Kosten vom Betroffenen eventuell selber zu tragen.

Zur Vermeidung von Komplikationen und Alltagsschwierigkeiten mit dem Stoma ist ein richtiger Versorgungswechsel entscheidend. Zu diesem gehört nicht nur das Wechseln von Hautschutz und Beutel, sondern auch die Inspektion des Stomas, die Bewertung von Größe, Form und Funktionsfähigkeit und das korrekte Beachten der Tragezeit des jeweiligen Versorgungssystems. Falls die Betroffenen hier nach der Entlassung noch Beratungsbedarf haben, ist über die poststationären Angebote eine Unterstützung zu organisieren.

Nach der Entlassung und nach vollständigem Einheilen des Stomas beginnt eine andere Phase, bei der die Alltagstauglichkeit der Stomaversorgung und ein höchstmögliches Maß an Selbstversorgung der Betroffenen im Vordergrund stehen. Bei den Stomaprodukten und der Auswahl des Zubehörs können persönliche Wünsche oder Anforderungen im Berufsalltag der Betroffenen berücksichtigt werden. Aufgrund der unterschiedlichen Phasen und der dort jeweils unterschiedlichen Anforderungen an die Stomaversorgung sind Produkte oder Zubehör, die in der Klinik nötig waren, um die ungestörte Einheilung des Stomas zu ermöglichen, nach Entlassung häufig nicht mehr oder nicht mehr ständig nötig. Idealerweise ist dies schon in der Klink erklärt worden, um später Missverständnisse zu vermeiden.

Stomatherapeut*innen kennen die vielfältigen Angebote und somit Versorgungsmöglichkeiten am Markt, um bei Bedarf individuelle Lösungen auszuwählen. Dies ist umso wichtiger, wenn Komplikationen oder schwierige Versorgungssituationen auftreten. Diese stomatherapeutische Beratung, gegebenenfalls mit erneuter Anleitung, verzahnt mit einem qualifizierten Fachhandel/Bandagist*innen oder Homecare-Unternehmen, wird die individuellen Patient*innenbedürfnisse berücksichtigen und eine pflegerisch korrekte Versorgung, die der medizinischen Notwendigkeit und Wirtschaftlichkeit entspricht, anpassen und zuverlässig die Produkte liefern. Nach der Entlassung können über eine Stomaambulanz (Österreich) oder Stomasprechstunde die Kontrolle und die Anpassung auch bei Problemen und Fragestellungen angeboten werden.

21.6 Auswahl der Stomaprodukte oder auch Anpassung nach Entlassung, Gewichtsveränderungen oder noch anstehender onkologischer Therapie

Die Befestigung an der Haut erfolgt bei modernen Stomaprodukten nicht mehr mit einem Kleber oder einer Pflasterfläche, sondern wie bereits dargestellt mit einer Hautschutzfläche, auch Haftfläche oder Stomaplatte genannt. Diese

Hautschutzfläche hat auch eine medizinische Eigenschaft. Sie kann kleinere Hautschäden unter ihrem Material abheilen lassen. Bei intakten Hautverhältnissen ist die Versorgung mit nahezu allen Hautschutzmixturen, kombiniert mit oder ohne Haftrand, möglich. Um sich bei unterschiedlichem Körperbau stets gut an die Haut anpassen zu können, gibt es diese Hautschutzflächen plan, weich und flexibel oder gewölbt. Diese gewölbten Hautschutzplatten werden konvex oder soft konvex genannt. Sie ermöglichen bei weichen Bauchdecken oder bei Unebenheiten einen kompakten Andruck an die Haut. Ebenso werden aus dem Zubehörbereich Hautschutzringe, -streifen oder auch -filme individuell und bedarfsgerecht bei Problemstellungen eingesetzt.

▶ **Wichtig**
Weitere Fragen der Betroffenen werden im multiprofessionellen Team beantwortet:

- Bauchdeckenbelastung
- Hobbys
- Sport als Prävention der parastomalen Hernie, optimalerweise mit den Kolleg*innen der Physiotherapie (Gumbmann und Linkenbach 2017)
- Spezielle Ernährung zum Beispiel zu Quellstoffen oder Medikamentenresorption bei Ileostoma und hohen Ausscheidungsmengen (Wansch 2017; Hasait 2017)
- Partnerschaft und Schwangerschaft besonders bei jungen Menschen mit Kinderwunsch (Gruber 2017a, b)
- Ankommen zu Hause und neue auftretende Fragen z. B. bei Anstehen onkologischer Therapie oder therapieinduzierter Diarrhö (S3-Leitlinie Supportive Therapie 2020)
- Beruflicher Kontext, hier im Speziellen die sozialrechtliche Beratung (Seifart 2017)
- Unterwegs mit Stoma, z. B. auf Reisen, und wichtige Infos zu Reisen auch ins Ausland

- Psychoonkologische Beratung (9) bei Patient*innen mit Krebs (S3-Leitlinie Psychoonkologische Diagnostik, Beratung und Behandlung von erwachsenen Krebspatient*innen 2023)
- Angebote der Rehabilitation in Rehabilitationskliniken oder -zentren mit Stomatherapie
- Versorgungsproblematiken aufgrund von Hautkomplikationen

Fazit
Eine Vielzahl von Menschen ist mit der Notwendigkeit, ein Stoma temporär oder lebenslang zu erhalten, konfrontiert. Spätestens in diesem Moment kommt es zu Unsicherheiten, Fragestellungen oder Ängsten. Lebenssituationen werden plötzlich für die Betroffenen verändert (Haß et al. 2020). Für alle Betroffenen gilt: Sie können aus vielfältigen Unterstützungsangeboten und Informationen in Form von Broschüren oder Patient*innenleitlinien im Gesundheitswesen wählen. Präoperativ, besser prästationär, wird idealtypisch mit einem ausführlichen pflegerischen Beratungsgespräch (Edukation) das stomatherapeutische Angebot eingeleitet und die Krankheitsbewältigung unterstützt (Abt-Zegelin 2009). Beratung und Anleitung sollten selbstverständlich sein, genauso wie die Wahl der richtigen Stomaprodukte. Professionelle Beratung durch Stomatherapeut*innen und das multiprofessionelle Team sowie Angebote der Selbsthilfe können individuelle Lösungen bieten. Am besten sind eine individuelle Beratung, Anleitung und Schulung gelungen, wenn Betroffene zu Hause „nur noch wissen", was sie alles in Anspruch nehmen könnten, wen sie bei Fragen kontaktieren könnten und mit dem Ausprobieren der Alltag nach und nach bewältigt wird und gelingt.

Literatur

Abt-Zegelin A (Hrsg) (2009) Der informierte Patient. Patientenorientierung und -autonomie fördern. CNE-Fortbildung 3. Thieme, Stuttgart

Deutsche Morbus Crohn/Colitis ulcerosa Vereinigung. https://www.dccv.de/. Zugegriffen: 9. September 2024

Dittmann K (2017) Stoma, Sexualität und Partnerschaft. In: Gruber G (Hrsg) (2017) Ganzheitliche Pflege bei Patienten mit Stoma. Springer, Berlin, S 241–246

Droste W, Gruber G (2010) Sektorenübergreifender Leitfaden Stomatherapie, 2., überarb. Aufl. Schlütersche-Verlagsanstalt, Hannover

Gruber G (2017a) Der Stomaprozess. Prozessorientierte, kontinuierliche Betreuung durch Pflegeexperten. In: Gruber G (Hrsg) Ganzheitliche Pflege bei Patienten mit Stoma. Springer, Berlin, S 14–17

Gruber G (2017b) Stoma und Schwangerschaft. In: Gruber G (Hrsg) (2017) Ganzheitliche Pflege bei Patienten mit Stoma. Springer, Berlin, S 167–169

Gruber G (2023) Rehabilitation nach Stomaanlage. Onkologische Pflege 13(4):35–39

Gumbmann U, Linkenbach P (2017) Physiotherapie nach Darmoperation. In: Gruber G (Hrsg) Ganzheitliche Pflege bei Patienten mit Stoma. Springer, Berlin, S 158–167

Händel T (2017) Geleitwort In: Gruber G (Hrsg) Ganzheitliche Pflege bei Patienten mit Stoma. Springer, Berlin, S IX

Hasait N (2017) Arzneistoffresorption bei Stomaträgern. In: Gruber G (Hrsg) (2017) Ganzheitliche Pflege bei Patienten mit Stoma. Springer, Berlin, S 145–151

Haß M, Renner A (2020) Stomaversorgung. Coloproctology 42:277–283. https://doi.org/10.1007/s00053-020-00460-x

Hofmann G, Summa S (2017) Prinzipien der Stomapflege und Anleitung zur Selbstversorgung. In: Gruber G (Hrsg) (2017) Ganzheitliche Pflege bei Patienten mit Stoma. Springer, Berlin, S 65–131

ILCO Selbsthilfevereinigung für Stomaträger und Menschen mit Darmkrebs sowie deren Angehörige. https://www.ilco.de/. Zugegriffen: 9. September 2024

Körber J, Hoffmann W (2022) Patienten in Rehabilitation mit Uro- und Kolostoma in der Rehabilitation. Best Pract Onkol 17:274–279. https://doi.org/10.1007/s11654-022-00397-1

Leitlinienprogramm Onkologie (Deutsche Krebsgesellschaft, Deutsche Krebshilfe, AWMF): S3-Leitlinie Kolorektales Karzinom, Langversion 2.1, 2019, AWMF Registrierungsnummer: 021/007OL. http://www.leitlinienprogramm-onkologie.de/leitlinien/kolorektales-karzinom/. Zugegriffen: 27. Dezember 2023

Leitlinienprogramm Onkologie (Deutsche Krebsgesellschaft, Deutsche Krebshilfe, AWMF): S3-Leitlinie Früherkennung, Diagnose, Therapie und Nachsorge des Harnblasenkarzinoms, Langversion 2.0, 2020, AWMF-Registrierungsnummer 032/038OL

Leitlinien Programm Onkologie (Deutsche Krebsgesellschaft, Deutsche Krebshilfe, AWMF) Leitlinienprogramm Onkologie S3-Leitlinie Supportive Therapie Langversion 1.3 Februar 2020 AWMF-Registernummer: 032/054OL

Leitlinien Programm Onkologie (Deutsche Krebsgesellschaft, Deutsche Krebshilfe, AWMF) Leitlinienprogramm Onkologie, S3-Leitlinie Psychoonkologische Diagnostik, Beratung und Behandlung von erwachsenen Krebspatient*innen Version 2.1 August 2023 AWMF-Registernummer: 032-051OL

Ofner MT (2017) Patientenorientierte Beratung bei Stoma. Seelische Belastungen und psychische Erkrankungen. In: Gruber G (Hrsg) Ganzheitliche Pflege bei Patienten mit Stoma. Springer, Berlin, S 227–233

Seifart U (2017) Finanzielle Folgen einer Krebserkrankung. In: Gruber G (Hrsg) (2017) Ganzheitliche Pflege bei Patienten mit Stoma. Springer, Berlin, S 250–252

Sturm A et al (2022) Aktualisierte S3-Leitlinie Diagnostik und Therapie des Morbus Crohn, der Deutschen Gesellschaft für Gastroenterologie, Verdauungs- und Stoffwechselkrankheiten (DGVS). Z Gastroenterol 60:332–418

Wansch D (2017) Mangelernährung bei Stomapatienten. In: Gruber G (Hrsg) (2017) Ganzheitliche Pflege bei Patienten mit Stoma. Springer, Berlin, S 140–145

Sophia Habscheid

22.1 Die Sicht einer Betroffenen

Mein Name ist Sophia, ich bin 24 Jahre alt, habe Colitis ulcerosa, lebe ohne Dickdarm und mit einem Ileostoma. Als Betroffene ist es für mich von großer Bedeutung, in einem Fachbuch meine Perspektive als Patientin schildern zu dürfen, da die Psychosomatik bei chronisch-entzündlichen Darmerkrankungen (CED) eine nicht zu unterschätzende Rolle zur Entwicklung und dem Verlauf einer Erkrankung spielt.

Der Krankheitsverlauf mit Diagnosefindung, Therapie und Akzeptanz ist bei CED-Erkrankten sehr individuell. Während viele Erleichterung nach der Diagnose verspüren, wird anderen der Boden unter den Füßen weggerissen, wenn sie sich plötzlich mit der Bezeichnung „chronisch krank" auseinandersetzen müssen. Dennoch fasst man in Gesprächen mit anderen Betroffenen oft ähnliche Situationen auf, die alle ein langer und oft auch traumatischer Leidensweg kennzeichnet. Da der Weg so langwierig ist und so viele Lebenssituationen umspannt, fällt es mir schwer, aus meiner Perspektive zu

berichten, ohne auch mein privates Umfeld und meine Situation mit einfließen zu lassen.

Ich kann persönlich nur von meinem Stoma im Zusammenhang mit meiner CED-Erkrankung sprechen, da diese meine Sicht auf das Stoma sowie meine Umgangsweise damit geprägt hat. Meine Erzählung über das Stoma und meine Erkrankung enthält negativ wie auch positiv erlebte Erfahrungen, die beide nicht unwichtig sind.

22.2 Der Diagnoseweg Colitis ulcerosa und die folgenden 2 Jahre Behandlung

Mit 18 Jahren wurde bei mir nach langjährigen Beschwerden und unzähligen Untersuchungen Colitis ulcerosa diagnostiziert. Man mag glauben, das sei der Beginn der Krankheitserzählung vor meiner Diagnose, doch ich litt seit Kindheitsjahren unter regelmäßigen Infektionen, sodass mein damaliger Hausarzt mir ständig Antibiotika verordnete und es auf den Stress schob, und im Glauben an seine Kompetenz vertraute ich ihm. In meinen jungen Jahren verschlimmerte sich die Symptomatik im Bauch. Ich wusste, etwas stimmt nicht, aber ich war zu jung, um mich eigenständig um mein Befinden zu kümmern. Meine Mutter verlor die Geduld mit den Ärzt*innen, und ich wurde mit 17 Jahren endlich an einen Gastroenterologen

S. Habscheid (✉)
Selbsthilfeverband von Menschen mit einem Stoma (ILCO), Co-Leiterin der deutschen Jungen ILCO und Beisitzerin im Landesvorstand Rheinland-Pfalz/Saarland der deutschen ILCO, Trier, Deutschland
E-Mail: sophia.habscheid@gmx.de

G. Moser et al. (Hrsg.), *Psychosomatik in der Gastroenterologie und Hepatologie*,
https://doi.org/10.1007/978-3-662-68436-8_22

weiter verwiesen, um eine Magen- und Darm-spiegelung zu machen. Ich war damals an einem Punkt angekommen, an dem ich tagtäglich und zu jeder Mahlzeit unter Schmerzen und Durch-fällen litt. Allerdings war ich auch eine junge Frau, ich schämte mich, fühlte mich unver-standen, und fühlte mich in den indiskreten, überfüllten und sterilen Arztpraxen mehr als un-wohl. Das Resultat hieß: Verdacht auf Morbus Crohn, und ich wurde unwissend mit einer Pa-ckung Antibiotika nach Hause geschickt.

Ein Jahr verging nach meinem Abitur, ich hatte mich von dem Gedanken verabschiedet, bald studieren zu können, und verbrachte meine Tage mit noch stärkeren Beschwerden zu Hause. Ich sah mich irgendwann gezwungen, ver-zweifelt die Notaufnahme aufzusuchen. Die „Therapie" hatte nicht geholfen, die Schmer-zen plagten mich Tag für Tag, und es schwebte neben der Frage, was mit mir nicht stimmt, eine große Zukunftsangst mit, da ich nicht wusste, wie mein Leben so weitergehen kann. Das Re-sultat nach der 2. Spiegelung: milde Colitis ulce-rosa. Ich wurde nicht aufgeklärt, welche Krank-heit das ist. Ich wurde nicht auf Ernährung hin-gewiesen, auf Therapiemöglichkeiten, auf Nebenwirkungen, auf gar nichts. Ich wurde wie-der mit Antibiotika und dieses Mal mit einer Pa-ckung Cortison nach Hause geschickt. Im Nach-hinein weiß ich, dass Antibiotika verschrieben wurden, um eine mögliche infektiöse Colitis zu behandeln, die aber nicht festgestellt oder per Untersuchungen ausgeschlossen wurde. Man hat mir nicht gesagt, dass sich nach der Einnahme der Cortisontabletten mein Leben für immer ver-ändern wird. Ich bin 18 Jahre alt, natürlich weiß ich, was chronisch bedeutet…, oder?

Ich sehe es als selbstverständlich an, eine in-formierte Patientin zu sein, sich selbst auf dem Laufenden zu halten und sich über die eigene Erkrankung weitgehend zu informieren. Aller-dings kann jemand, der gerade das allererste Mal mit dem Namen der Erkrankung in Kon-takt kommt und in einer überwältigenden Situa-tion ist, das am Anfang nicht begreifen oder ver-arbeiten. Rückblickend ist das der Moment, in dem es wichtig ist, eine*n Patient*in auf Selbst-hilfegruppen hinzuweisen. Dort findet man

immer unverbindlich unfassbar viele Informatio-nen und kann von Betroffenen aufgefangen wer-den.

So beschreibe ich meinen Krankheitsver-lauf: Ereignisse reihen sich aneinander, Termine, Arztbesuche, Untersuchungen. Leider begegnete ich in meinem gesamten Krankheitsverlauf nur einem Arzt, der bis dahin das Leid und die Angst der Patient*innen nachempfinden konnte. Ich weiß, dass viele Patient*innen sehr vertrauens-würdige Ärzt*innen zur Seite haben, und ich bin allen Ärzt*innen dankbar, die sich um das Wohl-ergehen ihrer Patient*innen sorgen. Leider habe ich persönlich zu viele schlechte Erfahrungen gemacht, die mich bis heute abschrecken.

Ich spule mal vor: Ich befinde mich im Jahr 2020, ich habe im Oktober 2019 mit meinem Studium begonnen und lasse mich, falls ich nicht sowieso im Krankenhaus oder beim Arzt bin, zu den Vorlesungen von meiner Mutter fahren, da ich durch die Schwere der Erkrankung und die häufigen Durchfälle weder mit öffentlichen Ver-kehrsmitteln noch selbst Auto fahren kann.

Auch sonst bin ich in meinem gesam-ten Leben von den Menschen in meinem Um-feld abhängig. Ich fühle mich wie ein kleines Kind, muss immer von meiner Mutter begleitet werden, da sie mit den Symptomen umgehen und für mich sprechen kann. Mein damaliger Freund, von dem ich aus meiner Notlage heraus ebenso abhängig war, konnte mich so leicht ma-nipulieren und misshandeln.

Medizinisch gesehen hatte ich alle bis dahin gängigen Therapien hinter mir. Meine erste Ärz-tin hat mir ausschließlich Cortison gegeben, und wie ich im Nachhinein erfahren habe, hat sich die Klinik seit 20 Jahren keine neuen Therapie-möglichkeiten angeeignet. Ich war wohl die Pio-nierin mit Infliximab. Da etwas weiter weg ge-rade eine neue Gastroenterologie aufmachte, hatte ich die Hoffnung, dort endlich einen neuen Facharzt zu bekommen, der mich nicht aufgrund von Überfüllung ablehnt. Und ich hatte Glück, der Arzt hatte sich sogar nur wegen mir alle möglichen Therapiemöglichkeiten angeschaut. Das Einzige, was ich noch nicht getestet hatte, war Ustekinumab, also bekam ich dort endlich ein neues Medikament.

Über die Jahre voller Schmerzen und Unverständnis von außen hatte ich eine sehr instabile Psyche entwickelt. Dazu kommt, dass diese mit der Einnahme von Cortison schlechter wurde. Eine der Nebenwirkungen, die leider von keinem Arzt ernst genommen wurde, obwohl nach kurzer Recherche und dem Austausch mit anderen schnell klar wird, dass sie häufig auftreten, sind Depressionen und Panikattacken durch das Cortison. Leider hat es nach der ganzen Zeit der willkürlichen „Stoß"-Therapie auch nur noch das: Nebenwirkungen hervorgerufen, statt zu wirken.

Ich war in einer derart hilflosen Lage, dass ich mich gezwungen sah, einen anderen Ausweg zu finden, da mein Leben so nicht weitergehen konnte. Ich bin bei einem meiner Krankenhausaufenthalte über den Begriff Stoma gestolpert und fing an, im Internet danach zu suchen.

Irgendwann fasste ich den Mut, das Thema und die Möglichkeit einer Stomaoperation laut auszusprechen. Über die Zeit hinweg recherchierte ich weiter: Arztdiskussionen und -berichte, Krankenhausberichte, Studien zu Komplikationen usw. Nach ausgiebiger Recherche war ich sicher, dass das genau meine Lösung sein muss. Ich halte die Schmerzen und diese Situation nicht mehr aus, der kaputte Darm zerstört irreparabel meinen ganzen Körper, den ich ohnehin im Spiegel nicht mehr wieder erkannte, also muss er raus.

Falls die Therapie mit Ustekinumab nicht wirken sollte, werde ich mich operieren lassen. Nach und nach tastete ich mich bei den Terminen bei meinem Arzt vor, denn unter Ustekinumab hatte ich auch keine Verbesserung gespürt. Mir wurde sofort davon abgeraten, mit dem Hinweis, dass ich viel zu jung für ein Stoma sei. Bin ich zu jung, um starke Medikamente zu nehmen? Unfassbar schwere Nebenwirkungen in Kauf zu nehmen? Mein junges Leben in Krankenhäusern und zu Hause zu verbringen? Aber einen Beutel an meinem Bauch kleben zu haben, ein Organ zu entfernen, das mich seit Jahren krank macht und Folgeerkrankungen verursacht hat, ist zu viel? Ich verstehe bis heute nicht, worauf ich hätte warten sollen, schließlich hatte ich alle Medikamente versucht, und

ich bin eben genau jetzt jung und nicht erst in 10 Jahren, wenn ich dafür ein „passables" Alter erreicht hätte. Mein Chirurg hat mich und meinen Kummer endlich verstanden, wusste über all die Symptome und Beschwerden Bescheid, und ich fühlte mich das erste Mal verstanden, also machte ich einen Termin.

Frühling 2020 dann der Eingriff. Ich hatte mich im Vorfeld mit Betroffenen der deutschen ILCO ausgetauscht, die mir unfassbar viel über den Alltag mit Stoma erzählen konnten. Auch online gibt es eine riesige Community von Stomaträger*innen, das hat mich sehr unterstützt.

Nach der Operation und durch die Recherchen und meine eigene Entscheidung zur Operation hatte ich endlich die Kontrolle über mein Leben zurückerlangt. Das hat mir ein tiefes Selbstvertrauen geschenkt und ich hatte ein großes Stimmungshoch. Ich konnte mein Leben endlich wieder genießen, ganz ohne Schmerzen. Die Beeinträchtigungen eines Stomas wirken winzig klein im Vergleich zu den täglichen Lasten von vorher.

Was passiert bis dahin wirklich mit Betroffenen?

Diese Aufzählung der Ereignisse umfasst nicht annähernd das Maß an Gefühlschaos, das neben den medizinischen Untersuchungen an einem nagt. Was mich bis heute beschäftigt, ist das medizinische Trauma, das man als Patient*in oft unbemerkt durchlebt.

22.3   Mein Körper und das Stoma

Mein Körperbild hatte sich im Laufe der Zeit stark verändert. Zunehmen, Abnehmen, ein verändertes Gesicht, vom fitten zum fragilen Körper, Haarausfall, nicht mehr gehen zu können, Probleme haben, ein Glas zu halten – alles durch die Medikamente.

Nach dem Eingriff habe ich mich so gut in meinem Körper gefühlt wie noch nie. Das Stoma hat für mich die zweite Chance symbolisiert, und so war ich jedes Mal froh, wenn ich mich im Spiegel sah. Mit meinem von Krankheit geprägten Körper konnte ich mich damals nicht abfinden und war voller Hilflosigkeit über den Kontrollverlust, da ich meinen Körper in die Hände von fremden Menschen legte, bei denen ich mich leider immer sehr unwohl gefühlt habe. Mit dem Stoma sah ich plötzlich eine mutige Person und die Krankheit für überwunden an. Ich war stolz auf mich, dass ich auf mein Urteilsvermögen setzen konnte, und heilfroh, das alte Leben hinter mir lassen zu können. Im Gegensatz zu vielen anderen Patient*innen, die nach einer Operation aufwachen und plötzlich einen Beutel am Bauch haben, hatte ich die Gelegenheit, mich auf die Situation vorzubereiten, und habe mich wie viele andere CED-Betroffene sehr auf mein Stoma gefreut. Damit gab es für mich nie Probleme, meinen neuen Körper zu akzeptieren, ich habe ihn mit Stoma mehr lieben gelernt, und es hat sich angefühlt, als hätte mich das Stoma vervollständigt.

22.4   Die Folgen

Mir fallen immer wieder Situationen auf, in denen ich merke, dass ich unbewusst durch meine Erfahrungen mit der CED anders handle. Vor allem ist bis heute die Angst der Inkontinenz präsent. Ich muss dazu sagen, dass ich bisher glücklicherweise kaum problematische Erfahrungen mit dem Beutel hatte. Wenn ich eine längere Fahrt vor mir habe, bin ich zuerst immer sehr angespannt und überlege, wo ich die nächste Toilette auffinden kann. Im Zug habe ich Angst einen Waggon zu erwischen, in welchem die Toilette nicht funktioniert, selbst wenn ich nur eine Stunde damit fahre und das Stoma dort in der Regel keine Probleme bereitet. Vor längeren Autofahrten esse und trinke ich wenig, weil ich Angst habe im Stau zu stehen und auf Toilette zu müssen. Im Flugzeug suche ich mir einen Sitzplatz am Gang, weil ich dort schneller auf die Toilette komme. Es gibt viele solcher Situationen, die ich bis heute noch so löse, da die Panik noch tief verwurzelt ist. Wenn ich neue Menschen kennenlerne, muss ich ein gewisses Maß an Vertrauen verspüren, da ich innerlich immer mit Angst konfrontiert bin. Gerade in meinem Alltag versuche ich immer wieder, mich

den Herausforderungen zu stellen und meine alten Gefühle nicht in den Fokus zu stellen, um möglichst sorgenfrei zu sein.

Die Erlebnisse, die mich bis heute aber am meisten belasten, habe ich im Zusammenhang von Untersuchungen und Arztterminen erlebt. Von anderen Betroffenen habe ich schon oft gehört, dass sie ebenfalls ein medizinisches Trauma haben, allerdings hat das wohl auch noch nie jemand bei behandelnden Ärzt*innen angesprochen. Das Trauma wird oft nämlich genau da verursacht, und sich dort auch darüber auszusprechen, wo man sich unwohl fühlt, ist schlichtweg eine zu große Hürde.

Es fängt an bei den wöchentlichen Blutabnahmen, bei denen ich fast jedes Mal von den Arzthelferinnen gemieden oder grob behandelt wurde, da ich „nicht genug getrunken hatte und sie wegen mir keine Vene finden können". Das stimmt, ich konnte vorher nichts trinken. Wenn ich das getan hätte, hätte ich den Weg zur Praxis nicht geschafft, da ansonsten die Durchfälle begonnen hätten.

Die Frage meines Arztes lautete, warum ich das Haus denn nicht verlassen könne, da er einfach nicht die Auswirkungen der Krankheit verstanden hatte. Oder der Satz meines damaligen Hausarztes, der mir sagte: „Es gibt Tage, an denen man sich einfach mit einer Wärmflasche ins Bett legen muss", während mir die Colitis den Darm innerlich regelrecht zerfressen hat. Als mir die Ärzte den Hartmannstumpf spülen „mussten", da man ja sonst nichts in den Aufnahmen sehen würde, wodurch mein vernarbter Ausgang unnötig gereizt wurde und somit wie wild geblutet hat. Ein weiterer Satz meines Arztes, der mir Monate nach meiner Stomaanlage, als es mir körperlich gut ging, ich aber nochmals vorsorglich den Stumpf untersuchen ließ, sagte, ich solle mir mein Stoma rückoperieren lassen, damit auch ich irgendwann einmal einen Mann und einen Job finde, mit Stoma würde das nichts werden. Durch das Trauma kann ich keine Untersuchung mehr vornehmen lassen, bei der ich wach bin, daher stand ich noch unter der Wirkung des Propofol und konnte ihm leider nichts entgegnen. Hoffentlich habe ich an einem Tag den Mut, auch diese Herausforderung anzunehmen und diesem Arzt zu erläutern, warum es in keinem Falle eine gute Idee ist, so unüberlegte und unprofessionelle Aussagen zu treffen. Vielleicht werde ich mit meinem Freund dorthin fahren und meinen Bachelorabschluss zeigen, um ihn zurück in die Realität zu bringen. Eine weitere Situation, die mich verfolgt, ist die, als mich ein untersuchender Arzt laut auslachte, während ich zitternd vor ihm lag und vor Schmerzen schrie, und die Arzthelferin daneben hat die Situation einfach nur beobachtet. Leider mag man meinen, dass solche Situationen eine Seltenheit sind. Durch den Austausch mit anderen weiß ich, dass es das leider nicht ist, und noch heute kommen mir die Tränen, wenn ich diese Szenen vor Augen habe. Sie machen mich wütend.

Am meisten litt ich unter dem Unverständnis vieler und unter der Tatsache, dass man oft vom Fachpersonal kaum bis gar nicht über den Gesundheitszustand oder Diagnosen aufgeklärt wird. Betroffene verlieren somit nicht nur das Vertrauen in die Schulmedizin, sondern auch das Vertrauen anderer Ärzt*innen gegenüber. Daraus folgt, dass ich Nachsorgeuntersuchungen meide, Angst davor habe, mich vom Personal untersuchen zu lassen, und dies, wie erwähnt, in manchen Fällen nur unter Narkose machen kann. Für die Zukunft erhoffe ich mir, dass Fachärzt*innen sich ihres Kenntnisstandes bewusst sind und Betroffenen die Grenzen ihres Gebietes mitteilen, sodass man nicht ungefragt zum Versuchsobjekt wird. Vielen Ärzt*innen bin ich dankbar, da sie eben genau

diese Grenzen zeigten: Sie haben mich an Kolleg*innen verwiesen, mir zum Besuch von Psycholog*innen geraten, mir den Kontakt zu Stomatherapeut*innen und Selbsthilfegruppen weitergeleitet etc. Ich sehe alle Patient*innen in der Verantwortung, sich auch selbst über die Krankheit zu informieren, oft fehlt aber auch die Kraft. Eine akute chronische Erkrankung zu haben, ist ein Fulltime-Job durch die Belastung, durch das Organisieren, das Symptombekämpfen und die Berichte, die man an Ämter senden muss.

Besonders durch meine Arbeit bei der deutschen ILCO, einem Selbsthilfeverein für Darmerkrankungen, Darmkrebs und Stoma, kann ich sagen, dass der Umgang der Ärzt*innen während eines Krankheitsverlaufes viel dazu beiträgt, ob man sich in der eigenen Situation wohlfühlt, diese besser annehmen und akzeptieren kann, oder eben auch, ob sich durch die Psychosomatik die Beschwerden und das Allgemeinempfinden verschlimmern.

Die Psychosomatik hat in meinem Krankheitsverlauf für mich und mein Umfeld eine große Rolle gespielt, da die psychische Verfassung meine körperlichen Beschwerden stärker gemacht hat. Genauso hat meine starke Psyche mich dazu gebracht, eine Woche nach meiner Stomaanlage mit einem Grinsen im Gesicht aus dem Krankenhaus zu gehen und mich über den Sommer zu freuen, in dem ich stolz einen Bikini tragen kann, da ich meinen Körper genauso mag, wie er ist.

Psychosomatische Aspekte der Analinkontinenz bei Erwachsenen

Anne Ahnis

23.1 Definition und Nosologie

Unter Analinkontinenz (engl.: „anal incontinence") fasst das Standardisierungskomitee der „International Continence Society" (ICS) den unfreiwilligen Abgang von Darmwinden, flüssigem, weichem/schmierigem oder festem/geformtem Stuhl zusammen. Der Begriff Stuhlinkontinenz (engl.: „faecal incontinence") bezieht sich nur auf den Verlust von flüssigem, weichem/schmierigem oder festem/geformtem Stuhl. Beide Begrifflichkeiten bilden nicht den unkontrollierbaren Abgang von Sekret oder klarem Schleim ohne Stuhlanteile ab – auch als analer Ausfluss bezeichnet –, der manchmal mit dem normalen Stuhlgang einhergeht oder diesem folgt (Cardozo et al. 2023).

Im europäischen Raum wird überwiegend die Definition gemäß den Rom-IV-Konsensus-Kriterien für Störungen der Darm-Hirn-Interaktion der „Rome Foundation" verwendet: Stuhlinkontinenz ist der wiederkehrende unkontrollierte Stuhlgang, der für eine Dauer von mindestens 3 Monaten ab einem Entwicklungsalter von mindestens 4 Jahren besteht. Diese Definition umfasst nicht den Verlust von Win-

den oder analem Ausfluss (Assmann et al. 2022; Drossman und Hasler 2016; Rao et al. 2016; Schmulson und Drossman 2017).

Die Rom-IV-Konsensus-Kriterien subsumieren Stuhlinkontinenz („F1. Fecal incontinence") unter dem Oberbegriff „Anorektale Störungen" („F. Anorectal disorders"). Im ICD-10 wird Stuhlinkontinenz (R15) unter den Symptomen, die das Verdauungssystem und das Abdomen betreffen (R10-R19) verschlüsselt (BfArM 2023a). In der deutschen ICD-11-Entwurfsfassung findet sich Stuhlinkontinenz (ME07) in Kap. 21 unter Symptomen des unteren Gastrointestinaltrakts oder Abdomens wieder (BfArM 2023b).

Werden organische Ursachen ausgeschlossen und eine psychische Verursachung der Analinkontinenz gefunden, schlägt Morschitzky (2007) die Einordnung im ICD-10 unter F45 Somatoforme Störungen, konkret unter F45.8 Sonstige somatoforme Störung vor. In diesem Fall wird von „psychogener", „funktioneller" oder „somatoformer" Analinkontinenz gesprochen. Der Begriff „funktionelle" Analinkontinenz wird zudem verwendet, wenn kognitive und/oder körperliche Einschränkungen festgestellt werden, die dazu führen, den Darminhalt nicht rechtzeitig an einem dafür vorgesehenen Ort entleeren zu können (Wagg et al. 2023). In der deutschen ICD-11-Entwurfsfassung erhält die funktionelle Stuhlinkontinenz bei Erwachsenen einen eigenen Schlüssel (DD92.0)

A. Ahnis (✉)
Privatpraxis für Psychotherapie, Paartherapie und Regeneration, Berlin, Deutschland
E-Mail: kontakt@psychotherapie-ahnis.de

und wird in Kap. 13 den funktionellen ano-rektalen Störungen (DD92) zugeordnet (BfArM 2023b).

Eine deutsche Leitlinie zu Prävention, Diagnostik und Behandlung der Analinkontinenz im Erwachsenenalter existiert mit Ausnahme für die Analinkontinenz bei Querschnittlähmung (Geng et al. 2020) nicht, mit der kürzlich (11/2023) erfolgten Aufnahme der Deutschen Kontinenzgesellschaft (DKG) in die Arbeitsgemeinschaft der Wissenschaftlichen Medizinischen Fachgesellschaften (AWMF) ist zukünftig mit deren Erstellung zu rechnen.

23.2 Epidemiologie

Die Prävalenz für Analinkontinenz variiert bei nicht institutionalisierten, erwachsenen Personen weltweit zwischen 4,3 und 8,4 % (Reviewübersicht, insg. 116 Studien, 1966–2015; Milsom et al. 2023).

Mit zunehmendem Alter steigt die Prävalenz geschlechterunabhängig: Während 2,9 % der 20–29-Jährigen, 4,9 % der 30–39-Jährigen und 8,5 % der 40–54-Jährigen von Stuhlinkontinenz betroffen sind, sind es in der Gruppe der 55–69-Jährigen 12,0 % und bei den über 70-Jährigen 16,2 % („National Health and Nutrition Examination Survey" [NHANES], N = 14.759 stuhlinkontinente Frauen und Männer, Altersspanne = 20 bis ≥70; Ditah et al. 2014).

Frauen sind über alle Altersgruppen (20 bis ≥ 70 Jahre) hinweg häufiger von Stuhlinkontinenz betroffen als Männer (Frauen = 9,4 %, Männer = 7,3 %; NHANES, Ditah et al. 2014). Während in der jüngsten Altersgruppe (20–29 Jahre) keine signifikanten Unterschiede zwischen Frauen und Männern bestehen, nimmt die Häufigkeit der Analinkontinenz (inkl. Verlust von Winden) bei Männern in der Gruppe der 30–39-Jährigen stark zu, sodass hier signifikant mehr Männer als Frauen betroffen sind. In den Altersgruppen 40–54 Jahre und 55–69 Jahre steigt die Prävalenz bei Frauen deutlich, bei Männern nur leicht an, sodass in diesen beiden Altersgruppen mehr Frauen als Männer anal-inkontinent sind (NHANES, Whitehead et al. 2009). Bei den über 70-Jährigen heben sich die Unterschiede zwischen den Geschlechtern wieder auf, da in dieser Altersgruppe die Prävalenz bei den Männern stark zunimmt und das Prävalenzniveau der Frauen von ca. 16 % erreicht (NHANES, Whitehead et al. 2009; Stenzelius et al. 2004).

In Krankenhäusern (insb. in geriatrischen Einrichtungen) ist die Zahl der anal-inkontinenten Personen höher als in der Allgemeinbevölkerung; in der ambulanten und stationären Pflege ist sie am höchsten, hier liegen Prävalenzen zwischen 28,5 und 49,6 % vor (Metaanalyse, Musa et al. 2019; Suzuki et al. 2020; Wagg et al. 2023).

Bei Frauen und Männern mit Stuhl-inkontinenz (ohne Verlust v. Winden) dominiert der Verlust von flüssigen (6,2 %), gefolgt von weichen/schmierigen (3,0 %) und festen (1,8 %) Stuhlanteilen (NHANES, Ditah et al. 2014). Bezieht man den unfreiwilligen Abgang von Winden mit ein, erhöht sich nicht nur die Prävalenz der Analinkontinenz insgesamt (Whitehead et al. 2009), es verändert sich auch die Rangfolge der dominierenden Darminhaltabgänge: Der Verlust von Winden (60 %) nimmt geschlechterunabhängig den ersten Rang ein, gefolgt von flüssigen (54 %) und festen Stuhlanteilen (36 %) (MacLennan et al. 2000; Nelson et al. 1995).

23.3 Physiologie und Steuerung des Stuhlvorgangs

Die korrekte Funktion und das fein abgestimmte Zusammenspiel der Komponenten des Ausscheidungsorgans sorgen für Kontinenz. Hierzu gehören das Rektum, der innere (M. sphincter ani internus) und äußere, durch den N. pudendus innervierte Schließmuskel (M. sphincter ani externus), die Beckenbodenmuskulatur (M. levator ani, M. puborectalis), das Hämorrhoidalpolster (Corpus cavernosum recti), das viszerale und somatische Nervensystem sowie der mit Analschleimhaut (Anoderm) ausgekleidete Analkanal. Das Anoderm ist mit hochsensiblen somatoafferenten Nervenendigungen verschiedener sensorischer Modalitäten, die auch über den N. pudendus vermittelt werden, durchsetzt. Entscheidend für Kontinenz und Stuhldrang ist auch, wie fest oder flüssig der Stuhl ist (Roblick et al. 2019).

Typischerweise wird der Stuhlvorgang nach den Mahlzeiten durch propulsive Massenbewegungen in weiter oral gelegenen Darmabschnitten angeregt (gastrokolischer Reflex). Wenn sich das durch den Anus verschlossene Rektum (Ampulla recti) mit Darminhalt füllt, spannt sich die Darmwand an und die in der Darmwand befindlichen Dehnungsrezeptoren werden stimuliert, wodurch über viszerosensible Afferenzen (Nervi splanchnici pelvici) Signale über das Rückenmark bis in den sensorischen Kortex weitergeleitet werden. Das Bedürfnis zum Stuhldrang wird stimuliert. Die Differenzierung zwischen gasförmigen, flüssigen und festen Stuhlanteilen, die Wahrnehmung von Druck, Temperatur oder Berührung leistet dabei das hochsensible Anoderm.

Durch den ausgelösten Spinalreflex entspannt der innere Schließmuskel, während der äußere, willkürlich steuerbare Schließmuskel kontrahiert und so den Darminhalt bis zu einem gewissen Füllungsgrad der Ampulla recti und starkem Stuhldrang zurückhält (Kneifdruck). Hierbei – insbesondere für die Feinkontinenz von hoher Relevanz – sind der M. canalis ani und das darauf befindliche Hämorrhoidalpolster, welches sich – bei angespanntem inneren Schließmuskel – durch Drosselung des venösen Abflusses mit Blut füllt, dadurch den Analkanal komplett verschließt und die Passage von Stuhl und Gasen verhindert.

Wird dem Stuhldrang willkürlich nachgegeben, entspannen sich auch der äußere Schließmuskel sowie der M. puborectalis (Beckenbodenmuskulatur). Das Blut aus dem Hämorrhoidalplexus fließt ab, so dass die kissenartige Schwellung kurzzeitig aufgehoben wird und sich das Innere der Analöffnung weitet. Unter Mithilfe von Bauchmuskulatur und Zwerchfell (Bauchpresse mit Verschluss der Stimmritze) wird der Darminhalt ausgetrieben (Roblick et al. 2019).

Neben der Funktionsfähigkeit des Ausscheidungsorgans müssen weitere körperliche Voraussetzungen vorliegen, um die Darmentleerung selbstständig durchführen zu können. Dazu gehören zum Beispiel die Geh-, Steh- und Balancefähigkeit sowie Arm-, Hand- und Fingerfertigkeiten. Auch kognitive Fähigkeiten wie die Interpretation des Stuhldrangs als Zeichen eines vollen Darms und das Erkennen des Weges zu einer Toilette als einem für die Stuhlausscheidung geeigneten Ort sind für die Kontinenz unerlässlich. Zusätzlich sind kommunikative Fähigkeiten wie z. B. die Fähigkeit, um Hilfe zu bitten, wenn Einschränkungen beim selbstständigen Toilettengang bestehen, relevant (Deutsches Netzwerk für Qualitätsentwicklung in der Pflege [DNPQ] 2023a). Ferner spielen Aspekte der Motivation, des Antriebes sowie der Konfliktverarbeitung, die bei psychischen Störungen beeinträchtigt sein können, eine Rolle (s. dazu Abschn. 23.4).

23.4 Ätiologie und Risikofaktoren der Analinkontinenz

Die Entstehung und Entwicklung einer Analinkontinenz sindmeist nicht auf einen linearen oder monokausalen Zusammenhang zurückzuführen, sondern resultieren aus einem komplexen Zusammenspiel multipler ätiopathogenetischer Prozesse sowie somatischer, psychischer, verhaltens- und umgebungsbezogener Risikofaktoren, die im Folgenden betrachtet werden.

23.4.1 Ätiopathogenetische Aspekte

Eine *Schwäche oder ein Defekt des Schließmuskelapparats* ist die am häufigsten diagnostizierte physiologische Störung bei Analinkontinenz (Birkner et al. 2000; Rao et al. 2016). 73 % von $N = 52$ untersuchten älteren analinkontinenten Frauen (Alter: $M = 63,4$, $SD = 3,9$) zeigen eine Erniedrigung des Maximaldrucks (Kneifdruck) bei willkürlicher Kontraktion (Bharucha et al. 2005). Dies ist ein Ausdruck eines geschädigten oder geschwächten äußeren Schließmuskels. Ein verminderter Ruhedruck – bei 35 % der älteren analinkontinenten Frauen zu konstatieren (Bharucha et al. 2005) – ist ein Hinweis auf eine Störung des inneren Analsphinkters (Birkner et al. 2000). Ein überschießender Druckabfall durch Relaxation des inneren Schließmuskels im Rahmen des rektoanalen Inhibitionsreflexes bei Rektumdehnung führt durch verspätete Kontraktion des externen Schließmuskels zu einer Drangsymptomatik und/oder Stuhlinkontinenz (Birkner et al. 2000).

Zu einer Schwächung, Störung oder Schädigung des Schließmuskelapparates (einschl. des M. puborectalis der Beckenbodenmuskulatur; Bharucha et al. 2005) kommt es bei der (instrumentengestützten) vaginalen Geburt (mit Dammriss oder -schnitt), durch Veränderungen des Bindegewebes bei Bindegewebserkrankungen (z. B. Sklerodermie), im Rahmen des Alterungsprozesses, infolge von Operationen (z. B. Fisteln, Fissuren, Hämorrhoiden, Karzinom) und Strahlentherapie im rekto-analen und angrenzenden Bereich (Birkner et al. 2000), durch die Senkung/Prolaps von Organen (z. B. Blase, Scheide, Gebärmutter), bei Überbelastung, Übergewicht und/oder durch die Einnahme bestimmter Medikamente.

Die Wahrscheinlichkeit (kumulative Inzidenz), dass eine Frau nach der Entbindung ihres Kindes in einem Zeitraum von 15 Jahren an Analinkontinenz (hier: unfreiwilliger Verlust von Winden, flüssigem oder festem Stuhl) erkrankt, beträgt nach einem Kaiserschnitt 25,8 %, nach vaginaler Entbindung 30,6 % und nach instrumentengestützter vaginaler Entbindung 37,8 % (Längsschnittstudie, N = 1528 Frauen, davon N = 778 Kaiserschnitt, N = 565 vaginale Entbindung, N = 185 instrumentengestützte vaginale Entbindung) (Blomquist et al. 2018). Die Geburtsverletzung Dammriss (O70), die nach ICD-10 in 4 Schweregrade unterteilt wird (BfArM 2023a), gilt als Risikofaktor. Dammrisse dritten und vierten Grades werden als OASIS („obstetric anal sphincter injuries") zusammengefasst. Dammrisse dritten Grades (mit Verletzung der oberflächlichen Beckenbodenmuskulatur bei intakter Rektumwand sowie teilweiser oder vollständiger Verletzung der Schließmuskulatur) und vierten Grades (mit Verletzung der oberflächlichen Beckenbodenmuskulatur, der Schließmuskulatur sowie des Rektums) bergen ein höheres Risiko für die Entstehung einer Analinkontinenz als Geburtsverletzungen ersten Grades (mit oberflächlicher Verletzung der Damm- und Scheidenhaut) und 2. Grades (mit Verletzung der oberflächlichen Beckenbodenmuskulatur bei intakter Sphinktermuskulatur) (Bharucha et al. 2005; Borello-France et al. 2006; Guise et al. 2007).

Auch kardiovaskuläre *Medikamente* (z. B. Kalziumkanalblocker, α-Adrenozeptor-Antagonisten) beeinflussen das Schließmuskelsystem, indem sie eine Reduktion des Ruhedrucks bewirken. Magnesiumhaltige Antazida (zur Neutralisierung der Magensäure), Metformin (zur Behandlung des Diabetes mellitus), Opiate (im Rahmen der Schmerztherapie) oder Antidepressiva können Durchfall oder Verstopfung bewirken und damit Stuhlinkontinenz verursachen oder verstärken. Das Hormon Östrogen der Ersatztherapie bei Wechseljahresbeschwerden kann zum Abbau von Bindegewebe des inneren Schließmuskels und des M. Levator ani (Beckenbodenmuskulatur) führen. Eine Kombinationstherapie (mit zusätzlicher Gabe von Progesteron) verstärkt diesen Effekt, da Progesteron eine Vermehrung der Östrogenrezeptoren im Anorektum bewirkt. Laxanzien (Abführmittel) können durch Volumenzunahme und Konsistenzabnahme des Stuhls zu einer Beschleunigung der Kolontransitzeit führen (Bach et al. 2020; Bharucha et al. 2011; Bliss et al. 2023; Enck und Frieling 1993; Frieling 2017; RNAO 2020; Staller et al. 2017).

Bestimmte Inhaltsstoffe von *Lebensmitteln* wie z. B. Koffein haben eine verkürzte Kolontransitzeit zur Folge. Die von Darmbakterien vergärbaren Mehrfachzucker (z. B. Weizen/Roggen, Hülsenfrüchte), Doppelzucker (Milchzucker, z. B. Milch/frische Käsesorten), Einfachzucker (Fruchtzucker, z. B. Honig/Obst) und Zuckeralkohole (Süßstoffe/Obst) (= FODMAP – „fermentable oligo-, di-, monosaccharides and polyols") führen zu einer erhöhten Gasproduktion (H_2, CO_2, CH_4) und so zu Blähungen sowie durch Stimulation der Flüssigkeitssekretion im Darm zu einer angeregten Peristaltik und damit zur Verflüssigung des Stuhls (Bliss et al. 2023).

Ist die *sensible Wahrnehmung der Schleimhaut des Analkanals gestört,* kann es zu unwillkürlichem Abgang von Winden, Stuhl und Stuhlschmieren kommen (Birkner et al. 2000). Die Wahrnehmungssensibilität kann durch neurologische Erkrankungen (z. B. Schlaganfall) beeinträchtigt sein. Auch wenn die Schleimhaut nach außen gestülpt ist (z. B. bei einem Analoder Rektumprolaps), verliert sie die Wahrnehmungssensibilität. Ebenso können Operationen im Enddarmbereich (z. B. Hämorrhoidektomie), die zum partiellen oder vollständigen Verlust der Analschleimhaut führen, verantwortlich sein. Die Beeinträchtigung der Wahrnehmungssensibilität der Analschleimhaut und die Störung des Schließmuskels treten häufig kombiniert auf (z. B. bei Rektumprolaps).

Seltener kommt es durch Operationen oder Bestrahlungen eines Tumors oder durch chronisch entzündliche Prozesse zu Verhärtungen der Darmwand und dem funktionell oder anatomisch bedingten *Verlust der Reservoirfunktion des Rektums* (Verminderung der rektalen Compliance). Daraus resultieren imperativer Stuhldrang, häufiger Stuhlgang und Stuhlinkontinenz (Bharucha et al. 2005).

Ursachen einer neurogenen Analinkontinenz sind *Nervenschädigungen,* die durch Überdehnung der Nerven (z. B. des N. pudendus, der durch den Alcock'schen Kanal und Levatorplatte verläuft) durch Schwangerschaft und/ oder vaginale Entbindungen (auch ohne evidente Verletzungen), Bandscheibenvorfall oder jahrelanges Pressen bei chronischer Obstipation, ferner durch neurologische Erkrankungen (z. B. Schlaganfall, Multiple Sklerose, diabetische Neuropathie bei Diabetes mellitus, Demenz) oder bei Schäden nach radikalen Tumoroperationen auftreten können. Durch die Irritation oder Zerstörung der Nerven wird der Steuerungsmechanismus des analen Schließmuskelsystems gestört (Birkner et al. 2000; Finazzi et al. 2023; Rao et al. 2016).

Psychische Gründe wie ungelöste Konflikte (z. B. Bedürfnis nach Zuwendung/Versorgung), belastende und traumatische Ereignisse (z. B. Umzug in ein Pflegeheim, körperlicher oder sexueller Missbrauch; Berkelmans et al. 1996) oder ein Berentungswunsch könnten eine somatoforme Analinkontinenz verursachen. Diese konkreten Auslöser müssen vor dem Hintergrund eines biopsychosozialen Erklärungsmodells zur Entstehung somatoformer Störungen (ICD-10, F45) betrachtet werden.

Neurobiologische Modelle gehen davon aus, dass bei Menschen mit somatoformen Beschwerden Gehirnregionen (anteriore Insula, anteriorer cingulärer Kortex [ACC], somatosensorischer Kortex), die bei der Evaluation bestimmter Körperempfindungen eine Rolle spielen, hyperaktiv sind. Depression, Ängste, seelischer Schmerz (z. B. Erinnerungen an eine Trennung/Verlust) können die Aktivität im ACC und in der anterioren Insula verstärken.

Kognitiv-behaviorale Modelle konstatieren bei diesen Menschen eine Tendenz zu übertriebenen Gesundheitssorgen, die durch frühe Erfahrungen mit medizinisch erklärbaren Symptomen oder die familiäre Einstellung zum Umgang mit körperlichen Erkrankungen entstanden ist. Die Bewertung jeder körperlichen Missempfindung als Krankheitszeichen kann sich auf das Verhalten der Person auswirken (Einnahme Patientenrolle mit Plan- u. Schonverhalten und Abgabe von Verantwortung für relevante Lebensbereiche, „Doctor-Hopping" mit wiederholten organmedizinischen Abklärungen, „Checking-Behavior" mit ständiger Überprüfung der Körperfunktionen, Rückversicherung bei Partner*in/Familie/Freund*innen). Verschaffen die geäußerten Gesundheitssorgen und hilfesuchenden Verhaltensweisen Aufmerksamkeit, Zuwendung und Verständnis, werden sie verstärkt und die Störung wird aufrechterhalten. Steht eine Erwerbsunfähigkeitsrente im Raum, die sich daran bemisst, wie sehr die

Symptomatik das alltägliche Leben beeinträchtigt, kann dies auch zur Verstärkung und/oder Aufrechterhaltung der somatoformen Störung beitragen (Kring et al. 2019; Morschitzky 2007). Systematische Untersuchungen zu diesem komplexen biopsychosozialen Wechselspiel sowie zu Diagnostik- und Therapieansätzen existieren zwar für bestimmte funktionelle gastrointestinale Störungen (z. B. Reizdarmsyndrom: Moser 2004, 2006; van Oudenhove et al. 2016; funktionelle Obstipation: Hendrix et al. 2022; Kashyap et al. 2013), nicht aber für die somatoforme Analinkontinenz (vgl. Heymen 2004).

Darüber hinaus kann bei einer schwer ausgeprägten depressiven Störung aufgrund des fehlenden Antriebs oder bei einer phobischen Störung aufgrund der Angst (z. B. Parcopresis [Angst vor Benutzung öffentlicher Toiletten]; Barros 2011; Kuoch et al. 2019) die Anwendung kontinenzerhaltender Strategien eingeschränkt sein (z. B. Toilettengänge in der Öffentlichkeit) und somit indirekt eine funktionelle Anal-

inkontinenz verursacht werden (s. auch Abschn. 23.4.2 Risikofaktoren, depressive Störung).

23.4.2 Risikofaktoren

Die im Zusammenhang mit Analinkontinenz bekannten Risikofaktoren sind in Tab. 23.1 aufgeführt. Auf Risikofaktoren mit psychischem, psychiatrischem sowie umgebungsbezogenem Schwerpunkt wird im Anschluss an Tab. 23.1 genauer eingegangen.

Depressive Störung

Depressive Störungen und Stuhlinkontinenz treten häufig zusammen auf (Andy et al. 2016; Goode et al. 2005; Markland et al. 2010). Suizidgedanken, die bei einer depressiven Störung vorkommen können, korrelieren signifikant mit Stuhlinkontinenz (Deutsch et al. 2021). Ein Kausalzusammenhang zwischen Inkontinenz und depressiver Störung wird in beide Richtungen diskutiert.

Tab. 23.1 Somatische, neurologische, psychiatrische und psychische sowie umgebungsbezogene Risikofaktoren der Analinkontinenz (Bliss et al. 2023; Camilleri 2021; Ditah et al. 2014; DNQP 2023a; Markland et al. 2009; Milsom et al. 2023; Musa et al. 2019; Postillon et al. 2023; Suzuki et al. 2020; Wagg et al. 2023)

Risikofaktoren der Analinkontinenz
Höheres Lebensalter
Weibliches Geschlecht (in der Altersgruppe 40–69 Jahre)
Immobilität, Pflegebedürftigkeit, ambulante und stationäre Langzeitpflege
Erkrankungen/Operationen des Gastrointestinaltraktes: z. B. Obstipation, Diarrhö, imperativer Stuhldrang, chronisch-entzündliche Darmerkrankungen, Reizdarmsyndrom, Cholezystektomie
Belastungen, Erkrankungen, Verletzungen, Operationen, Therapien des anorektalen/urogenitalen Bereichs sowie des Beckenbodens: z. B. Folgen von Schwangerschaft/Entbindung; Folgen von Übergewicht/Adipositas; Harninkontinenz; Folgen von schwerem körperlichem Arbeiten oder chronischem Husten; Senkung, Prolaps oder Tumore von/an Rektum, Blase, Scheide, Gebärmutter; Genitalverstümmelung oder -beschneidung; Folgen sexualisierter Gewalt oder bestimmter Sexualpraktiken; geschlechtsangleichende Operationen; Rektumresektion bei Rektumkarzinom; Enterostomarückverlegung; Fistel- oder Hämorrhoidenoperationen; Hysterektomie; Strahlentherapie
Neurologische Verletzungen/Erkrankungen sowie psychiatrische/psychische Erkrankungen, die zu körperlichen u. kognitiven Beeinträchtigungen (in Bezug auf Mobilität, Fingerfertigkeit o. Störungen der Sinneswahrnehmung) führen: z. B. Rückenmarks- und Gehirnverletzungen, Bandscheibenvorfall, Schlaganfall, neurodegenerative Erkrankungen (Alzheimer-Demenz/vaskuläre Demenz, Multiple Sklerose, M. Parkinson, M. Huntington) sowie die depressive Störung
Diabetes mellitus
Ballaststoffarme Ernährung. Bestimmte Inhaltsstoffe von Lebensmitteln. Bestimmte Medikamente (s. Abschn. 23.4.1 Ätiopathogenetische Aspekte)
Rauchen
Umgebungsbezogene Faktoren

Analinkontinenz führt vor dem Hintergrund eines komplexen Zusammenspiels aus belastenden Emotionen und psychosozialen Folgen (s. Abschn. 23.7 Subjektives Belastungserleben und Krankheitsverarbeitung bei Analinkontinenz) zu einem subjektiven Leidensdruck, der zur Entstehung depressiver Symptome führen kann. Wie bereits erwähnt, können Antidepressiva eine Stuhlinkontinenz verursachen oder verstärken; dies erklärt jedoch nicht alle Fälle von neu aufgetretener Stuhlinkontinenz im Rahmen einer depressiven Störung.

Der Einfluss eines verminderten Antriebs im Rahmen einer schwer ausgeprägten depressiven Störung auf die kontinenzerhaltenden Strategien wurde bereits benannt (s. Abschn. 23.4.1 Ätiopathogenetische Aspekte).

Diskutiert wird zudem auch, ob die durch die depressive Störung ausgelösten biochemischen Veränderungen zu Stuhlinkontinenz führen. Verminderte Serotoninspiegel im Gehirn werden mit depressiven Störungen in Verbindung gebracht; und auch im Darm wird Serotonin von Neuronen verwendet. Israelyan und Kolleg*innen (2019) stellten an genetisch mutierten Mäusen, bei denen die Fähigkeit von Neuronen im Gehirn und im Darm Serotonin herzustellen, beeinträchtigt worden war, fest, dass der Serotoninmangel im Darm zu einer Verringerung der Anzahl der Neuronen, zu einer Beeinträchtigung der Darmschleimhaut sowie zu einer Minderung der Darmmotilität und in der Folge zu Obstipation bei Mäusen führte. In vorangegangenen Untersuchungen zeigten dieselben Mäuse auch depressive Symptome. Bei Menschen führen Obstipation bzw. eine unvollständige Entleerung des Darms sowie auch Diarrhö zu Stuhlinkontinenz (Baharucha et al. 2010; Cauley et al. 2019; Rey et al. 2010; Vollebregt et al. 2020, 2022).

Eine experimentelle medikamentöse Behandlung mit einem Vorläufer von Serotonin (5-HTP) erhöhte die Serotoninwerte in den Neuronen des Darms und minderte die Obstipation bei den Mäusen (Israelyan et al. 2019). Die Entdeckung dieser Verbindung zwischen Gehirn und gastrointestinaler Störung deutet darauf hin, dass mit neuen medikamentösen Therapien die miteinander in Zusammenhang stehenden Störungen in Darm und Gehirn gleichzeitig behandelt werden könnten. Inwieweit diese Entdeckung von Mäusen auf den Menschen übertragbar ist, ist Gegenstand neurogastroenterologischer Studien.

Rauchen

Die Ursache für die erhöhte Wahrscheinlichkeit von Raucher*innen, an Analinkontinenz zu erkranken, ist nicht geklärt (Bharucha et al. 2010; Guise et al. 2007). Folgende Hypothesen werden diskutiert: die mit Rauchen im Zusammenhang stehende chronisch obstruktive Lungenerkrankung (Varma et al. 2006), die antiöstrogene Wirkung von Nikotin (Baron et al. 1990) oder die sehr kurze Kolontransitzeit als Folge von nikotininduzierten Kontraktionen mit hoher Amplitude im Dickdarm (Coulie et al. 2001).

Demenzielle Erkrankungen

Demente Patient*innen sind deutlich häufiger von Stuhlinkontinenz betroffen als Patient*innen ohne Demenz (34,8 % vs. 6,7 %; Hellström et al. 1994, N = 485 Frauen und Männer, Alter: ≥ 85 Jahre). Demenz gilt neben Diarrhö und Immobilität als einer der größten Risikofaktoren für die Entwicklung der Stuhlinkontinenz bei Pflegeheimbewohner*innen (Johanson et al. 1997, N = 388 Frauen und Männer, davon 46 % stuhlkontinent; siehe auch Higami et al. 2019). Bei Quander und Kolleg*innen (2006, Querschnittstudie, N = 6099 nicht institutionalisierte Frauen und Männer) zeigte sich, dass sich die Wahrscheinlichkeit (Prävalenz-Odds-Ratio), an Stuhlinkontinenz zu erkranken, um das 51-Fache verringerte, wenn sich die kognitive Fähigkeit der Betroffenen um eine Einheit auf einem globalen, aus 4 kognitiven Tests zusammengesetzten Score verbesserte (siehe auch Suzuki et al. 2020: N = 2517 Pflegeheimbewohner*innen, davon N = 44 analinkontinent, N = 1034 anal- u. harninkontinent, N = 651 harninkontinent, Alter: M = 85,2, SD = 7,0; kognitiver Summenscore [FIM, Keith et al. 1987] prädiziert Analinkontinenz). Die Gründe werden in der eingeschränkten kognitiven und kommunikativen Fähigkeit dementer Patient*innen gesehen, den Stuhldrang zu erkennen, als solchen zu verstehen und entsprechend zu handeln (z. B. Artikulation des Bedürfnisses nach einem Toilettengang).

Immobilität, Pflegebedürftigkeit, ambulante und stationäre Langzeitpflege

Für den Erhalt der Kontinenz werden neben der eigentlichen Funktionsfähigkeit des Ausscheidungsorgans und der kognitiven Fähigkeit weitere körperliche Fähigkeiten vorausgesetzt. Es besteht eine hohe Evidenz, dass Einschränkungen der Mobilität, funktionale Abhängigkeiten und Beschränkungen in den „Activities of Daily Living" (ADL) nach Katz (1983) das Risiko erhöhen, eine Analinkontinenz zu entwickeln (Wagg et al. 2023). Dies betrifft sowohl Menschen, die zu Hause leben (Quander 2006) als auch diejenigen, die in Pflegeeinrichtungen (Aslan et al. 2009; Nelson und Furner 2005; Suzuki et al. 2020) versorgt werden. Wenn sich nicht institutionalisierte Personen auf einem Score, der die körperliche Leistungsfähigkeit misst (Durchführung und Überprüfung verschiedener körperlicher Aktivitäten), um eine Einheit verschlechterten, stieg die Wahrscheinlichkeit für das Auftreten einer Stuhlinkontinenz um das 20-Fache (Prävalenz-Odds-Ratio; Quander et al. 2006; siehe auch Suzuki et al. 2020: auch bei Pflegeheimbewohner*innen prädiziert der motorische Summenscore [FIM] Analinkontinenz).

Umgebungsbezogene Risikofaktoren

Die Kontinenzfähigkeit einer Person kann zudem von unterschiedlichen Umgebungsfaktoren beeinflusst werden. Darunter fallen Faktoren, die die Erreichbarkeit, Nutzbarkeit und Zugänglichkeit von Toiletten erschweren wie z. B. weite Gehstrecken bis zur Toilette, Türschwellen, schwer zu öffnende oder schmale Türen, unzureichend beschilderte, schlecht beleuchtete, verschmutzte, kalte oder kleine Toilettenräume, fehlende Haltevorrichtungen und Toilettensitzerhöhungen und/oder keine oder zu kleine Eimer zur Entsorgung von Inkontinenzhilfsmitteln sowie schwer zu öffnende Kleidung. Dies sind wichtige Faktoren, die dazu

führen können, dass der alternde Mensch einen selbstständigen Toilettengang nicht mehr bewältigen kann. Zudem ist bei diesen Menschen die zügige Erreichbarkeit anderer Personen, die einen Toilettengang unterstützen oder initiieren, von großer Bedeutung. Die Gegebenheiten der ambulanten Pflege oder geringe personelle Ressourcen in Pflegeeinrichtungen können so eine Stuhlinkontinenz mitverursachen (DNQP 2023a).

23.5 Diagnostik

Um Analinkontinenz richtig zu diagnostizieren, erfolgreich zu behandeln oder sogar die Entstehung verhindern zu können, ist es unabdingbar, ätiopathogenetische Aspekte und Risikofaktoren zu identifizieren, ihre Wechselwirkungen und deren Einfluss auf nachgelagerte Faktoren – soweit bislang wissenschaftlich erforscht – zu erkennen. Zudem ist es wichtig, die Patient*innen zu befragen, was sie unter einem erfolgreichen Behandlungsergebnis verstehen sowie einzuschätzen, wie die Therapiebereitschaft und Veränderungsmotivation ausgeprägt sind (siehe hierzu Abschn. 23.7 Subjektives Belastungserleben und Krankheitsverarbeitung bei Analinkontinenz). Dies setzt eine biopsychosoziale Betrachtungsweise und die interprofessionelle Zusammenarbeit zwischen verschiedenen Berufsgruppen voraus (Allgemeinmediziner*innen, Koloproktolog*innen, Gastroenterolog*innen, Gynäkolog*innen, Urolog*innen, Chirurg*innen, Geriater*innen, Physiotherapeut*innen, Pflegefachkräfte, Psycholog*innen).

▶ **Tipp** Frauen und Männer über 70 Jahre, die einen oder mehrere der unter Abschn. 23.4.2 aufgeführten Risikofaktoren aufweisen und/oder sich in ambulanter oder stationärer Langzeitpflege befinden, sollten von ihren Behandlern direkt, routinemäßig und wiederholt nach Analinkontinenz befragt und diesbezüglich untersucht werden. Sollte die betroffene Person nicht selbstständig in der Lage sein, Angaben zu ihrer Analinkontinenz zu machen, sollten – nach vorheriger Einverständniserklärung der Betroffenen (wenn kognitiv dazu fähig) – die Bezugspersonen mit in die Anamnese einbezogen werden.

▶ Generell ist zu beachten, dass die Anamnese sowie alle weiteren diagnostischen Maßnahmen und therapeutischen Interventionen auf eine professionelle und empathische Weise unter Beachtung der Intimsphäre der Patient*innen durchgeführt werden. Dazu gehören unter anderem die Sicherstellung des ungestörten Ablaufes, aktives Zuhören, das validierende Aufgreifen des etwaigen Schamgefühls der Patient*innen bei gleichzeitig direkter und konkreter Verwendung von Begrifflichkeiten (im Sinne der Enttabuisierung).

23.5.1 Basisdiagnostik

Zur Basisdiagnostik gehören (Bliss et al. 2023; DNQP 2023a, b; Oetting 2019):

> **Übersicht**
> - Eine ausführliche Anamnese zu Beschwerdebeginn, Stuhlfrequenz und Stuhlmenge, Stuhlbeschaffenheit, Umständen des unfreiwilligen Stuhlabgangs und Stuhlgewohnheiten (Dauer und Sitzposition); die Ernährungs- und Trinkanalyse (u. a. zur Ermittlung von Nahrungsmittelintoleranzen und anderen ernährungsbedingten Ursachen); die Erfassung früherer und aktueller Therapien inkl. Medikamentenanamnese und chirurgischer Eingriffe im anorektalen Bereich, bei Frauen Geburtenanamnese; der bisherige Gebrauch von Inkontinenzhilfsmitteln.
>
> Der Einbezug (nach Aufwand-/Nutzenabwägung) eines ggf. elektronischen Stuhltagebuches über 7–14 Tage hat sich bewährt (Lehmann et al. 2022). Die DKG stellt ein kostenfreies Stuhltagebuch zum Download zur Verfügung (https://www.kontinenz-gesellschaft.de/).

Stuhlfrequenz- und Stuhlmenge können unter Einsatz eines Schweregradindex, z. B. dem „Fecal Incontinence Severity Index" (FISI, Rockwood et al. 1999; Rockwood 2004) erfasst werden. Weitere Indizes sind verfügbar (Übersicht in Bliss et al. 2023). Mit dem FISI wird mittels 4 Fragen eruiert, wie häufig der Verlust von 1. Winden, 2. kleinen Mengen schmierigen Stuhls, 3. flüssigem Stuhl und 4. festem Stuhl ist. Den Betroffenen steht eine 6-stufige Ratingskala (von nie [0] bis 2-mal pro Tag oder öfter [5]) zur Verfügung. Der so erreichbare Maximalwert würde 20 Punkte betragen. Zudem existiert eine Version mit gewichteten Antwortmöglichkeiten (Maximalwert = 61 Punkte), bei der die Tatsache einbezogen wird, dass seitens der Betroffenen der tägliche Verlust von flüssigem Stuhl als schwerwiegender erlebt wird als der tägliche Verlust von festem Stuhl.

Die Beschaffenheit des Stuhls kann mithilfe einer Beurteilungsskala, wie z. B. der 7-stufigen Bristol-Stuhlformen-Skala eingeschätzt werden („Bristol Stool Scale"; Lewis und Heaton 1997).

Weitere Schritte der Basisdiagnostik sind:

- Die Inspektion und Palpation des analen Sphinkters und Beckenbodens unter statischen und dynamischen Bedingungen zur Feststellung von Irritationen, entzündlichen oder ulzerösen Veränderungen der Perianalhaut, Fissuren, Narben, Hämorrhoiden, Fisteln, Rektozelen, Beschaffenheit des Dammes, einer Beckenbodensenkung sowie zur Beurteilung des Ruhe- und Kneifdrucks, das forcierte Ausatmen bei geschlossener Nase und geschlossenem Mund (Valsalva-Manöver) zur Beobachtung einer Prolapsneigung und der PinPrick-Test (Berühren und Kratzen der perianalen Haut und des Anus) und die Beobachtung der ausgelösten reflektorischen Kontraktionen des analen Sphinkters (Anokutanreflex) dienen als basisneurologische Untersuchung, um die kutane Sensibilität, Reflexfunktion der Sphinkter- und Beckenbodenmuskulatur sowie der efferenten Innervation (Pudendusnerv) zu überprüfen. Weitere Untersuchungstechniken beurteilen die Elektrosensitivität sowie die Temperatursensitivität (mit spezieller Temperatursonde).

- Die Proktoskopie und Rektoskopie des Analkanals und Rektums zum Nachweis bzw. Ausschluss von inneren Prolapsformen, Tumoren, (chronisch) entzündlichen Veränderungen, Stenosen, Ulzerationen.
- Bei Frauen ggf. die vaginale Untersuchung zum Nachweis bzw. Ausschluss von Rektozelen, Zystozelen oder Uterusprolaps.
- Die Abklärung der somatischen (einschließlich neurologischen), psychischen/psychiatrischen und verhaltensbezogenen Risikofaktoren ggf. mit Erhebung des psychopathologischen Befunds (Abklärung des kognitiven Status) und unter Einsatz entsprechender testdiagnostischer Verfahren (z. B. SKID-I-Screening/Interview, geriatrische Assessments zur Abklärung der funktionellen Fähigkeiten); zudem die Erfassung der umgebungsbezogenen Risikofaktoren (s. Abschn. 23.4.2 Risikofaktoren).
- Die Eruierung etwaiger psychischer Ursachen (bei Verdacht auf somatoforme Analinkontinenz) sowie die Erfassung der bio-psycho-sozialen Folgen

der Analinkontinenz ggf. unter Einsatz krankheitsspezifischer Instrumente (z. B. FLQAI – Fragebogen zu Lebensqualität bei Analinkontinenz; Ahnis et al. 2012 [dt., validierte Version der FIQLS – „Fecal Incontinence Quality of Life Scale", Rockwood et al. 2000); für Frauen die deutsche, validierte Version (Trutnovsky et al. 2016) des „Pelvic Organ Prolapse/Incontinence Sexual Questionnaire-IUGA revised" [PISQ-IR], Pauls et al. 2015).
- Die Erfassung der patient*innenseitigen Definition einer erfolgreichen Behandlung/des Behandlungsziels (und Abgleich mit Definition der jeweils Behandelnden) (s. hierzu Abschn. 23.7 Subjektives Belastungserleben und Krankheitsverarbeitung bei Analinkontinenz).

23.5.2 Erweiterte Diagnostik

Diese Untersuchungen werden je nach Fall und unter Beachtung des Alters der Betroffenen durch spezielle proktologische Verfahren (Bliss et al. 2023; Frieling 2016; Pehl et al. 2007; Rao et al. 2016), die in Tab. 23.2 aufgeführt werden, ergänzt:

23.6 Therapie

Zur Behandlung der Analinkontinenz stehen in Abhängigkeit von Ursache und Schweregrad unter Beachtung des subjektiven Leidensdrucks, subjektiven Behandlungsziels und der Belastbarkeit der Patient*innen verschiedene Therapiemaßnahmen zur Auswahl. Hierzu müssen die unter Abschn. 23.5 Diagnostik bereits genannten sowie ggf. weitere Fachdisziplinen hinzugezogen werden (z. B. Diabetologie, Ernährungsberatung, Inkontinenzberatung, [Neuro-]Psychiatrie, Psychotherapie, ggf. Paartherapie).

Tab. 23.2 Erweiterte Diagnostik der Analinkontinenz

Methode/Verfahren	Vorgehen → Funktion
Endosonografie	Erfassung morphologischer Veränderungen (Muskellücken, Narbenbildungen etc.) des Sphinkterapparates, Identifikation von Fistelgängen
Hochauflösende anorektale Manometrie	Rektale Einführung von hochauflösenden (mit über 200 Sensoren versehenen) Kathetern → Beurteilung der Funktionen des Sphinkterapparates (z. B. Ruhedruck, Kneifdruck)
Rektale Barostatuntersuchung	Rektale Einführung und Luftfüllung eines Ballons → Beurteilung von Rektumsensitivität und -volumen, Bestimmung der Reflexabläufe
Ballonexpulsionstest	Rauspressversuch eines mit Wasser gefüllten Ballons → Beurteilung des Vorgangs der Stuhlentleerung
Defäkografie	Rektale Füllung mit Kontrastmitteln unter Röntgendurchleuchtung → Darstellung des Entleerungsprozesses, der Kinetik und der Vollständigkeit der rektalen Entleerung
Defäko-Magnetresonanztomografie	Rektale Füllung unter Einsatz eines bildgebenden Verfahrens ohne Röntgenstrahlenbelastung → Aussagen über Schließ- und Beckenbodenmuskulatur inkl. ihres dynamischen Verhaltens; Nachweis bzw. Ausschluss von Rektozelen und Intussuszeption
Sphinkterelektromyografie	Ableitung von Aktionsströmen im Muskelgewebe mithilfe von Nadel- oder Oberflächenelektroden → Beurteilung des externalen analen Sphinkters und des Beckenbodens in Ruhe, Aktivierung und Relaxation
Nervus-Pudendus-Latenzzeit-Messung	Messung der Zeitspanne, die von der Stimulation des N. pudendus bis zur Antwort des externen analen Schließmuskels vergeht → Feststellung von peripheren Läsionen des N. pudendus
Ableitung magnetisch evozierter Potenziale	Stimulierung der motorischen Zentren im Bereich des Gehirns/Rückenmarkes mittels Magnetspule, Auslösung von Bewegungsimpulsen → Aufdeckung von Schädigungen der motorischen Bahnen

23.6.1 Konservative Therapie

Die konservativen Therapiemaßnahmen (siehe Tab. 23.3) dienen dazu, die Stuhlentleerung, die Konsistenz des Stuhls, die Kolontransitzeit und die Schließmuskelfunktion zu beeinflussen. Sie umfassen Maßnahmen der Hautpflege und des Hautschutzes. Sie zielen zudem darauf ab, die identifizierten Risikofaktoren zu modifizieren. Ferner umfassen sie Maßnahmen, um die krankheitsbedingten psychosozialen Belastungen oder maladaptiven Krankheitsverarbeitungsformen zu reduzieren (s. dazu Abschn. 23.7).

Beeinflussung der Risikofaktoren
Patient*innen mit somatischen, neurologischen oder psychiatrischen Risikofaktoren (z. B. Diabetes mellitus, Demenz, s. Abschn. 23.4.2 Risikofaktoren) müssen adäquat fachärztlich – soweit möglich – behandelt werden. Für die Behandlung der depressiven und Angststörung stehen wirksame Psychotherapieverfahren (kognitiv-verhaltenstherapeutischer, tiefen-

psychologisch fundierter oder systemischer Ansatz) und Psychopharmaka zur Verfügung.

Hinsichtlich des Einflusses der Raucherentwöhnung auf Analinkontinenz existieren bislang keine Studien.

Die Studienergebnisse zu der Auswirkung einer Gewichtsreduktion auf die Analinkontinenzsymptomatik sind vor dem Hintergrund des Risikofaktors Übergewicht/Adipositas kontraintuitiv: In zwei Metaanalysen (Lian et al. 2017: N = 11 Studien, insg. N = 784 Frauen; Montenegro et al. 2019: N = 9 Studien, nur Frauen) zeigte die signifikante Gewichtsreduktion nach bariatrischer Operation keine signifikante Reduktion der bestehenden Analinkontinenzsymptomatik. Möglicherweise sind für den Zusammenhang Übergewicht/Adipositas und Analinkontinenz konfundierende Faktoren (z. B. Diarrhö, geringe Ballaststoffaufnahme oder geringe körperliche Aktivität) verantwortlich. Markland und Kolleg*innen (2009) konnten nachweisen, dass eine ballaststoffarme Ernährung (≤10 g Ballaststoffe aus Gemüse,

Tab. 23.3 Konservative Therapiemaßnahmen bei Analinkontinenz (Birkner et al. 2000; Bliss et al. 2023; DNQP 2023a; Markland et al. 2015; REHADAT 2023; van der Hagen et al. 2011)

Maßnahme	Inhalt
Rhythmisierung der Stuhlentleerung	Darmentleerungstraining: Förderung der Darmentleerung nach den Mahlzeiten (Nutzung des gastrokolischen Reflexes), Sicherstellung von Privatsphäre, Einplanen von Zeit zur Darmentleerung nach einer Mahlzeit, Erlernen von Techniken, die die Darmentleerung erleichtern (z. B. Kolonmassage)
Regulation der Stuhlkonsistenz (wichtige, validierte Maßnahme, die jedoch eine hohe Compliance voraussetzt)	Ernährungs- und Flüssigkeitsberatung: FODMAP-arme, ballaststoffreiche Ernährung (Bsp.: Haferflocken, Samen, viele Gemüsesorten); Verzicht auf Alkohol; ausreichende Flüssigkeitszufuhr (gegen Obstipation). Das Phytotherapeutikum Psyllium (Flohsamenschalen) erzeugt Gelbildung u. darüber Festigung des Stuhls (Dosis: 3,4 g/Tag, dann ggf. Dosissteigerung → gleiche Wirksamkeit wie geringe Loperamid-Dosis von 2 mg/Tag]; in Kombination mit ballaststoffreicher Ernährung und transanaler Irrigation [TAI, s. u.] effektive Symptomreduktion für weiche/ schmierige, flüssige Stuhlanteile); Medikamentenumstellung
Medikamentöse Darmlähmung	Peripher wirkende Opiatagonisten, z. B. Loperamid: Verlangsamung der Darmpassage mit vermehrter Flüssigkeitsresorption und Relaxation der Darmwand → Erhöhung der Stuhlkonsistenz, Stuhldrangschwelle und rektalen Compliance
Gezielte/geplante Darmentleerung (TAI)	Entleerung des Enddarms zu definierten Zeiten via Applikation von Klysmen bzw. CO_2-bildenden Zäpfchen Transanale Irrigation (TAI): Retrograde Spülung des Dickdarms über Rektalkatheter oder Konus mit einer auf das Körpergewicht abgestimmten Menge lauwarmen Leitungswassers. Bewirkt im Darm Peristaltikwelle, die in 15–20 min zur Entleerung führt. Kann nach mehrmaliger Anleitung selbstständig ausgeführt werden; ermöglicht ausscheidungsfreie Zeit von 12–48 h
Beckenbodentraining (BBT), Elektrostimulation (ES), Biofeedback (BF)	Aktiv via Patient*innen (BBT) oder passiv via Stromapplikation (ES) durch intraanale Elektroden wird die Kontraktion des Schließmuskels erzeugt. Ziele: Steigerung der Kontraktionskraft des Schließmuskels, Verkürzung der Latenz zw. rektalem Dehnungsreiz u. Schließmuskelkontraktion, Verbesserung der Wahrnehmung rektaler Dehnungsreize; Voraussetzung: Kooperationsfähigkeit, Restfunktion des externen Schließmuskels, Wahrnehmung rektaler Dehnungsreize Biofeedback (BF): Via optischem oder akustischem Signal wird die mit analem EMG-Sensor oder Manometriekatheter gemessene Kontraktionskraft des Schließmuskels zurückgemeldet BBT mit BF scheint effektiver als BBT allein. ES scheint nur in hoher Frequenz (3000 vs. 100 Hz) wirksam, kombiniert mit BF ist ES effektiver als BF allein Wichtig: Durchführung der physikalischen Therapien zunächst unter Anleitung, dann konsequente Durchführung über mindestens 6 Monate. Ärztlich zu verordnende Hilfsmittel für den häuslichen Gebrauch („Inkontinenztherapiegeräte mit Therapiespeicher ohne/mit Biofeedback") stehen zur Verfügung
Hautreinigung und Hautpflege	Cremes u. Salben (z. B. zinkoxidhaltige Externa) präventiv oder bei Schädigung der Hautintegrität (z. B. lokale Reizerscheinungen der Perianalhaut, inkontinenzassoziierte Dermatitis, IAD)
Inkontinenzhilfsmittel	Mechanische Mittel, um Stuhlverlust aufzunehmen (saugfähige Vorlagen, Inkontinenzslips), zu reduzieren und zu verhindern (Analtampons/flexible Silikonplugs) oder aufzufangen (Fäkalkollektoren, Bettschutz [Einmalunterlagen, waschbare Unterlagen])

Früchten, Getreide/Tag) bei übergewichtigen/ adipösen Frauen (N = 336, BMI: M = 36 kg/m², Alter: M = 53, SD = 10) Stuhlinkontinenz prädiziert. In einer großen prospektiv angelegten Kohortenstudie („Nurses' Health Study", N = 58.330 Frauen, Alter: M = 73, davon zum Nachuntersuchungszeitpunkt 4 Jahre später n = 7056 analinkontinent, Staller et al. 2018) hatten die Frauen mit der höchsten Ballaststoffaufnahme (25 g/Tag, unabhängig von Ballaststoffquelle) im Vergleich mit den Frauen der niedrigsten Ballaststoffaufnahme (13,5 g/Tag) ein 18 % geringeres Risiko für die Entwicklung einer Inkontinenz für flüssigen oder festen Stuhl.

Bezüglich des Einflusses der körperlichen Aktivität/Fitness auf Analinkontinenz bzw. der daraus abzuleitenden Interventionen zeigte sich in der bereits erwähnten „Nurses' Health Study" (Staller et al. 2018), dass ein höheres Maß an körperlicher (27 + MET-h/Wo vs. <3 MET-h/Wo), aber wenig belastender Aktivität mit einer moderaten Verringerung des Risikos, an Stuhlinkontinenz zu erkranken, verbunden war. Dieser Effekt blieb auch nach Kontrolle von BMI, Diabetes mellitus oder Bluthochdruck bestehen. Bei jüngeren Athletinnen (N = 393, Altersspanne = 18–40) zeigte sich, dass diejenigen Frauen, die intensiv Sport (>8 h/Wo) auf hohem Belastungsniveau trieben, häufiger unter Analinkontinenz (84 % Verlust von Winden) litten als die sportlich weniger oder inaktiven Frauen (14,8 % vs. 4,9 %) auch nach Kontrolle der Variablen Alter und Geburten (Vitton et al. 2011; siehe auch Yi et al. 2016: Internetumfrage von N = 311 Triathletinnen, davon 28 % analinkontinent).

Hinsichtlich der umgebungsbezogenen Risikofaktoren ist bei Personen mit kognitiven oder funktionellen Einschränkungen die Optimierung der häuslichen Umgebung vorzunehmen. Hierunter fallen die Entfernung von Stolperfallen, schlechter Beleuchtung, ungeeigneter Schlaf- und Sitzmöbel sowie die Kleidungsanpassung (leicht zu öffnende Schuhe/Kleidung, Antirutschsocken). Mobile Toilettenhilfen, die eine gezielte Ausscheidungssituation ermöglichen, können in Kombination mit Umgebungsanpassungen sinnvoll sein. Dazu gehören: Toilettensitzerhöhungen, Haltegriffe, Toilettenstuhl, Steckbecken oder Gehhilfen (DNQP 2023a; Wiedemann et al. 2020). Für die Unterstützung im häuslichen Umfeld sind diese Hilfsmittel von den Krankenkassen erstattungsfähig.

Hilfreich für mobile Patient*innen ist eine Übersicht über die öffentlichen Toiletten im Wohn- oder Aufenthaltsort. Bliss und Park (2020) konnten zeigen, dass die Dichte öffentlich zugänglicher Toiletten gemessen an der Einwohner*innenzahl beispielsweise in Sydney und Paris hoch, in Brüssel und Berlin aber niedrig ist.

23.6.2 Operative Therapie

Bei erfolgloser Anwendung konservativer Therapiemaßnahmen oder dann, wenn eine Schädigung des äußeren Schließmuskels nachgewiesen wurde, kommen operative Maßnahmen zum Einsatz. Einige Verfahren wurden aufgrund der geringen Wirksamkeit, komplikationsreicher Verläufe oder mangelnden kommerziellen Interesses eingestellt oder kommen nur noch in Ausnahmefällen zum Einsatz (z. B. „post anal repair", unstimulierte und dynamische Gracilisplastik, artefizieller Sphinkterersatz, magnetischer Analsphinkter, Pudendusnervstimulation) (Knowles et al. 2023). Anderen derzeit angewendeten Verfahren mangelt es an einer randomisiert kontrollierten Überprüfung und/oder es zeigen sich nur schwach ausgeprägte und/oder kurzanhaltende Effekte (z. B. Injektionstherapie mit „bulking agents", Puborectal-Sling-Operation, temperaturkontrollierte Radiofrequenztherapie, Stammzelltherapie) (Knowles et al. 2023). Tab. 23.4 beinhaltet die Verfahren, die hinsichtlich ihrer Wirksamkeit in kontrolliert randomisierten Studien überprüft wurden.

23.7 Subjektives Belastungserleben und Krankheitsverarbeitung bei Analinkontinenz

Der unfreiwillige Verlust von Winden oder Stuhl, den andere bemerken, und die diagnostischen und/oder therapeutischen Maßnahmen im anorektalen Bereich, die zum großen Teil Nacktsein voraussetzen, lassen etwas Intimes, das eigentlich vor Blicken, Berührungen, Beschreibungen und Bewertungen Fremder verborgen bleiben sollte, öffentlich werden. Scham- und Ekelgefühle bei Betroffenen und bei Dritten sind die Folge. Diese ziehen ihrerseits weitere Belastungen nach sich, die von den betroffenen

Tab. 23.4 Chirurgische Verfahren bei Analinkontinenz (Bittorf und Matzel 2023; Brunner et al. 2019; Knowles et al. 2023)

Verfahren	Inhalt
Primäre/direkte Sphinkter-rekonstruktion	Eine nachgewiesene Sphinkterläsion wird mittels End-zu-End-Naht oder in überlappender Technik unmittelbar nach der eingetretenen Schädigung adaptiert
(Sekundäre) Anale Sphinkterplastik	Die Korrektur des lädierten Schließmuskels wird in überlappender Technik (bevorzugt) oder End-zu-End-Naht mit zeitlichem Abstand (mind. 3 Monate nach Schädigung des Muskels) durchgeführt. Narbengewebe wird dabei teilweise reseziert. Mit der Zeit lassen die eingangs erzielten Effekte nach (Kontinenz bei 41–86 % [durchschnittlich 62 %] unmittelbar nach OP; Kontinenz bei 6–80 % [durchschnittlich 38 %] der Patient*innen mehrere Jahre nach OP)
Sakrale Neuromodulation (Sakralnervstimulation)	Ein implantierter Schrittmacher gibt elektronische Impulse via ebenfalls implantierter Elektroden im Bereich des Kreuzbeins nahe den sakralen Nerven (S2–S4) ab (gute, lang anhaltende Effekte, genaue Wirkweise nicht gänzlich verstanden; am wahrscheinlichsten ist Einwirkung der elektrischen Stimulationsenergie auf den sakralen Nerv S3, welche eine Modulation der Wirbelsäulen- und Gehirnreflexe über periphere afferente Nerven bewirkt). Durch die sakrale Neuromodulation wird das Gleichgewicht zwischen den inhibitorischen und exzitatorischen Kontrollsystemen wiederhergestellt
Kolostomie	Besteht keine andere Möglichkeit, die Analinkontinenz zu behandeln, kann ein künstlicher Darmausgang (Stoma) angelegt werden

Personen verarbeitet werden müssen. Unter Einbeziehung von Zitatbeispielen Betroffener – erhoben im Rahmen einer quantitativ-qualitativen Querschnittstudie (N = 115 Frauen u. Männer, N = 19 analinkontinent, n = 46 anal- u. harninkontinent, N = 50 harninkontinent; Alter: M = 71,2, SD = 7,2, Spanne = 59–93; Ahnis 2009) sowie während der psychotherapeutischen Tätigkeit der Autorin – werden im Folgenden das subjektive Belastungserleben und dessen Verarbeitung betrachtet.

23.7.1 Subjektives Belastungserleben

Zitatbeispiel 1

Frau P., 38 Jahre, inkontinent für flüssigen Stuhl seit einem Jahr postnatal, konservative Maßnahmen: unregelmäßig Beckenbodentraining und FODMAP-arme Ernährung, Einnahme Psyllium, Inkontinenzhilfsmittel (Vorlagen, gelegentlich Analtampons), kognitive Verhaltenstherapie (auf Wunsch der Patientin online) seit 3 Monaten berichtet:

„[…] ich könnte nur noch weinen. Ich weiß nicht mehr, wie ich es schaffen soll, ich bin völlig fertig, ich werde nie wieder normal arbeiten können.

Alles – ins Fitnessstudio, wandern, in die Sauna, Tanzen, Reisen, mit dem Kleinen aufs Trampolin, wie? Wir hatten uns so auf unser Kind gefreut. […] Kurz vor der Geburt habe ich noch gedacht, wie schön alles wird, dass dann alles und noch mehr möglich ist, dass ich wieder richtig Sport machen kann, sodass man schwitzt, Sie wissen, wie… Nun, nichts. […]

Ich kann keine Windeln und all das mehr sehen. Ich will das nicht mehr. Ich will, dass es aufhört. Ich müsste weitere Ärzte aufsuchen, ich weiß, aber ich schaffe es nicht mit dem Kleinen […].

Marko [Ehemann der Pat., Name geändert, Anm. Autorin] ist mir keine Hilfe, was soll er auch tun? Es ist mir so unangenehm. Ich bin völlig unattraktiv geworden, ich weiß, dass er es ekelig findet, selbst bei Micky [Sohn der Pat., Name geändert] kann er es [Ausscheidungen, Anm. Autorin] nicht riechen. Ich fühle mich so allein. Ich wäre am liebsten nicht mehr hier … Lieber irgendwo, in 'nem luftleeren Raum. […]" ◄

Zitatbeispiel 2

Herr M., 69 Jahre, inkontinent für gasförmigen und schmierigen/weichen Stuhl („Fecal Incontinence Severity Index", FISI = 18 von 61, siehe Berechnung FISI in Abschn. 23.5.1. Basisdiagnostik) seit 3 Jahren, keine Therapiemaßnahmen, schildert:

„[…] ich habe Angst davor, dass es schlimmer wird und dass ich es nicht mehr beherrschen kann. Ja? Jetzt denke ich, dass ich es beherrsche. Also… äh, es hat bisher noch keiner gemerkt, dass ich es habe, außer meiner Frau, die es weiß, oder mein Sohn, der nun sehr oft bei uns ist. Wir sind auch am Wochenende immer zusammen und schlafen auch zusammen. Und dem habe ich eben mal gesagt, dass ich ein Problem habe. […]

Im Haus hatten wir ältere Leute, bei denen das so war. Und wenn die kamen, dann war es mir unangenehm, weil es sehr zu riechen war. Und die haben es gar nicht mehr gemerkt. Und da sagte ich, … sagt mir bloß Bescheid, wenn das irgendwie [riecht, Anm. Autorin]… Ich sage, das ist mir dann nicht peinlich, ich brauche das. Und sagt es mir auch, ja? […]" ◄

Zitatbeispiel 3

Frau S., 85 Jahre, Pflegeheimbewohnerin, inkontinent für gasförmige, flüssige, weiche/schmierige und feste Stuhlanteile (FISI = 54 von 61) seit 5 Jahren, Inkontinenzhilfsmittel: Fäkalkollektor, Inkontinenzslip, Bettschutz, berichtet:

„[…] ich bin alt, aber ich möchte trotzdem mit Würde behandelt werden. Steht mir das nicht zu? […] Es gibt jene und solche, wie überall [medizinisches und pflegerisches Personal, Anm. Autorin]. Viele sind respektvoll, andere nicht; reißen die Tür auf, lassen sie offen und untersuchen oder versorgen, während sie telefonieren oder mit einem Kollegen sprechen. Manche sagen kein Wort. Besucher laufen vorbei, schauen ins Zimmer, das stört die nicht. Ähm, Profession, Geschlecht, Alter – egal. […] Ich habe alles erlebt. Die denken, bei einer alten Frau gibt es keine Intimsphäre mehr, ich verrate Ihnen etwas, […] auch nach 5 Jahren empfinde ich noch immer Scham. Das nutzt sich nicht ab. […]" ◄

98 % der inkontinenten Frauen und Männer nennen mindestens eine Belastung, die sie mit ihrer Erkrankung verbinden. Je schwerer die Symptome der Erkrankung ausgeprägt sind (operationalisiert über Schweregradindizes, siehe Abschn. 23.5.1 Basisdiagnostik), die nicht mit den objektiven physiologischen Veränderungen korreliert sein müssen (vgl. Maeda et al. 2009), desto größer ist die erlebte subjektive Belastung. Die

Dauer der Erkrankung hat hingegen keinen entscheidenden Einfluss auf das Belastungserleben. Eine lange Erkrankungszeit – in der eigenen Untersuchung zwischen 6 Monaten und 48 Jahren (M = 11,5) – trägt im Gegensatz zu anderen chronischen Erkrankungen nicht dazu bei, die Beeinträchtigungen durch die Inkontinenz als weniger belastend zu sehen (Ahnis 2009).

Inkontinenzspezifische Belastungen lassen sich geschlechterunabhängig 5 Ebenen zuordnen. Bei inkontinenten Personen dominieren Belastungen der psychischen Ebene. Soziale Belastungen und Belastungen der Verhaltensebene treten an die 2. und 3. Stelle. Körperliche Belastungen spielen vergleichsweise eine geringe Rolle ebenso wie ökonomische Belastungen (Ahnis und Knoll 2008):

Psychische Belastungen
Angst (siehe Zitatbeispiele 1, 2)
Analinkontinente Frauen und Männer haben Angst davor, Stuhl in der Öffentlichkeit zu verlieren und andere dadurch auf ihre Erkrankung aufmerksam zu machen. Sie haben Angst davor, zu riechen, dass sie unterwegs keine Toilette finden, kein Inkontinenzmaterial dabeihaben oder sich dieses unter der Kleidung abzeichnet. Sie fürchten, vom gesellschaftlichen Leben ausgeschlossen zu werden, nichts mehr zu schaffen oder dass sich ihr Zustand verschlechtert (Ahnis und Knoll 2008; Creamer et al. 2021: quantit. Studie, N = 318 analinkontinente Frauen u. Männer, Alter: M = 59,9; Peden-McAlpine et al. 2008: unstrukturierte Interviews, N = 10 nicht institutionalisierte Frauen).

Betroffene zeigen geschlechterunabhängig auf der Subskala Angst der „Hospital Anxiety and Depression Scale" (HADS; Zigmond und Snaith 1983) signifikant höhere Werte als kontinente Personen (Creamer et al. 2021; Damon et al. 2008: quantit. Studie, N = 621 analinkontinente Frauen u. Männer, Alter: M = 58, SD = 15, Spanne = 20–92; Maeda et al. 2009: quantit. Studie, N = 109 analinkontinente Frauen u. Männer, Alter: M = 57,1, SD = 14,3, Spanne = 21–86).

▶ **Wichtig**

Bei der Angst der analinkontinenten Personen handelt es sich überwiegend um Schamangst. Schamangst wird dann empfunden, wenn Gefahr in Form von Bloßstellung, Demütigung und Zurückweisung droht. Nach Wurmser (1993) gründet Schamangst auf dem Trauma bereits erfahrener Hilflosigkeit (im Falle der Betroffenen z. B. bei einem Inkontinenzereignis in der Öffentlichkeit) oder sie ist die Antwort auf eine Erniedrigung.

Die Schamdefinition nach Wurmser (1993) umfasst neben der Schamangst die Schamhaftigkeit und den eigentlichen Schamaffekt.

Scham (s. Zitatbeispiele 1, 2, 3)
Das Erleben des Schamaffektes ist bei analinkontinenten Personen allgegenwärtig (Ahnis 2009; Bliss et al. 2023).

Übersicht

Sich-Schämen ist eine existenzielle Grunderfahrung (Wurmser 1993), ein Gefühl, das sich auf den ganzen Menschen, auf sein komplettes psychisches und physisches Dasein bezieht (Pernlochner-Kügler 2004). Mit Scham und Sich-Schämen wird die Reaktion auf das Erleben des Bloßgestelltseins, Versagthabens und des Ehrverlustes bezeichnet (Dorsch 1998). Scham lässt sich über verschiedene Inhalte und Anlässe definieren. Dazu gehören (Kalbe 2002):

- Soziale und körperliche Abweichungen sowie Persönlichkeitsmerkmale (z. B. physische Defekte, Krankheit, Nacktheit, Schmutzigsein, Schuld),
- Versagen und Misserfolge (z. B. Körperfunktionen nicht beherrschen, Kontrollverlust, sexuelles Versagen),
- Überschreitungen und grenzverletzendes Verhalten (z. B. Normbrüche, Verletzung von Regeln, erzwungene Nacktheit, Geringschätzung).

Mit allen drei Formen von Schamauslösern sehen sich analinkontinente Menschen konfrontiert: Es ist ihnen unangenehm, eine Erkrankung wie die Analinkontinenz zu haben. Sie schämen sich, wenn es zu einer Geruchsentwicklung kommt oder sich Vorlagen unter der Kleidung abzeichnen. Die Betroffenen berichten auch über fremdausgelöste Scham, also Scham, die durch (vermeintliche) Blicke anderer ausgelöst oder verstärkt wird.

Das Gefühl der Scham stellt sich auch ein und belastet die Betroffenen, wenn deutlich wird, dass die Partner*innen sich z. B. beim Waschen der beschmutzten Unterhose ekeln.

Patient*innen der stationären Versorgung sowie der ambulanten und stationären Langzeitpflege berichten, Scham zu empfinden, wenn Ärzt*innen Untersuchungen im Intimbereich durchführen und/oder das Pflegepersonal die Vorlagen wechselt (Ahnis 2009). Sich vor Dritten nackt zeigen zu müssen, Manipulationen an den Genitalien zuzulassen, beim Waschen (im Rahmen der pflegerischen Versorgung) sexuell erregt zu werden, löst Scham aus (Grond 1992). Auch das Tragen von Vorlagen an sich, die Benutzung von Fäkalkollektoren, Steckbecken oder die Anwendung von Einläufen und Analtampons/Plugs oder begleitete Toilettengänge sind schamauslösende Vorgänge (vgl. Reuschenbach 2004). Inkontinente leiden unter Schambzw. Schuldgefühlen aufgrund des Empfindens, Normen verletzt zu haben, wie z. B. die des Sauberkeitsgebotes der Bett- oder Unterwäsche.

„Doppelte Sprachlosigkeit"
Das Erleben von Scham oder die Angst vor Beschämung führt dazu, dass Betroffene schweigen, anstatt über Inkontinenz zu sprechen, auch wenn dies den privaten und beruflichen Alltag erschwert und die Anwendung diagnostischer und therapeutischer Möglichkeiten so verwehrt bleibt (Kunduru et al. 2015: strukturierte Interviews, N = 124 analinkontinente Frauen u. Männer, Alter: M = 56,4; Rasmussen und Ringsberg 2010: qualitat. Befragung, N = 9 analinkontinente Frauen postnatal, Alter: Md. = 35, Spanne = 28–50). Daneben können Vorurteile

oder eine Normalisierung aufseiten der Betroffenen und Behandelnden, wie z. B., dass Analinkontinenz eine normale Erscheinung des Alters oder von Frauen postnatal sei, die nicht diagnostiziert oder behandelt werden muss, dazu führen, dass sich Betroffene nicht in Behandlung begeben (Brown et al. 2017; Helewa et al. 2017; Kunduru et al. 2015; Parsons et al. 2023: halbstrukturierte Interviews, N = 41 analinkontinente Frauen, Altersspanne = 20–75). Weitere Gründe für eine ausbleibende Diagnostik und/oder Behandlung sind der fehlende Zugang zu entsprechenden Fachärzt*innen (insbesondere in ländlichen Gegenden), negative Vorerfahrungen mit Behandler*innen, die Einschätzung, die Symptomatik sei nicht ernst (genug), oder vermeidende Copingstrategien der Betroffenen.

Allerdings herrscht auch aufseiten des medizinischen und pflegerischen Personals teilweise auch und (noch immer) Sprachlosigkeit. Bei Kunduru und Kolleg*innen (2015) gaben die Ärzt*innen, die nicht nach Inkontinenz fragten, an, dass sie sich a) der Prävalenz von Analinkontinenz nicht bewusst waren, b) die Analinkontinenz als nicht prioritär ansahen oder c) der Auffassung waren, die Patient*innen müssten von sich aus die Symptomatik ansprechen. Insbesondere in der ambulanten und stationären Langzeitpflege ist die klassische Therapie oft (nur) die Versorgung mit Inkontinenzhilfsmitteln ohne Einleitung weiterer diagnostischer und/oder therapeutischer Maßnahmen: So zeigte sich, dass die Diagnostik der Analinkontinenz in Krankenhäusern (ambulant u. stationär) bei einem Drittel, in Hausarztpraxen bei der Hälfte und in Pflegeheimen bei zwei Dritteln der Betroffenen nicht stattfand (NICE, Harari et al. 2014: Auswertung der Dokumentationen von N = 5352 Fällen aus insg. 293 Einrichtungen, 2 Altersgruppen: Gruppe 1, 65+Jahre, M = 82, SD = 8,3; Gruppe 2 (o. Pflegeheime), Alter: M = 49, SD = 11,5, Spanne: 18–65).

Das im Jahr 2023 in den Expertenstandard „Kontinenzförderung in der Pflege" des Deutschen Netzwerks für Qualitätsentwicklung in der Pflege aufgenommene Kapitel zu Stuhlinkontinenz könnte diesbezüglich zukünftig eine

entscheidende, für die Betroffenen längst überfällige positive Veränderung bewirken (DNQP 2023a, b).

Ekel (s. Zitatbeispiel 1)
Betroffene ekeln sich vor den eigenen Ausscheidungen oder dem Gefühl, wenn flüssiger Stuhl das Bein hinunterläuft. Bei einigen führt der unfreiwillige Verlust von Stuhl dazu, sich vor sich selbst zu ekeln.

Scham- und Ekelgefühle sind in engster Weise miteinander verbunden; sie bedingen sich gegenseitig: So schämen sich Menschen insbesondere für jene Körperbereiche und Ausscheidungen, von denen bekannt ist, dass sie für Dritte ekelerregend sind. Dieser Zusammenhang kann insbesondere in Untersuchungs- und Pflegesituationen, in denen die Untersuchten/Gepflegten sich schämen und die Untersuchenden/Pflegenden sich ekeln – wenn Copingmechanismen auf beiden Seiten fehlen – eine bedeutsame Rolle spielen (Ringel 2003; siehe Metaanalyse von Talley et al. 2021 zu den Belastungen von [pflegenden] Angehörigen; siehe Ahnis 2005 zu den Auswegen aus dem Teufelskreis „Inkontinenz, Scham, Ekel").

Verändertes Körpererleben und Selbstwertgefühl (s. Zitatbeispiel 1)
Inkontinent zu sein, tatsächlich erlebte und antizipierte schamauslösende Situationen, empfundener Ekel, das Erleben von Schuld, das Tragen von angepasster Kleidung, führen bei den betroffenen Frauen und Männern zu einer veränderten Körperwahrnehmung sowie zu einem veränderten Körperbild und insgesamt zu einem geringeren Selbstwertgefühl.

Kontrollverlust, Wut/Ärger, Schuld, weitere Emotionen (s. Zitatbeispiele 1, 2, 3)
Der Ärger darüber, die Ausscheidungsfunktion nicht mehr willentlich beherrschen zu können bzw. nicht zu bemerken, dass Stuhl verloren geht, sowie das Gefühl, den Zustand nicht (mehr) ändern zu können, sind Aspekte, die Betroffene zum Teil als sehr belastend erleben.

Aber auch das Gefühl, dass Tätigkeiten nicht mehr so wie gewohnt oder gar nicht mehr durchgeführt werden können, dass die Krankheit den Tagesablauf (und das Leben) bestimmt, stört die Betroffenen. Die Planung des Tagesablaufes um die Erkrankung (s. auch Verhaltensebene) sowie die gedankliche Beschäftigung mit der Erkrankung kosten Zeit, was die Betroffenen ärgert.

Einige leiden unter Schuldgefühlen, weil sie eigenes Fehlverhalten als Ursache für die Entstehung der Erkrankung oder einen ausbleibenden Therapieerfolg sehen (Ahnis 2009).

Weitere Emotionen, von denen Betroffene berichten, sind: das Erleben von Ungerechtigkeit, Kränkung, Würdeverlust, Enttäuschung, Verzweiflung, Hoffnungslosigkeit und/oder Traurigkeit (Keighley et al. 2016: qualit. Fallstudien u. Interviews, N=95 analinkontinente Frauen nach Dammrissen 3. und 4. Grades [OASIS], Altersspanne=21–43; Olsson und Berterö 2015: qualit. Tiefeninterviews, N=15 analinkontinente Frauen u. Männer, Alter: Md.=45, Spanne=31–79).

Soziale Belastungen

Eingeschränkte soziale Aktivitäten (s. Zitatbeispiel 1)

Als Folge der Inkontinenz schränken Betroffene ihre sozialen Aktivitäten ein (Ahnis 2009; Keighley et al. 2016). Das umfasst den Verzicht auf (lange) Reisen, Bus- oder Bahnfahrten, aber auch sportliche (z. B. Saunieren, Schwimmen, Joggen) und kulturelle Unternehmungen (z. B. Opern- und Theaterbesuche). Wenn sie eine Einladung absagen, teilen sie den Einladenden andere Gründe statt ihrer Erkrankung mit (Olsson und Berterö 2015). Sie verzichten auf ihre Hobbys, weil sie bei deren Ausübung häufige Toilettengänge und deren Unannehmlichkeiten (z. B. während einer Theateraufführung) sowie den unfreiwilligen Stuhlverlust befürchten.

Eingeschränkte soziale Beziehungen (s. Zitatbeispiel 1)

Auch im Bereich der sozialen Beziehungen stellt die Inkontinenz eine große Belastung dar (Olsson und Berterö 2015; Peden-McAlpine et al. 2008; Roe und May 1999).

Betroffene erleben Unzulänglichkeitsgefühle im Hinblick auf die Ausübung ihrer Rollen: als Mutter (Colebrook Hutchens und Vuoskoski 2020; Keighley et al. 2016)/Vater, als Arbeitnehmer*innen (Keighley et al. 2016), als Freund*innen, als Partner*innen (Rasmussen und Ringsberg 2010).

So berichten analinkontinente Frauen und Männer, dass sie sich aufgrund ihrer Erkrankung von Bekannten und Freund*innen zurückgezogen haben und auch das Knüpfen neuer Bekanntschaften meiden. Die Vorstellung, einer neuen Bekanntschaft von der Inkontinenz berichten zu müssen, schreckt einige von der Suche nach einer neuen intimen Beziehung ab (Ahnis und Knoll 2008; Creamer et al. 2021).

Die Kommunikation über die Erkrankung – auch mit dem/der eigenen Partner*in – ist unangenehm. Es gibt auch Betroffene, die noch nie mit dem/der eigenen Partner*in über die Erkrankung gesprochen haben und dies als große Belastung empfinden (Ahnis und Knoll 2008).

Intime Beziehungen und Sexualität (s. Zitatbeispiel 1)

Auch wenn man analinkontinente Frauen direkt danach befragt, zeigen sie sich zurückhaltend mit Äußerungen darüber, inwieweit die Inkontinenz ihr Intimleben und ihre Sexualität beeinflusst (Cotterill et al. 2008; Peden-McAlpine et al. 2008). Von denjenigen, die sich dazu befragen lassen, gibt es Frauen und Männer, die keinen Einfluss auf ihre Sexualität feststellen, während andere eine Vielzahl von Einschränkungen (hinsichtlich des Wunsches nach körperl. Nähe, Libido, Lubrikation, Schmerzen, Orgasmus, Zufriedenheit) bis hin zum Wunsch nach Abstinenz aufgrund der Befürchtung des Stuhlverlustes während des Geschlechtsverkehrs benennen (Ahnis 2009; Cotterill et al. 2008; Imhoff et al. 2012: N=2269 analinkontinente Frauen, Alter: M=55, SD=9,2, Spanne=40–80; Keighley et al. 2016; Olsson und Beterö 2015; Roe und May 1999; Thomas et al. 2019: Review von 7 quantit. Studien zum Einfluss der Analinkontinenz auf die Sexualität). Auch berichten Frauen, dass sie den Zeitpunkt des Geschlechtsverkehrs, den sie sich selbst wünschen oder der Partner wünscht, mit den Symptomen der Analinkontinenz koordinieren (Rasmussen und Ringsberg 2010) (siehe auch Verhaltensebene). In wenigen Fällen führte die Inkontinenz sogar zur Trennung von dem/der eigenen Partner*in, ausgehend von den Betroffenen (Ahnis 2009). Ob umgekehrt die Analinkontinenz auch für nicht betroffene Partner*innen ein Grund für eine Trennung ist, ist bislang nicht beschrieben.

Ökonomische Belastungen

Der Bedarf an Waschmitteln, Feuchttüchern, Cremes und Salben etc., aber vor allem der intensive Gebrauch von Inkontinenzhilfsmitteln kann eine finanzielle Belastung darstellen, wenn Patient*innen diese selbst finanzieren (Ahnis 2009), z. B. weil sie sich nicht in Behandlung begeben und dadurch keine Dauerverordnung seitens ihrer gesetzlichen Krankenkasse erhalten. In Bezug auf die Material- und Produktauswahl übernehmen die Vertragspartner*innen der Krankenkassen eine wichtige Rolle ein, sind die Beratungsqualität und Produktauswahl doch entscheidend für die Zufriedenheit mit der Hilfsmittelversorgung.

Verhaltensbezogene Belastungen

Die von einigen inkontinenten Frauen und Männern betriebene Hygiene umfasst nicht nur das Wechseln der Inkontinenzhilfsmittel und das Waschen, Cremen und Pflegen des Analbereiches, sondern auch das Wechseln und Waschen von beschmutzter Unterwäsche und Kleidung, ebenso wie die Säuberung von Bettwäsche oder Polstermöbeln. Dieses Verhalten ist zeitaufwendig und wird daher als Belastung empfunden – gleichzeitig aber auch als hilfreicher Bewältigungsmechanismus beschrieben (s. Abschn. 23.7.2 Krankheitsverarbeitung). Um die Erkrankung bzw. die Nutzung von Inkontinenzhilfsmitteln vor anderen zu verbergen, haben einige Betroffene ihren Kleidungsstil verändert. Sie verzichten auf eng anliegende und helle Kleidung (Roe und May 1999), Frauen auf Röcke. Ein weiterer Aspekt ist die Überlegung („vorbereitet sein", Bliss et al. 2023), wie teils große Mengen an Inkontinenzhilfsmitteln transportiert oder ver-

staut werden können, z. B. auf Reisen, aber auch bei alltäglichen Erledigungen (z. B. Einkaufen, Arztbesuch), bei denen auch Wechselkleidung mitgenommen wird (Maeda et al. 2009: Frauen eher als Männer). Keine Inkontinenzvorlagen dabei zu haben (Männer schützen sich häufiger mit einem Taschentuch, Frauen verwenden häufiger professionelle Vorlagen; Maeda et al. 2009), ist für nahezu alle Betroffenen unvorstellbar. Das Verstauen von unbenutzten Inkontinenzhilfsmitteln stellt eine Seite des „Aufbewahrungs- und Transportproblems" dar, die andere ist die Sorge um die adäquate Entsorgung von benutzten Vorlagen (Ahnis 2009).

Ein weiterer Aspekt der Verhaltensebene ist die permanente Suche nach der nächstgelegenen Toilette. Wo auch immer man sich befindet, zunächst wird die Toilette ausfindig gemacht. Die meisten der befragten Personen wissen genau, bei welchem Friseur sie die Toilette benutzen dürfen oder an welcher Stelle im Kaufhaus die nächste Toilette vorzufinden ist. Befinden sich die Betroffenen jedoch in ungewohnter Umgebung, kann die Suche nach einer Toilette zu einem angstauslösenden Moment werden.

Inkontinente reduzieren die Menge und Häufigkeit der Nahrungsaufnahme oder fasten teilweise über mehrere Stunden oder Tage, um den Abgang von Darminhalten bei wichtigen Ereignissen oder bei Außerhausaufenthalten besser regulieren zu können (Ahnis 2009; Peden-McAlpine et al. 2008, 2012: unstrukturierte Interviews, N = 11 Männer).

Betroffene fühlen sich hinsichtlich der Ausübung ihrer beruflichen Interessen eingeschränkt, verschieben z. B. in Abhängigkeit der Symptome Meetings, wählen eine berufliche Tätigkeit ohne Außendiensttätigkeit oder achten darauf oder bitten ihre Arbeitgeber*innen darum, ihren Arbeitsplatz in unmittelbarer Nähe einer Toilette zu haben. Für wiederum andere war die Stuhlinkontinenz der Grund für eine Frühberentung (Peden-McAlpine et al. 2008, 2012).

Die COVID-19-Pandemie (2020–2023 gesundheitliche Notlage internationaler Tragweite) und die zu dieser Zeit erlassenen sozialen Restriktionen haben einige dieser Patient*innen als entlastend erlebt, da sie sich nicht mehr in einer (subjektiv erlebten) Außenseiterposition befunden haben. Die sich seitdem etablierte Veränderung in der Arbeitswelt mit der Möglichkeit des 5-tägigen Homeoffice erleichtert ihnen das Management ihrer Erkrankung.

Körperliche Belastungen (s. Zitatbeispiel 2)
Die reduzierte Nahrungsaufnahme vor Außerhausaktivitäten, teilweise über mehrere Tage, z. B. auf (Dienst-)Reisen sowie die Verwendung von Hilfsmitteln führen zu körperlichem Unwohlsein oder Erschöpfung, auch zur Unterversorgung mit Nährstoffen. Weiter geben Betroffene an, dass sie es stört, den Schlaf während der Nacht und am Tag (Mittagsschlaf) aufgrund von Inkontinenzereignissen unterbrechen zu müssen. Das Tragen der Vorlagen, aber auch häufiges

Waschen führt bei einigen der befragten Personen zu Juckreiz, Brennen, Entzündungen und/oder Schmerzen. Auch der durch Analinkontinenz entstehende Geruch wird als belastend empfunden (Ahnis 2009; Olsson und Berterö 2015; Peden-McAlpine et al. 2008, 2012).

23.7.2 Krankheitsverarbeitung

Inwieweit sich der Schweregrad der Erkrankung bzw. das subjektive Belastungserleben auf Kriterien des subjektiven Wohlbefindens auswirkt, ist davon abhängig, über welche Ressourcen die Betroffenen verfügen und wie sie die inkontinenzbedingten Belastungen verarbeiten (s. Abb. 23.1). Die Erkenntnisse der Copingforschung erklären,

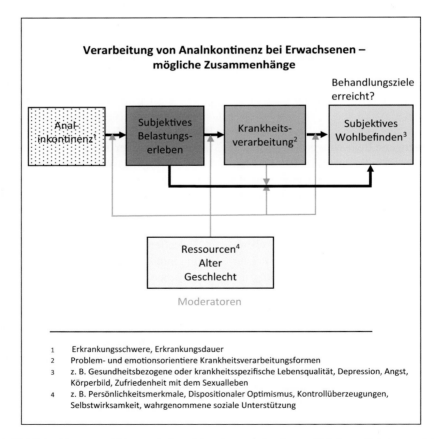

Abb. 23.1 Mögliche Zusammenhänge zwischen Inkontinenzmerkmalen, subjektivem Belastungserleben, Krankheitsverarbeitung, subjektivem Wohlbefinden, Ressourcen, Alter und Geschlecht vor dem Hintergrund individueller Behandlungsziele

warum sich in Studien zu Analinkontinenz direkte Zusammenhänge zwischen dem Schweregrad der Inkontinenz und der Lebensqualität oder anderen Kriterien des subjektiven Wohlbefindens nur teilweise, nicht oder nicht in die erwartete Richtung konstatieren lassen (Bordeianou et al. 2008; Creamer et al. 2021; Ouizeman et al. 2020).

Folgerichtig fordert die ICS nun (Bliss et al. 2023), dass neben den bereits in den wissenschaftlichen und medizinischen Kontext Einzug gehaltenen Instrumenten zur Erfassung der Erkrankungsschwere und der krankheitsspezifischen Lebensqualität oder Sexualität (s. Abschn. 23.5.1 Basisdiagnostik) auch der Einsatz von Fragebögen, welche die Verarbeitungs- und Bewältigungsbemühungen (Copingmechanismen) der analinkontinenten Frauen und Männer untersuchen, stattfindet. Eine Erweiterung um Instrumente zur Erhebung der subjektiv wahrgenommenen personalen und sozialen Ressourcen sowie der individuellen Behandlungsziele der Betroffenen wäre zudem wünschenswert.

▶ **Wichtig** Krankheitsverarbeitung umfasst alle unbewussten und bewussten Prozesse, um bestehende oder erwartete krankheitsbedingte Belastungen emotional, kognitiv oder aktional aufzufangen, auszugleichen oder zu meistern (Definition in Anlehnung an Muthny 1989).

Die Wirksamkeit (der Erfolg) der Krankheitsverarbeitung ist prinzipiell unabhängig von den Verarbeitungsformen (Muthny 1989), hängt aber von den Zielen der einschätzenden Person ab.

Befragt man analinkontinente Patient*innen und medizinisches Personal nach ihren Behandlungszielen (Helewa et al. 2017: N = 6 Patient*innen, N = 4 Chirurg*innen, N = 3 Physiotherapeut*innen, N = 3 Pflegefachkräfte;

Manthey et al. 2010: halbstrukturierte Interviews, N = 189 stuhlinkontinente Frauen u. Männer, Alter: M = 58,4, SD = 13,7) nennen sie neben der Beseitigung (Heilung) ihrer Erkrankung die Reduktion der Krankheitsschwere (insb. in Bezug auf flüssigen Stuhl), eine größere Kontrolle über ihre Darmtätigkeit, weniger Angst und größeres Vertrauen in ihre Kontrollfähigkeit und damit eine Reduktion ihrer Planungs-, Vorbereitungs- und Schutzmaßnahmen (geringerer Vorlagengebrauch) sowie die Wiederaufnahme eingeschränkter Aktivitäten.

Das Pflegepersonal benannte in der Befragung von Helewa und Kolleg*innen (2017) als Ziel das Glücklichsein der Patient*innen oder jede Art von Verbesserung der Darmfunktion; die Physiotherapeut*innen konzentrierten sich auf funktionelle Ergebnisse hinsichtlich einer verbesserten Schließmuskelfunktion sowie Kontrolle über den Stuhlabgang. Die befragten Chirurg*innen gaben an, sich an dem geäußerten Therapieziel ihrer Patient*innen zu orientieren. Nicht alle Betroffenen (bei Manthey et al. 2010 nur 33 % der Befragten) können von sich aus Ziele benennen, in diesem Fall müssen sie von den Behandelnden diesbezüglich unterstützt werden.

Für die Betroffenen macht sich das Ziel oder der Erfolg der Behandlung also nicht nur an rein somatischen Kriterien fest (wie z. B. Reduktion der Inkontinenzschwere), sondern schlägt sich auch in anderen Aspekten nieder (vgl. Heim et al. 1991). Dazu gehören:

Übersicht
- das Erleben unmittelbar auftretender Affekte (z. B. Ärger, Wut),
- die Kriterien des subjektiven psychischen Wohlbefindens, welches sich aus Affekten und psychischen Symptomen (z. B. Angst, Depression) sowie der Lebensqualität (z. B. gesundheitsbezogene Lebensqualität mit den Bereichen Funktionseinschränkungen im Alltag, körperliche Beschwerden, psy-

chische Einschränkungen, soziale Beschränkungen; Bullinger 1994, 1997) zusammensetzt.

Zitatbeispiel 4

Frau Z., 52 Jahre, inkontinent für schmierigen u. flüssigen Stuhl seit 4 Jahren, konservative Maßnahmen: Rhythmisierung Stuhlgangentleerung, FODMAP-arme, ballaststoffreiche Ernährung, Einnahme Psyllium, Alkoholabstinenz, Reduktion Kaffeekonsum, TAI, Inkontinenzslip, Beckenbodentraining mit Biofeedback, kogn. Verhaltenstherapie seit 10 Monaten, berichtet:

„[...] Zuerst war das Homeoffice meine Rettung, war ja vorher undenkbar ... Während mein Mann fluchte, fühlte ich mich so frei wie schon lange nicht mehr. Und dann diese neue Ärztin in der Sprechstunde, sie gab mir nach ganz langer Zeit wieder Hoffnung, dass sich mein Leben wieder normal anfühlen könne. [...] Sie war die Erste, die mich komplett gesehen hat, als ganzen Menschen. [...] Sie hat z. B. von der Möglichkeit erzählt, zu Ihnen gehen zu können (Psychotherapie, Anm. Autorin). Aber nicht im Sinne von abschieben, sondern zusätzlich. Das hat mich beeindruckt. Sie kannte alle möglichen, auch neuen Methoden, nicht nur aus ihrem Fachgebiet. Wir sind jede einzelne durchgegangen und haben geguckt, was zu mir passt. Dann hat sie mich vermittelt. So z. B. bin ich auch an Herrn P. [Physiotherapeut, Anm. Autorin] gekommen, der so gründlich mit so neuen Geräten [Biofeedback], die ich vorher noch nie gesehen hatte, arbeitet – und es hilft! [...] Das hat meine Ärztin unglaublich viel Zeit gekostet, aber die hat sie sich genommen. Ich bin ihr so dankbar. Ich kann jetzt was bewegen, lösen, ich fühle mich wieder als Mensch, als Frau [...]." ◄

Zitatbeispiel 5

Frau T., 87 Jahre, inkontinent für festen Stuhl (und Harn) seit 5 Jahren (FISI = 13 von 61), Inkontinenzhilfsmittel: Inkontinenzslips, Bettschutz, sagt:

„[...] Da kann ich nichts einordnen, da ... wüsste ich nicht, was ich da einordnen soll ... Wir leben unser Leben weiter und nun kommt das da- *zwischen und dann muss ich sehen, dass ich das... trocken halte und sauber halte so gut, wie es geht. [...] Nee, das (Harn- und Analinkontinenz, Anm. Autorin) gehört nicht dazu. Das hat mein Lebtag nicht dazugehört. Deshalb bin ich ja beim Arzt [Proktologe und Urologe, Anm. Autorin]. [...] Weil ich die ... na, die Hoffnung habe, dass er mir hilft.*

[...] Na, er [Ehemann, Anm. Autorin] geht eigentlich sehr ... behutsam damit um und sehr verständnisvoll. Dass er sich da nicht drüber freut, ist klar, aber ... äh ... er versucht nach seinen Kräften, mir zu helfen, soweit es nur eben geht. [...] Ja, wir hatten zu seinem Neunzigsten ... hatte ich hier eine große Party veranstaltet. Da ging es mir schon so mies. Aber da waren wir in diesem Raum an die 20 Leute. Ich hatte ein paar Platten bestellt, hatte ein kaltes Buffet gemacht und auf dem Flur waren die Männer und haben sich unterhalten. Also es war so nett und er hat sich so gefreut. Und abends sind wir schön essen gegangen mit Freunden zusammen. [...] Das ist ein Anlass, da muss man sich zusammenreißen und muss sehen. Und da ... da war ich doch vorher auch bei Ihnen [in der Klink, Anm. Autorin] und da habe ich dem Dr. ... ich glaube, Dr. S. immer gesagt: ,Ich muss dann und dann nach Hause, ich habe noch das und das zu tun.' (lacht)" ◄

Zitatbeispiel 6

Herr T., 60 Jahre, inkontinent für gasförmigen und schmierigen/weichen Stuhl seit 3 Jahren (FISI = 22 von 61), konservative Maßnahmen: Vorlagen sowie selbst angefertigte, mit einem Einsatz verstärkte Unterhosen, Einnahme Loperamid, erzählt:

„[...] Ick war ja mal im früheren Leben Handwerker [erster Berufsweg, Anm. Autorin], [...], ich weiß, wie ich mich vor peinlichen Situationen schütze, hab ick Ihnen ja schon mal erzählt [mehrere Vorlagen und selbst genähte, auslaufsichere Unterhosen, Anm. Autorin]. Dit is nicht dit Problem, da habe ich keene Angst ... Aber na ja, ähm, wie soll ich dit sagen, also ähm, ick bin ja noch nicht 80 oder so, sondern erst 60, ick wünsche mir schon eine neue Partnerschaft. [...] Aber ick gebe nicht uff, es wird ja sicher eene Frau geben, die damit zurechtkommt, die vielleicht ooch betroffen ist oder die dit nich stört. Ick bin fest davon überzeugt, oder besser gesagt, ick wünsche es mir ... Ich halte auf jeden Fall die Augen offen, flirte und so ... Ich habe dit Thema nicht für mich abgeschrieben. Ick habe noch viele Gefühle und Bedürfnisse und all sowas. [...]." ◄

Rang 1, 2 und 3 der dominierenden Krankheitsverarbeitungsformen der von der Autorin (Ahnis 2009) mittels Freiburger Fragebogen zur Krankheitsverarbeitung (FKV, Muthny 1989) untersuchten 59- bis 93-jährigen anal- (und/oder harn-)inkontinenten Frauen und Männer enthalten sowohl aktive, problemorientierte (assimilative) Komponenten, welche auf die Beseitigung der Inkontinenz gerichtet sind („Kooperation und Lösungsverhalten" s. Zitatbeispiele 4, 5), als auch emotionsorientierte (akkommodative) Komponenten („Positive Neubewertung und Genuss", s. Zitatbeispiel 5, „Selbstaufwertung und Wunschdenken", s. Zitatbeispiel 6). Emotionsorientierte Verarbeitungsformen zielen darauf ab, die Reaktion auf die Inkontinenz bzw. das, was die betroffene Person denkt und fühlt, zu verändern.

Die älteren inkontinenten Frauen und Männer setzen Vertrauen in die Medizin und deren Therapiemaßnahmen, was von einer hohen Compliance sowie der Bereitschaft, an der Behandlung der Inkontinenz lösungs-(heilungs-) orientiert mitzuarbeiten, gekennzeichnet ist. Diese Bereitschaft umfasst im Falle der älteren Personen die Ausübung von therapeutischen Maßnahmen, die die Hilfe Dritter (vorrangig Ärzt*innen und Physiotherapeut*innen) mit einbezieht oder die Anwendung von „Self-help"-Strategien (z. B. Hygienemaßnahmen, Toilettenplan, veränderte Kleidung, limitierte Nahrungsaufnahme, Inkontinenzhilfsmittel; Creamer et al. 2021; Keighley et al. 2016; Kunduru et al. 2015).

Stojsic und Kolleg*innen (2002) zeigten, dass stuhlinkontinente (jüngere) Personen (Alter: M = 59, keine Spanne angegeben) auch über Verarbeitungsmechanismen verfügen, die die Hilfe anderer mit einbeziehen sowie Strategien der Ablenkung und Gefühlsberuhigung umfassen. In der Studie wurde nicht untersucht, wie sich die Verarbeitungsformen zu Kriterien der Adaptivität verhalten.

In der Untersuchung der Autorin beinhaltet die emotionsorientierte Verarbeitungsform „Positive Neubewertung und Genuss" Verhaltensweisen, die den Versuch zum Ausdruck bringen, der Krankheit positive Seiten abzugewinnen (auch durch Humor; Cotterill et al. 2008; Peden-McAlpine et al. 2008, 2012; Olsson und Beterö 2015), bewusster zu leben und sich Dinge zu gönnen, die Genuss verschaffen. „Selbstaufwertung und Wunschdenken" ist durch temporale und soziale, das Selbst aufwertende Vergleiche sowie durch die Vorstellung eines positiven Krankheitsverlaufes (s. auch Colebrook Hutchens und Vuoskoski 2020; Keighley et al. 2016) charakterisiert.

Alle drei Krankheitsverarbeitungsformen waren in der Studie der Autorin geschlechterunabhängig direkt oder indirekt mit subjektivem Wohlbefinden assoziiert. Subjektives Wohlbefinden wurde mit validierten Instrumenten zu psychischem und körperlichem Wohlbefinden (gesundheitsbezogene Lebensqualität), Depression, Körperbewertung sowie Zufriedenheit mit dem Sexualleben operationalisiert.

Die Krankheitsverarbeitungsform „Kooperation und Lösungsverhalten" nimmt eine Moderatorfunktion für den Zusammenhang zwischen subjektivem Belastungserleben und einer geringen Zufriedenheit mit dem Sexualleben ein, welcher auch unter Kontrolle der Krankheitsverarbeitung, der Ressourcen, des Geschlechts und des Alters bestand: Eine hohe Ausprägung trägt dazu bei, trotz der erlebten Belastungen durch die Inkontinenz zumindest nicht unzufrieden mit dem Sexualleben zu sein.

Die Krankheitsverarbeitungsform „Selbstaufwertung und Wunschdenken" hingegen ist bei einer gleichzeitig gering ausgeprägten Krankheitsverarbeitungsform „Hadern und emotionale Entladung" mit psychischem Wohlbefinden assoziiert. Außerdem vergrößert eine gering ausgeprägte „Positive Neubewertung und Genuss" im Sinne einer Moderatorvariablen den negativen Zusammenhang zwischen subjektivem Belastungserleben und psychischem Wohlbefinden. Eine geringe Ausprägung der Krankheitsverarbeitungsform „Positive Neubewertung und Genuss" vergrößert ebenso den positiven Zusammenhang zwischen subjektivem Belastungserleben und Depression.

Die sich an die vorletzte Stelle einordnende Krankheitsverarbeitungsform „Hadern und emotionale Entladung", die für eine depressive Verarbeitung der Inkontinenz (Grübeln) steht und von starken negativen Affekten wie Niedergeschlagenheit und Verzweiflung begleitet ist, erwies sich als einzige Verarbeitungsform durchgängig als maladaptiv. Mediatoranalysen zeigten, dass „Hadern und emotionale Entladung" für den Zusammenhang zwischen subjektivem Belastungserleben und geringem psychischen Wohlbefinden, Depression sowie ablehnender Körperbewertung verantwortlich ist.

Die Verarbeitungsform „Religiosität" (Halt im Glauben suchen, beten, einen Sinn in der Krankheit sehen), die in der Stichprobe den letzten Rang einnahm, zeigte keinen Zusammenhang zu Kriterien des subjektiven Wohlbefindens.

Weiter ließ sich nachweisen, dass insbesondere die Ressource wahrgenommene soziale Unterstützung (durch Partnerschaft, Familie, Freund*innen, Selbsthilfegruppen), deren Bedeutsamkeit auch in den oben zitierten qualitativen Studien deutlich wurde, sowie die Ressource Optimismus direkte oder indirekte positive Effekte auf das subjektive Wohlbefinden haben (Ahnis 2009).

Weitere Untersuchungen zu den Krankheitsverarbeitungsprozessen sind notwendig, um diese Erkenntnisse wirksam in die Behandlung analinkontinenter Frauen und Männer einfließen zu lassen. Psychotherapie im Einzel- oder Gruppensetting, psychoedukative Gruppenangebote (Chelvanayagam und Stern 2007) und/oder angeleitete Selbsthilfegruppen (Brown et al. 2019) könnten hier ergänzend zu den bewährten konservativen und chirurgischen Therapieoptionen einen wichtigen Beitrag für die Erreichung der individuellen Behandlungsziele der Betroffenen leisten.

Fazit

In den letzten 15 Jahren hat sich das Verständnis zu Epidemiologie, Ätiopathogenese (z. B. Einfluss der Entbindungsart) und Diagnostik der Analinkontinenz erheblich weiterentwickelt (Bharucha

et al. 2022) und schreitet weiter voran (z. B. Einfluss von genetischen Varianten auf die Entstehung der Analinkontinenz, Breinbjerg et al. 2023). Mehrere Instrumente zur Bewertung des Schweregrads, der krankheitsspezifischen Lebensqualität oder der Sexualität bei Analinkontinenz wurden entwickelt, validiert und finden zunehmend Verwendung im klinischen Alltag. Verschiedene konservative (z. B. Biofeedback, transanale Irrigation, Inkontinenzhilfsmittel) und chirurgische (z. B. primäre/sekundäre Sphinkterrekonstruktion) Therapiemaßnahmen sind verfügbar. Neuere Therapieoptionen (z. B. FODMAP-arme Ernährung, Phytotherapeutika, sakrale Neuromodulation) wurden überprüft und für wirksam befunden, werden kontinuierlich weiter entwickelt (z. B. Injektionstherapie mit „bulking agents") oder intensiv erforscht (z. B. Stammzelltherapie, medikamentöse Ansätze auf Basis neurogastroenterologischer Erkenntnisse zur Darm-Hirn-Achse). Laufende Studien vergleichen die Wirksamkeit, Sicherheit und Kosten der konservativen Behandlungen untereinander sowie mit den chirurgischen Maßnahmen zur Wiederherstellung der analen Schließmuskelfunktion und neuromuskulären Funktion. Diese Fortschritte wurden maßgeblich durch die Bemühungen der forschenden Mitglieder der „International Continence Society" (ICS) und das Engagement internationaler Patient*innenorganisationen vorangetrieben. Erst in 11/2023 fand die Aufnahme der Deutschen Kontinenzgesellschaft (DKG) in die Arbeitsgemeinschaft der Wissenschaftlichen Medizinischen Fachgesellschaften (AWMF) statt, sodass zukünftig auch im deutschsprachigen Raum auf die Erstellung einer deutschen Leitlinie zu Prävention, Diagnostik und Behandlung der Analinkontinenz im Erwachsenenalter gehofft werden darf. Dies ist von hoher Bedeutsamkeit, denn Analinkontinenz bleibt vor dem Hintergrund der demografischen Entwicklung eine häufige Erkrankung mit Prävalenzen in der erwachsenen Allgemeinbevölkerung weltweit zwischen 4 und 8 % sowie in Hochrisikogruppen von bis zu 50 %. Dennoch wird die Erkrankung von vielen Kliniker*innen nicht erkannt und/oder von den inkontinenten Frauen und Männern von sich aus nicht benannt („Doppelte Sprachlosigkeit"), obwohl sie nahezu alle Lebensbereiche der Betroffenen einschränken kann. Krankheitsbedingte Belastungen wurden in überwiegend qualitativen Studien verschiedener Alters- und Risikogruppen (z. B. Frauen postnatal, Alters- und Pflegeheimbewohner*innen) eindrücklich beschrieben. Auf welche Weise jedoch und mit welchem Erfolg Frauen und Männer ihre Analinkontinenz und die damit verbundenen biopsychosozialen Belastungen bewältigen, wurde auch in den letzten 15 Jahren kaum beleuchtet (Ahnis 2009).

Aktuell sind folgende Forschungsfragen weiterhin offen: Inwieweit wirken sich bestimmte Formen der Krankheitsverarbeitung auf den (Behandlungs-)Verlauf der Analinkontinenz in Abhängigkeit vom Geschlecht in unterschiedlichen Altersgruppen aus? Welche Auswirkungen haben verschiedene Formen der Verarbeitung unter Beachtung der subjektiven und objektiven personalen und sozialen Ressourcen und der individuellen, persönlich bedeutsamen Ziele der Betroffenen auf die subjektive Anpassung an die Krankheit und deren Folgen? Hierzu müsste der umfangreiche Erkenntnis- und Erfahrungsschatz der Copingforschung zu chronischen Erkrankungen, die ihre Wurzeln bereits in den 1970er- und 1980er-Jahren des letzten Jahrhunderts hat und gute theoretische Modelle und validierte Instrumente bietet, in der Analinkontinenzforschung vermehrt Beachtung

finden. Die Beantwortung der Fragen könnte einerseits einen wichtigen Beitrag zum Verständnis des Krankheitsverlaufs und Behandlungserfolgs leisten, andererseits Hinweise für konkrete psychotherapeutische Hilfestellungen geben.

Literatur

Ahnis A (2009) Bewältigung von Inkontinenz im Alter. Subjektives Belastungserleben, Krankheitsverarbeitung und subjektives Wohlbefinden bei alten Menschen mit Harn- und Analinkontinenz. Huber, Bern

Ahnis A (2005) Inkontinenz, Scham, Ekel – sprechen wir darüber?! In: Kuhlmey A, Rosemeier HP, Rauchfuß M (Hrsg) Tabus in Medizin und Pflege. Lang, Frankfurt a. M., S 115–133

Ahnis A, Holzhausen M, Rockwood TH, Rosemeier HP (2012) FLQAI – a questionnaire on quality of life in fecal incontinence: German translation and validation of Rockwood et al.'s (2000) Fecal Incontinence Quality of Life Scale (FIQLS). Z Gastroenterol 50(7):661–669. https://doi.org/10.1055/s-0031-1299318

Ahnis A, Knoll N (2008) Subjektives Belastungserleben bei alten Menschen mit Inkontinenz – eine qualitative Analyse [Psychosocial burden of the elderly with incontinence – a qualitative analysis]. Z Gerontol Geriatr 41(4):251–260. https://doi.org/10.1007/s00391-008-0559-2

Andy UU, Vaughan CP, Burgio KL, Alli FM, Goode PS, Markland AD (2016) Shared risk factors for constipation, fecal incontinence, and combined symptoms in older U.S. adults. J Am Geriatr Soc 64(11):e183–e188. https://doi.org/10.1111/jgs.14521

Aslan E, Beji NK, Erkan HA, Yalcin O, Gungor F (2009) The prevalence of and the related factors for urinary and fecal incontinence among older residing in nursing homes. J Clin Nurs 18(23):3290–3298. https://doi.org/10.1111/j.1365-2702.2009.02936.x

Assmann SL, Keszthelyi D, Kleijnen J, Anastasiou F, Bradshaw E, Brannigan AE, Carrington EV, Chiarioni G, Ebben LDA, Gladman MA, Maeda Y, Melenhorst J, Milito G, Muris JWM, Orhalmi J, Pohl D, Tillotson Y, Rydningen M, Svagzdys S, Vaizey CJ, Breukink SO (2022) Guideline for the diagnosis and treatment of saecal incontinence-A UEG/ESCP/ESNM/ESPCG collaboration. United Eur Gastroenterol J 10(3):251–286. https://doi.org/10.1002/ueg2.12213

Bach FL, Sairally BZF, Latthe P (2020) Effect of oestrogen therapy on faecal incontinence in postmenopausal women: a systematic review. Int Urogynecol

J 31(7):1289–1297. https://doi.org/10.1007/s00192-020-04252-1

Barros RE (2011) Paruresis and parcopresis in social phobia: a case report. Braz J Psychiatry 33(4):416–417. https://doi.org/10.1590/s1516-44462011000400019

Baron JA, La Vecchia C, Levi F (1990) The antiestrogenic effect of cigarette smoking in women. Am J Obstet Gynecol 162:502–514. https://doi.org/10.1016/0002-9378(90)90420-c

Berkelmans I, Leroi AM, Weber J, Denis P (1996) Faecal incontinence with transitory absence of anal contraction in two sexually or physically abused women. Eur J Gastroenterol Hepatol 8(3):235–238. https://doi.org/10.1097/00042737-199603000-00009

Bharucha AE, Fletcher JG, Harper CM, Hough D, Daube JR, Stevens C, Seide B, Riederer SJ, Zinsmeister AR (2005) Relationship between symptoms and disordered continence mechanisms in women with idiopathic faecal incontinence. Gut 54(4):546–555. https://doi.org/10.1136/gut.2004.047696.PMID:15753542;PMCID:PMC1774446

Bharucha AE, Zinsmeister AR, Schleck CD, Melton LJ (2010) 3rd. Bowel disturbances are the most important risk factors for late onset fecal incontinence: a population-based case-control study in women. Gastroenterology. 139(5):1559–1566. https://doi.org/10.1053/j.gastro.2010.07.056

Bharucha AE, Edge J, Zinsmeister AR (2011) Effect of nifedipine on anorectal sensorimotor functions in health and fecal incontinence. Am J Physiol Gastrointest Liver Physiol 301(1):G175–180. https://doi.org/10.1152/ajpgi.00557.2010

Bharucha AE, Knowles CH, Mack I, Malcolm A, Oblizajek N, Rao S, Scott SM, Shin A, Enck P (2022) Faecal incontinence in adults. Nat Rev Dis Primers 8(1):53. https://doi.org/10.1038/s41572-022-00381-7

Birkner B, Schepp W, Pehl C, Cluss B, Bittmann W, Emmert H, Fuchs M, Passern J, Wendl B, Heitland W (2000) Stuhlkontinenz: Diagnostisches und therapeutisches Stufenschema. Dtsch Arztebl 97(19):A-1302 / B-1107 / C-1035

Bittorf B, Matzel K (2023) Sakralnervmodulation in der Therapie der Stuhlkontinenz und Obstipation: Evidenz, Programmierung und Langzeitmanagement [Sacral Neuromodulation for Fecal Incontinence and Constipation: Evidence, Programming and Long-term Management]. Zentralbl Chir 148(3):228–236. https://doi.org/10.1055/a-2063-3630

Bliss DZ, Park YS (2020) Public toilets in parklands or open spaces in international cities using geographic information systems. Int Urogynecol J 31(5):939–945. https://doi.org/10.1007/s00192-019-04024-6

Bliss D, Mimura T, Berghmans B, Bharucha A, Carrington E, Hunter K, Kumaran T, Sakakibara R, Santoro G (2023) Assessment and conservative management of fecal incontinence and quality of life (Commitee 15). In: Cardozo L, Rovner E, Wagg A, Wein A, Abrams P (Hrsg) Incontinence 7th Edition (2023). ICI-ICS. International Continence Society, Bristol UK

Blomquist JL, Muñoz A, Carroll M, Handa VL (2018) Association of delivery mode with pelvic floor disorders after childbirth. JAMA 320(23):2438–2447. https://doi.org/10.1001/jama.2018.18315

Borello-France D, Burgio KL, Richter HE, Zyczynski H, Fitzgerald MP, Whitehead W, Fine P, Nygaard I, Handa VL, Visco AG, Weber AM, Brown MB (2006) Pelvic floor disorders network. Fecal and urinary incontinence in primiparous women. Obstet Gynecol 108(4):863–872. https://doi.org/10.1097/01.AOG.0000232504.32589.3b

Bordeianou L, Rockwood T, Baxter N, Lowry A, Mellgren A, Parker S (2008) Does incontinence severity correlate with quality of life? Prospective analysis of 502 consecutive patients. Colorectal Dis 10(3):273–279. https://doi.org/10.1111/j.1463-1318.2007.01288.x

Brown HW, Wexner SD, Lukacz ES (2013) Factors associated with care seeking among women with accidental bowel leakage. Female Pelvic Med Reconstr Surg 19(2):66–71. https://doi.org/10.1097/SPV.0b013e31828016d3

Brown HW, Rogers RG, Wise ME (2017) Barriers to seeking care for accidental bowel leakage: a qualitative study. Int Urogynecol J 28(4):543–551. https://doi.org/10.1007/s00192-016-3195-1

Brown HW, Braun EJ, Wise ME, Myers S, Li Z, Sampene E, Jansen SM, Moberg DP, Mahoney JE, Rogers RG (2019) Small-group, community-member intervention for urinary and bowel incontinence: a randomized controlled trial. Obstet Gynecol 134(3):600–610. https://doi.org/10.1097/AOG.0000000000003422

Brunner M, Bittorf B, Matzel K (2019) Moderne Therapiestrategien bei Stuhlinkontinenz [Modern Strategies for the Treatment of Fecal Incontinence]. Zentralbl Chir 144(2):190–201. https://doi.org/10.1055/a-0862-0879

Bullinger M (1994) Lebensqualität: Grundlagen und Anwendungen. In: Petermann F, Bergmann KC (Hrsg) Lebensqualität und Asthma. Quintessenz, München, S 17–28

Bullinger M (1997) Gesundheitsbezogene Lebensqualität und subjektive Gesundheit. Überblick über den Stand der Forschung zu einem neuen Evaluationskriterium in der Medizin. Psychother Psychosom Med Psychol 47:76–91

Bundesinstitut für Arzneimittel und Medizinprodukte (BfArM) (Hrsg) (2023a) ICD-10-GM Version 2024: Internationale statistische Klassifikation der Krankheiten und verwandter Gesundheitsprobleme, 10. Revision German Modification Version 2024 [Online]. https://klassifikationen.bfarm.de/icd-10-gm/kode-suche/htmlgm2024/index.htm. Zugegriffen: 16. November 2023

Bundesinstitut für Arzneimittel und Medizinprodukte (BfArM) (Hrsg) (2023b) ICD-11 in Deutsch – Entwurfsfassung. https://www.bfarm.de/DE/Kodier-systeme/Klassifikationen/ICD/ICD-11/ueberset-zung/_node.html. Zugegriffen: 16. November 2013

Camilleri M (2021) Gastrointestinal motility disorders in neurologic disease. J Clin Invest 131(4):e143771. https://doi.org/10.1172/JCI143771

Cardozo L, Rovner E, Wagg A, Wein A, Abrams P (Hrsg) Incontinence 7th Edition (2023) ICI-ICS. International Continence Society, Bristol UK

Cauley CE, Savitt LR, Weinstein M, Wakamatsu MM, Kunitake H, Ricciardi R, Staller K, Bordeianou L (2019) A quality-of-life comparison of two fecal incontinence phenotypes: isolated fecal incontinence versus concurrent fecal incontinence with constipation. Dis Colon Rectum 62(1):63–70. https://doi.org/10.1097/DCR.0000000000001242

Chelvanayagam S, Stern J (2007) Using therapeutic groups to support women with faecal incontinence. Br J Nurs 7;16(4):214–218. https://doi.org/10.12968/bjon.2007.16.4.22980

Coulie B, Camilleri M, Bharucha AE, Sandborn WJ, Burton D (2001) Colonic motility in chronic ulcerative proctosigmoiditis and the effects of nicotine on colonic motility in patients and healthy subjects. Aliment Pharmacol Ther 15:653–663

Cotterill N, Norton C, Avery KN, Abrams P, Donovan JL (2008) A patient-centered approach to developing a comprehensive symptom and quality of life assessment of anal incontinence. Dis Colon Rectum 51(1):82–87. https://doi.org/10.1007/s10350-007-9069-3

Creamer F, Orlando A, Brunner M, Buntzen S, Dennis A, Gómez-Fernández L, Handtrack C, Hanly A, Matzel KE, Duyos AM, Meurette G, O'Connell PR, Alonso CP, Ribas Y, Rydningen M, Wyatt V, Vaizey CJ, Maeda Y (2021) A European snapshot of psychosocial characteristics and patients' perspectives of faecal incontinence-do they correlate with current scoring systems? Int J Colorectal Dis 36(6):1175–1180. https://doi.org/10.1007/s00384-021-03836-7

Damon H, Schott AM, Barth X, Faucheron JL, Abramowitz L, Siproudhis L, Fayard MO, Colin C, Valancogne G, Bonniaud V, Mion F (2008) French ORALIA group. Clinical characteristics and quality of life in a cohort of 621 patients with faecal incontinence. Int J Colorectal Dis 23(9):845–851. https://doi.org/10.1007/s00384-008-0489-x

Deutsch D, Bouchoucha M, Devroede G, Raynaud JJ, Sabate JM, Benamouzig R (2021) Functional gastrointestinal disorders as predictors of suicidal ideation. An observational study. Eur J Gastroenterol Hepatol 33(1S Suppl 1):e758–e765. https://doi.org/10.1097/MEG.0000000000002245

Deutsches Netzwerk für Qualitätsentwicklung in der Pflege (DNQP) (Hrsg) (2023a) Konsultationsfassung zum Expertenstandard Kontinenzförderung in der Pflege. 2. Aktualisierung 2023. Präambel, Expertenstandard und Kommentierung. Hochschule Osna-

brück. https://www.dnqp.de/konsultation/. Zugegriffen: 19. November 2023

Deutsches Netzwerk für Qualitätsentwicklung in der Pflege (DNQP) (Hrsg) (2023b) Literaturstudie zum Expertenstandard Kontinenzförderung in der Pflege 2. Aktualisierung 2023. Hochschule Osnabrück. https://www.dnqp.de/konsultation/. Zugegriffen: 19. November 2023

Dibley L, Norton C (2013) Experiences of fecal incontinence in people with inflammatory bowel disease: self-reported experiences among a community sample. Inflamm Bowel Dis 19(7):1450–1462. https://doi.org/10.1097/MIB.0b013e318281327f

Ditah I, Devaki P, Luma HN, Ditah C, Njei B, Jaiyeoba C, Salami A, Ditah C, Ewelukwa O, Szarka L (2014) Prevalence, trends, and risk factors for fecal incontinence in United States adults, 2005–2010. Clin Gastroenterol Hepatol 12(4):636–643.e2. https://doi.org/10.1016/j.cgh.2013.07.020

Dorsch F (1998) Dorsch Psychologisches Wörterbuch, 13. Aufl. Huber, Bern

Drossman DA, Hasler WL (2016) Rome IV-functional GI disorders: disorders of gut-brain interaction. Gastroenterology 150(6):1257–1261. https://doi.org/10.1053/j.gastro.2016.03.035

Enck P, Frieling T (1993) Therapie der Stuhlinkontinenz aus internistischer Sicht [Therapy of fecal incontinence from the internal medicine viewpoint]. Z Gastroenterol 31(6):405–409

Frieling T (2017) Funktionsstörungen im Verdauungstrakt und funktionelle Magen-Darm-Erkrankungen. Arzneimitteltherapie 35:308–317

Frieling T (2016) Stuhlkontinenz: Ursache, Diagnostik und Therapie [Incontinence – Etiology, diagnostics and Therapy]. Dtsch Med Wochenschr 141(17):1251–1260. https://doi.org/10.1055/s-0042-110800

Finazzi Agrò E, Salvatore S, Braga A, DeLancey J, Fernando R, Iacovelli V, Laterza R, Lowry A, Serati M, Sievert K-D (2023) Pathophysiology of urinary incontinence, pelvic organ prolapse and feacal incontinence (Commitee 3). In Cardozo L, Rovner E, Wagg A, Wein A, Abrams P (Hrsg) Incontinence 7th Edition (2023). ICI-ICS. International Continence Society, Bristol UK

Geng V, Böthig R, Hildesheim A, Kurze I, Leder ED (2020) Leitlinie: Neurogene Darmfunktionsstörung bei Querschnittlähmung (Langfassung): Entwicklungsstufe: S2k, AWMF-Register-Nr.: 179-004 [Guidelines: neurogenic bowel dysfunction in spinal cord injury (long version)]. Coloproctology 42(5):375–389. https://doi.org/10.1007/s00053-020-00482-5

Goode PS, Burgio KL, Halli AD, Jones RW, Richter HE, Redden DT, Baker PS, Allman RM (2005) Prevalence and correlates of fecal incontinence in community-dwelling older adults. J Am Geriatr Soc 53(4):629–635. https://doi.org/10.1111/j.1532-5415.2005.53211.x

Grond E (1992) Psychosoziale Aspekte der Inkontinenz. In: Füsgen I (Hrsg) Der inkontinente Patient. Huber, Bern, S 45–84

Guise JM, Morris C, Osterweil P, Li H, Rosenberg D, Greenlick M (2007) Incidence of fecal incontinence after childbirth. Obstet Gynecol 109(2 Pt 1):281–288. https://doi.org/10.1097/01.AOG.0000254164.67182.78

Harari D, Husk J, Lowe D, Wagg A (2014) National audit of continence care: adherence to National Institute for Health and Clinical Excellence (NICE) guidance in older versus younger adults with faecal incontinence. Age Ageing 43(6):785–793. https://doi.org/10.1093/ageing/afu056

Heim E, Augustiny K, Blaser A, Schaffner L (1991) Berner Bewältigungsformen (BEFO). Handbuch. Huber, Bern

Helewa RM, Moloo H, Williams L, Foss KM, Baksh-Thomas W, Raiche I (2017) Perspectives from patients and care providers on the management of fecal incontinence: a needs assessment. Dis Colon Rectum 60(4):408–415

Hellström L, Ekelund P, Milsom I, Skoog I (1994) The influence of dementia on the prevalence of urinary and faecal incontinence in 85-year-old men and women. Arch Gerontol Geriatr 19(1):11–20. https://doi.org/10.1016/0167-4943(94)90021-3

Hendrix J, Ranginani D, Montero AM, Lockett C, Xu H, James-Stevenson T, Shin A (2022) Early adverse life events and post-traumatic stress disorder in patients with constipation and suspected disordered defecation. Neurogastroenterol Motil 34(3):e14195. https://doi.org/10.1111/nmo.14195

Heymen S (2004) Psychological and cognitive variables affecting treatment outcomes for urinary and fecal incontinence. Gastroenterology 126(1 Suppl 1):S146–S151. https://doi.org/10.1053/j.gastro.2003.10.040

Higami Y, Yamakawa M, Kang Y, Kobayashi S, Liao XY, Sung HC, Suzuki M, Makimoto K (2019) Prevalence of incontinence among cognitively impaired older residents in long-term care facilities in East Asia: a cross-sectional study. Geriatr Gerontol Int 19(5):444–450. https://doi.org/10.1111/ggi.13639

Colebrook Hutchens S, Vuoskoski P (2020) A qualitative study exploring the lived experience of having anal incontinence in the early postnatal period. J Pelvic, Obstet Gynaecol Physiotherapy 126:38–48

Imhoff LR, Brown JS, Creasman JM, Subak LL, Van den Eeden SK, Thom DH, Varma MG, Huang AJ (2012) Fecal incontinence decreases sexual quality of life, but does not prevent sexual activity in women. Dis Colon Rectum 55(10):1059–1065. https://doi.org/10.1097/DCR.0b013e318265795d

Israelyan N, Del Colle A, Li Z, Park Y, Xing A, Jacobsen JPR, Luna RA, Jensen DD, Madra M, Saurman V, Rahim R, Latorre R, Law K, Carson W, Bunnett NW, Caron MG, Margolis KG (2019) Effects of serotonin and slow-release 5-Hydroxytryptophan on gastrointestinal motility in a mouse model of depression. Gastroenterology. 157(2):507–521.e4. https://doi.org/10.1053/j.gastro.2019.04.022

Johanson JF, Irizarry F, Doughty A (1997) Risk factors for fecal incontinence in a nursing home population. J Clin Gastroenterol 24(3):156–160. https://doi.org/10.1097/00004836-199704000-00007

Kalbe, W. (2002) Scham – Komponenten, Determinanten, Dimensionen. Dissertation, Psychologisches Institut der Universität Hamburg

Kashyap AS, Kohli DR, Raizon A, Olden KW (2013) A prospective study evaluating emotional disturbance in subjects undergoing defecating proctography. World J Gastroenterol 19(25):3990–3995. https://doi.org/10.3748/wjg.v19.i25.3990

Katz S (1983) Assessing self-maintenance: activities of daily living, mobility, and instrumental activities of daily living. J Am Geriatr Soc 31(12):721–727. https://doi.org/10.1111/j.1532-5415.1983.tb03391.x

Keighley MR, Perston Y, Bradshaw E, Hayes J, Keighley DM, Webb S (2016) The social, psychological, emotional morbidity and adjustment techniques for women with anal incontinence following Obstetric Anal Sphincter Injury: use of a word picture to identify a hidden syndrome. BMC Pregnancy Childbirth 16(1):275. https://doi.org/10.1186/s12884-016-1065-y

Keith RA, Granger CV, Hamilton BB, Sherwin FS (1987) The functional independence measure: a new tool for rehabilitation. Adv Clin Rehabil 1:6–18

Knowles C, Bisset I, Bordeianou L, Bridoux V, Lehur P-A, Lundby L, Matzel K, Mimura T, O'Connell R, Oliveira L (2023) Surgery for faecal incontinence (Commitee 16). In Cardozo L, Rovner E, Wagg A, Wein A, Abrams P (Hrsg) Incontinence 7th Edition. ICI-ICS. International Continence Society, Bristol UK

Kring AM, Johnson SL, Hautzinger M (2019) Klinische Psychologie, 9., vollst. überarbeitete Aufl. Weinheim, Beltz

Kunduru L, Kim SM, Heymen S, Whitehead WE (2015) Factors that affect consultation and screening for fecal incontinence. Clin Gastroenterol Hepatol 13(4):709–716. https://doi.org/10.1016/j.cgh.2014.08.015

Kuoch KL, Austin DW, Knowles SR (2019) Latest thinking on paruresis and parcopresis: a new distinct diagnostic entity? Aust J Gen Pract 48(4):212–215. https://doi.org/10.31128/AJGP-09-18-4700

Lehmann J, Schreyer I, Riedl D, Tschuggnall M, Giesinger JM, Ninkovic M, Huth M, Kronberger I, Rumpold G, Holzner B (2022) Usability evaluation of the Computer-Based Health Evaluation System (CHES) eDiary for patients with faecal incontinence: a pilot study. BMC Med Inform Decis Mak 22(1):81. https://doi.org/10.1186/s12911-022-01818-5

Lewis SJ, Heaton KW (1997) Stool form scale as a useful guide to intestinal transit time. Scand J Gastroenterol 32(9):920–924. https://doi.org/10.3109/00365529709011203

Lian W, Zheng Y, Huang H, Chen L, Cao B (2017) Effects of bariatric surgery on pelvic floor disorders in obese women: a meta-analysis. Arch Gynecol Obstet 296(2):181–189. https://doi.org/10.1007/s00404-017-4415-8

MacLennan AH, Taylor AW, Wilson DH, Wilson D (2000) The prevalence of pelvic floor disorders and their relationship to gender, age, parity and mode of delivery. BJOG 107(12):1460–1470. https://doi.org/10.1111/j.1471-0528.2000.tb11669.x

Maeda Y, Vaizey CJ, Hollington P, Stern J, Kamm MA (2009) Physiological, psychological and behavioural characteristics of men and women with faecal incontinence. Colorectal Dis 11(9):927–932. https://doi.org/10.1111/j.1463-1318.2008.01717.x

Manthey A, Bliss DZ, Savik K, Lowry A, Whitebird R (2010) Goals of fecal incontinence management identified by community-living incontinent adults. West J Nurs Res 32(5):644–661. https://doi.org/10.1177/0193945909356098

Markland AD, Richter HE, Burgio KL, Bragg C, Hernandez AL, Subak LL (2009) Fecal incontinence in obese women with urinary incontinence: prevalence and role of dietary fiber intake. Am J Obstet Gynecol 200(5):566.e1–6. https://doi.org/10.1016/j.ajog.2008.11.019

Markland AD, Goode PS, Burgio KL, Redden DT, Richter HE, Sawyer P, Allman RM (2010) Incidence and risk factors for fecal incontinence in black and white older adults: a population-based study. J Am Geriatr Soc 58(7):1341–1346. https://doi.org/10.1111/j.1532-5415.2010.02908.x

Markland AD, Burgio KL, Whitehead WE, Richter HE, Wilcox CM, Redden DT, Beasley TM, Goode PS (2015) Loperamide versus psyllium fiber for treatment of fecal incontinence: the fecal incontinence prescription (Rx) management (FIRM) randomized clinical trial. Dis Colon Rectum 58(10):983–993. https://doi.org/10.1097/DCR.0000000000000442

Milsom I, Altman D, Cartwright R, Lapitan MC, Nelson R, Sjöström S, Tikkinen K (2023) Epidemiology of urinary incontinence (UI) and other lower urinary tract symptoms (LUTS), pelvic organ prolaps (POP) and anal (AI) incontinence (Commitee 1). In: Cardozo L, Rovner E, Wagg A, Wein A, Abrams P (Hrsg) Incontinence 7th Edition. ICI-ICS. International Continence Society, Bristol UK

Montenegro M, Slongo H, Juliato CRT, Minassian VA, Tavakkoli A (2019) Brito LGO. The impact of bariatric surgery on pelvic floor dysfunction: a systematic review. J Minim Invasive Gynecol 26(5):816–825. https://doi.org/10.1016/j.jmig.2019.01.013

Moser G (2004) Die psychosomatische Dimension der funktionellen gastrointestinalen Störungen – Erfolg der Psychotherapie unter besonderer Berücksichtigung der Hypnotherapie. J Gastroenterol Hepatol Erkrank 2(2):21–26

Moser G (2006) Funktionelle gastrointestinale Störungen [Functional gastrointestinal disorders]. Wien

Med Wochenschr 156(15–16):435–40. https://doi.org/10.1007/s10354-006-0323-4

Morschitzky H (2007) Somatoforme Störungen. Diagnostik, Konzepte und Therapie bei Körpersymptomen ohne Organbefund, 2., erw. Aufl. Springer, Wien

Muthny FA (1989) Freiburger Fragebogen zur Krankheitsverarbeitung. Manual. Beltz, Weinheim

Musa MK, Saga S, Blekken LE, Harris R, Goodman C, Norton C (2019) The prevalence, incidence, and correlates of fecal incontinence among older people residing in care homes: a systematic review. J Am Med Dir Assoc 20(8):956–962.e8. https://doi.org/10.1016/j.jamda.2019.03.033

Nelson RL, Furner SE (2005) Risk factors for the development of fecal and urinary incontinence in Wisconsin nursing home residents. Maturitas 52(1):26–31. https://doi.org/10.1016/j.maturitas.2004.12.001

Nelson R, Norton N, Cautley E, Furner S (1995) Community-based prevalence of anal incontinence. JAMA 274(7):559–561. https://doi.org/10.1001/jama.1995.03530070057030

Oetting P (2019) Protologische Basisdiagnostik. In: Herold A, Schiedeck T (Hrsg) Manual der Koloproktologie. De Gruyter, Berlin, S 37–44

Olsson F, Berterö C (2015) Living with faecal incontinence: trying to control the daily life that is out of control. J Clin Nurs 24(1–2):141–150. https://doi.org/10.1111/jocn.12617

Ouizeman DJ, Marine-Barjoan E, Hastier-De Chelles A, De Matharel M, Montoya ML, Anty R, Piche T (2020) The severity of symptoms is insufficient to predict major alterations to quality of life of patients with fecal incontinence or chronic constipation. Int J Colorectal Dis 35(11):2041–2048. https://doi.org/10.1007/s00384-020-03685-w

Park YS, Bliss DZ (2019) Availability of public toilets in parks and recreational sites in selected US cities. J Wound Ostomy Continence Nurs 46(3):235–239. https://doi.org/10.1097/WON.0000000000000522

Parsons J, Eccles A, Bick D, Keighley MRB, Clements A, Cornish J, Embleton S, McNiven A, Seers K, Hillman S (2023) Women's experiences of anal incontinence following vaginal birth: a qualitative study of missed opportunities in routine care contacts. PLoS ONE 18(6):e0287779. https://doi.org/10.1371/journal.pone.0287779

Pauls RN, Rogers RG, Parekh M, Pitkin J, Kammerer-Doak D, Sand P (2015) Sexual function in women with anal incontinence using a new instrument: the PISQ-IR. Int Urogynecol J 26(5):657–663. https://doi.org/10.1007/s00192-014-2563-y

Peden-McAlpine C, Bliss D, Becker B, Sherman S (2012) The experience of community-living men managing fecal incontinence. Rehabil Nurs 37(6):298–306. https://doi.org/10.1002/rnj.038

Peden-McAlpine C, Bliss D, Hill J (2008) The experience of community-living women managing fecal incontinence. West J Nurs Res 30(7):817–835. https://doi.org/10.1177/0193945907312974

Pehl C, Enck P, Franke A, Frieling T, Heitland W, Herold A, Hinninghofen H, Karaus M, Keller J, Krammer HJ, Kreis M, Kuhlbusch-Zicklam R, Mönnikes H, Münnich U, Schiedeck T, Schmidtmann M (2007) Empfehlungen zur Anorektalen Manometrie im Erwachsenenalter. Z Gastroenterol 45(5):397–417. https://doi.org/10.1055/s-2007-963099

Pernlochner-Kügler C (2004). Körperscham und Ekel – wesentlich menschliche Gefühle. LIT, Münster

Postillon A, Buisset C, Parvanescu A, Bihain F, Quilliot D, Brunaud L (2023) Anal incontinence incidence is high in patients with obesity prior to bariatric surgery: Prevalence, risks-factors. Prog Urol 33(4):207–216. https://doi.org/10.1016/j.purol.2022.10.005

Pretlove SJ, Thompson PJ, Toozs-Hobson PM, Radley S, Khan KS (2008) Does the mode of delivery predispose women to anal incontinence in the first year postpartum? A comparative systematic review. BJOG 115(4):421–434. https://doi.org/10.1111/j.1471-0528.2007.01553.x

Quander CR, Morris MC, Mendes de Leon CF, Bienias JL, Evans DA (2006) Association of fecal incontinence with physical disability and impaired cognitive function. Am J Gastroenterol 101(11):2588–2593. https://doi.org/10.1111/j.1572-0241.2006.00824.x

Rao SS, Bharucha AE, Chiarioni G, Felt-Bersma R, Knowles C, Malcolm A, Wald A (2016) Functional anorectal disorders. Gastroenterology 25:S0016–5085(16)00175-X. https://doi.org/10.1053/j.gastro.2016.02.009

Rao SSC, Tetangco EP (2020) Anorectal Disorders: An Update. J Clin Gastroenterol 54(7):606–613. https://doi.org/10.1097/MCG.0000000000001348

Rasmussen JL, Ringsberg KC (2010) Being involved in an everlasting fight – a life with postnatal faecal incontinence. A qualitative study. Scand J Caring Sci 24(1):108–115. https://doi.org/10.1111/j.1471-6712.2009.00693.x

Registered Nurses' Association of Ontario (RNAO) (2020) A proactive approach to bladder and bowel management in adults. 4th ed. Toronto (ON): RNAO (21.10.2023)

REHADAT (2023) GKV-Hilfsmittelverzeichnis (Stand 28.09.2023). https://www.rehadat-gkv.de/. Zugegriffen: 16. November 2023

Reuschenbach B (2004) Scham auslösende Situationen in der Pflege: Manchmal fehlen die Worte. Pflegezeitschrift 2:113–116

Rey E, Choung RS, Schleck CD, Zinsmeister AR, Locke GR 3rd, Talley NJ (2010) Onset and risk factors for fecal incontinence in a US community. Am J Gastroenterol 105(2):412–419. https://doi.org/10.1038/ajg.2009.594

Ringel D (2003) Ekel in der Pflege – eine „gewaltige" Emotion. Mabuse, Frankfurt a. M.

Roblick UJ, Schmidt A, de Weerth A (2019) Anorektale Physiologie. In Herold A, Schiedeck T (Hrsg) Manual der Koloproktologie. De Gruyter, Berlin, S 29–36

Rockwood TH (2004) Incontinence severity and QOL scales for fecal incontinence. Gastroenterology 126(1 Suppl 1):S106–S113. https://doi.org/10.1053/j.gastro.2003.10.057

Rockwood TH, Church JM, Fleshman JW, Kane RL, Mavrantonis C, Thorson AG, Wexner SD, Bliss D, Lowry AC (1999) Patient and surgeon ranking of the severity of symptoms associated with fecal incontinence: the fecal incontinence severity index. Dis Colon Rectum 42(12):1525–1532. https://doi.org/10.1007/BF02236199

Rockwood TH, Church JM, Fleshman JW, Kane RL, Mavrantonis C, Thorson AG, Wexner SD, Bliss D, Lowry AC (2000) Fecal incontinence quality of life scale: quality of life instrument for patients with fecal incontinence. Dis Colon Rectum 43:9–16. https://doi.org/10.1007/bf02237236

Roe B, May C (1999) Incontinence and sexuality: findings from a qualitative perspective. J Adv Nurs 30(3):573–579. https://doi.org/10.1046/j.1365-2648.1999.01126.x

Schmulson MJ, Drossman DA (2017) What is new in Rome IV. J Neurogastroenterol Motil 23(2):151–163. https://doi.org/10.5056/jnm16214

Staller K, Townsend MK, Khalili H, Mehta R, Grodstein F, Whitehead WE, Matthews CA, Kuo B, Chan AT (2017) Menopausal hormone therapy is associated with increased risk of fecal incontinence in women after menopause. Gastroenterology 152(8):1915–1921.e1. https://doi.org/10.1053/j.gastro.2017.02.005

Staller K, Song M, Grodstein F, Matthews CA, Whitehead WE, Kuo B, Chan AT, Townsend MK (2018) Physical activity, BMI, and risk of fecal incontinence in the Nurses' health study. Clin Transl Gastroenterol 9(10):200. https://doi.org/10.1038/s41424-018-0068-6

Stenzelius K, Mattiasson A, Hallberg IR, Westergren A (2004) Symptoms of urinary and faecal incontinence among men and women 75+ in relations to health complaints and quality of life. Neurourol Urodyn 23(3):211–222. https://doi.org/10.1002/nau.20030

Stojsic E-K, Egger JW, Bacher H (2002) Fäkale Inkontinenz – Biofeedback als verhaltensmedizinische Intervention zur Beeinflussung von krankheitsspezifischen Kontrollüberzeugungen und Bewältigungsformen sowie zur Förderung der subjektiven Lebensqualität. Verhaltenstherapie und Verhaltensmedizin 23:341–356

Suzuki M, Okochi J, Iijima K, Murata T, Kume H (2020) Nationwide survey of continence status among older adult residents living in long-term care facilities in Japan: the prevalence and associated risk factors of incontinence and effect of comprehensive care on continence status. Geriatr Gerontol Int 20(4):285–290. https://doi.org/10.1111/ggi.13872

Talley KMC, Davis NJ, Peden-McAlpine C, Martin CL, Weinfurter EV, Wyman JF (2021) Navigating through incontinence: a qualitative systematic review and meta-aggregation of the experiences of family caregivers. Int J Nurs Stud 123:104062. https://doi.org/10.1016/j.ijnurstu.2021.104062

Thomas GP, Maeda Y, Vaizey CJ (2019) A review of the effect of faecal incontinence and constipation on sexual function. Int J Colorectal Dis 34(3):387–391. https://doi.org/10.1007/s00384-018-03231-9

Trutnovsky G, Nagele E, Ulrich D, Aigmüller T, Dörfler D, Geiss I, Reinstadler E, Angleitner-Flotzinger J, Ries JJ, Bjelic-Radisic V (2016) Austrian Urogynecology Working Group. German translation and validation of the Pelvic Organ Prolapse/Incontinence Sexual Questionnaire-IUGA revised (PISQ-IR). Int Urogynecol J 27(8):1235–1244. https://doi.org/10.1007/s00192-016-2969-9

Van der Hagen SJ, Soeters PB, Baeten CG, van Gemert WG (2011) Conservative treatment of patients with faecal soiling. Tech Coloproctol 15(3):291–295. https://doi.org/10.1007/s10151-011-0709-1

Van Oudenhove L, Crowell MD, Drossman DA, Halpert AD, Keefer L, Lackner JM, Murphy TB, Naliboff BD, Levy RL (2016) Biopsychosocial aspects of functional gastrointestinal disorders. Gastroenterology 18:S0016-5085(16)00218-3. https://doi.org/10.1053/j.gastro.2016.02.027

Varma MG, Brown JS, Creasman JM, Thom DH, Van Den Eeden SK, Beattie MS, Subak LL (2006) Reproductive Risks for Incontinence Study at Kaiser (RRISK) Research Group. Fecal incontinence in females older than aged 40 years: who is at risk? Dis Colon Rectum 49(6):841–851. https://doi.org/10.1007/s10350-006-0535-0

Vitton V, Baumstarck-Barrau K, Brardjanian S, Caballe I, Bouvier M, Grimaud JC (2011) Impact of high-level sport practice on anal incontinence in a healthy young female population. J Womens Health (Larchmt) 20(5):757–763. https://doi.org/10.1089/jwh.2010.2454

Vollebregt PF, Wiklendt L, Dinning PG, Knowles CH, Scott SM (2020) Coexistent faecal incontinence and constipation: a cross-sectional study of 4027 adults undergoing specialist assessment. EClinicalMedicine 13(27):100572. https://doi.org/10.1016/j.eclinm.2020.100572

Vollebregt PF, Dinning PG, Knowles CH, Scott SM (2022) Coexistent faecal incontinence and constipation: common but frequently overlooked. United Eur Gastroenterol J 10(6):601–602. https://doi.org/10.1002/ueg2.12263

Wagg A, Bower W, Givson W, Kirschner-Hermanns R, Hunter K, Kuchel G, Morris V, Ostaszkiewicz J, Suskind A, Suzuki M, Wyman J (2023) Incontinence in frail older adults (Committee 14). In: Cardozo L, Rovner E, Wagg A, Wein A, Abrams P (Hrsg) Incontinence 7th Edition (2023). ICI-ICS. International Continence Society, Bristol UK

Whitehead WE, Borrud L, Goode PS, Meikle S, Mueller ER, Tuteja A, Weidner A, Weinstein M, Ye W (2009) Pelvic Floor Disorders Network. Fecal incontinence in US adults: epidemiology and risk factors. Gastroenterology. 137(2):512–517.e1–2. https://doi.org/10.1053/j.gastro.2009.04.054

Wiedemann A, Becher K, Bojack B, Drews C, Ege S, von der Heide S, Kirschner-Hermanns R (2020) S2e-Leitlinie „Harninkontinenz bei geriatrischen Patienten" – eine Zusammenfassung. Aktuelle Urol 51(01):65–70. https://doi.org/10.1055/a-1011-4919

Wurmser L (1993) Die Maske der Scham: die Psychoanalyse von Schamaffekten und Schamkonflikten. Springer, Berlin

Yi J, Tenfelde S, Tell D, Brincat C, Fitzgerald C (2016) Triathlete risk of pelvic floor disorders, pelvic girdle pain, and female athlete triad. Female Pelvic Med Reconstr Surg 22(5):373–376. https://doi.org/10.1097/SPV.0000000000000296

Zigmond AS, Snaith RP (1983) The hospital anxiety and depression scale. Acta Psychiatr Scand 67(6):361–370. https://doi.org/10.1111/j.1600-0447.1983.tb09716.x

Psychosomatik bei Kindern mit gastroenterologischen Krankheitsbildern

24

Simon Scherer

24.1 Anatomische Besonderheiten im Säuglings- und Kindesalter

Aus dem primitiven Vorderdarm, Mitteldarm und Hinterdarm entwickelt sich unser Verdauungstrakt. Zum Zeitpunkt der Geburt werden Darmlängen um 250 cm beschrieben und ein neugeborener Mensch hat eine Magenkapazität um ca. 20 ml. Im Laufe des Lebens steigt die Kapazität des Magens auf 2 bis 3 Liter und man geht von einer Gesamtdarmlänge von ca. 7 Metern bei Erwachsenen aus. Die Entwicklung und Ausreifung des komplexen gastrointestinalen Systems sind nicht gänzlich geklärt. Klar ist jedoch, dass im Laufe der ersten Lebensjahre vielfache Veränderungen stattfinden: der physiologische gastroösophageale Reflux als typisches Beispiel, da der untere Ösophagussphinkter den Reflux des Speisebreis noch nicht aufhalten kann. Auch Änderungen der Magen-Darm-Passage wie zum Beispiel häufig bei Kostformänderungen, von Muttermilch zu Breikost bzw. fester Nahrung, sind in der Regel unkompliziert und können kinderärztlich betreut werden.

Zusammen mit der Sprachentwicklung muss zusammengefasst angenommen werden, dass Kinder Auffälligkeiten wie Schmerzen häufig in Zusammenhang mit ihrem Bauch bringen, selbst wenn es sich nach Abklärung um eine Problematik der oberen Atemwege handelt.

24.2 Ruminationssyndrom

Ein wiederholtes Aufstoßen im Wechsel mit erneutem Schlucken oder Spucken sind die klinischen Kennzeichen, die typischerweise tagsüber beobachtet werden und laut Literatur am häufigsten bei Jugendlichen vorkommen. Von einem pathologischen Verhalten wird im klinischen Alltag in der Regel bei einer Persistenz über 8 Wochen ausgegangen. Die wichtigsten Differenzialdiagnosen sind pathologischer gastroösophagealer Reflux (Abb. 24.1), verzögerte Magenentleerung und Bulimia nervosa.

In der Diagnostik (Tab. 24.1) zeigt eine laborchemische Kontrolle meist keine Auffälligkeiten. Bei den Patient*innen werden häufig Kontrastmitteldarstellungen des oberen Gastrointestinaltrakts durchgeführt sowie die Magenpassage szintigrafisch untersucht, mit jedoch teilweise uneindeutigen Ergebnissen. Insgesamt wird eine radiologische Evaluation auch mittels Ultraschalluntersuchung des Abdomens empfohlen um relevante Pathologien auszuschließen. Generell kann sowohl eine Ösophagogastroduodenoskopie als auch eine pH-Metrie evaluiert werden (Chial et al. 2003).

S. Scherer (✉)
Abteilung für Kinderchirugie und Kinderurologie, Universitätsklinikum Tübingen, Tübingen, Deutschland
E-Mail: simon.scherer@med.uni-tuebingen.de

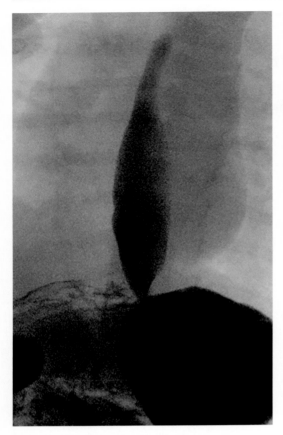

Abb. 24.1 Ausgeprägter gastroösophagealer Reflux eines Kleinkinds radiologisch visualisiert mittels Kontrastmittels/im Wassersiphontest

Tab. 24.1 Diagnostische Kriterien des Ruminationssyndroms

Alle Kriterien müssen über mindestens 2 Monate erfüllt sein
Wiederholtes Erbrechen/Aufstoßen oder Ausspucken von Nahrung: a. beginnend kurz nach der Einnahme einer Mahlzeit b. tritt nicht während des Schlafs auf
Ohne vorausgegangenes Würgen
Nach einer gründlichen Untersuchung können die Symptome nicht vollständig durch eine andere Erkrankung erklärt werden. Eine Essstörung muss ausgeschlossen. werden

24.3 Aerophagie

Unter Aerophagie wird die Störung beschrieben, bei der Patient*innen häufig große Mengen Luft schlucken, sodass es zu Symptomen wie Blähbauch und Abgang der verschluckten Luft in Form von Aufstoßen oder Blähungen kommt. Kinder mit Aerophagie zeigen laut Studienlage eine hohe Prävalenz von Angstzuständen und Depressionen (Morabito et al. 2014). In der schwersten Form kann es bis zur Darmperforation und zum Volvulus führen und tritt überwiegend bei Kindern im Schulalter auf. In der körperlichen Untersuchung fallen in der Regel ein hypertympanischer Klopfschall über dem Oberbauch/periumbilikal sowie diffuse Druckschmerzen bei entsprechend luftgefülltem Magen bzw. gastrointestinalem Trakt auf. Nach Ausschluss somatischer Erkrankungen (Tab. 24.2), insbesondere Malabsorptionen und intestinaler Obstruktionen mittels laborchemischer Kontrollen und Ultraschalluntersuchung des Abdomens, sollte hier auch eine neuropsychiatrische Abklärung erfolgen und beim Therapiekonzept auch an eine logopädische Betreuung gedacht werden (Morabito et al. 2014).

24.4 Chronische Bauchschmerzen

Im klinischen Alltag sind chronische Bauchschmerzen sicher mit Abstand am präsentesten, auch wenn die genaue Prävalenz gemäß Literatur

Tab. 24.2 Diagnostische Kriterien der Aerophagie

Alle Kriterien müssen über mindestens 2 Monate erfüllt sein
Übermäßiges Schlucken von Luft
Abdominale Distension aufgrund von intraluminaler Luft, die im Tagesverlauf zunimmt
Wiederholtes Aufstoßen und/oder vermehrte Blähungen
Nach einer gründlichen Untersuchung können die Symptome nicht vollständig durch eine andere Erkrankung erklärt werden

zwischen 0,5 % bis rund 20 % schwankt und altersabhängig scheint.

Man sprach in den vergangenen Jahrzehnten geprägt durch Apley und Naish über rezidivierende Bauchschmerzen („recurrent abdominal pain"), die definiert wurden als mindestens 3 Schmerzepisoden, die den Alltag relevant einschränken und über einen Zeitraum von mindestens 3 Monaten bestehen. Heute sieht man diesen Begriff als Beschreibung einer Vielzahl von funktionellen gastrointestinalen Störungen auch somatischen Ursprungs, die mit Bauchschmerzen einhergehen und nimmt Abstand von der Begrifflichkeit als Diagnose. Den Zeitraum von 3 Monaten behält man bei der Definition chronischer Bauchschmerzen bei, diese müssen jedoch nicht unbedingt aufeinanderfolgen. Die Literatur bestätigt, dass Charakteristika der Schmerzen auf vielfältige Weise von Alter, Geschlecht und sozioökonomischem Status beeinflusst werden (Schwille et al. 2009).

In der Diagnostik wird davon ausgegangen, dass bei funktionellen Bauchschmerzen, also Beschwerden ohne erkennbare somatische Ursache, laborchemische Untersuchungen unauffällig sein sollten. Spezifische biologische Marker können Hinweise geben oder einen gewissen prädiktiven Charakter haben. Eindeutig klinisch relevante Ergebnisse sind aktuell nicht bekannt und es gibt keine diagnostischen Mittel, um funktionelle von organischen Beschwerden zu unterscheiden. Das gleichzeitige Auftreten von Bauchschmerzen und einem pathologischen Befund für eine häufige gastrointestinale Störung, wie der Laktoseintoleranz oder Infektion durch Helicobacter pylori (HP), deutet nicht unbedingt auf einen kausalen Zusammenhang zwischen beiden hin. Die Behandlung der Laktoseintoleranz führt oftmals nicht zur Beseitigung der Beschwerden und bei Kindern mit einer HP-Infektion ist die Wahrscheinlichkeit, dass sie Bauchschmerzen haben, nicht größer als bei Kindern ohne (Di Lorenzo et al. 2005). Auch treten Begleitsymptome wie Kopfschmerzen, Appetitlosigkeit, Übelkeit und Verstopfung bei Kindern mit funktionellen Bauchschmerzen ebenso häufig auf wie bei Kindern mit Bauchschmerzen aufgrund einer somatischen Störung (Berger et al. 2007). Das Vorhandensein von Alarmsymptomen jedoch erhöht die Wahrscheinlichkeit einer organischen Störung, sodass hier in jedem Fall Diagnostik zum Ausschluss beispielsweise entzündlicher Erkrankungen durchgeführt werden muss. Radiologisch sollte bei Auffälligkeiten eine Ultraschalluntersuchung des Abdomens durchgeführt werden und im Bedarfsfall je nach Fragestellung eine Röntgenuntersuchung (Abdomen a.p. in Linksseitenlage beim Verdacht auf Perforation/Ileus) aber auch eine Schichtbildgebung mittels Magnetresonanztomografie (chronisch-entzündliche Darmerkrankungen) evaluiert werden.

Tab. 24.3 Therapieempfehlungen bei chronischen Bauchschmerzen

Eckpfeiler bei der Behandlung von Kindern mit chronischen Bauchschmerzen
Berücksichtigung der psychischen Faktoren
Aufklärung der Familie hinsichtlich des Krankheitsbildes
Schwerpunkt liegt auf der Wiederherstellung der alltäglichen Lebensqualität und nicht auf dem gänzlichen Verschwinden der Beschwerden
Verordnen Sie Medikamente am besten mit Bedacht als Teil eines vielschichtigen, individualisierten Ansatzes, um Symptome und Behinderungen zu lindern

> **Übersicht**
> Alarmsymptome bei Kindern mit chronischen Bauchschmerzen:
>
> - ungewollter Gewichtsverlust,
> - perzentilenflüchtiges Längenwachstum,
> - gastrointestinaler Blutverlust,
> - signifikantes Erbrechen,
> - chronische schwere Diarrhö,
> - unklares Fieber,
> - anhaltende Schmerzen im rechten oberen oder unteren abdominellen Quadranten,
> - positive Familienanamnese hinsichtlich entzündlicher Darmerkrankungen.

Einen gewissen prognostischen Faktor scheint die Akzeptanz der Rolle psychischer Faktoren durch die Eltern zu sein. Angesichts der Heterogenität und diskutierten familiären Faktoren ist die kinderärztliche Betreuung in der Regel ausreichend (Tab. 24.3).

24.5 Funktionelle Obstipation

Wie auch bei den chronischen Bauchschmerzen handelt es sich bei Obstipationen um eine der häufigsten Symptome im Kindes- und Jugendalter. Ebenfalls ist die Prävalenz der klinischen Diagnose gemäß Literatur uneindeutig in einem Bereich zwischen 0,7 und ca. 30 % und je nach Alter schwankend. Die weltweite Prävalenz für Obstipation bei Erwachsenen beträgt 14 % und funktionelle Obstipation, Verstopfungssymptomatik ohne organische Ursachen, überwiegen deutlich.

Bei der Diagnosestellung sollten die eher strengen Rom-IV-Kriterien angewandt werden (Tab. 24.4) mit Symptomatik, die länger als einen Monat andauert, die ab dem 4. Lebensjahr gelten. Bei jüngeren Patient*innen nach abgeschlossener Sauberkeitsentwicklung werden nur zwei Kriterien gewichtet: Mindestens eine Inkontinenzepisode pro Woche und anamnestisch große Stuhldurchmesser, welche die Toilette verstopfen können. Hinsichtlich der Pathophysiologie werden multiple Faktoren diskutiert: Konstitution und Genetik, Lifestyle und psychische Faktoren. Bei der Diagnostik gilt der erste Geburtstag als Altersgrenze. Im Neugeborenen-/Säuglingsalter sollten bei Problemen eine rasche spezifische Diagnostik und Therapie eingeleitet werden. Gemäß aktueller Leitlinie soll die Standarddiagnostik eine Anamnese (mit Erfassung von Warnzeichen – siehe Tab. 24.5 und Komorbiditäten), Fragebögen zur Obstipation/Stuhlinkontinenz sowie zu psychischen Symptomen und Störungen als auch die Dokumentation der Darmentleerung umfassen. Eine umfangreiche pädiatrisch-neurologische körperliche Untersuchung muss erfolgen und bei spezieller Indikation auch eine rektale Untersuchung. Ebenfalls sollte die Frage nach

Tab. 24.4 Diagnostische Kriterien der funktionellen Obstipation (Kinder >3 Jahre)

Alle Kriterien müssen über mindestens einen Monat erfüllt sein
Zwei oder weniger Defäkationen in die Toilette pro Woche
Mindestens eine Inkontinenzepisode pro Woche
Positive Anamnese hinsichtlich Zurückhaltens von Stuhl oder exzessive willkürliche Stuhlretention
Positive Anamnese hinsichtlich schmerzhafter oder harter Stuhlgänge
Rektal große Ansammlung von Stuhl
Positive Anamnese hinsichtlich großen Stuhldurchmessers
Nach einer gründlichen Untersuchung können die Symptome nicht vollständig durch eine andere Erkrankung erklärt werden

unangemessenen oder sexuellen Berührungen mitbedacht werden. Zum Ausschluss organischer Gründe oder eventueller Komorbiditäten ist eine Ultraschallkontrolle des Abdomens häufig sinnvoll. Eine Labordiagnostik sollte ebenfalls erwogen werden.

▶ Erst wenn Warnsymptome bestehen, sollte beispielsweise an Rektumsaugbiopsien zum Ausschluss eines Morbus Hirschsprungs, Röntgenuntersuchungen des Abdomens inkl. Kontrastmitteldarstellungen zum Ausschluss anorektaler Malformationen oder auch einer mechanischen Komponente bzw. eine Magnetresonanztomografie der Wirbelsäule zum Ausschluss einer neurologischen Komponente gedacht werden.

Viele Kinder lassen sich mittels Laxans erfolgreich therapieren, jedoch hat rund die Hälfte aller Kinder selbst nach Jahren der Therapie eine anhaltende Symptomatik. Zusammengefasst wird empfohlen, eine kindzentrierte Beratung, Informationsvermittlung und ein dem Alter und dem Tagesverlauf angepasstes Toilettentraining durchzuführen. Ernährungsberatungen sollten im Rahmen des gestuften multimodalen Behandlungsprogramms regelhaft durchgeführt werden.

24.6 Funktionelle Stuhlinkontinenz

Organische Ursachen liegen nach dem Säuglingsalter bei nicht retentiver Stuhlinkontinenz, in diesen Fällen halten die Patient*innen Stuhlgang nicht zurück, nur in den seltensten Fällen vor. Ein Entwicklungsalter von mindestens 4 Jahren wird gemäß aktueller Leitlinie bei einer Symptomdauer von einem Monat vorausgesetzt. Beide der folgenden Kriterien müssen zur Diagnosestellung erfüllt sein:

Übersicht
- Defäkation an Stellen, die für den sozialen Kontext unangemessen sind
- Kein Nachweis von Stuhlretention

Weitere Störungen der Stuhlentleerungen wurden bisher nicht generell klassifiziert. Isolierte Phobien wie die Toilettenphobie oder andere assoziierte Komorbiditäten können auch kombiniert bei Stuhlentleerungsstörungen vorkommen und müssen bei der Therapie berücksichtigt werden. Bei der Heterogenität der organischen Grundlagen einer diagnostizierten Stuhlinkontinenz muss eine umfängliche

Tab. 24.5 Warnzeichen bei Kindern mit Obstipation

Untersuchung	Warnsymptome
Anamnese	Verzögerter Mekoniumabgang >48 h postnatal
	Obstipation zeitnah nach Geburt bzw. noch im Säuglingsalter
	Bleistiftstühle
	Primäre, anhaltende Harninkontinenz
	Gedeihstörung, Appetitlosigkeit, häufiges (galliges) Erbrechen, Fieber, Ileussymptomatik
	Verspätetes Erreichen der Entwicklungsstadien
	Polyurie/Polydipsie
	Positive Familienanamnese hinsichtlich Morbus Hirschsprung
	Blutige Stühle ohne äußerlich sichtbares Korrelat
Körperliche Untersuchung	Ausgeprägte abdominelle Distension
	Sichtbare Veränderungen der Schilddrüse
	Leeres Rektum im Rahmen digitaler Untersuchung
	Auffälligkeit bei der Inspektion/Lokalisation des Anus/der Analfalte
	Extreme Angst bei analer Inspektion
	Fehlender analer, Bauchhaut-/Kremasterreflex
	Lumbosakral: Grübchen, Haarbüschel, Lipome
Verlauf	Therapieresistenz trotz korrekter Durchführung der Maßnahmen und guter Adhärenz

Ausschlussdiagnostik durchgeführt werden, die je nach Altersgruppe teilweise klinisch leicht zu diagnostizieren sind. Eine körperliche Untersuchung mit Inspektion des Anorektums und des Genitals ist, falls möglich, obligat, ebenso eine pädiatrisch-neurologische Untersuchung. Die digital-rektale Untersuchung wird bei Kindern im Rahmen einer Routinediagnostik nicht mehr empfohlen. Nach Basisdiagnostik mittels Stuhlprotokoll, Laboruntersuchung und Ultraschall des Abdomens sollten zunächst strahlengebundene diagnostische Verfahren außer bei klaren Warnzeichen, die mit den Warnzeichen der Obstipation (Tab. 24.5), übereinstimmen, vermieden werden.

Die multimodale Therapie der funktionellen Stuhlinkontinenz sollte spätestens bei frustraner Therapie Kontinenzschulungen beinhalten, die deutschlandweit regelmäßig für Patient*innen und Bezugspersonen angeboten werden.

24.7 Chronisch-entzündliche Darmerkrankungen & Megazystis-Mikrokolon-intestinales Hypoperistaltik-Syndrom (MMIHS)

Dieser Abschnitt beschäftigt sich exemplarisch mit zwei Themenkomplexen, die primär somatischen Ursprungs sind, mindestens aber psychisch belastend auf die Betroffenen und das Umfeld wirken können. Außerdem erweitern sie inhaltlich die diagnostischen Inhalte, welche ggf. eher in einem spezialisierten Zentrum für pädiatrische Gastroenterologie zu finden sind. Eine Überweisung in ein spezialisiertes Zentrum ist bei Verdacht auf Colitis ulcerosa, Morbus Crohn oder Megazystis-Mikrokolon-intestinales Hypoperistaltik-Syndrom (MMIHS) empfohlen.

24.7.1 Colitis ulcerosa

Die Colitis ulcerosa tritt meist bei jungen Menschen zwischen dem 20. und 35. Lebensjahr auf. Das Auftreten einer „Early-onset Inflammatory Bowel Disease", bei Patient*innen unter 18 Jahren bzw. einer „Very-Early-onset Inflammatory

Bowel Disease", bei Kindern unter 6 Jahren wird aber nicht nur in Einzelfällen beschrieben, sodass bei der Evaluation in der Kinderheilkunde daran gedacht werden muss. Auffällig ist hier, dass eine familiäre Vorbelastung in ca. 1/3 der Fälle in der Literatur aufgeführt wird. Die Betroffenen fallen in der Regel mit blutigen, schleimigen Durchfällen auf. Hinzu kommen häufig Bauchschmerzen oder auch schmerzhafter Stuhldrang sowie Fieber. Laborchemische Untersuchungen zeigen üblicherweise erhöhte Entzündungsparameter. In Ultraschalluntersuchungen fallen Kolonwandverdickungen auf, bei Kontrastmitteluntersuchungen des Darms beispielsweise wird der Verlust der Haustrierung („Fahrradschlauch"-Aspekt) beschrieben. Gemäß aktuellen Leitlinien soll bei Verdacht auf Colitis ulcerosa eine Ileokoloskopie mit Biopsien durchgeführt werden. Die Prognose ist bei unkompliziertem Verlauf günstig und eine Heilung ist in der Regel mittels Proktokolektomie möglich.

24.7.2 Morbus Crohn

Der Häufigkeitsgipfel beim Morbus Crohn ist im Vergleich zur Colitis ulcerosa etwas früher: Zwischen dem 15. und 35. Lebensjahr tritt die Erkrankung am häufigsten auf. Aber auch hier gibt es frühere Manifestationen und die Kriterien für die „Early-" bzw. „Very-Early-onset Inflammatory Bowel Diseases" sind entsprechend einer Colitis ulcerosa. Patient*innen mit Morbus Crohn haben schubförmig verlaufende meist unblutige Diarrhöen mit appendizitisähnlicher Symptomatik. Auch hier sind üblicherweise die Entzündungswerte in Blutkontrollen erhöht. Eine Stuhlprobe auf Calprotectin ist unerlässlich, die eine hohe Spezifität aufzeigt. Auch eine Magnetresonanztomografie des Dünndarms nach Sellink ist bei Verdacht auf Morbus Crohn durchzuführen. Zur Diagnosesicherung hier ist eine histologische Bestätigung mittels Ileokoloskopie (Abb. 24.2) gemäß Leitlinie obligat. Auch bei Komplikationen (Abb. 24.3) ist eine konservative Therapie auszureizen und eine individuelle, interdisziplinäre Abklärung

Abb. 24.2 Gefäßimpaktierte
Schleimhaut des Darms im
Rahmen eines Schubs bei
Morbus Crohn

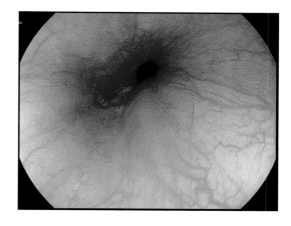

Abb. 24.3 Kontrastmittelverstärkte
MR-Sellink und Darstellung eines
großen abgekapselten Abszesses
im Becken bei therapierefraktärem
Morbus Crohn einer 14-jährigen
Patientin

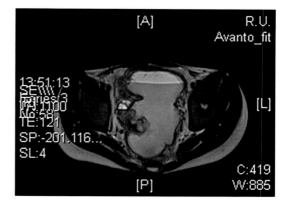

empfohlen. Die Heilung der chronischen Erkrankung ist bisher nicht möglich, bei adäquater Therapie ist aber von einer normalen Lebenserwartung auszugehen.

24.7.3 Megazystis-Mikrokolon-intestinales Hypoperistaltik-Syndrom (MMIHS)

Die seltene angeborene Erkrankung fällt mit
massiver abdomineller Distension mittels radio-
logischer Diagnostik auf (Abb. 24.4). Dies wird
verursacht durch eine volle Blase und ein Mikro-
kolon mit reduzierter Peristaltik. Bei der Verdachtsdiagnose sichert eine humangenetische

Untersuchung die Diagnose. In der Regel fallen
die Patient*innen mittels Ultraschalluntersuchung
früh, teilweise sogar pränatal auf, aber auch
Diagnosestellungen im Teenageralter kommen
vor. Die interdisziplinäre Therapie hauptsächlich bestehend aus pädiatrischer Gastroenterologie, Kinderchirurgie und Kinderurologie, ist für
ein erfolgreiches Management der Betroffenen
unerlässlich. „Intestinal failure" führt zur Notwendigkeit parenteraler Ernährung, eine Blasen-
entleerungsstörung dazu, dass Einmalkatheteris-
mus durchgeführt werden sollte. In den letzten
Jahren konnte die Lebenserwartung für die Patient*innen relevant verlängert werden, die Behandlung muss bei dieser Erkrankung unbedingt
in spezialisierten Zentren durchgeführt werden.

Abb. 24.4 Kontrastmitteldarstellung des Magens und Jejunums bei der MMIHS-Diagnostik eines betroffenen Kindes

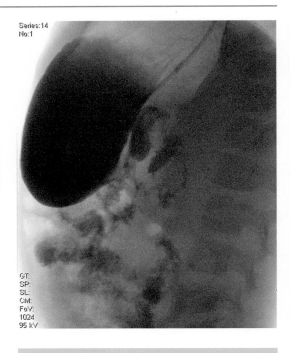

24.8 Diagnostik

Entscheidend ist, insbesondere bei Säuglingen und kleinen Kindern, durch eine sorgfältige Anamneseerhebung der Betreuungspersonen und durch eine gezielte klinische Untersuchung des Kindes zu eruieren, ob Auffälligkeiten vorliegen. Häufig sind je nach Symptomkomplex eine Ultraschalluntersuchung und auch eine einmalige Laborkontrolle zum Ausschluss organischer Ursachen oder Komorbiditäten sinnvoll. Strahlengebundene Verfahren sollten nicht generell erfolgen. Häufig existieren entsprechende Warnsymptome für die jeweiligen Diagnosen, die zur Orientierung herangezogen werden müssen.

> **Fazit**
> Im Kindesalter treten weltweit gastroenterologische Erkrankungen häufig auf, die nicht selten eine hohe Belastung für die Betroffenen sind. Einschränkungen im Alltag und der teilweise Verlust der sozialen Strukturen stellen eine große Herausforderung für Behandelnde und die Familien dar. Die Patient*innengruppe ist

außerordentlich heterogen und je nach Literatur wird die Prävalenz organischer Erkrankungen mit 5 bis 40 % durch pädiatrische Gastroenterolog*innen beschrieben (Rasquin et al. 2006). In der Regel können bei früh auftretenden funktionellen Auffälligkeiten oder Verdachtsdiagnosen wie dem Reizdarmsyndrom oder der funktionellen Dyspepsie auf Basis der Kriterien für Erwachsene Diagnostik und Therapieversuche gestartet werden. Die regelmäßig aktualisierten Rom-Kriterien, welche zunehmend auch für das Kindesalter angepasst werden, mögen in jedem Fall als Orientierung für Kinderärzt*innen dienen. Sollten insbesondere Komplikationen wie zum Beispiel Perzentilenflucht oder Entwicklungsverzögerung beobachtet werden, wird nach Basisdiagnostik die Empfehlung ausgesprochen, auf ein Zentrum mit spezieller pädiatrischer Gastroenterologie und Kinderchirurgie zur weiteren Abklärung zu verweisen. Eine psychosomatische Mitbeurteilung kann hier sinnvoll interdisziplinär evaluiert werden, um alle Therapiemöglichkeiten rasch einleiten zu können. Insgesamt profitieren

die betroffenen Kinder mit ihren Bezugspersonen von einer konstanten und bevorzugt heimatnahen Therapie mit offener
Kommunikation.

Literatur

Berger MY, Gieteling MJ, Benninga MA (2007) Chronic abdominal pain in children. BMJ 7601:997–1002.
https://doi.org/10.1136/bmj.39189.465718.BE

Chial HJ, Camilleri M, Williams DE, Litzinger K, Per-
rault J (2003) Rumination syndrome in children and
adolescents: diagnosis, treatment, and prognosis. Pediatrics 1:158–162

Di Lorenzo C, Colletti RB, Lehmann HP, Boyle JT, Ger-
son WT, Hyams JS, Squires RH, Walker LS, Kanda
PT, AAP Subcommittee, NASPGHAN Committee on
Chronic AbdominalPain (2005) Chronic abdominal
pain in children: a technical report of the American
academy of pediatrics and the North American society for pediatric gastroenterology, hepatology and
nutrition: AAP subcommittee and NASPGHAN committee on chronic abdominal pain. J Pediatr Gastroenterol Nutr 3:249–261. https://doi.org/10.1097/01.
Mpg.0000154661.39488.Ac

Morabito G, Romeo C, Romano C (2014) Functional
aerophagia in children: a frequent, atypical disorder. Case Rep Gastroenterol 1:123–128. https://doi.
org/10.1159/000362441

Rasquin A, Di Lorenzo C, Forbes D, Guiraldes E, Hyams
JS, Staiano A, Walker LS (2006) Childhood functional gastrointestinal disorders: child/adolescent. Gastroenterology 5:1527–1537. https://doi.org/10.1053/j.
gastro.2005.08.063

Schwille IJD, Giel KE, Ellert U, Zipfel S, Enck P (2009)
A community-based survey of abdominal pain prevalence, characteristics, and health care use among
children. Clin Gastroenterol Hepatol 10:1062–1068.
https://doi.org/10.1016/j.cgh.2009.07.002

Bedarf an psychischer Betreuung bei Patient*innen mit chronischen gastroenterologischen Erkrankungen

Kerstin Maehder und Bernd Löwe

25.1 Einleitung

Chronische gastroenterologische und hepatologische Erkrankungen bringen zahlreiche Herausforderungen für Betroffene mit sich. Hierzu gehören die Behandlung der Grunderkrankung, das Symptommanagement, die Umsetzung eventuell notwendiger Lebensstiländerungen, die Alltagsbewältigung oder auch der Umgang mit der Erkrankung in sozialen Kontexten. Diese multiplen Herausforderungen gehen häufig mit einer beeinträchtigten Lebensqualität einher und können auch zur Entstehung von psychischen Komorbiditäten beitragen. Zu beachten sind dabei auch die vielfältigen Wechselwirkungen zwischen Psyche und Soma, ganz im Sinne eines biopsychosozialen Krankheitsverständnisses. Für die in dieser Hinsicht adäquate Versorgung von Menschen mit chronischen gastroenterologischen Erkrankungen ist es wichtig, die Bedarfe an Unterstützung bezüglich psychischer Belastungen und Störungen zu erheben und entsprechende Angebote zu vermitteln bzw. zu schaffen.

Während es in der Onkologie bereits etabliert ist, betroffene Patient*innen in der Krankheitsbewältigung psychologisch zu unterstützen, sind psychosomatische oder psychologische Unterstützungsangebote in der Gastroenterologie nicht überall etabliert. Auch zum tatsächlichen Bedarf an psychischer Betreuung bei Patient*innen mit chronischen gastroenterologischen Erkrankungen bestehen noch deutliche Wissenslücken. Nachfolgend sollen daher zunächst Herausforderungen in der Bedarfsbestimmung und potenzielle Bedarfe skizziert werden, illustriert anhand eines Überblicks über psychische Bedarfe bei Patient*innen mit chronisch-entzündlichen Darmerkrankungen sowie Zöliakie. Anschließend werden hilfreiche Screeninginstrumente und verschiedene Interventionsansätze vorgestellt.

25.1.1 Bedarfsbestimmung und potenzielle Bedarfe

Im Hinblick auf die **Bedarfsbestimmung** zeichnen sich gleich mehrere Herausforderungen ab. So stellen chronische Erkrankungen in der Gastroenterologie und Hepatologie ein breites Spektrum dar, mit jeweils eigenen Anforderungen in der Krankheitsbewältigung. So gesellt sich beispielsweise bei chronisch-entzündlichen Darmerkrankungen zu den umfassenden Auswirkungen auf den Alltag, die

K. Maehder (✉) · B. Löwe
Klinik und Poliklinik für Psychosomatische Medizin und Psychotherapie, Universitätsklinikum Hamburg-Eppendorf, Hamburg, Deutschland
E-Mail: k.maehder@uke.de

sozialen Beziehungen und die Sexualität auch die Unberechenbarkeit und Unplanbarkeit durch den häufig schubförmigen Verlauf. Eine Zöliakie verlangt von Betroffenen dagegen die strikte Einhaltung einer glutenfreien Diät, hierunter erfolgt in der Regel aber eine deutliche Besserung. Blickt man auf Lebererkrankungen, so können Patient*innen zusätzlich durch Stigmatisierung und Ausgrenzung, z. B. durch fälschlicherweise unterstellten Alkoholismus, belastet sein. Andere Herausforderungen bringen maligne gastroenterologische Erkrankungen für Betroffene mit sich, wie etwa den Umgang mit Progredienz- und Rezidivangst und damit letztlich existenziellen Ängsten. Diese Heterogenität im Erkrankungsspektrum sowie den spezifischen Anforderungen an Krankheitsmanagement und -bewältigung gilt es in der Bestimmung psychischer Bedarfe zu berücksichtigen.

Eine weitere zentrale Rolle spielt, wessen Perspektive für die Einschätzung eines möglichen psychologischen Unterstützungsbedarfs gefragt wird: Hier können die Bewertungen von Behandler*innen bzw. Patient*innen voneinander abweichen. Auch kann nicht von einem linearen Zusammenhang zwischen dem Schweregrad der Erkrankung und der psychischen Belastung und Beeinträchtigung Betroffener ausgegangen werden. Im Sinne der Patient*innenzentrierung ist es von essenzieller Bedeutung, insbesondere die Perspektive der Patient*innen und ggf. auch der Angehörigen einzubeziehen. Eine informierte und gemeinsame Entscheidungsfindung bzgl. psychischer Unterstützung setzt eine adäquate Psychoedukation voraus. Nicht immer steht einer aus Behandler*innensicht gestellten Indikation auch ein psychischer Bedarf auf Patient*innenseite gegenüber und vice versa. Weitere Herausforderungen in der Bedarfsbestimmung und -erfüllung liegen zudem in der Diskrepanz zwischen Bedarfen einerseits und dem Versorgungsangebot andererseits. Hier können Versorgungslücken und defizitäres Wissen um Versorgungsangebote auf beiden Seiten eine In-

anspruchnahme erschweren. Hinzu kommen mögliche Barrieren wie befürchtete Stigmatisierung oder Schamerleben.

Abhängig von der jeweiligen Erkrankung, ihrem Stand und Verlauf sowie ihrer Behandlung und Behandelbarkeit lassen sich **verschiedene Bedarfe** an psychischer Versorgung ableiten. Zunächst geht es im Diagnose- und Behandlungsprozess um eine adäquate Vermittlung von Wissen zur Erkrankung, auch um Unsicherheit und krankheitsbezogenen Ängsten sowie dysfunktionalen Symptomerwartungen (und damit auch Noceboeffekten) entgegenzuwirken (Löwe et al. 2022). Hierzu gehört auch mögliche Auswirkungen der Erkrankung auf lebensqualitätsrelevante Bereiche zu adressieren, wie soziale Beziehungen, Arbeit und psychische Gesundheit. Weitere psychische Bedarfe entstehen im Krankheitsmanagement, so z. B. in der Umsetzung von notwendigen Lebensstiländerungen oder dem Motivationsaufbau zu Medikationsadhärenz und Kontrolluntersuchungen. Die Krankheitsbewältigung bringt Herausforderungen und damit auch potenziell Unterstützungsbedarfe hinsichtlich der Krankheitsakzeptanz, der Integration einer chronischen Erkrankung in das Selbstbild und auch des Umgangs in sozialen Kontexten mit sich. Krankheitsmanagement und -bewältigung werden dabei natürlich wesentlich auch von individuellen Lebenssituationen und -phasen beeinflusst, so z. B. hinsichtlich weiterer Komorbiditäten oder Fragen von Behandlungsoptionen im Hinblick auf Fertilität. Liegen neben der chronisch-gastroenterologischen Erkrankung in der Folge oder komorbid psychische Störungen vor, so entstehen weitere Unterstützungs- und Behandlungsbedarfe. In all diesen Bereichen kann zudem der Wunsch nach einem Austausch mit anderen Betroffenen entstehen, auch um das Gefühl von Isolation und alleiniger Betroffenheit zu mindern. Im folgenden Abschnitt werden Bedarfe bei ausgewählten chronischen gastroenterologischen Erkrankungen vorgestellt.

25.2 Bedarfe bei ausgewählten gastroenterologischen Erkrankungen

Die Studienlage zum Bedarf an psychologischer Unterstützung bei chronischen gastroenterologischen und hepatologischen Erkrankungen ist insgesamt noch lückenhaft und je nach Krankheitsbild sehr unterschiedlich. Aufschlussreich für Fragen nach Bedarfsausmaß und -themen sind neben Fragebogenerhebungen auch qualitative Studien, die das Erleben von Patient*innen untersuchen. Neben den nachfolgend ausgewählten Befunden zu gastroenterologischen Erkrankungen, gibt es auch einzelne Studien mit transdiagnostischer Perspektive. So zeigte sich, mit krankheitsübergreifendem Blick, in einer Studie mit 308 Patient*innen einer universitären Klinik für Gastroenterologie und Hepatologie eine Häufigkeit von 39,6 % für mindestens ein psychisches Syndrom (Niecke et al. 2019). Mehr als ein Syndrom wiesen 23,8 % aller mit dem PHQ-D (exkl. PHQ-15) gescreenten Patient*innen auf. Aus Sicht der internistischen Behandler*innen wurde bei 21,3 % der Patient*innen ein psychotherapeutischer Behandlungsbedarf gesehen. Aus Sicht des psychosomatischen Liaisonarztes, der 62 der teilnehmenden Patient*innen zusätzlich interviewte, bestand bei 30,2 % dieser Substichprobe die Indikation zur psychotherapeutischen Mitbehandlung. Diese Zahlen weisen auf einen substanziellen Anteil von Patient*innen mit gastroenterologischen und hepatologischen Erkrankungen hin, die Bedarf an psychologischer Unterstützung hätten, natürlich auch in Abhängigkeit von Art, Schwere und Dauer der somatischen Erkrankung. Exemplarisch werden nachfolgend Bedarfe von Patient*innen mit chronisch-entzündlichen Darmerkrankungen und Zöliakie vorgestellt.

Chronisch-entzündliche Darmerkrankungen
Psychische Unterstützungsbedarfe bei chronisch-entzündlichen Darmerkrankungen (CED) wurden bereits vergleichsweise häufig untersucht.

Dies liegt nicht zuletzt auch an der deutlich erhöhten Prävalenz psychischer Symptome und Störungen bei betroffenen Patient*innen. So zeigte eine Metaanalyse eine gepoolte Prävalenz von Angstsymptomen von 31,2 % und von Depressionssymptomen von 25,2 %, mit jeweils höheren Raten bei Frauen sowie aktiver CED (Barberio et al. 2021). Während die medizinische Behandlung und Unterstützung bzgl. Ernährung zentrale Themen für Patient*innen sind, so weist eine Reihe von Studien auch auf einen expliziten Bedarf der Patient*innen nach Unterstützung für die psychische Belastung hin. Dies beginnt bereits im somatischen Versorgungssetting, mit dem Wunsch von Betroffenen, mehr Zeit in der gastroenterologischen Konsultation zu haben. Es besteht der Wunsch, eigene Belastungen und Behandlungspräferenzen äußern zu können sowie explizit nach der eigenen psychischen Gesundheit gefragt zu werden (Charabaty et al. 2022; Mikocka-Walus 2019; Schoefs et al. 2023). Die Zufriedenheit mit der gastroenterologischen Behandlung war dabei niedriger bei Patient*innen mit höheren Werten für psychischen Disstress (Mickoka-Walus 2019).

Herausforderungen, die Patient*innen im Umgang mit ihrer CED berichten, umfassen unter anderem (Byron et al. 2020; Klag et al. 2017; Schoefs et al. 2023; Volpato et al. 2021):

- Symptommanagement und Alltagsbewältigung,
- Umgang mit Fatigue,
- Umgang mit krankheitsbezogenen Ängsten und depressiven Symptomen,
- Umgang mit einem veränderten Körperbild,
- Unberechenbarkeit der schubförmig verlaufenden Erkrankung,
- Fragen zu Berufsfähigkeit und -ausübung,
- Umgang mit Stigmatisierungserfahrungen.

Aus diesen vielfältigen Herausforderungen ergeben sich neben Informationsbedarfen zur Erkrankung, Behandlung und Ernährung auch diverse psychische Unterstützungsbedarfe. Norouzkhani et al. (2023) nennen in einem Scoping-Review verschiedene Bereiche, darunter emotionale/psychologische Bedarfe (z. B. Adressierung der krankheitsbezogenen Ängste), soziale Bedarfe (z. B. Familieneinbezug, Unterstützung bei beruflichen Fragen, Adressierung von möglicher Einsamkeit), Bedarfe bzgl. Sexualität (z. B. auch bei Fragen nach Fertilität), praktische Bedarfe (z. B. Zugang zu Versorgung und zu Toiletten) und Kommunikationsbedarfe (z. B. partizipative Entscheidungsfindung). Im Hinblick auf mögliche Unterstützungsformen für diese Bedarfe stand in einer kleinen Machbarkeitsstudie bei Patient*innen mit CED an erster Stelle der Wunsch nach mehr erkrankungsspezifischen Beratungs- und Informationsangeboten, gefolgt vom Wunsch nach einem leichteren Zugang zu psychotherapeutischer Behandlung (Uhlenbusch et al. 2022). Dies deckt sich mit einer Studie an 578 Patient*innen mit CED, in der sich ein hoher Bedarf nach und eine hohe Inanspruchnahme von psychotherapeutischer Behandlung zeigte (Klag et al. 2017). Gefragt nach wichtigen Inhalten und Zielen eines möglichen Unterstützungsprogramms für Betroffene, wurden folgende Aspekte am häufigsten genannt (Uhlenbusch et al. 2022):

- Perspektiven aufzeigen, wie mit der Erkrankung umgegangen werden kann,
- Aufklärung über die Erkrankung,
- Entwicklung von Krankheitsakzeptanz,
- Austausch mit anderen Betroffenen,
- Entspannungs-, Achtsamkeits- und Stressbewältigungsverfahren.

25.3 Zöliakie

Während sich bei der Zöliakie die gastrointestinalen Beschwerden durch eine glutenfreie Diät in der Regel rasch bessern, geht auch diese Erkrankung mit Belastungen und Herausforderungen für Betroffene einher. Dazu gehört zunächst die konsequente Umsetzung einer entsprechenden Ernährung, die umfassendes Wissen und Anpassungen im Alltag erfordert, häufig einhergehend mit Schwierigkeiten und Stigmatisierungserfahrungen in sozialen Essens-

kontexten. Für diese Lebensstiländerungen wünschen sich Betroffene Unterstützung, die einerseits Informationen und Beratung zur Ernährung umfasst, andererseits jedoch auch psychologische Unterstützung erfordern kann (Rose et al. 2023; Vázquez-Polo et al. 2023). So zeigt sich in Studien trotz glutenfreier Diät eine beeinträchtigte Lebensqualität, die durch Faktoren wie maladaptive Copingstrategien, Krankheitswahrnehmung, Katastrophisierung, psychischen Disstress und Persistenz somatischer Symptome inkl. Fatigue beeinflusst wird (Möller et al. 2021a, 2021b; Harnett und Myers 2020; Zingone et al. 2015). Zudem scheint ein Teil von Patient*innen mit Zöliakie, insbesondere Frauen, erhöhte Angstsymptome aufzuweisen (Häuser et al. 2010). Deutliche Hinweise gibt es auch auf ein erhöhtes Risiko depressiver Erkrankungen, wobei depressive Symptome mit einer niedrigeren Adhärenz für eine glutenfreie Diät korrelierten (Sainsbury und Marques 2018; Smith und Gerdes 2012). Auch Befunde, die ein höheres Risiko für essstörungsspezifische Symptome aufzeigen, liegen vor (Peters et al. 2022). Daraus lässt sich ein erhöhter psychologischer Unterstützungsbedarf für zumindest einen Teil der von Zöliakie Betroffenen ableiten, für die es bisher wenig spezifische Angebote in der Versorgung gibt. Digitale Angebote zielen derzeit primär auf das Ernährungsmanagement, nicht aber die psychische Belastung ab. Weitere Bedarfe, die von Patient*innen mit Zöliakie geäußert wurden, umfassen den Wunsch nach einem Austausch mit anderen Betroffenen sowie Maßnahmen zur Reduktion der empfundenen Stigmatisierung (Rose et al. 2023; Vázqeuz-Polo et al. 2023).

25.4 Instrumente zum Screening auf psychische Störungen und zur Bedarfsbestimmung

Das zunächst wichtigste Element in der Bestimmung psychischer Bedarfe bei Patient*innen mit chronischen gastroenterologischen Erkrankungen stellt das ärztliche Gespräch im fach- und hausärztlichen Setting dar. Diese niederschwellige und zumeist regelmäßig aufgesuchte Anlaufstelle sollte die Möglichkeit bieten, neben der somatisch orientierten Anamnese auch Raum zu geben für Beeinträchtigungen der psychischen Lebensqualität.

Sollen strukturierte Erfassungsinstrumente zum Einsatz kommen, so lassen sich verschiedene Ansätze aufzeigen. Einerseits lässt sich mithilfe kurzer Screeningfragebögen das Ausmaß an Belastung durch die chronische Erkrankung erfragen. Andererseits können auch spezifisch die Bedarfe abgefragt werden, wobei in beiden Fällen die Frage aufgeworfen wird, wie die aufgezeigten Bedarfe anschließend adressiert werden können.

Screeninginstrumente

Der häufige Niederschlag chronischer Erkrankungen in Stimmung, Sorgen und Ängsten, einhergehend auch mit körperlichen Symptomen, legt es nahe, betroffene Patient*innen hierauf zu screenen. Bewährt haben sich hier u. a. die Screeningfragebögen des „Gesundheitsfragebogens für Patienten" („Patient Health Questionnaire" – Deutsche Übersetzung, PHQ-D). In Forschung und Klinik häufig eingesetzt werden dabei

- der PHQ-9 zum Screening auf depressive Symptome (Kroenke et al. 2010; Löwe et al. 2004),
- der GAD-7 zum Screening auf Angstsymptome (Kroenke et al. 2007; Löwe et al. 2008) sowie
- der PHQ-4 als Ultrakurzform mit 4 Items (Löwe et al. 2010), davon je 2 Fragen zu Depressivität bzw. Angstsymptomen.

Zur Erfassung der symptombezogenen, potenziell exzessiven Gedanken, Gefühle und Verhaltensweisen wurde zudem der SSD-12 („Somatic Symptom Disorder – B-Criteria Scale", Toussaint et al. 2016) entwickelt. Diese validierten Fragebögen werden im Folgenden kurz vorgestellt und stehen kostenlos und frei zugänglich für nicht kommerzielle Zwecke über die Homepage des Universitätsklinikums Hamburg-

Eppendorf, Klinik und Poliklinik für Psychosomatische Medizin und Psychotherapie zur Verfügung.

Der **PHQ-9** erfragt im Selbstbericht mithilfe von 9 Items das Vorliegen depressiver Symptome:

- wenig Interesse oder Freude an Tätigkeiten,
- Niedergeschlagenheit,
- Schlafstörungen,
- Erschöpfungserleben,
- Appetitveränderungen,
- Selbstwertdefizite,
- Konzentrationsschwierigkeiten,
- Verlangsamung oder innere Unruhe,
- Suizidgedanken.

Eine Bewertung erfolgt in den 4-stufigen Antwortkategorien von „Überhaupt nicht" (0), über „An einzelnen Tagen" (1) und „An mehr als die Hälfte der Tage" (2) bis „Beinahe jeden Tag" (3). Die Auswertung lässt eine Schweregradeinteilung bzgl. des Vorliegens keiner (0–4 Punkte), einer milden (5–9 Punkte), moderaten (10–14 Punkte) oder schwergradigen Symptomatik ($\geq$15 Punkte) zu.

Die Diagnose einer depressiven Störung nach dem Screening mittels PHQ-9 muss selbstverständlich in einem ärztlichen bzw. psychologischen Gespräch überprüft werden. Im Zusammenhang mit den Behandlungswünschen der Betroffenen und dem Einbezug weiterer relevanter Parameter können somit psychologische Behandlungsbedarfe identifiziert werden.

Der **GAD-7** erfragt ebenfalls im Selbstbericht und mit gleicher Skalierung das Vorliegen von Angstsymptomen mit 7 Fragen, hierzu zählen:

- Nervosität,
- Ängstlichkeit oder Anspannung,
- die Fähigkeit, Sorgen kontrollieren zu können,
- das Vorliegen übermäßiger Sorgen,
- Schwierigkeiten, zu entspannen,
- Rastlosigkeit,
- schnelle Verärgerung oder Gereiztheit,
- Gefühl der Angst, als würde etwas Schlimmes passieren.

Auch der GAD-7 lässt eine Schweregradeinteilung zu, die der o. g. Schweregradeinteilung des PHQ-9 entspricht und mithilfe derer unter Hinzuziehung zusätzlicher Informationen auf einen Unterstützungs- bzw. Behandlungsbedarf geschlossen werden kann.

Zum möglichst niederschwelligen und effizienten Screening auf depressive und Angstsymptome wurde zudem die Ultrakurzform des **PHQ-4** entwickelt, der aus den jeweils ersten beiden Fragen des PHQ-9 bzw. GAD-7 besteht (siehe Praxistipp). Dieser wird beispielsweise bei Verdacht auf psychische Belastung und Unterstützungsbedarf auf den Stationen der Inneren Medizin am Universitätsklinikum Hamburg-Eppendorf eingesetzt und trägt dort dazu bei, psychologische Belastungen bei somatisch erkrankten Menschen zu erkennen. In Rücksprache mit den Patient*innen wird nachfolgend niederschwellig ein Konsil der Klinik und Poliklinik für Psychosomatische Medizin und Psychotherapie ausgelöst, um einen möglichen Behandlungsbedarf und -wunsch zu explorieren und Behandlungsangebote aufzuzeigen (Kohlmann et al. 2021).

> **Praxistipp**
>
> Mit nur 4 Fragen lässt sich der PHQ-4 als kurzes Screeningsinstrument auf psychische Belastung auch in gastroenterologischen Settings ambulant wie stationär gut einsetzen und einfach auswerten (Abb. 25.1). Screeningwerte von ≥ 4 deuten auf eine relevante psychische Belastung hin. ◄

Um die Belastung durch körperliche Symptome zu ermitteln, bietet sich zudem der Screeningfragebogen **SSD-12** an. Dieser Fragebogen erfasst mithilfe von 12 Fragen das Vorliegen exzessiver symptombezogener Gedanken, Gefühle und Verhaltensweisen auf einer 5-stufigen Skala von $0 =$ nie bis zu $4 =$ sehr oft. Beispielitems wären die Fragen, inwieweit durch die körperlichen Beschwerden die Konzentration für andere Dinge beeinträchtigt wird oder auch inwieweit die körperlichen Beschwerden mit Angst einhergehen. Ab einem Cut-off von ≥ 23 (Toussaint et al. 2020) liegt ein Hinweis auf eine mögliche „Somatische Belastungsstörung" vor („Somatic Symptom Disorder" nach DSM-5)

Gesundheitsfragebogen für Patienten (PHQ-4)

Wie oft fühlten Sie sich im Verlauf der <u>letzten 2 Wochen</u> durch die folgenden Beschwerden beeinträchtigt?	Überhaupt nicht	An einzelnen Tagen	An mehr als der Hälfte der Tage	Beinahe jeden Tag
a. Wenig Interesse oder Freude an Ihren Tätigkeiten	☐ 0	☐ 1	☐ 2	☐ 3
b. Niedergeschlagenheit, Schwermut oder Hoffnungslosigkeit	☐ 0	☐ 1	☐ 2	☐ 3
c. Nervosität, Ängstlichkeit oder Anspannung	☐ 0	☐ 1	☐ 2	☐ 3
d. Nicht in der Lage sein, Sorgen zu stoppen oder zu kontrollieren	☐ 0	☐ 1	☐ 2	☐ 3

Abb. 25.1 Der Gesundheitsfragebogen für Patient*innen (PHQ-4)

bzw. auf eine „Bodily Distress Disorder" (ICD-11, siehe Hinweis) vor.

▶ In der ICD-11 wird mit der Diagnose der „Bodily Distress Disorder" (deutsche Übersetzung in der Entwurfsfassung aktuell „Körperliche Belastungsstörung", BfArM 2023) eine neue Diagnose eingeführt, die das bisherige F-Kapitel der „Somatoformen Störungen" grundlegend neu konzeptualisiert. Analog zur „Somatic Symptom Disorder" des DSM-5 (APA 2022, deutsche Übersetzung „Somatische Belastungsstörung") kann hier zukünftig die Belastung durch anhaltende Körperbeschwerden von mindestens 6 Monaten Dauer klassifiziert werden, die mit einem störungswertigen Ausmaß von symptombezogenen Gedanken, Gefühlen und Verhaltensweisen einhergehen. Im Gegensatz zur bisherigen Kategorie der somatoformen Störungen ist die Unerklärbarkeit bzw. nicht ausreichende Erklärbarkeit somatischer Symptome durch körperliche Ursachen aufgrund unzureichender Validität gestrichen worden. Entsprechend können zukünftig auch Patient*innen mit gastroenterologischen Erkrankungen und ausgeprägter psychischer Belastung durch die anhaltenden Körperbeschwerden die Diagnose einer „Bodily Distress Disorder" erhalten (bei Erfüllung aller Diagnosekriterien) und so auch einer psychosomatischen bzw. psychologischen Behandlung zugeführt werden. Selbstverständlich sollte die entsprechende Diagnostik der zugrunde liegenden somatischen Erkrankungen gemäß „State-of-the-art"-Kriterien oder klinischen Leitlinien erfolgen und entsprechende Diagnosen simultan vergeben werden.

Konkrete Bedarfserfassung
Um bei Patient*innen neben der psychischen Belastung auch den Wunsch nach konkreten Behandlungs- und Versorgungsformaten zu erfassen, wurde zudem der ADAPT-Fragebogen entwickelt („Assessment of the Demand for Additional Psychological Treatment", Miehsler et al. 2004). Dieser fragt mittels 12 Fragen und

visueller Analogskalen Bedarfe im Selbstbericht zu folgenden Themenbereichen ab: (weitere) Aufklärung über die jeweilige Erkrankung, Bedarf und bisheriges Ausmaß an ausführlicheren ärztlichen bzw. unterstützenden Gesprächen (spezifisch auch zur Lebenssituation und zu seelischen Problemen) und den Bedarf bzw. Wunsch nach einer Psychotherapie sowie die Bereitschaft, eine solche in Anspruch zu nehmen. Alternativ können diese Bereiche im Kontext des ärztlichen oder psychotherapeutischen Gesprächs erfragt werden.

25.5 Bedarfsorientierte Interventionsangebote

Interventionsmöglichkeiten zur Adressierung psychischer Bedarfe bei chronischen gastroenterologischen Erkrankungen variieren im Setting, in der Behandlungsintensität, in den beteiligten (Fach-)Personen sowie den Kosten. Die Auswahl sollte im Sinne eines gestuften Versorgungsansatzes („Stepped Care") je nach Bedarf, Indikation und Verfügbarkeit erfolgen. Um eine mögliche Anpassung bei ausbleibender Bedarfsbefriedigung oder gedecktem Bedarf zu gewährleisten, sollte idealerweise ein Monitoring des Interventionserfolgs durch validierte Instrumente stattfinden.

Im Folgenden werden Interventionsmöglichkeiten in drei unterschiedlichen Intensitäten skizziert: 1. Angebote aus dem Bereich der krankheitsbezogenen Beratung und Selbsthilfe, 2. ambulante Psychotherapie bei psychischer Komorbidität sowie 3. integrierte psychologische bzw. psychosomatische Behandlungsangebote im ambulanten und (teil-)stationären Sektor. Wünschenswert wäre eine umfassendere Evaluation und evidenzbasierte Implementierung dieser Angebote in der Routineversorgung.

1) Krankheitsbezogene Beratung und Selbsthilfe
Als niederschwelliger Schritt lassen sich krankheitsbezogene Beratung und Selbsthilfeangebote

einstufen. Diese Angebote eignen sich beispielsweise für Bedarfe nach vertieften Informationen zur Erkrankung, zur Vermittlung erster Bewältigungsstrategien, zur Entlastung und zum Austausch mit anderen Patient*innen mit derselben oder generell chronischen Erkrankungen. Wichtige Anlaufstellen hierfür sind die jeweiligen Patient*innenverbände, so zum Beispiel die Deutsche Morbus Crohn/Colitis ulcerosa Vereinigung (DCCV) e. V. für den Bereich der chronisch-entzündlichen Darmerkrankungen. Diese bietet ein vielfältiges Angebot an Seminaren, Telefonsprechstunden mit Expert*innen und Austauschmöglichkeiten (vor Ort und online) an und kann somit verschiedene Bedarfe adressieren. Ähnliche Verbände existieren für andere gastroenterologische Erkrankungen, z. B. die Deutsche Reizdarmselbsthilfe e. V. oder das Magen-Darm-Forum (MAGDA) für Betroffene eines Reizdarmsyndroms. Hilfreich können ebenfalls Kontakt- und Informationsstellen für Selbsthilfegruppen sein, die häufig Listen der lokalen Selbsthilfegruppen führen und Kontakte vermitteln können. Im Beratungs- und Selbsthilfebereich finden sich zudem auch Angebote für Angehörige. In dieser, wie auch den Behandlungsstufen höherer Intensität, finden sich unterschiedliche Formate, wie zum Beispiel Einzel- oder Gruppensetting oder Präsenz-, Online- und Hybridformate.

Auch Selbsthilfeliteratur und zunehmend Selbsthilfeapps können für Betroffene eine Unterstützungsquelle darstellen. Entsprechende hilfreiche Literatur wird in der Regel auch über Selbsthilfeverbände empfohlen. Während der Markt der Gesundheitsapps inzwischen sehr unübersichtlich geworden ist, bieten die verschreibungsfähigen „Digitalen Gesundheitsanwendungen" (DiGA) zumindest ein Mindestmaß an Datenschutz und erster Evidenz für Wirksamkeit der vom Bundesinstitut für Arzneimittel und Medizinprodukte vorläufig und dauerhaft in das DiGA-Verzeichnis aufgenommenen Apps. Auch die Deutsche Gesellschaft für Gastroenterologie, Verdauungs- und Stoffwechselkrankheiten (DGVS) listet auf ihrer Homepage empfehlenswerte Apps für Behandler*innen und Patient*innen.

2) Psychotherapie

Liegt der Bedarf in der Behandlung komorbider psychischer Störungen, so kann auch die Indikation zu einer „klassischen" ambulanten und/oder (teil-)stationären psychotherapeutischen, psychosomatischen oder psychiatrischen Behandlung gestellt werden. Sind gastroenterologische Grunderkrankung und psychische Erkrankung eng miteinander verknüpft, können insbesondere Fachärzt*innen für Psychosomatische Medizin und Psychotherapie eine gute Anlaufstelle sein. Zudem wäre es wünschenswert, wenn auch in der Aus- und Weiterbildung Psychologischer Psychotherapeut*innen bzw. Fachpsychotherapeut*innen mehr Wissen zu den häufigsten gastroenterologischen Erkrankungen und damit einhergehenden somatopsychischen Wechselwirkungen und Herausforderungen vermittelt würde.

3) Integrierte psychologische bzw. psychosomatische Behandlungsangebote im ambulanten, tagesklinischen und stationären Sektor

Integrierte Behandlungsansätze von Gastroenterologie und Psychosomatik sind auch in der ambulanten und (teil-)stationären Versorgung wichtig. Eine integrierte Behandlung bietet den großen Vorteil, im Sinne eines biopsychosozialen Krankheitsverständnisses, Bedarfe sowohl der somatischen als auch der psychosozialen Seite zu adressieren und aufeinander abstimmen zu können. So könnten beispielsweise Routineuntersuchungen für die gastroenterologische Erkrankung mit einem Screening auf psychische Belastung und niederschwelligem Zugang zu adäquater Unterstützung einhergehen. Gleichzeitig lassen sich auch Fragen von Lebensstiländerungen, Medikationsadhärenz und möglichen Barrieren auf psychologischer und Verhaltensebene konsequenter berücksichtigen. Blickt man auf entsprechende Versorgungsstrukturen, so kann allerdings nicht von einer flächendeckenden integrierten Versorgung gesprochen werden. Bisherige Ansätze zur Adressierung psychischer Bedarfe finden sich im ambulanten Sektor, z. B. in der Allgemeinmedizin über die Pflicht zur

Weiterbildung zur **psychosomatischen Grundversorgung.** Im Gegensatz zur Allgemeinmedizin ist diese Weiterbildung in der Inneren Medizin jedoch fakultativ. Zudem konkurrieren in der ambulanten haus- und fachärztlichen Versorgungsrealität die somatische Versorgung und psychosoziale Anliegen um die knappe Ressource Zeit. In größeren Kliniken, u. a. in Universitätskliniken, besteht in gastroenterologischen Abteilungen die Möglichkeit **psychosomatisch-psychotherapeutische** oder **psychiatrische Konsil- und Liaisondienste** in Anspruch zu nehmen. Insbesondere bei Bedarfen in der Bewältigung akuter Krankheitsphasen können Patient*innen hier punktuell Unterstützung erfahren. Anlaufstellen können hierfür ebenso die psychosomatischen Ambulanzen sein. Auch in **gastroenterologischen Rehabilitationskliniken** werden teilweise psychische Bedarfe adressiert, z. B. nach vertieftem Krankheitsverständnis, Austausch mit anderen Betroffenen oder auch Einblicken in die Wechselwirkungen zwischen Soma und Psyche.

Ist eine höhere Therapiedosis erforderlich, kann eine intensivierte **multimodale Behandlung in einem psychosomatisch-psychotherapeutischen Setting** erfolgen (teil- oder vollstationär). Durch die Integration von ärztlichen, psychotherapeutischen, edukativen und ernährungstherapeutischen Angeboten können die Betroffenen in diesen Settings intensiv an der Bewältigung ihrer chronischen gastroenterologischen Erkrankung arbeiten und gleichzeitig komorbide Störungen wie z. B. depressive Störungen, Angststörungen oder Essstörungen behandelt werden.

Fazit
Chronische gastroenterologische Erkrankungen gehen für die Betroffenen häufig mit psychischen Belastungen, Herausforderungen in der Alltagsbewältigung und Beeinträchtigungen der Lebensqualität einher. Daraus entstehende psychische Unterstützungsbedarfe sollten in der Regelversorgung erfasst werden, hierzu stehen hilfreiche Screeninginstrumente zur Verfügung. Eine idealerweise gestufte und interprofessionelle Versorgung dieser Bedarfe ist bisher in der klinischen Versorgung defizitär, auch wenn Angebote verschiedener Intensität und Settings existieren. Insgesamt besteht weiterer Forschungsbedarf zum tatsächlichen Ausmaß des Versorgungsbedarfs und zur Wirksamkeit von Therapieangeboten in dieser großen Gruppe von Betroffenen.

Literatur

American Psychiatric Association (APA) (2022) Somatic symptom and related disorders. In: Diagnostic and statistical manual of mental disorders (5. Aufl., Text rev.). https://doi.org/10.1176/appi.books.9780890425787

Barberio B, Zamani M, Black CJ, Savarino EV, Ford AC (2021) Prevalence of symptoms of anxiety and depression in patients with inflammatory bowel disease: a systematic review and meta-analysis. Lancet Gastroenterol Hepatol 6(5):359–370. https://doi.org/10.1016/S2468-1253(21)00014-5

Bundesinstitut für Arzneimittel und Medizinprodukte (BfArM). ICD-11 in Deutsch – Entwurfsfassung. https://www.bfarm.de/DE/Kodiersysteme/Klassifikationen/ICD/ICD-11/uebersetzung/_node.html. Zugegriffen: 30. November 2023

Byron C, Cornally N, Burton A, Savage E (2020) Challenges of living with and managing inflammatory bowel disease: a meta-synthesis of patients' experiences. J Clin Nurs 29(3–4):305–319. https://doi.org/10.1111/jocn.15080

Charabaty A, Schneider B, Zambrano JA, Keefer L (2022) Living with inflammatory bowel disease: online surveys evaluating patient perspectives on treatment satisfaction and health-related quality of life. Crohns Colitis 360 4(3):otac035. https://doi.org/10.1093/crocol/otac035

Harnett JE, Myers SP (2020) Quality of life in people with ongoing symptoms of coeliac disease despite adherence to a strict gluten-free diet. Sci Rep 10(1):1144. https://doi.org/10.1038/s41598-020-58236-8

Häuser W, Janke KH, Klump B, Gregor M, Hinz A (2010) Anxiety and depression in adult patients with celiac disease on a gluten-free diet. World J Gastroenterol 16(22):2780–2787. https://doi.org/10.3748/wjg.v16.i22.2780

Klag T, Mazurak N, Fantasia L, Schwille-Kiuntke J, Kirschniak A, Falch C, Goetz M, Malek NP, Enck P, Wehkamp J (2017) High demand for psychotherapy in patients with inflammatory bowel disease. Inflamm Bowel Dis 23(10):1796–1802. https://doi.org/10.1097/MIB.0000000000001216

Kohlmann S, Köster FW, Braunschneider LE, Meier AH, Lohse AW, Schneider SW, Loeper S, Löwe B (2021) Früherkennung von psychischer Komorbidität in der stationären dermatologischen und internistischen Versorgung: Darstellung eines neuen Versorgungskonzeptes. Psychother Psychosom Med Psychol 71(9–10):406–411. https://doi.org/10.1055/a-1457-3178

Kroenke K, Spitzer RL, Williams JB, Monahan PO, Löwe B (2007) Anxiety disorders in primary care: prevalence, impairment, comorbidity, and detection. Ann Intern Med 146(5):317–325. https://doi.org/10.7326/0003-4819-146-5-200703060-00004

Kroenke K, Spitzer RL, Williams JB, Löwe B (2010) The patient health questionnaire somatic, anxiety, and depressive symptom scales: a systematic review. Gen Hosp Psychiatry 32(4):345–359. https://doi.org/10.1016/j.genhosppsych.2010.03.006

Löwe B, Gräfe K, Zipfel S, Witte S, Loerch B, Herzog W (2004) Diagnosing ICD-10 depressive episodes: superior criterion validity of the Patient Health Questionnaire. Psychother Psychosom 73(6):386–390. https://doi.org/10.1159/000080393

Löwe B, Decker O, Müller S, Brähler E, Schellberg D, Herzog W, Herzberg PY (2008) Validation and standardization of the Generalized Anxiety Disorder Screener (GAD-7) in the general population. Med Care 46(3):266–274. https://doi.org/10.1097/MLR.0b013e318160d093

Löwe B, Wahl I, Rose M et al (2010) A 4-item measure of depression and anxiety: validation and standardization of the Patient Health Questionnaire-4 (PHQ-4) in the general population. J Affect Disord 122(1–2):86–95. https://doi.org/10.1016/j.jad.2009.06.019

Löwe B, Nestoriuc Y, Andresen V, Vettorazzi E, Zapf A, Hübener S, Maehder K, Peters L, Lohse AW (2022) Persistence of gastrointestinal symptoms in irritable bowel syndrome and ulcerative colitis: study protocol for a three-arm randomised controlled trial (SOMA.GUT-RCT). BMJ Open 12(6):e059529. https://doi.org/10.1136/bmjopen-2021-059529

Miehsler W, Weichselberger M, Offerlbauer-Ernst A, Dejaco C, Reinisch W, Vogelsang H, Machold K, Stamm T, Gangl A, Moser G (2004) Assessing the demand for psychological care in chronic diseases: development and validation of a questionnaire based on the example of inflammatory bowel disease. Inflamm Bowel Dis 10(5):637–645. https://doi.org/10.1097/00054725-200409000-00021

Mikocka-Walus A, Massuger W, Knowles SR, Moore GT, Buckton S, Connell W, Pavli P, Raven L, Andrews JM (2019) Psychological distress is highly prevalent in inflammatory bowel disease: a survey of psychological needs and attitudes. JGH Open 4(2):166–171. https://doi.org/10.1002/jgh3.12236

Möller SP, Apputhurai P, Tye-Din JA, Knowles SR (2021a) Quality of life in coeliac disease: relationship between psychosocial processes and quality of life in a sample of 1697 adults living with coeliac disease. J Psychosom Res 151:110652. https://doi.org/10.1016/j.jpsychores.2021.110652

Möller SP, Hayes B, Wilding H, Apputhurai P, Tye-Din JA, Knowles SR (2021b) Systematic review: exploration of the impact of psychosocial factors on quality of life in adults living with coeliac disease. J Psychosom Res 147:110537. https://doi.org/10.1016/j.jpsychores.2021.110537

Niecke A, Lemke H, Goeser T, Hellmich M, Vitinius F, Albus C (2019) Psychische Komorbidität in der Gastroenterologie und Hepatologie: Prävalenz und psychosozialer Versorgungsbedarf in der Tertiärversorgung. Psychother Psychosom Med Psychol 69(1):29–37. https://doi.org/10.1055/s-0044-100402

Norouzkhani N, Faramarzi M, Ghodousi Moghadam S, Karimi MA, Shokri Shirvani J, Bahari A, Shojaei-Baghini M, Eslami S, Tabesh H (2023) Identification of the informational and supportive needs of patients diagnosed with inflammatory bowel disease: a scoping review. Front Psychol 11(14):1055449. https://doi.org/10.3389/fpsyg.2023.1055449

Peters JE, Basnayake C, Hebbard GS, Salzberg MR, Kamm MA (2022) Prevalence of disordered eating in adults with gastrointestinal disorders: a systematic review. Neurogastroenterol Motil 34(8):e14278

Rose C, Law GU, Howard RA (2023) The psychosocial experiences of adults diagnosed with coeliac disease: a qualitative evidence synthesis. Qual Life Res. https://doi.org/10.1007/s11136-023-03483-1

Sainsbury K, Marques MM (2018) The relationship between gluten free diet adherence and depressive symptoms in adults with coeliac disease: a systematic review with meta-analysis. Appetite 1(120):578–588. https://doi.org/10.1016/j.appet.2017.10.017

Schoefs E, Vermeire S, Ferrante M, Sabino J, Lambrechts T, Avedano L, Haaf I, De Rocchis MS, Broggi A, Sajak-Szczerba M, Saldaña R, Janssens R, Huys I (2023) What are the unmet needs and most relevant treatment outcomes according to patients with inflammatory bowel disease? a qualitative patient preference study. J Crohns Colitis 17(3):379–388. https://doi.org/10.1093/ecco-jcc/jjac145

Smith DF, Gerdes LU (2012) Meta-analysis on anxiety and depression in adult celiac disease. Acta Psychiatr Scand 125(3):189–193. https://doi.org/10.1111/j.1600-0447.2011.01795.x

Toussaint A, Murray AM, Voigt K, Herzog A, Gierk B, Kroenke K, Rief W, Henningsen P, Löwe B (2016) Development and validation of the Somatic Symptom Disorder-B Criteria Scale (SSD-12). Psychosom Med 78(1):5–12. https://doi.org/10.1097/PSY.0000000000000240

Toussaint A, Hüsing P, Kohlmann S, Löwe B (2020) Detecting DSM-5 somatic symptom disorder: criterion validity of the Patient Health Questionnaire-15 (PHQ-15) and the Somatic Symptom Scale-8 (SSS-8) in combination with the Somatic Symp-

tom Disorder – B Criteria Scale (SSD-12). Psychol Med 50(2):324–333. https://doi.org/10.1017/
S003329171900014X

Uhlenbusch N, Manthey C, Nestoriuc Y, Andresen V,
Lohse AW, Löwe B (2022) Psychosoziale Unterstützung von Menschen mit Colitis ulcerosa und
Reizdarmsyndrom: eine Machbarkeitsstudie zu Bedarf, Fokus und Durchführbarkeit. Psychother Psychosom Med Psychol 72(11):481–490. https://doi.
org/10.1055/a-1785-5496

Vázquez-Polo M, Navarro V, Larretxi I, Perez-Junkera G,
Lasa A, Matias S, Simon E, Churruca I (2023) Un-
covering the concerns and needs of individuals with
celiac disease: a cross-sectional study. Nutrients
15(17):3681. https://doi.org/10.3390/nu15173681

Volpato E, Bosio C, Previtali E, Leone S, Armuzzi
A, Pagnini F, Graffigna G (2021) The evolution of
IBD perceived engagement and care needs across
the life-cycle: a scoping review. BMC Gastroenterol 21(1):293. https://doi.org/10.1186/s12876-021-
01850-1

Zingone F, Swift GL, Card TR, Sanders DS, Ludvigsson JF, Bai JC (2015) Psychological morbidity of celiac disease: a review of the literature. United European Gastroenterol J. 3(2):136–145. https://doi.
org/10.1177/2050640614560786

Herausfordernde Patient*inneninteraktion

Juliane U. Walther, Anne Herrmann-Werner und Christian A. Brünahl

26.1 Einleitung

Das Auftreten von als herausfordernd erlebten Begegnungen mit Patient*innen ist eine im medizinischen Alltag häufig beschriebene Situation: Jede sechste Konsultation gehört dazu (Hahn et al. 1996). Aus der Literatur wird ersichtlich, dass typische Charakteristika von herausfordernden Interaktionen jene sind, bei denen die Patient*innen eine fordernde bis aggressiv beschriebene Persönlichkeit, eine hohe Prävalenz psychischer Störungsbilder und sozialer Belastungsfaktoren sowie eine Vielzahl schwer erklärbarer Symptome zusammen mit einem hohen Grad an Beunruhigung über die Beschwerden aufweisen (Lorenzetti 2013).

Es scheint den meisten Interaktionen gemeinsam zu sein, dass es schwerfällt, eine gemeinsame Gesprächsgrundlage mit den Patient*innen zu finden – etwa wenn die beiden folgenden Fragen der Patient*innen nicht gut beantwortet werden können: „Woher kommen meine Beschwerden?" und „Was können Sie dagegen machen?" (Langewitz 2007). Die Forschung zeigt weiter, dass die Situationen von Ärzt*innen als schwierig beschrieben werden, die in ihnen negative Gefühle auslösen (Porcerelli et al. 2014). Dazu können etwa Hilflosigkeitsgefühle, Ohnmachtserleben oder gar Langeweile zählen. Im Wissen, dass derartige Situationen vorkommen können, ist es essenziell, dass Ärzt*innen die erforderlichen Fähigkeiten haben, die es ihnen ermöglichen, sich bestmöglich an die Herausforderung anzupassen und dabei ihr eigenes Stresserleben bewältigen zu können.

26.2 Die Interaktion: It takes two to tango

Herausfordernde Situationen werden nicht notwendigerweise von allen Ärzt*innen gleich empfunden. Zusammenfassend können dabei 4 Faktoren auf Ärzt*innen- wie auf Patient*innenseite zusammenspielen: Persönlichkeitsaspekte, Verhaltensweisen, Motive, sowie die jeweiligen situativen Eigenschaften – bestehend aus Ort, Zeit, Situation und Kontext (Kowarowsky 2019). Letztendlich ist es die gemeinsam gestaltete und sehr komplexe Interaktion, die sich als herausfordernd

J. U. Walther · C. A. Brünahl
MSH – Medical School Hamburg, Department Humanmedizin, Schwerin, Deutschland

A. Herrmann-Werner (✉)
Medizinische Fakultät Tübingen, Tübingen
Institute for Medical Education (TIME), Tübingen, Deutschland
E-Mail: anne.herrmann-werner@med.uni-tuebingen.de

A. Herrmann-Werner · C. A. Brünahl
Helios Kliniken Schwerin, Klinik für Psychosomatische Medizin und Psychotherapie, Schwerin, Deutschland

erweisen kann: Wer reagiert unter welchen Umständen und vor welchem Hintergrund mit welchem Persönlichkeitsanteil und welchem Verhalten auf welchen Persönlichkeitsanteil und welches Verhalten der/des jeweils anderen?

26.2.1 Prinzipien des Umgangs mit herausfordernden Situationen

Die arztzentrierte Kommunikation findet häufig auf Symptomebene statt. In dem Zusammenhang stellt sich jedoch auch die Frage, wie die Kommunikation gestaltet werden kann, wenn es auf Patient*innenseite noch Anliegen außerhalb der Symptomebene gibt? Wenn krankheitsrelevante Aspekte von Patient*innen durch die arztzentrierte Gesprächsführung nicht thematisiert werden können, ist ein Wechsel zur patientenzentrierten Gesprächsführung sinnvoll (Langewitz 2007). Dabei hilft gezieltes Nachfragen. Dieses kann die Patient*innen dazu ermutigen, beispielsweise psychosoziale Belastungsfaktoren zu berichten. Vor dem Hintergrund der patientenzentrierten Gesprächsführung lassen sich die folgenden drei Prinzipien zum Umgang mit herausfordernden kommunikativen Situationen erläutern: 1. Fokus auf die Beziehung zwischen Ärzt*innen und Patient*innen, 2. Nutzen der Patient*innenperspektive als Richtungsweiser und 3. Eingehen auf das emotionale Erleben der Patient*innen. Es gilt dabei insbesondere, sich dem Erleben der Patient*innen möglichst gut zu nähern (Teo 2013). Werden Informationen auf diese Weise mit ergänzendem Kontext versehen, kann die therapeutische Einschätzung davon profitieren.

26.2.2 Arzt-Patienten-Beziehung im Fokus

Aus der Forschung ist bekannt, dass das Gespräch und die therapeutische Beziehung starke Wirkfaktoren in ärztlichen Konsultationen sind (Lang 1990). Kommt es während der Interaktion zu Störungen in der therapeutischen Allianz – sogenannten Rupturen –, vermögen diese die therapeutische Beziehung zu schwächen. Werden sie bemerkt und gegebenenfalls angesprochen, können sie beziehungsstärkend korrigiert werden (Chen et al. 2018).

In der Praxis setzt sich die dazu einzunehmende ärztliche Grundhaltung aus drei Elementen zusammen, welche im sog. „AAO-Modell" dargestellt werden (Kowarowsky 2019): „A" für *Aufmerksamkeit* – der zumindest zeitweise ausschließlich auf das Gegenüber gerichtete Fokus allein kann bereits zusätzliche Informationen liefern, ohne dass besondere Kommunikationstechniken eingesetzt werden müssen. „A" für *Augen auf* – die nonverbale Kommunikation liefert weiteren Kontext für das gesprochene Wort. Das bewusste Aufgreifen im Gespräch kann dazu beitragen, zu einem geteilten Verständnis über das Anliegen zu gelangen. „O" für *Ohren gespitzt* – das gesprochene Wort teilt ebenso deutlich mehr mit als reine Sachinformation. Wie etwas gesagt wird, gibt Hinweise auf die innere Erlebenswelt der Patient*innen. Das Sammeln von entsprechenden Hinweisen in der Interaktion hilft dabei, das Gesagte einzuordnen und eine gemeinsame Sprache zu sprechen.

Diese Elemente der Gesprächsführung basieren auf den Techniken des Aktiven Zuhörens. Das dazugehörige Modell der patientenzentrierten Kommunikation – *WWSZ* – steht für Warten, Wiederholen, Spiegeln und Zusammenfassen. Eine Studie von Langewitz et al. (Langewitz et al. 1998) hat gezeigt, dass bereits der Einsatz der Gesprächstechniken des Wartens und Spiegelns in der biomedizinischen Anamnese dazu führen kann, dass mehr Informationen von den Patient*innen geteilt werden.

Praxisbeispiel

Herr H., 53 Jahre, seit 4 Jahren immer wieder gastrointestinale Beschwerden wie Aufstoßen, Gefühl des Aufgeblähtseins und Durchfälle.

Herr H.	Die haben mich schon durch so viel Untersuchungen genudelt, aber nie finden sie was. Das kann doch gar nicht sein!
Frau Dr. F.	Diese Ungewissheit muss ganz schön frustrierend für Sie sein, oder?
Herr H.	Total. Und so manches Mal frage ich mich, ob nicht doch die Beschwerden irgendwie erklärbar sind; man hört ja so viel, was man in meinem Alter haben kann.
Frau Dr. F.	Und da machen Sie sich jetzt auch Sorgen, es könne etwas Schlimmes sein. ◄

26.3 Die Patient*innenperspektive als Richtungsweiser für die Gesprächsführung

Jede*r Patient*in erlebt die auftretenden Symptome auf eine bestimmte Art und Weise. Wie diese von den Patient*innen wahrgenommen und erklärt werden, hängt eng mit deren individuellen psychologischen und sozialen Faktoren zusammen. Die Perspektive der Patient*innen kann Einfluss auf die Entstehung, den Verlauf und die Folgen einer Krankheit haben und ist demnach als ein essenzieller Konsultationsinhalt zu betrachten.

26.3.1 Erfassen des Krankheitserlebens der Patient*innen

Im ärztlichen Gespräch nehmen biomedizinische Details häufig mehr Raum ein als die psychosozialen Aspekte der Patient*innen. So fand eine Studie (Zeh et al. 2019) unter chronisch Erkrankten in Deutschland heraus, dass diese die Berücksichtigung der psychosozialen Aspekte der Erkrankung im ärztlichen Gespräch als sehr relevant ansehen. Gleichzeitig zeigte sich eine deutliche Differenz zur tatsächlich stattgefundenen Berücksichtigung durch die Behandler*innen.

Tab. 26.1 Das BATHE-Modell

Schritte	Beschreibung
Background	Den Kontext erfragen: *„Was ist gerade in Ihrem Leben los?"*
Affect	Mögliche Affekte ansprechen: *„Wie geht es Ihnen damit?"*
Trouble	Den Raum für das Ansprechen von Schwierigkeiten öffnen: *„Was bereitet Ihnen in dieser Situation besonders Schwierigkeiten?"*
Handling	Die Umgangsstrategien erfragen: *„Wie gehen Sie damit um?"*
Empathy	Die Gesamtsituation der Patient*innen validieren: *„Das muss schwierig für Sie sein."*

Hatten die Patient*innen jedoch die Möglichkeit, mit der sie behandelnden Person über diese Aspekte zu sprechen, konnten verbesserte klinische Outcomes und eine höhere Zufriedenheit beobachtet werden (Farin 2010). Ein möglicher Leitfaden zur Exploration des Erlebens der Patient*innen bietet das Modell *BATHE* (Teo et al. 2013), welches in Tab. 26.1 dargestellt ist.

Die aufgezeigten Bestandteile können einzeln und in Kombination eingesetzt werden. Eine Integration von biomedizinischer Expertise mit den relevanten psychosozialen Informationen der Patient*innen kann die Diagnosestellung und die Adhärenz der Patient*innen verbessern (Street et al. 2009). Bei ca. 20 % der Konsultationen reichen grundlegende Kommunikationsstrategien nicht aus, um genügend Informationen zu generieren (Schoenthaler et al. 2018). Insbesondere bei funktionellen Beschwerden stellt das aktive Explorieren der subjektiven Wahrnehmung der Patient*innen eine Möglichkeit dar, Therapieansätze zu erarbeiten (Roenneberg et al. 2019). Dazu werden konkrete Nachfragen benötigt:

> **Übersicht**
> – „Wie kommen Sie mit Ihren Beschwerden im Alltag zurecht?"
> – „Wie wirken sich die Beschwerden auf Ihre Arbeit/Privatleben aus?"

26.3.2 Divergierende Krankheitskonzepte

Ein weiterer Faktor, der das Erlangen eines gemeinsamen Verständnisses erschweren kann, ist das *subjektive Krankheitskonzept* (Birkner und Vlassenko 2015). Die Schulmedizin verfügt in der Regel über ein biomedizinisches Krankheitsverständnis. Patient*innen hingegen haben zumeist ein eher holistisches Erleben ihrer Erkrankungsrealität. Treffen in der Konsultation diese divergierenden Erklärungsmodelle aufeinander, kann dies die gemeinsame Arbeit erschweren: Meinungsverschiedenheiten, Widerstände und Ablehnungsreaktionen können in emotionalen Störungen in der therapeutischen Beziehung resultieren. Eine Bewusstmachung dieser Unterschiede ermöglicht es, aktiv Maßnahmen einzuleiten, um negative Auswirkungen zu verhindern. Da subjektive Krankheitskonzepte häufig implizit sind und unausgesprochen bleiben, erweist sich direktes Nachfragen als hilfreich (Kleinman 1978).

> **Übersicht**
> – „Haben Sie eine Idee, wie es zu diesen Beschwerden gekommen ist?"
> – „Haben Sie eine Erklärung, wieso diese Symptome (genau jetzt) auftreten?"

26.3.3 Einbezug des emotionalen Erlebens der Patient*innen

Insbesondere in herausfordernden kommunikativen Interaktionen können Affekte eine bedeutende Rolle spielen. Fallen Patient*innen mit einem Verhalten „aus dem Rahmen", können diesem unerfüllte Bedürfnisse zugrunde liegen – beispielsweise nach Sicherheit, Selbstwirksamkeit und Schmerzfreiheit. Derartige Bedürfnisse können sich in Emotionen wie Traurigkeit, Angst und Ärger ausdrücken (Rosenberg 2010). Häufig entstehen intensive Emotionen im Kontext von existenziellen Herausforderungen und/oder dem Empfinden von Überwältigung:

Traurigkeit kann Ausdruck einer Verlusterfahrung sein, die den Selbstwert und die persönliche Integrität zu beeinträchtigen vermögen. *Angst* kann auftreten, wenn sich die Patient*innen mit einer Gefahr (real oder als solche wahrgenommen) konfrontiert sehen. *Ärger* ist eine Strategie, mit der auf eine angstauslösende Bedrohung mit abwehrender Aggression reagiert werden kann.

Die Fähigkeit, im Gespräch mit den Patient*innen Emotionen wahrzunehmen, sie zu reflektieren und aufzunehmen, ist eine grundlegende Fähigkeit zum Aufbau einer tragfähigen Ärzt*innen-Patient*innen-Beziehung. Da sachorientierte Informationen stets eine Bedeutung für das Leben der Patient*innen haben, sind emotionale Reaktionen darauf natürlich. Für die Patient*innen kann eine emotionsorientierte Reaktion der Ärzt*innen als deutliches Zeichen wirken, dass die Beziehung auch starke Emotionen aushält. Dagegen kann ein vermeidender, rationalisierender oder unachtsamer Umgang mit Emotionen das Behandlungsbündnis schwächen. Häufig nehmen Behandler*innen Emotionen im Gegenüber zwar wahr. Doch es kann schwerfallen, darauf angemessen einzugehen. Das NURSE-Modell kann eine entsprechende Gesprächsführung unterstützen (Tab. 26.2).

Ziel dieser patientenzentrierten Gesprächsführung ist es, Akzeptanz für das Empfinden der Patient*innen auszudrücken. Ebenso spielen Anerkennung, Unterstützung und Empathie (Fogarty et al. 1999) nachweislich eine wesentliche Rolle dabei, dass Patient*innen mit der Behandlung zufriedener sind und sich stärker an dieser beteiligen (Derksen et al. 2013). Die Forschung zeigt jedoch, dass nur in 16 % der Konsultationen die Sorgen der Patient*innen aufgenommen werden (Ring et al. 2005). Das, was sich diese am meisten erhofft haben, nämlich in ihrem Erleben gesehen zu werden – etwa durch Aussagen wie „Ich kann mir gut vorstellen, dass die Situation zu Hause sehr belastend für Sie ist" –, kam lediglich in 5 % der Konsultationen vor. Das emotionale Erleben der Patient*innen zur Kenntnis zu nehmen und damit Anerkennung zu schenken, kann die therapeutische Allianz stärken.

Tab. 26.2 Das NURSE-Modell

Schritte	Beschreibung & Beispiel
Naming	Benennen der Emotion: *„Sie wirken sehr traurig auf mich."*
Understanding	Verständnis für den Affekt ausdrücken: *„Ich kann gut nachvollziehen, dass Sie sich traurig fühlen."* Wenn das nicht möglich ist: *„Ich sehe, dass es Ihnen damit nicht gut geht."*
Respecting	Das Ausdrücken von Respekt vor der Eigenleistung der Patient*innen: *„Ich bin beeindruckt, wie Sie diese Lebensstilumstellung bewältigt haben."*
Supporting	Das explizite Aussprechen der Tatsache der gemeinsamen Zusammenarbeit: *„Ich begleite Sie in diesem Prozess."*
Exploring	Das Erkunden von eventuell weiteren Gefühlen. Selten ist nur ein Gefühl da, meist liegt nur eines obenauf: *„Andere Patient*innen in Ihrer Lage schildern oft noch zusätzliche Dinge wie Sorgen oder vielleicht sogar Ärger – wie ist das bei Ihnen?"*

26.3.4 Veränderung von Verhaltensweisen begleiten

Wenn Patient*innen ein dysfunktionales Verhalten zeigen, liegt es nahe, diese zu einer Verhaltensänderung zu motivieren. Ein häufiger Fehler in diesen Situationen besteht darin, diesen Schritt zu überspringen und Ratschläge direkt einzubringen. Eine wirksame Gesprächsstrategie kann der sogenannte „Change Talk" des „Motivational Interviewing" sein (Miller und Rollnick 2014). Dabei wird in der Konsultation zunächst auf die Abschätzung der motivationalen Ausgangslage der Patient*innen fokussiert. Es soll eruiert werden, welche Bereitschaft bei den Patient*innen zur Verhaltensveränderung vorliegt und welche Überzeugungen dabei für jene eine Rolle spielen.

Praxisbeispiel

Frau U., 49 Jahre, chronische Bauchschmerzen ohne organisch hinreichend den Befund erklärende Korrelate mit ausgeprägtem Vermeidungsverhalten im Alltag (u. a. sozialer Rückzug).

Frau U.:	Na ja, und dann war ich gestern Abend wieder so mit den Schmerzen beschäftigt – nach dem ganzen Stress auf der Arbeit und so – dass ich mich nur noch aufs Sofa gelegt habe und gar nichts mehr gemacht habe.
Herr Dr. S.	Mmh. Was würde es den für Sie bedeuten, wenn Sie das so nicht machen würden?
Frau U.:	Gute Frage … Ich würde z. B. nicht mehr so viel verpassen. Meine Freundinnen von früher fragen immer noch, ob ich mit Essen gehen möchte und wenn ich nicht auf dem Sofa läge, wäre ich da weiter ein Teil von der Gruppe. ◄

Mit diesen Informationen können Beratung und Begleitung individuell auf die Präferenzen und situativen Umstände der Patient*innen angepasst werden. Zahlreiche Untersuchungen haben ergeben, dass diese Strategie nachfolgende Änderungen des Gesundheitsverhaltens fördert (Roter und Kinmonth 2010; Whitlock 2002).

26.3.5 Unkonstruktive Gespräche

Im Alltag kann es zu Situationen kommen, in denen die Affekte von Patient*innen die Führung übernehmen: Dies kann sich in lautem, forderndem, sehr misstrauischem, aggressivem oder deutlich abwertendem Verhalten zeigen. Wird die therapeutische Allianz dadurch gestört, ist dieser Störung Vorrang zu gewähren. Ziel ist es dabei, die Kommunikation auf ein Level der Kooperationsfähigkeit zu führen. Das CALM-Modell bietet dafür in 4 Schritten eine Strategie: 1. Kontaktaufnahme, 2. Benennen der Emotion, 3. Besprechen weiterer Schritte, 4. Entscheidung. Das kann wie folgt aussehen:

Der aversive Affekt sollte zunächst „wie eine Welle" auslaufen gelassen werden. Mit einer empathisch zugewandten Haltung beginnt dann die Kontaktaufnahme. Eine entspannte Mimik und Stimmhaltung kann dazu beitragen, die Situation zu entspannen. Mit dem Anerkennen der schwierigen Situation, dem Erklären von Zusammenhängen sowie auch dem Eingestehen von etwaigen Fehlern kann Kontakt hergestellt werden („Contact"). Im nächsten Schritt werden die gezeigten Emotionen verbalisiert: „Sie wirken sehr verärgert". Dies kann zu einem weiteren Wutausbruch führen, den es zu akzeptieren gilt. Der Fokus liegt auf dem Verstehen der Botschaft hinter der Nachricht: „Ich kann mir vorstellen, dass Sie sich Sorgen machen, dass …". Verbale Angriffe müssen nicht geduldet werden, ihnen kann mit klaren Grenzen begegnet werden („Appoint"). Anschließend werden die Optionen zur weiteren Vorgehensweise besprochen („Look ahead"). Möglicherweise ist es notwendig, Spielregeln aufzustellen. Im letzten Schritt („Make a decision") wird eine Entscheidung herbeigeführt, indem beispielsweise ein „Verhaltensvertrag" geschlossen wird: „Ich kümmere mich gern weiter um Sie und wir machen einen neuen Termin, und Sie halten sich dann daran, in Zimmerlautstärke mit mir zu sprechen."

▶ Die Elemente und Stufen des CALM-Modells können situationsspezifisch angewandt und modifiziert werden – selten sind Situationen in der Praxis so klar, dass sie modellhaft gehandhabt werden können.

26.4 Die eigenen Anteile der Behandelnden

Die medizinischen Fachgesellschaften fordern in Aus- und Weiterbildung nachdrücklich eine Stärkung kommunikativer Kompetenzen in der Arzt-Patienten-Beziehung. Auch in der Forschung zeigt die konsequente Weiterentwicklung etwa des Vier-Ohren-Modells von Schulz von Thun (Thomann 2013), dass rein technisch orientierte Kommunikationsstrategien von ärztlicher wie auch Patient*innenseite als weniger hilfreich erlebt werden. So berichten Studierende, die lediglich auf prüfbares und damit auf beobachtbares Verhalten ausgebildet werden, von einer Dissonanz zwischen ihrem empathisch

wirkenden Verhalten und ihrem tatsächlichen Erleben (Veen et al. 2020). Dabei wird sogar von „Empathiezombies" gesprochen, die durch Augenkontakt und Telefonlaute wie *Hmmm* und *Aha* aktives Zuhören performen, aber innerlich nicht in der Beziehung mitschwingen (Laughey et al. 2020). Daraus schlussfolgern die Autor*innen: 1. dass eine tragfähige Beziehung die authentische Präsenz der Ärzt*innen als Menschen erfordert, und 2. dass Kommunikationsstrategien und -modelle allein nur eine begrenzte Wirksamkeit haben.

26.4.1 Eigene Emotionen als Ressource

In der Interaktion mit Patient*innen ist das Spektrum möglicher emotionaler Reaktionen der Ärzt*innen breit. Emotionen und Verhaltensweisen der Patient*innen können in den Ärzt*innen gleichgelagerte, komplementäre oder konträre Affekte auslösen. Emotionen können darüber hinaus geradezu „ansteckend" wirken. Da eigene Affekte Hinweise darauf geben können, was in der Beziehung und in den Patient*innen gerade vorgeht, kann die Wahrnehmung der eigenen Resonanz hilfreich sein und sachdienlich eingesetzt werden. Dazu ist die Reflexion des eigenen Erlebens und Fühlens unabdingbar. Es kann dabei unterstützen, sich selbst besser kennenzulernen und eigene Reaktionen einordnen zu können: Was mag ich an mir und was nicht? Welches Verhalten und welche Charaktere von anderen liegen mir, welche aktivieren reaktive Strategien in mir? Wie viel emotionale Nähe kann und will ich aushalten und wo ziehe ich Grenzen? Denn nicht selten erleben auch Helfer*innen Gefühle der Hilflosigkeit, Ohnmacht, Ärger und Ängste – gerade im Umgang mit als herausfordernd erlebten Beziehungssituationen (Scobel 2002). Weiterhin kann die Reflexion der eigenen Verhaltensweisen dabei unterstützen, Kenntnis über situative und persönliche Limitationen zu gewinnen. Auch der Austausch mit Kolleg*innen, etwa in Fallbesprechungen, kann dabei hilfreich sein. Dies mag dabei helfen, authentisch und ehrlich in der Beziehung zu den Patient*innen bleiben zu können.

26.4.2 Selbstfürsorge vor Fremdfürsorge

Eine der wichtigsten Voraussetzungen dafür, herausfordernde Interaktionen meistern zu können, ist, sich gut um sich selbst zu sorgen. Aussprüche wie „Erst die Arbeit, dann das Vergnügen" sollten kritisch hinterfragt werden, da verschiedenste Annahmen adressiert werden, die unter dem Aspekt der Gesunderhaltung wenig dienlich sind: Zum ersten werden darin Pause und Freude zu Belohnungen, die sich zum zweiten erst verdient werden müssen. Dahinter steht die Idee, dass sich der Mensch durch Arbeit eine Daseinsberechtigung schafft – nur wer etwas leistet, ist auch etwas wert (Hersey 2022). Sind diese Werte internalisiert, kann es sein, dass sich Pausen mit Schamgefühlen der Unproduktivität mischen oder dass Vergnüglichkeit in Anbetracht des Leides anderer unpassend erscheint. Dennoch gilt: Selbstfürsorge vor Fremdfürsorge. Für sich selbst Sorge zu tragen heißt dabei, auf die eigenen körperlichen, emotionalen und sozialen Ressourcen zu achten und sie zu pflegen. Stress- und Zeitmanagement sind dabei hilfreich. Darüber hinaus sind Selbstreflexion und Selbstfürsorge empfehlenswert, die über den reinen Selbsterhalt hinausgehen.

Auch im konkreten Moment der Konsultation kann bei dem Empfinden von Anspannung gegengesteuert werden:

Praxistipp

- *Die Herausforderung annehmen*
  Anstatt sich gegen die Situation zu stemmen, kann ihr auch mit einem kleinen Funken Neugier begegnet werden: Meistens sind es die Momente, welche sich vom Alltag abheben, die uns am meisten zu geben haben.
- *Alle Facetten der Patient*innen wahrnehmen*
  Mit der Idee, dass jeder Mensch viele Anteile hat, lässt sich gut arbeiten: Welcher Anteil ist gerade im Vordergrund? Welche

zeigen sich noch – und kann ich mich auf jene beziehen, mit denen ich besser zurechtkomme?
- *Realistische Ziele kommunizieren*
  Gerade im Umgang mit als fordernd erlebten Patient*innen kann es Mut kosten, aber sehr hilfreich sein, klar und deutlich die erreichbaren Ziele auszusprechen. Das kann bedeuten zu sagen: „Es wird nicht mehr wie früher werden." Hierbei kann durch ein Priorisieren von Anliegen sowie die Auseinandersetzung mit umsetzbaren Zielen eine tragfähige Arbeitsbeziehung entstehen. Wichtig ist, dass die Partnerschaftlichkeit nicht vergessen und den Patient*innen eine gemeinsame Alternative eröffnet wird: „Aber wir können zusammen schauen, wie es Ihnen gelingt, trotz der vielleicht dauerhaft bleibenden Beschwerden mehr Lebensqualität im Alltag zu erreichen." ◄

Reflexionsfrage
Welche Signale sendet Ihr Körper, an denen Sie Ihr Anspannungslevel erkennen – oder dass Ihnen eine Situation unangenehm wird?

Literatur

Birkner K, Vlassenko I (2015) Subjektive Theorien zu Krankheit und Gesundheit. Handbuch Sprache Med 135–153. https://doi.org/10.1515/9783110296174-008
Chen R, Atzil-Slonim D, Bar-Kalifa E, Hasson-Ohayon I, Refaeli E (2018) Therapists' recognition of alliance ruptures as a moderator of change in alliance and symptoms. Psychother Res 28(4):560–570. https://doi.org/10503307.2016.1227104
Derksen F, Bensing J, Lagro-Janssen A (2013) Effectiveness of empathy in general practice: a systematic review. Br J Gen Pract 63(606):e76–e84. https://doi.org/10.3399/bjgp13X660814
Farin E (2010) Die Patient-Behandler-Kommunikation bei chronischen Krankheiten: Überblick über den Forschungsstand in ausgewählten Themenbereichen. Die Rehabilitation 49(05):277–291. https://doi.org/10.1055/s-0030-1263160

Fogarty LA, Curbow BA, Wingard JR, McDonnell K, Somerfield MR (1999) Can 40 seconds of compassion reduce patient anxiety? J Clin Oncol 17(1):371–371. https://doi.org/10.1200/JCO.1999.17.1.371

Hahn SR, Kroenke K, Spitzer RL, Brody D, Williams JBW, Linzer M, deGruy FV (1996) The difficult patient. J Gen Intern Med 11(1):1–8. https://doi.org/10.1007/BF02603477

Hersey, T (2022) Rest is resistance: a manifesto. Little, Brown Spark, Hachette, UK

Kleinman A (1978) Culture, Illness, and Care. Ann Intern Med 88(2):251. https://doi.org/10.7326/0003-4819-88-2-251

Kowarowsky, G (2019) Der schwierige Patient. W. Kohlhammer, Stuttgart, Deutschland.

Lang, H (1990) Beziehung und Gespräch als psychotherapeutische Wirkfaktoren. Wirkfaktoren Psychother 36–48. https://doi.org/10.1007/978-3-642-93445-2_4

Langewitz, W (2007) Der schwierige Patient, die schwierige Patientin — Bedeutung für die Arzt-Patient-Beziehung im klinischen Alltag. Psychosom Gastroenterol Hepatol 224–233. Springer Vienna. https://doi.org/10.1007/978-3-211-69159-5_23

Langewitz WA, Eich P, Kiss A, Wossmer B (1998) Improving communication skills-a randomized controlled behaviorally oriented intervention study for residents in internal medicine. Psychosom Med 60(3):268–276. https://doi.org/10.1097/00006842-199805000-00009

Laughey WF, Brown MEL, Finn GM (2020) 'I'm sorry to hear that'—empathy and empathic dissonance: the perspectives of PA students. Med Sci Educ 30(2):955–964. https://doi.org/10.1007/s40670-020-00979-0

Lorenzetti RC et al (2013) Managing difficult encounters: understanding physician, patient, and situational factors. Am Fam Physician 87(6):419–425 PMID: 23547575

Miller WR, Rollnick S (2014) The effectiveness and ineffectiveness of complex behavioral interventions: impact of treatment fidelity. Contemp Clin Trials 37(2):234–241. https://doi.org/10.1016/j.cct.2014.01.005

Porcerelli JH, Murdoch W, Morris P, Fowler S (2014) The Patient-Doctor Relationship Questionnaire (PDRQ-9) in primary care: a validity study. J Clin Psychol Med Settings 21(3):291–296. https://doi.org/10.1007/s10880-014-9407-2

Ring A, Dowrick CF, Humphris GM, Davies J, Salmon P (2005) The somatising effect of clinical consultation: what patients and doctors say and do not say when patients present medically unexplained physical symptoms. Soc Sci Med 61(7):1505–1515. https://doi.org/10.1016/j.socscimed.2005.03.014

Roenneberg C, Sattel H, Schaefert R, Henningsen P, Hausteiner-Wiehle C (2019) Functional somatic symptoms. Dtsch Arztebl Int. https://doi.org/10.3238/arztebl.2019.0553

Rosenberg, M (2010) Gewaltfreie Kommunikation- Eine Sprache des Lebens. Junfermann Verlag, Paderbron, Deutschland

Roter DL, Kinmonth AL (2010) What is the evidence that increasing engagement of individuals in self-management improves the processes and outcomes of care? Evid Base Diabetes Care, 419–437. https://doi.org/10.1002/9780470682807.ch25

Schoenthaler A, Basile M, West TV, Kalet A (2018) It takes two to tango: a dyadic approach to understanding the medication dialogue in patient-provider relationships. Patient Educ Couns 101(8):1500–1505. https://doi.org/10.1016/j.pec.2018.02.009

Scobel, WA (2002) Supervision im Krankenhaus. Kommunikation ist das Rezept. Huber, Mannheim, Deutschland

Street RL, Makoul G, Arora NK, Epstein RM (2009) How does communication heal? Pathways linking clinician–patient communication to health outcomes. Patient Educ Couns 74(3):295–301. https://doi.org/10.1016/j.pec.2008.11.015

Teo AR, Du YB, Escobar JI (2013) How can we better manage difficult patient encounters? J Fam Pract 62(8):414–421

Thomann, C (2013) Klärungshilfe 2: Konflikte im Beruf: Methoden und Modelle klärender Gespräche. Rowohlt Verlag, Hamburg, Deutschland

Veen M, Skelton J, De la Croix A (2020) Knowledge, skills and beetles: respecting the privacy of private experiences in medical education. Perspect Med Educ 9(2):111–116. https://doi.org/10.1007/S40037-020-00565-5

Whitlock E (2002) Evaluating primary care behavioral counseling interventions An evidence-based approach. Am J Prev Med 22(4):267–284. https://doi.org/10.1016/S0749-3797(02)00415-4

Zeh S, Christalle E, Hahlweg P, Härter M, Scholl I (2019) Assessing the relevance and implementation of patient-centredness from the patients' perspective in Germany: results of a Delphi study. BMJ Open 9(12):e031741. https://doi.org/10.1136/bmjopen-2019-031741

Teil IV
Diagnostik und Therapie

Diagnostik Psychischer Störungen und Psychopharmakologische Therapie

Martin Aigner und Gabriele Sachs

27.1 Diagnostik

27.1.1 Einleitung

Der Gastrointestinaltrakt hat eine besonders enge Verbindung mit unserem Denken und Fühlen. Im Volksmund heißt es „aus dem Bauch heraus Entscheidungen treffen" und wenn Emotionen beschrieben werden, heißt es „Schmetterlinge im Bauch haben". Auch die Alltagserfahrungen der Menschen weisen auf die enge Beziehung zwischen Psyche und Gastrointestinaltrakt: die Diarrhö vor Prüfungen, die Appetitstörung bei Trauerreaktionen und die Magenkrämpfe bei intensiver Wut (Kruse und Wöller 2004). Eine elektrische Stimulation des Gyrus cinguli im limbischen System kann die Peristaltik des Dickdarms beschleunigen. Auch bestimmte präfrontale Areale sind bei Diarrhö besonders aktiv (Devinsky et al. 1995 und

M. Aigner (✉)
Universitätsklinik für Psychiatrie und Psychotherapie, Universitätsklinikum Tulln, Tulln an der Donau, Österreich
E-Mail: martin.aigner@tulln.lknoe.at

G. Sachs
Universitätsklinik für Psychiatrie und Psychotherapie, Medizinische Universität Wien, Wien, Österreich
E-Mail: gabriele.sachs@meduniwien.ac.at

Mayer et al. 2000 nach Rüegg 2006). Der 11. Hirnnerv, der Nervus vagus, „vagabundiert" bis zur linken Kolonflexur und hat wesentlichen Anteil an der Darminnervation.

Das Schlagwort vom „Gehirn im Bauch" („gut-brain") wird durch die hohe Anzahl an vegetativen Neuronen im Abdomen begründet (Rüegg 2006), es wird auch vom „enteric nervous system" (ENS) gesprochen. Die Darm-Hirn-Achse („gut-brain axis") läuft über efferente sympathische und parasympathische Nerven (cholinerg und noradrenerg) und afferente sensorische Fasern mit einer Reihe an viszeralen Sensoren (Mechano-, Chemo-, und Nozizeptoren). Erregende Neurotransmitter (Serotonin, Acetylcholin etc.) aktivieren die zirkuläre Muskelschicht des Darmes, sodass über lokale Reflexe die Darmperistaltik entsteht und der Speisebolus im Darm weitertransportiert wird.

Eine Reihe an Transmittern (Leptin, Neuropeptid Y (NPY), Cholecystokinin (CKK), Peptide YY (PYY), Orexin-A, -B, Ghrelin, Oxyntomodulin (OXM)) ist in die Nahrungsaufnahme involviert. Die Balance und Interaktion zwischen anorexigenen Transmittern (CCK, PYY, OXM) und orexigenen Transmittern (Ghrelin, Orexin-A, -B) spielen eine wichtige Rolle für die Regulation der Nahrungsaufnahme. Eine gestörte Balance zwischen diesen Systemen führt zu Störungen des Nahrungsaufnahmeverhaltens mit Gewichtszunahme bzw. Gewichtsverlust (Konturek et al. 2004).

Die Verflechtung des Zentralnervensystems (ZNS) mit dem ENS gewinnt mit der Somatic-Marker-Hypothese (Damasio 1994) eine weitergehende Bedeutung. Somatische Marker/Symptome tragen wesentlich zum emotionalen Erfahrungslernen bei und unterstützen unseren Denkprozess, d. h., dass gastrointestinale Symptome unser Denken, Fühlen und Handeln beeinflussen, wie umgekehrt natürlich auch unsere Verhaltensweisen die Funktion unseres Gastrointestinaltraktes beeinflussen. Diese Sonderstellung des Gastrointestinaltraktes im Zusammenhang mit Lernprozessen wird auch durch eine spezifische Lernform unterstrichen, das aversive Lernen. Beim aversiven Lernen bedarf es nur einer einzigen Krankheitsepisode bei Versuchstieren (z. B. Übelkeit, durch Röntgenstrahlung hervorgerufen), die mit einer bestimmten Nahrung (Geschmack) assoziiert wird, um eine „Köderscheu" hervorzurufen (Lernen nach einmaligem Versuch, „one-trial learning"). Das Paaren des unkonditionierten Stimulus (Übelkeit) mit einem konditionierten Stimulus (Geschmack) gleicht der klassischen Konditionierung, allerdings müssen bei der klassischen Konditionierung viele Versuche durchgeführt werden, bis der konditionierte Reflex etabliert ist. Zudem ist bei der klassischen Konditionierung eine zeitliche Nähe zwischen konditioniertem und unkonditioniertem Stimulus erforderlich. Das Lernen der Geschmacksaversion funktioniert auch nach einer Verzögerung von mehreren Stunden (Aigner und Lenz 2006).

Im Darm konnte auch eine enge Verbindung zwischen dem Nervensystem und dem Immunsystem gefunden werden. So haben B-Zellen, T-Zellen und dendritische Zellen direkten Kontakt mit Nervenfasern im Darmbereich (Ma et al. 2007). Das könnte die Basis für eine neuroimmunologische Regulation auch beim Menschen darstellen.

27.1.2 Psychiatrische Störungen und gastrointestinale Erkrankungen

▶ Funktionelle gastroenterologische Störungen sind insgesamt häufig und machen bis zu 50 % der gastroenterologischen Zuweisungen aus.

▶ Psychologische Faktoren und gastroenerologische Symptome beeinflussen einander in bidirektionaler Weise über die Darm-Hirn-Achse (ENS- und ZNS-Wege).

Die enge Verknüpfung zwischen gastroenterologischer Symptomatik und psychischen Störungen findet sich auch auf der klinischen Ebene mit erhöhten Raten psychischer Erkrankungen, insbesondere bei den funktionellen Störungen des Gastrointestinaltraktes, und umgekehrt erhöhten Raten funktioneller gastroenterologischer Störungen bei psychischen Erkrankungen (Yan et al. 2023). Funktionelle gastroenterologische Störungen sind insgesamt häufig und machen bis zu 50 % der gastroenterologischen Zuweisungen aus (Jackson et al. 2000; Kruse und Wöller 2004). Bei funktionellen gastrointestinalen Störungen kommt es auch zu einer abnormen zentralnervösen Schmerzverarbeitung (Bonaz 2003). Aber auch strukturelle Erkrankungen werden durch psychische Faktoren beeinflusst. Insbesondere der Umgang mit chronischen Erkrankungen verlangt oft besondere Copingstrategien (Fullwood und Drossman 1995). Das Verständnis funktioneller gastrointestinaler Erkrankungen hat sich in den letzten Jahren deutlich verbessert. Die sorgfältige Diagnostik psychischer Störungen, u. a. das Erfassen von sexuellem und physischem Missbrauch in der Anamnese, spielt für die Therapie dieser Störungen eine wichtige Rolle (Olden und Drossman 2000). Psychologische Faktoren wie Stress, Missbrauchsanamnese (Leserman 2005), psychiatrische Störungen, Copingstil, erlerntes Krankheitsverhalten haben einen wesentlichen Einfluss auf das Symptomerleben und das klinische Outcome. Psychologische Faktoren und gastroenterologische Symptome beeinflussen einander in bidirektionaler Weise über die Darm-Hirn-Achse (ENS- und ZNS-Wege). Ein biopsychosozialer Ansatz, der den Umgang mit den Symptomen in den Vordergrund stellt, kann exzessive Untersuchungen vermeiden helfen und psychiatrische Therapieansätze, Verhaltenstherapie und Hypnotherapie in die multiprofessionelle Therapie einfließen lassen (Budavari und Olden 2003). Stern (2003) betont ebenfalls die Notwendigkeit, die reziproke Verbindung zwischen den einzelnen Bereichen im biopsychosozialen Modell der gastrointestinalen Störungen zu sehen, und sieht die Notwendigkeit, Psychiatrie, Psychotherapie und Gastroenterologie „zusammenzubringen". Ford et al. (2014, 2017, 2019) haben die Evidenz für psychologisch/psychotherapeutische Therapieverfahren und Psychopharmakotherapie zusammengetragen.

Im gesamten psychiatrischen Spektrum (F0 bis F9) finden sich Störungen, die eng mit gastroenterologischen Symptomen verknüpft sind.

(F0) Bei den *Demenzen* sind Fixierungen auf den Stuhlgang häufig mit Symptomen der Obstipation verknüpft. Die medikamentöse Therapie der Demenz mit Cholinesteraseinhibitoren kann umgekehrt mit Übelkeit, Erbrechen und Diarrhö einhergehen (Birks 2007). (F1) Bei *substanzinduzierten Störungen* können durch direkte toxische Schädigung der psychotropen Substanz (z. B.: Alkohol: die „toxisch nutritive Hepatopathie" oder „alkoholbedingte Gastritis") hervorrufen können oder indirekte Faktoren wie Infektionen (z. B.: durch parenterale Drogenaufnahme: Hepatitis B und C) gastroenterologische Erkrankungen auftreten. (F2) Auch bei den *schizophrenen Störungen* können durch Coenästhesien bizarre gastroenterologische Symptome auftreten. (F3) *Affektive Störungen*, vor allem die *Depressionen*, gehen mit Appetitstörungen, Gewichtsveränderungen oder Obstipation einher. (F4) Bei den *Angststörungen* finden sich immer

wieder vegetative Angstsymptome mit diarrhöähnlichen Symptomen. Bei den *somatoformen Störungen* überdauern die vegetativen Symptome die Angstperiode und werden chronisch, im Sinne einer Dyspepsie, eines Reizdarms etc. (F5) Die *Essstörungen* sind natürlich ebenfalls eng mit dem Gastrointestinaltrakt verknüpft. Essattacken, Erbrechen oder Laxanzienabusus können verschiedene gastrointestinale Störungen verursachen: z. B. Störungen im Bereich der Speicheldrüsen, Störungen im Ösophagus oder Magen bzw. Störungen im Dickdarm. Eine neue Form der Essstörungen, die Orthorexie, rückt ebenfalls die gastrointestinale Symptomatik in den Vordergrund, sodass für die Patient*innen die „richtige" Nahrungsaufnahme zum zentralen Lebensinhalt wird. (F6) Bei den *Persönlichkeitsstörungen,* wie der Borderline-Persönlichkeitsstörung (BPS) treten artifizielle Störungen und Selbstschädigungen auf, welche sich in einer Pica-Symptomatik äußern können. Eine Pica-Symptomatik findet sich auch bei Minderbegabungen (F7) oder bei Kindern (F8/9). Bei Kindern können Abdominalbeschwerden häufig auch *Angstäquivalente* darstellen.

27.1.3 Psychiatrische Syndrome, die in der Gastroenterologie eine Rolle spielen

Organische und symptomatische psychische Störungen

Demenzen

Demenzen sind vor allem im höheren Lebensalter vorkommende Störungen (>65 Lj.: 5 %; >85 Lj.: 25 %). Die Demenzkriterien (Tab. 27.1)

Tab. 27.1 Demenz – Kriterien

Abnahme von Gedächtnis und anderen kognitiven Fähigkeiten
Verminderung der Affektkontrolle (emotionale Labilität, Reizbarkeit), des Antriebs (Apathie) oder Vergröberung des Sozialverhaltens

müssen über mindestens 6 Monate bestehen, um von einer Demenz sprechen zu können. Wichtige Demenztypen sind die Alzheimer-Demenz (ICD-10: F00), die vaskulären Demenzen (ICD-10: F01) und andere Demenzen (ICD-10: F02).

Eine weitere wichtige organische bzw. symptomatische psychische Störung ist das Delirium (Tab. 27.2), welches nicht durch Alkohol oder sonstige psychotrope Substanzen bedingt ist. Das Delirium beim alten Menschen ist, vor allem wenn es ohne vorher bestehende Demenz auftritt, ein Indikator für eine eher schlechte Prognose. Nur etwa 55 % der Patient*innen mit Delir verbessern sich danach wieder in ihrer geistigen Leistungsfähigkeit (Cole und Primeau 1993).

Substanzinduzierte psychische Störungen

F1 – Psychische und Verhaltensstörungen durch psychotrope Substanzen.

Die psychischen und Verhaltensstörungen durch psychotrope Substanzen werden im ICD-10 durch zwei Dimensionen klassifiziert: Die 1. Dimension wird durch die verschiedenen Substanzgruppen gebildet (F10–F18) bzw. bei

F19 als Polytoxikomanie bezeichnet, wenn mindestens 3 Substanzklassen zugleich konsumiert werden (Tab. 27.3). Die 2. Dimension wird durch klinische Bilder gebildet, die bei jeder Substanzklasse auftreten können. Diese klinischen Bilder reichen von der akuten Intoxikation (F1x.0) über das Abhängigkeitssyndrom (F1x.2) bis zu Restzuständen (F1x.7) und werden im ICD-10 in der 3. Stelle nach dem Punkt codiert (Tab. 27.4).

Das Abhängigkeitssyndrom wird durch 6 Symptombereiche definiert, wobei mindestens 3 Symptombereiche erfüllt sein müssen, um die Diagnose einer Abhängigkeit stellen zu können. Die ersten 2 Kriterien betreffen die „Psychische Abhängigkeit" (Starkes Verlangen/Craving, Kontrollverlust), die nächsten 2 Kriterien betreffen die „physische Abhängigkeit" (Entzugssyndrom und Toleranzentwicklung) und die letzten 2 Kriterien betreffen die schädlichen Folgen (auf psychosozialer und auf körperlicher Ebene) (Tab. 27.5).

An einer Gastroenterologie sind bei 51 % der stationären Patient*innen alkoholassoziierte Probleme (Tab. 27.6) zu finden. Von diesen Personen haben wiederum etwa 2/3 eine nutritiv toxische Hepatopathie. Im Gegensatz dazu haben an einer Kardiologie oder Pulmologie nur etwa 6 %

Tab. 27.2 Definition des Deliriums

Bewusstseinsstörung
Kognitive Störung (Immediat- und Kurzzeitgedächtnis, Orientierung)
psychomotorische Störungen
Störung von Schlaf-Wach-Rhythmus
Schwankende Symptomausprägung

Tab. 27.3 Einteilung nach Substanzklassen im ICD-10

F10	Alkohol
F11	Opioide
F12	Cannabinoide
F13	Sedativa oder Hypnotika
F14	Kokain
F15	andere Stimulanzien
F16	Halluzinogene
F17	Tabak
F18	flüchtige Lösungsmittel
F19	multipler Substanzgebrauch

Tab. 27.4 Einteilung nach klinischen Bildern

F1x.0	akute Intoxikation
F1x.1	schädlicher Gebrauch
F1x.2	Abhängigkeitssyndrom
F1x.3/.4	Entzugssyndrom ohne/mit Delir
F1x.5	psychotische Störung
F1x.6	amnestisches Syndrom
F1x.7	Restzustand (z. B.: Flashbacks)

Tab. 27.5 F1x.2 – Abhängigkeitssyndrom, 3 oder mehr der Kriterien

Starkes Verlangen nach Substanz
Kontrollverlust über Substanzgebrauch
körperliches Entzugssyndrom
Toleranzentwicklung
negative psychosoziale Folgen
negative körperliche Folgen

Tab. 27.6 Internistische Alkoholfolgeerkrankungen

Lebererkrankungen: Fettleber, Hepatitis, Zirrhose
Pankreaserkrankungen: Pankreatitis
Gastrointestinale Störungen: Gastritis und andere
Kardiomyopathie
Hämatologische Störungen: Thrombozytendepression, Anämie, Makrozytose infolge eines Mangels an Folsäure, Vitamin B6 und B12
Stoffwechselstörungen
Myopathie: akut oder chronisch

Tab. 27.7 Kernsymptome der Depression und zusätzliche Depressionssymptome

Kernsymptome des depressiven Syndroms:
Gefühl der Niedergeschlagenheit, Trauer, Deprimiertheit die meiste Zeit des Tages
Interessen- oder Freudlosigkeit an Aktivitäten, die normalerweise angenehm waren
Verminderter Antrieb oder gesteigerte Ermüdbarkeit
Zusätzliche Depressionssymptome:
Verlust des Selbstvertrauens oder des Selbstwertgefühls
Unbegründete Selbstvorwürfe oder ausgeprägte, unangemessene Schuldgefühle
Wiederkehrende Gedanken an Tod oder an Suizid, suizidales Verhalten
Vermind. Konzentrationsvermögen, Unschlüssigkeit, Unentschlossenheit
Psychomotorische Agitiertheit oder Hemmung
Schlafstörungen
Appetitverlust oder gesteigerter Appetit mit entsprechender Gewichtsveränderung

der stationären Patient*innen alkohol-assoziierte Probleme. Alkoholassoziierte Probleme kommen 3-mal häufiger bei Männern als bei Frauen vor. Patient*innen mit Alkoholproblemen haben längere Aufenthaltsdauern, höhere Morbidität und Mortalität (Waddell und Hislop 2003). Darüber hinaus hat auch das hepatozelluläre Karzinom eine hohe Assoziation mit der alkoholischen Lebererkrankung und der chronischen Hepatits C. In einer retrospektiven Studie wurde bei 35 % der Patient*innen mit hepatozellulärem Karzinom eine alkoholische Lebererkrankung und bei 37 % eine Hepatitis-C-Virusinfektion gefunden, bei etwa 7 % der Patient*innen beide Krankheitsbilder (Schoniger-Hekele et al. 2000).

Affektive Störungen – Depression

Von einer *depressiven Phase* wird dann gesprochen, wenn an den meisten Tagen über mindestens 2 Wochen mindestens 2 von 3 Kernsymptomen (Tab. 27.7) erfüllt sind. Zusätzlich können weitere Depressionssymptome bestehen, die dann auch den Schweregrad der Depression bestimmen. Von einer „leichtgradigen depressiven Episode" (ICD-10: F3x.0) spricht man, wenn zu den 2 Kernsymptomen 2 zusätzliche Depressionssymptome kommen. Eine „mittelgradige depressive Episode" (ICD-10: F3x.1) wird diagnostiziert, wenn zu den 2 Kernsymptomen 3 oder 4 zusätzliche Symptome kommen, und von einer „schweren depressiven Episode" (ICD-10: F3x.2) spricht man, wenn 3 Kernsymptome und mehr als 4 zusätzliche Symptome vorhanden sind. Schwere depressive Episoden gehen meist mit einem somatischen Syndrom einher, d. h., dass auch körperliche Symptome zum Erscheinungsbild gehören.

Die Arten der Depression können neben der Art und Anzahl der Symptome auch nach dem Verlauf und dem Vorliegen weiterer Probleme unterteilt werden.

Sind die Kernsymptome nur schwach ausgeprägt, so spricht man von einem subdepressiven Syndrom, das dann klinische Bedeutung bekommt, wenn es chronisch über mindestens 2 Jahre auftritt und als Dysthymie (ICD-10: F34.1) diagnostiziert wird.

Die depressiven Episoden können auch als *Einzelepisode* (ICD-10: F32.x) auftreten und im Rahmen einer *rezidivierenden Depression* (ICD-10: F33.x) immer wiederkehren. Ist der Verlauf mit manischen Phasen im Verlauf gekoppelt, dann wird eine *bipolare Störung* (ICD-10: F31.x) diagnostiziert. Sonderformen im Verlauf sind die *Saisonale Depression/Herbst-Winter-Depression* oder die „*recurrent brief depression*".

Nach dem Vorliegen zusätzlicher Probleme kann eine psychotische Depression mit psychotischen Symptomen (Wahn, Halluzinationen), eine Depression bei schwerer somatischer Krankheit, eine Depression mit somatoformen Beschwerden, eine Depression mit zusätzlichen psychiatrischen Erkrankungen und eine

Depression mit sozialen Problemen unterschieden werden. Die klare Einordnung der depressiven Episoden in das jeweilige Krankheitsbild hat Bedeutung in der Therapiewahl und in der Dauer der weiteren Rezidivprophylaxe.

Zwischen 30 % und 50 % der Patient*innen haben nach 4–12 Wochen Behandlung mit Interferon-α depressive Symptome, die die Kriterien einer Depression erfüllen. Daneben gibt es aber auch Schlafstörungen, Müdigkeit, Antriebsverlust, erhöhte Reizbarkeit und Konzentrationsstörungen bei 60–80 % der Patient*innen. Suizidgedanken kommen bei etwa 3–6 % der mit Interferon behandelten Patient*innen vor. Risikofaktoren für das Auftreten psychiatrischer Nebenwirkungen sind in Tab. 27.8 zusammengefasst (Schäfer 2005).

Auch das Reizdarmsyndrom/„irritable bowel syndrome" (IBS) scheint mit dem affektiven Spektrum verbunden zu sein. Psychiatrisches Assessment und Therapie dürften hier besonders brauchbar sein (Solmaz et al. 2003). Selbst bei Kindern und Adoleszenten mit Reizdarmsyndrom ist die Prävalenz von depressiven Störungen hoch (Szigethy et al. 2004).

Angststörungen

Die Angststörungen können in Störungen mit gerichteten Ängsten und solche mit ungerichteten Ängsten unterteilt werden. Phobische Störungen sind Angststörungen mit „gerichteten" Ängsten. Die Patient*innen haben Angst vor bestimmten Situation oder Dingen. Drei Hauptgruppen werden unterschieden: 1. Agoraphobie, mit Ängsten

Tab. 27.8 Risikofaktoren für das Auftreten psychiatrischer Nebenwirkungen bei Interferon- α-Therapie (Schäfer 2005)

IFN-a Dosis: über 50 MU pro Tag
Art der Gabe: subkutan hat am wenigsten Nebenwirkungen
Hohes Alter bei der Behandlung
Vorgeschichte eines Schädel-Hirn-Traumas oder sonstiger Hirnerkrankungen
Drogen- und Alkoholabhängigkeit
HIV-Infektion
Vorbestehende Depressionen bzw. depressive, melancholische Persönlichkeit

und Vermeidungsverhalten vor öffentlichen Plätzen, 2. Soziale Phobien, mit Ängsten in sozialen Situationen, im Zentrum der Aufmerksamkeit zu stehen, und 3. spezifische (isolierte) Phobien, mit Ängsten und Vermeidungsverhalten vor Tieren, Situationen etc.

Die Panikstörung und die generalisierte Angststörung sind durch „ungerichtete" Ängste gekennzeichnet. Bei der Panikstörung kommt es zu wiederholten schweren Angstattacken. Bei der generalisierten Angststörung ist ein mehr oder weniger ständiges Angstgefühl über mindestens 6 Monate vorhanden. Vor allem die Agoraphobie kann auch in Kombination mit der Panikstörung auftreten.

Die Patient*innen leiden unter der übermäßigen Ausprägung der Angst (zeitlich Ausdehnung, Intensität). Vor allem körperliche Beschwerden, die durch die vegetative Angstreaktion entstehen, können das klinische Bild dominieren. Durch das Vermeidungsverhalten entsteht häufig auch eine soziale Beeinträchtigung.

Werden diese Störungen nicht rechtzeitig erkannt und therapiert, können weiterführende psychische Störungen entstehen, wie Depressionen oder Substanzabhängigkeit (vor allem Alkohol- und Tranquilizerabhängigkeit).

Angststörungen gehören zu den häufigsten psychischen Erkrankungen. Die Lebenszeitprävalenz beträgt etwa 15 bis 25 %, die soziale Phobie und die spezifischen Phobien kommen mit etwa 10 % am häufigsten vor. Die generalisierte Angststörung hat eine Häufigkeit in der Allgemeinbevölkerung von etwa 5 %. Einzelne Panikattacken sind eine sehr häufige Erfahrung, die Panikstörung selbst ist mit etwa 3 % bis 4 % jedoch seltener.

Bei Angststörungen steht das Erleben von Angst nicht immer im Vordergrund. Eine Vielzahl körperlicher Symptome (somatische Angstäquivalente) kann das klinische Bild beherrschen (Tab. 27.9).

Somatoforme Störungen

Somatoforme Störungen haben eine 12-Monats-Prävalenz von 7 % (Wittchen und Jacobi 2005) und kommen bei Allgemeinmediziner*innen

Tab. 27.9 Symptome, die häufig bei Angststörungen auftreten

Tachykardie, Palpitationen
Engegefühle, Globusgefühl, Thoraxschmerzen, Beklemmungsgefühl
subjektive Atemnot
Schwitzen
Zittern (fein- oder grobschlägiger Tremor)
abdominelle Beschwerden, Übelkeit
verminderte Belastbarkeit, Schwächegefühl
Hitze-, Kälteschauer
Mundtrockenheit
Schwindel
Schlafstörungen

noch häufiger vor. Etwa 20 % der Patient*innen, die ihre Hausärzt*innen aufsuchen, leiden an einer somatoformen Störung. Aus stationären Abteilungen werden somatoforme Störungen in einer Häufigkeit von 10 % bis zu 40 % berichtet (Rudolf et al. 2001). Das Vollbild der Somatisierungsstörung ist dagegen in der Bevölkerung mit etwa 0,1 % eher selten. Typisch für die somatoformen Störungen ist die ständige Darbietung körperlicher Symptome in Verbindung mit Forderungen nach medizinischen Untersuchungen. Trotz wiederholter negativer Untersuchungsergebnisse und der Versicherung der Ärzt*innen: „Sie haben nichts!", können die Patient*innen nur schwer glauben, dass die Symptome nicht bzw. nicht ausreichend körperlich begründbar sind (Rudolf et al. 2001). Dies belastet die Ärzt*innen-Patient*innen-Beziehung enorm und führt zu häufigen Ärzt*innenwechseln („Doctor-Shopping", „Doctor-Hopping"). Vorübergehende organisch unerklärte Körperbeschwerden sind häufig und dürfen nicht mit den zur Chronifizierung neigenden somatoformen Störungen verwechselt werden: Bei den somatoformen Störungen wird eine Auftretensdauer von mindestens 6 Monaten verlangt, beim Vollbild der Somatisierungsstörung eine Mindestdauer von 2 Jahren.

Sind mehrere Organsysteme betroffen, wird die Diagnose einer Somatisierungsstörung (ICD-10: F45.0) gestellt. North et al. (2004) fanden bei 25 % bis 30 % der Patient*innen einer gastroenterologischen Ambulanz mit Reizdarmsyndrom eine Somatisierungsstörung. Das Vorhandensein einer Somatisierungsstörung ist in dieser Patient*innengruppe mit verstärkter gastrointestinaler Symptomatik, weiteren psychiatrischen Störungen, vermehrten Ärzt*innenkontakten (Telefonanrufe, Notfallvisiten, Konsultationen), vermehrten Medikamentenwechsel, mehr Krankenstandstagen und mit Benzodiazepingebrauch verbunden.

Stehen Gesundheitsängste im Vordergrund, wird die Diagnose einer Hypochondrie (ICD-10: F45.2) gestellt. Wobei hypochondrische Ängste und Anzahl der körperlichen Symptome mit verschiedenen Outcomes verbunden sind (Jackson et al. 2006).

Stehen vegetative Symptome im Vordergrund, bietet sich die Diagnose „autonome somatoforme Funktionsstörung" (ICD-10: F45.3) an. Diese kann unterteilt werden in eine *Störung des „oberen Gastrointestinaltrakts" (F45.31)*, den *Reizmagen* (dazugehörige Begriffe: Magenneurose, psychogene Aerophagie, psychogener Schluckauf, Aufstoßen, funktionelle Dyspepsie, psychogener Pylorospasmus) und in eine *Störung des unteren Gastrointestinaltrakts (F45.32)*, den *Reizdarm* (dazugehörige Begriffe: psychogene Blähungen, Flatulenz, Reizdarmsyndrom, nervöse Diarrhö). Der Reizdarm und der Reizmagen gehören zu den häufigsten Störungen in der Allgemeinbevölkerung. Etwa 38 % der Bevölkerung klagen über derartige Beschwerden. 85 % der Patient*innen berichten über belastende Lebensereignisse, die den Beschwerden unmittelbar vorausgehen und mehr als 50 % dieser Patient*innen leiden unter einer manifesten Depression oder Angststörung (Kruse und Wöller 2004).

Stehen Schmerzen im Vordergrund des klinischen Bildes, wird die Diagnose einer anhaltenden somatoformen Schmerzstörung (ICD-10: F45.4) gestellt (Dilling et al. 1993).

Abdominelle Beschwerden können auch durch Nahrungsmittelallergien, Laktoseintoleranz, Fruchtzucker- oder Sorbitintoleranz hervorgerufen werden. Diese Störungen können differenzialdiagnostisch mittels befristeter

Auslassdiäten (1 bis 2 Wochen auf das jeweilige Nahrungsmittel verzichten. Cave: versteckte Beigaben) von der somatoformen autonomen Funktionsstörung unterschieden werden. In Anbetracht der Häufigkeit funktioneller Erkrankungen ist daran zu denken, dass bei organischen Störungen, bei denen der ursprüngliche Befund abgeheilt ist und weitere Beschwerden bestehen (z. B. bei chronisch-entzündlichen Darmerkrankungen), eine zusätzlich bestehende somatoforme autonome Funktionsstörung durchaus wahrscheinlich ist (Rudolf et al. 2001).

Essstörungen

Die Essstörungen können in *quantitative Essstörungen* (Anorexia nervosa, Bulimia nervosa, binge-eating disorder, Adipositas) und *qualitative Essstörungen* (Orthorexie, Pica-Syndrom) unterteilt werden. Die quantitativen Essstörungen werden im ICD-10 unter Essstörungen (ICD-10: F50) klassifiziert. Das Pica-Syndrom wird im ICD-10 im kinderpsychiatrischen Kapitel abgehandelt und die Orthorexie hat noch nicht Eingang in das ICD-10 gefunden.

Mittels zwei Dimensionen werden die psychogenen Essstörungen weiter unterteilt: *Störungen der Nahrungsaufnahme (Dysorexie)* und *Störungen des Körpergewichts (Dysponderosis)* ohne organische Ursachen. Bei der Adipositas, der Bulimia nervosa und bei der Binge-Eating-Störung steht die Aufnahme von großen Nahrungsmittelmengen im Vordergrund, bei der restriktiven Anorexia nervosa, die zu geringe Nahrungsmittelaufnahme. Mittels Body-Mass-Index (BMI $= kg/m^2$) lassen sich Grenzen für die Störungen angeben. Unter einem BMI von 17,5 besteht der anorektische Bereich und über einem BMI von 30 der adipöse Bereich. 5 % der 14–24-jährigen Frauen und etwa 1 % der Männer erfüllen die Kriterien für eine Anorexie oder Bulimie. Auffälligkeiten treten zumeist deutlich vor dem 15. Lebensjahr auf. An Adipositas leiden etwa 5 % der Frauen und 6 % der Männer. Symptome einer Essstörung sind weitverbreitet, insbesondere gewichtsreduzierende Maßnahmen (M: 25 %, F: 32 %), aber auch Essattacken und Selbstwahrnehmungsstörungen.

Bei *Anorexia nervosa* besteht ein zu geringes Körpergewicht (15 % unter dem Normalgewicht) durch zu geringe Nahrungsaufnahme („Appetitlosigkeit": „orexis (altgr.) = Appetit, Verlangen; „an" = weg). Trotz Untergewichts haben die Patient*innen Angst zuzunehmen und empfinden sich häufig noch als zu dick (Körperschemastörung). Zusätzlich bestehen häufig zwanghafte Verhaltensweisen, die sich um das Essen drehen, ständiges Kalorienzählen, ritualisiertes Essverhalten oder exzessive körperliche Bewegung. Es wird ein restriktiver Typus (keine Essattacken) von einem Purging-Typus (z. B. selbstinduziertes Erbrechen oder Missbrauch von Laxanzien oder Klistieren) unterschieden. Die Patient*innen haben durch das Untergewicht auch körperliche Störungen: Amenorrhö und andere hormonelle Veränderungen, Lanugobehaarung, Osteoporose, organisches Psychosyndrom, Elektrolytstörungen (Hypokaliämie, Hyponatriämie, Hypochlorämie, Alkalose), Hypotonie, Bradykardie, Arrhythmien, Leukopenie, erhöhte Muskelenzyme.

Den Gastrointestinaltrakt betreffende Veränderungen sind erhöhte Leberenzyme und Obstipation. Die Anorexia nervosa ist mit einem 11-fach erhöhten Risiko zu versterben assoziiert. 10 % bis 20 % der Patient*innen, die wegen Anorexia nervosa hospitalisiert wurden, versterben innerhalb von 10 bis 30 Jahren.

Der Name *Bulimie* leitet sich ab vom „Ochsenhunger" („bous" (altgr.) = Stier, Ochse, „limos" = Hunger). Also ein Hunger wie ein Ochse oder dass ein Ochse verspeist werden könnte. Die Gier, mittels Essattacken Nahrung zu sich zu nehmen (mindestens 2-mal/Woche über 3 Monate), steht im Zentrum der *Bulimia nervosa*. Zusätzlich bestehen Verhaltensweisen, um der Gewichtszunahme entgegenzusteuern: Erbrechen, Gebrauch/Missbrauch von Laxantien, Diuretika, Appetitzüglern oder Hormonen (Schilddrüsenhormone, Vernachlässigung der Insulinbehandlung). Die Parotisschwellungen bei Patient*innen mit Bulima nervosa sind oft ein markantes klinisches Zeichen, das auf Erbrechen hinweist, ähnlich wie die Zahnschmelzschäden.

Bei der *Binge-Eating-Störung* werden hochkalorische Lebensmittel mit hohem Fettanteil bevorzugt. Während des Essanfalls werden sogar noch gefrorene oder leicht verdorbene Nahrung gegessen. Die Prävalenz der Störung beträgt bei Übergewichtigen 20 % bis 50 % und 2 % in der Allgemeinbevölkerung (De Zwaan 2001). Übergewicht ist jedoch keine Voraussetzung für die Diagnose. Die Geschlechterverteilung beträgt 2 (Männer):1 (Frauen).

Mit dem Begriff *Orthorexia nervosa* („ortho" (altgr.) = richtig, „orexis" = Appetit) wird die „übersteigerte Fixierung auf gesunde Nahrungsmittel" beschrieben. Die Beschäftigung mit „gesundem" Essen und die krankhafte Sorge um eine gesunde Ernährung führen zur Beeinträchtigung der Lebensführung. Die Patient*innen essen nur mehr „richtige" Lebensmittel und bekommen Schuldgefühle, wenn sie von ihrer „privaten Diät" abweichen (Bratman und Knight 2000).

Den Namen hat das *Pica-Syndrom* von der Elster (lat.: Pica pica), die wahllos Dinge in den Schnabel nimmt, um damit ihr Nest zu bauen. Diagnostiziert wird das Pica-Syndrom, wenn für mindestens 1 Monat ständig ungenießbare Stoffe gegessen werden. Dieses Verhalten ist für die jeweilige Entwicklungsstufe unangemessen (Kleinkinder essen häufig Ungenießbares, ohne dass es krankheitswertig ist). Immer wieder tritt dieses Essverhalten auch z. B. bei geistiger Behinderung, bei Schizophrenie oder bei tiefgreifender Entwicklungsstörung auf. Besondere Pica-Formen sind die *Koprophagie*, die zusätzlich auch bei Paraphilien auftritt. Als artifizielle Störung tritt die *Acuphagie* meist in Strafvollzugsanstalten auf. Durch die Einnahme von spitzen oder scharfkantigen Objekten sollen innere Verletzungen ausgelöst werden, um damit die notwendige Behandlung bzw. Verlegung auf eine Krankenstation oder in eine Klinik zu erzwingen. Auch beim Münchhausen-Syndrom, einer artifiziellen Störung, bei der ebenfalls eine Behandlung angestrebt wird, ist so etwas möglich.

Schlafstörungen

Die aktuelle Forschung zeigt, dass die bidirektionale Signalübertragung zwischen Darm und Gehirn einen Kommunikationsweg darstellt, der neuronale, hormonelle und immunologische Wege nutzt, um homöostatische Mechanismen wie Hunger/Sättigung sowie Emotionen und Entzündungen zu regulieren. Daher kann eine Störung der Darm-Hirn-Achse zahlreiche Pathophysiologien verursachen, darunter Fettleibigkeit und entzündliche Darmerkrankungen. Ein chemischer Mediator in der Darm-Hirn-Achse ist **Orexin-A**, da hypothalamisches Orexin-A die gastrointestinale Motilität und Sekretion beeinflusst und peripheres Orexin in der Darmschleimhaut Gehirnfunktionen modulieren kann, was ein orexinerges Darm-Hirn-Netzwerk ermöglicht. Neben gastrointestinalen Wirkungen hat Orexin-A auch mit Stresssystemen und Stressreaktionen über die Hypothalamus-Hypophysen-Nebennieren-Achse zu tun. Jüngste Studien zum Zusammenhang von Orexin mit der Kommunikation zwischen Immunsystem und Gehirn in einem Tiermodell für Kolitis deuteten auf eine immunmodulatorische Rolle von Orexin-A bei der Signalübertragung und Reaktion auf Infektionen hin, indem es die Produktion entzündungsfördernder Zytokine (z. B. Tumornekrosefaktor α, Interleukin-6 und Monozyten-Chemoattraktiv-Protein-1) anregt. Diese Studien legen nahe, dass die Verabreichung von Orexin bei Reizdarmsyndrom oder chronisch-entzündlichen Darmerkrankungen, bei denen gastrointestinale Symptome häufig mit Verhaltensstörungen wie Appetitlosigkeit, Angstzuständen, Depressionen und Schlafstörungen einhergehen, von potenziellem therapeutischen Wert sein könnte. Eingriffe in das orexinerge System wurden als therapeutischer Ansatz gesehen (Mediavilla 2020). Der Orexinrezeptor-Antagonist Daridorexant ist ein wirksames Therapeutikum für Schlafstörungen (Dutta et al. 2023).

27.2 Psychopharmakologische Therapie

▶ Besonders für eine therapierefraktäre und schwer ausgeprägte Symptomatik hat sich die „Mehrkomponentenbehandlung" mittels Pharmakotherapie und psychologischer Therapie, wie kognitiver Verhaltenstherapie, Entspannungsverfahren und Hypnotherapie, bewährt.

In Bezug auf die Verwendung von Psychopharmaka haben sich Anxiolytika, Antidepressiva und Antikonvulsiva in der Therapie funktioneller gastrointestinaler Störungen etabliert. Weitere Forschung ist sicherlich noch notwendig, was die Effektivität von Psychopharmakotherapie und Psychotherapie betrifft, um die multidisziplinäre Therapie (Internist*innen, Psychiater*innen, Psycholog*innen bzw. Psychotherapeut*innen und andere) dieser Störungen weiter zu etablieren (Olden und Drossman 2000). Besonders für eine therapierefraktäre und schwer ausgeprägte Symptomatik hat sich die „Mehrkomponentenbehandlung" mittels psychologischer Therapie, wie kognitiver Verhaltenstherapie, Entspannungsverfahren und Hypnotherapie, bewährt (Budavari und Olden 2003).

27.2.1 Antidepressiva bei funktionellen gastrointestinalen Störungen

Schon allein die hohe Rate an komorbiden psychiatrischen Erkrankungen bei funktionellen Magendarmbeschwerden (70 %, hauptsächlich Angststörungen, depressive Störungen) lässt an die Verwendung von Antidepressiva (Tab. 27.10) denken. Einer von 8 Patient*innen mit „irritable bowel syndrome" (IBS) bekommt ein Antidepressivum verschrieben (Clouse und Lustman 2005). Antidepressiva habe eine Reihe von Eigenschaften, die sich auf die Symptome von funktionellen gastrointestinalen Beschwerden positiv auswirken können (Tab. 27.11) (Clouse und Lustman 2005).

Hier ergeben sich in der Therapie allerdings spezifische Probleme. Führten die „alten" trizyklischen Antidepressiva eher zu Mundtrockenheit und Verstopfung, so sind die unerwünschten Wirkungen im Gastrointestinaltrakt der heute vielfach als erste Wahl bei Depressionen und Angststörungen angesehenen selektiven Serotonin-Wiederaufnahme-Hemmer (SSRI) Übelkeit und Diarrhö. In einer Metaanalyse der Nebenwirkungsraten von Fluoxetin – eine Referenzsubstanz der SSRI – zeigten sich insgesamt signifikant weniger Nebenwirkungen als bei trizyklischen Antidepressiva (50,9 %

Tab. 27.10 Antidepressiva

Antidepressivum	Startdosis
SSRI – Selective Serotonin Reuptake Inhibitor	
Citalopram	10–20 mg
Escitalopram	5–10 mg
Fluoxetin	10–20 mg
Fluvoxamin	25–50 mg
Paroxetin	10–20 mg
Sertralin	25–50 mg
SNRI – Serotonin Noradrenalin Reuptake Inhibitor	
Duloxetin	30–60 mg
Milnacipran	25–50 mg
Venlafaxin	25–50 mg
TZA, TetraZA – tri- und tetrazyklische Antidepressiva	
Amitriptylin	10–25 mg
Clomipramin	10–25 mg
Maprotilin	10–25 mg
Mirtazapin	15–30 mg
Mianserin	15–30 mg
NRI – Noradrenalin-Wiederaufnahmehammer	
Reboxetin	2–4 mg
SARI – Serotonin Antagonist Reuptake Inhibitor	
Trazodon	25–50 mg
RIMA – Reversible Inhibitoren der Monoaminooxidase A	
Moclobemid	75–150 mg
Andere	
Tianeptin	12,5 mg
Johanniskraut	300–425 mg

Tab. 27.11 Eigenschaften von Antidepressiva, die sich positiv auf funktionelle gastrointestinale Störungen auswirken können (nach Clouse und Lustman 2005)

Zentrale Wirkungen
Verbesserung depressiver Symptome
Anxiolyse
Verminderung somatoformer Symptome
Schlafverbesserung
Analgesie
Modulation intestinaler Wahrnehmung (inkonsistente Befunde)
Periphere Wirkungen
Anticholinerge Effekte
Veränderter gastrointestinaler Transit
Magenfundusrelaxation
Periphere Analgesie

vs. 60,3 % p=0,003, RR=0,84). Die Nebenwirkungsrate ist vergleichbar mit anderen SSRIs (59,4 % vs. 59,3 %; RR=1,0 p=0,902). Dabei hat Fluoxetin aber mehr gastrointestinale und aktivierende Nebenwirkungen (Brambilla et al. 2005). Gastrointestinale Nebenwirkungen umfassen in dieser Metaanalyse Übelkeit, Erbrechen, Durchfall, Gewichtsverlust und Anorexie. Diese Effekte können bei schon ähnlichen bestehenden Beschwerden zu einer Verstärkung der klinischen Symptomatik führen. Bei atypischen Depressionen, die üblicherweise mit Gewichtszunahme und Hyperphagie einhergehen, können dies aber auch erwünschte Effekte darstellen.

In einer placebokontrollierten Studie war Mianserin bei funktionellen Magen-Darm-Erkrankungen dem Placebo überlegen (in Holtmann 2001). Hier muss allerdings auf die Möglichkeit von Agranulozytosen hingewiesen werden. Die Nutzen-Risiko-Analyse muss aus diesen Gründen besonders mit Bedacht vorgenommen werden. Von der Molekülstruktur eng verwandt ist das Mirtazapin, von dem diese Blutbildveränderungen nicht bekannt sind, und dass durch einen 5-HT3-Antagonismus auch eine antiemetische Komponente hat. Beim Mirtazapin kommt es häufig zu einer Appetitzunahme und in der Folge auch häufig zur Gewichtszunahme. Dies kann bei Patient*innen mit Depressionen, die unter Appetitmangel und Gewichtsverlust leiden wieder eine zusätzliche Indikation sein, aber natürlich bei depressiven Patient*innen mit Hyperphagie und Gewichtszunahme die klinische Symptomatik wieder aggravieren.

Die Wirkung von serotonergen Neuromodulatoren wie 5HT3-Rezeptorantagonisten ist (noch) nicht gesichert (Holtmann 2001).

Holtmann (2001) empfiehlt niedrig dosierte trizyklische Antidepressiva bei Patient*innen mit Reizdarmsyndrom auch ohne psychiatrische Auffälligkeit. Eine Metaanalyse von Lesbros-Pantoflickova et al. (in Clouse und Lustman 2005) fand eine generelle Verbesserung bei Reizdarm mit einer Odds-ratio von 2,6 (95 % CI: 1,9–3,5) bzw., wenn man nur hochqualitative Studien einbezieht, eine Odds-Ratio von 1,9 (95 % CI: 1,3–2,7) für Antidepressiva, insbesondere für Amitriptylin und Mianserin. Bei älteren Patient*innen sollten Trizyklika aufgrund anticholinerger

Nebenwirkungen möglichst nicht zur Anwendung kommen. Clouse und Lustman (2005) berichten über einen Ansatz, wo die SSRIs für Patient*innen mit Reizdarmsyndrom dann verwendet werden, wenn die trizyklischen Antidepressiva nicht gegriffen haben bzw. bei denen Angstsymptome und depressive Symptome schon eine Therapie von SSRI indizieren. Jackson et al. (2000) kommen in ihrer Metaanalyse von Studien zur Antidepressivatherapie bei funktionellen gastroenterologischen Störungen zum Schluss, dass Antidepressiva in der Therapie dieser Störungen wirksam sind (Odds-Ratio für Verbesserung der gastrointestinalen Symptomatik mit Antidepressiva = 4,2 (95 % CI: 2,3–7,9) und für die Verbesserung der Schmerzen eine Odds-Ratio von 0,9 (95 % CI: 0,6–1,2)). Ob dies ein depressionsunabhängiger Effekt ist, wenn man die hohe Komorbidität bedenkt, kann jedoch zurzeit noch nicht gesagt werden und bedarf weiterer Untersuchungen.

Lu et al. (2016) und Xie et al. (2015) haben in ihren Metaanalysen die Wirkung der Antidepressiva bei Dyspepsie und beim „irritable bowel syndrom" untersucht (siehe auch Ford et al. 2021).

Im gemeinsamen Update der S3-Leitlinie Reizdarmsyndrom der Deutschen Gesellschaft für Gastroenterologie, Verdauungs- und Stoffwechselkrankheiten (DGVS) und der Deutschen Gesellschaft für Neurogastroenterologie und Motilität (DGNM) wird dargelegt, dass Antidepressiva vom SSRI-Typ bei psychischer Komorbidität erwogen werden können. Als limitierend für die Verwendung von SSRI wird angegeben, dass bisher inkonsistente Ergebnisse der systematischen Übersichtsarbeiten vorliegen und eine fehlende Zulassung von SSRI für das Reizdarmsyndrom besteht. Außerdem kann auch der Einsatz des Serotonin-Noradrenalin-Wiederaufnahmehemmers Duloxetin bei Erwachsenen mit komorbider Agst-und depressiver Störung zur Therapie der globalen Symptomatik und von psychischen Beschwerden erwogen werden (Layer et al. 2021).

Nach Camilleri und Ford (2017) gibt es für Antidepressiva eine überzeugende Rationale.

Antidepressiva haben günstige Effekte bei chronischen funktionellen Schmerzstörungen unabhängig vom Vorliegen einer depressiven Störung. Antidepressiva beeinflussen die gastrointestinale Motilität. Komorbide psychische Störungen sind beim Reizdarmsyndrom häufig, Depression erhöht die zentrale Sensitivität für Schmerzreize. In drei unkontrollierten Studien führte Duloxetin am Therapieende zu einer signifikanten Reduktion der globalen Symptomatik sowie der psychischen Symptome. Zwei Studien stellten eine signifikante Schmerzreduktion fest (Lewis-Fernandez et al. 2017; Brennan et al. 2009).

27.2.2 Antidepressiva bei Gastritis und Magen- bzw. Duodenalulzera

Die selektiven Serotonin-Wiederaufnahmehemmer (SSRI) können die Gerinnung hemmen, indem sie über serotonerge Mechanismen die Plättchenfunktion beeinflussen (Hergovich et al. 2000). Dieser Effekt dürfte es auch sein, der zu der erhöhten Blutungsrate bei Gastritiden und Magen- bzw. Duodenalulzera führen kann, insbesondere bei „Hochrisikopopulationen", wie ältere Menschen, die auch nicht steroidale antiinflammatorische Schmerzmittel nehmen. Bei dieser Patient*innengruppe sollten auch prophylaktische Maßnahmen im Zusammenhang mit einer SSRI-Therapie überlegt werden (Yuan et al. 2006).

27.2.3 Antipsychotika als Antiemetika

Butyrophenone wie Haloperidol mit hoher Affinität zum D2-Rezeptor sind wirksame Antiemetika, wie auch die Metaanalyse von Büttner et al. (2004) zeigt. In der Gastroenterologie haben Dosen von 2 mg eine höhere Effektivität als 1 mg, noch höhere Dosen dürften die antiemetische Aktivität jedoch nicht mehr wesentlich erhöhen, aber das Auftreten von Nebenwirkungen wahrscheinlicher machen.

27.2.4 Cholinesterase-Inhibitoren in der Therapie der Demenz

Die Acetylcholinesterase-Inhibitoren Donepezil, Rivastigmin und Galantamin sind wirksame Antidementiva, die jedoch aufgrund cholinerger Nebenwirkungen Übelkeit, Anorexie, Erbrechen und Diarrhö hervorrufen können. Vorsichtiges Einschleichen der Medikation kann helfen die Nebenwirkungen zu minimieren. Sollte die Medikation für einige Tage unterbrochen werden, ist ebenfalls wieder mit dem langsamen Auftitrieren zu beginnen (Delagarza 2003).

27.2.5 Interaktionen von Gastrointestinaltraktpharmaka und Psychopharmaka

Bei einer Reihe von Psychopharmaka kommt es zu Interaktionen mit Gastrointestinalpharmaka:

Trizyklische Antidepressiva können zur verzögerten Darmentleerung führen und die Wirkung von Laxanzien (Bisacodyl) abschwächen. Die Kombination von trizyklischen Antidepressiva oder Trazodon mit dem H2-Blocker Cimetidin kann durch Abbauhemmung über Leberenzyme (CYP450 1A2) zu einer Wirkungsverstärkung führen. Orthostatische Hypotension und Harnretention sind mögliche Nebenwirkungen, die Überprüfung psychomotorischer Leistungsparameter empfehlenswert. Die Kombination von trizyklischen Antidepressiva mit Prokinetika (Metoclopramid, Domperidon) kann zu extrapyramidalen Nebenwirkungen führen.

Die Kombination trizyklische Antidepressiva, Fluvoxamin, Fluoxetin, aber auch von Opiaten mit Cisaprid ist kontraindiziert, da es durch QT-Verlängerung zu ventrikulären Arrhythmien (Torsades de pointes, Kammerflimmern) kommen kann. Zu vermeiden ist auch eine Kombination mit zahlreichen Medikamenten, die entweder eine QT-Verlängerung bewirken oder den Abbau von Cisaprid (über CYP 3A4) verringern, wie zum Beispiel Azol-Antimykotika, Makrolid-Antibiotika, HIV-Proteaseinhibitoren und Antidepressiva wie tetrazyklische Antidepressiva (Maprotilin) oder Nefazodon, aber auch die Kombination mit Grapefruitsaft.

So können Anticholinergika (Biperiden) mit Antidiarrhoika (Loperamid) sich gegenseitig in ihrer Wirkung verstärken. Umgekehrt können Anticholinergika (Biperiden) sich mit Prokinetika (Metoclopramid, Domperidon) gegenseitig in ihrer Wirkung im Hinblick auf die Darmmotilität abschwächen. Die Kombination von Antipsychotika mit Prokinetika macht das Auftreten von extrapyramidalen Nebenwirkungen wahrscheinlicher.

Interaktionen kann das Antiepileptikum Phenytoin mit dem H2-Blocker Cimetidin, dem Protonenpumpeninhibitoren Omeprazol und Lansoprazol, mit Prokinetika (Cisaprid), mit Sucralfat und 5-ASA (Sulfasalazin, Mesalazin, Olsalazin) aufweisen, das Antiepileptikum Carbamazepin vor allem mit dem H2-Blocker Cimetidin. Das Barbiturat Primidon kann Interaktionen mit dem H2-Blocker Cimetidin, mit Sucralfat, mit 5-ASA (Sulfasalazin, Mesalazin, Olsalazin) zeigen. Auch die Benzodiazepine haben Interaktionen mit dem H2-Blocker Cimetidin, mit Protonenpumpeninhibitoren (Omeprazol, Lansoprazol) und mit Prokinetika (Metoclopramid, Cisaprid).

Literatur

Aigner M, Lenz G (2006) Kognition – Emotion – Verhalten: Die Entstehung psychischer Probleme aus der Sicht der Verhaltenstherapie. In: Springer M, Löffler-Staska H, Kopeinig-Kreissl M (Hrsg) Psychische Funktionen in Gesundheit und Krankheit, 3. Aufl. Facultas, Wien, S 44–53

Bonaz B (2003) Visceral sensitivity perturbation integration in the brain-gut axis in functional digestive disorders. J Physiol Pharmacol 54(Suppl 4):27–42

Brambilla P, Cipriani A, Hotopf M, Barbui C (2005) Side-effect profile of fluoxetine in comparison with other SSRIs, tricyclic and newer antidepressants: a meta-analysis of clinical trial data. Pharmacppsychiatry 38:69–77

Bratman S, Knight D (2000) Health Food Junkies: Orthorexia Nervosa – the Health Food Eating Disorder. Random House, New York

Budavari AI, Olden KW (2003) Psychosocial aspects of functional gastrointestinal disorders. Gastroenterol Clin North Am 32:477–506

Büttner M, Walder B, von Elm E, Tramer MR (2004) Is low-dose Haloperidol a useful antiemetic? A meta-analysis of published and unpublished randomised trials. Anesthesiology 101:1454–1463

Birks J (2006) Cholinesterase inhibitors for Alzheimer's disease. Cochrane Database of Systematic Reviews, Issue 1. Art. No.: CD005593. https://doi.org/10.1002/14651858.CD005593

Brennan BP, Fogarty KV, Roberts JL et al (2009) Duloxetine in thetreatment of irritable bowel syndrome: an open-label pilot study. Hum Psychophar- macol 24:423–428

Camilleri M, Ford AC (2017) Pharmacotherapy for irritable bowel syndrome. J Clin Med 6:101

Clouse RE, Lustman PJ (2005) Use of psychopharmacological agents for functional gastrointestinal disorders. Gut 54:1332–1341

Cole MG, Primeau FJ (1993) Prognosis of delirium in elderly hospital patients. CMAJ 149:41–46

Damasio AR (1994) Descates' Irrtum. Fühlen, Denken und das menschliche Gehirn. List Verlag, München

Delagarza VW (2003) Pharmacologic treatment of Alzheimer's disease: an update. Am Fam Physician 68:1365–1372

De Zwaan M (2001) Binge eating disorder and obesity. Int J Obes Relat Metab Disord 25(Suppl 1):51–55

Dilling H, Mombour W, Schmidt MH (Hrsg) (1993) Internationale Klassifikation psychischer Störungen. Verlag Hans Huber, Bern

Dutta S, Singhal S, Shah R, Charan J, Dhingra S, Haque M (2023) Daridorexant as a novel pharmacotherapeutic approach in insomnia: a systematic review and meta-analysis. Expert Opin Drug Saf 7:1–15

Ford AC, Moayyedi P, Black CJ, Yuan Y, Veettil SK, Mahadeva S, Kengkla K, Chaiyakunapruk N, Lee YY (2021) Systematic review and network meta-analysis: efficacy of drugs for functional dyspepsia. Aliment Pharmacol Ther 53:8–21

Ford AC, Lacy BE, Harris LA, Quigley EMM, Moayyedi P (2019) Effect of antidepressants and psychological therapies in irritable bowel syndrome: an updated systematic review and meta-analysis. Am J Gastroenterol 114:21–39

Ford AC, Luthra P, Tack J, Boeckxstaens GE, Moayyedi P, Talley NJ (2017) Efficacy of psychotropic drugs in functional dyspepsia: systematic review and meta-analysis. Gut 66:411–420

Ford AC, Quigley EM, Lacy BE, Lembo AJ, Saito YA, Schiller LR, Soffer EE, Spiegel BM, Moayyedi P (2014) Effect of antidepressants and psychological therapies, including hypnotherapy, in irritable bowel syndrome: systematic review and meta-analysis. Am J Gastroenterol 109:1350–1365

Fullwood A, Drossman DA (1995) The relationship of psychiatric illness with gastrointestinal disease. Annu Rev Med 46:483–496

Hergovich N, Aigner M, Eichler HG, Entlicher J, Drucker C, Jilma B (2000) Paroxetine decreases platelet serotonin storage and platelet function in human beings. Clin Pharmacol Ther 68:435–442

Holtmann G (2001) Therapie der funktionellen Dyspepsie (Reizmagensyndrom). Internist 42:1261–1269

Jackson J, Fiddler M, Kapur N, Wells A, Tomenson B, Creed F (2006) Number of bodily symptoms predicts outcome more accurately than health anxiety in patients attending neurology, cardiology, and gastroenterology clinics. J Psychosom Res 60:357–363

Jackson JL, O'Malley PG, Tomkins G, Balden E, Santoro J, Kroenke K (2000) Treatment of functional gastrointestinal disorders with antidepressant medications: a meta-analysis. Am J Med 108:65–72

Konturek SJ, Konturek JW, Pawlik T, Brzozowski T (2004) Brain-gut axis and its role in the control of food intake. J Physiol Pharmacol 55:137–154

Kruse J, Wöller W (2004) Kapitel 9: Verdauungstrakt. In: Tress KO (Hrsg) Psychosomatische Grundversorgung. Schattauer Verlag, Stuttgart

Leserman J (2005) Sexual abuse history: prevalence, health effects, mediators, and psychological treatment. Psychosom Med 67:906–915

Lesbros-Pantoflickova D, Michetti P, Fried M, Beglinger C, Blum AL (2004) Meta-analysis: the treatment of irritable bowel syndrome. Aliment Pharmacol Ther 20:1253–1269

Lewis-Fernandez R, Lam P, Lucak S (2016) An Open-label pilot study of duloxetine in patients with irritable bowel syndrome and comorbid major depressive disorder. J Clin Psychopharmacol 36:710–715

Lu Y, Chen M, Huang Z, Tang C (2016) Antidepressants in the treatment of functional dyspepsia: a systematic review and meta-analysis. PLoS ONE 11:e0157798

Ma B, von Wasielewski R, Lindenmaier W, Dittmar KEJ (2007) Immmunohistochemical study of the blood and lymphatic vasculature and the innervation of mouse gut and gut-associated lymphoid tissue. Anat Histol Embryol J Vet Med Ser C 36:62–74

Mediavilla C (2020) Bidirectional gut-brain communication: a role for orexin-A. Neurochem Int 141:104882

North CS, Downs D, Clouse RE, Alrakawi A, Dokucu ME, Cox J, Spitznagel EL, Alpers DH (2004) The presentation of irritable bowel syndrome in the context of somatization disorder. Clin Gastroenterol Hepatol 2:787–795

Olden KW, Drossman DA (2000) Psychologic and psychiatric aspects of gastrointestinal disease. Med Clin North Am 84:1313–1327

Rudolf G, Henningsen P, Hartkamp N, Loew T, Sack M, Scheidt CE (2001) AWMF-Leitlinie: Somatoforme Störungen. http://www.uni-duesseldorf.de/WWW/AWMF/ll/index.html

Rüegg JC (2006) Gehirn, Psyche Körper. Schattauer Verlag, Stuttgart

Schäfer M (2005) Häufigkeit, Ursachen, Risikofaktoren und Therapiemöglichkeiten Interferon-alpha assoziierter Depressionen. http://www.diss.fu-berlin.de/2005/144/

Schoniger-Hekele M, Muller C, Kutilek M, Oesterreicher C, Ferenci P, Gangl A (2000) Hepatocellular carcinoma in Austria: aetiological and clinical characteristics at presentation. Eur J Gastroenterol Hepatol 12:941–948

Solmaz M, Kavuk I, Sayar K (2003) Psychological factors in the irritable bowel syndrome. Eur J Med Res 8:549–556

Stern JM (2003) Review article: psychiatry, psychotherapy and gastroenterology—bringing it all together. Aliment Pharmacol Ther 17:175–184

Szigethy E, Levy-Warren A, Whitton S, Bousvaros A, Gauvreau K, Leichtner AM, Beardslee WR (2004) Depressive symptoms and inflammatory bowel disease in children and adolescents: a cross-sectional study. J Pediatr Gastroenterol Nutr 39:395–403

Waddell TS, Hislop WS (2003) Analysis of alcohol-related admissions in gastroenterology, cardiology and respiratory medicine. Scott Med J 48:114–116

Wittchen HU, Jacobi F (2005) Size and burden of mental disorders in Europe—a critical review and appraisal of 27 studies. Eur Neuropsychopharmacol 15:357–376

Xie C, Tang Y, Wang Y, Yu T, Wang Y, Jiang L, Lin L (2015) Efficacy and safety of antidepressants for the treatment of irritable bowel syndrome: a meta-analysis. PLoS ONE 10:e0127815

Yan L, Zhang X, Li Y, Liu C, Yang H, Yang C (2023) The role of psychological factors in functional gastrointestinal disorders: a systematic review and meta-analysis. Int J Colorectal Dis 38:65

Yuan Y, Tsoi K, Hunt RH (2006) Selective serotonin reuptake inhibitors and risk of upper GI bleeding: confusion or confounding? Am J Med 119:719–727

Psychoedukation und Psychotherapie

Carolin Thurner

28.1 Einleitung

Das Streben nach Verständnis, nach Erklärungen ist eine grundlegende Eigenschaft des Menschen. Insbesondere dann, wenn wir in unserer Normalität gestört werden, wenn Krieg, Krise oder Krankheit über uns hereinbrechen, stellt sich die Frage nach dem Warum umso deutlicher. Im Falle einer Krankheit haben die Antworten auf diese Frage natürlich eine große Auswirkung sowohl auf das Vertrauensverhältnis zu den Ärzt*innen als auch auf die Sorgfältigkeit im Umgang mit Behandlungsempfehlungen, gesundheitsförderndes Verhalten und psychisches Wohlbefinden. Besonders komplex werden diese Fragen, wenn es um psychische oder psychosomatische Erkrankungen geht, bei denen Erklärungen oft stigmatisiert, komplex und verdrängt sind. Gerade hier ist eine frühzeitige Psychoedukation wichtig, um Patient*innen im Umgang mit der Erkrankung zu stärken. Aber auch bei vorwiegend somatischen Erkrankungen spielen psychische Faktoren oft eine wichtige Rolle und sollten daher, insbesondere bei chronischen Erkrankungen, immer ein Teil der Behandlung sein.

C. Thurner (✉)
Universitätsklinikum Tübingen, Psychosomatische Medizin und Psychotherapie, Tübingen, Deutschland
E-Mail: carolin.thurner@med.uni-tuebingen.de

28.2 Was ist Psychoedukation?

Auch ohne sich mit dem Konzept beschäftigt zu haben, lässt sich die Zerlegung des Begriffs in seine Einzelteile „Psycho" (auf seelische Aspekte bezogen) und „Edukation" (Aufklärung, Bildung) leicht erahnen. Doch bei genauerer Betrachtung drängen sich weitere Fragen auf, die sich nicht mehr so leicht klären lassen. Wer soll denn jetzt von wem aufgeklärt werden? Über was? Und wie? Nach Bäuml und Bechdolf werden unter dem Begriff der Psychoedukation „systematische didaktisch-psychotherapeutische Interventionen zusammengefasst, um Patient*innen und ihre Angehörigen über die Krankheit und Behandlung zu informieren, ihr Krankheitsverständnis und den selbstverständlichen Umgang mit der Krankheit zu fördern und sie bei der Krankheitsbewältigung zu unterstützen" (Bäuml und Bechdolf 2008). Obwohl sich die Autor*innen in diesem Fall auf schizophrene Erkrankungen beziehen, lässt sich dieser Ansatz mit teilweise etwas anderem Schwerpunkt auch auf psychosomatische und sogar vorwiegend somatische Krankheitsbilder anwenden – wobei in letzterem Fall der Übergang zur Patientenschulung fließend ist. Anders als der Begriff „Edukation" doch vielleicht vermitteln mag, ist damit nicht die Belehrung der Patient*innen gemeint, sondern vielmehr ein gemeinsamer Prozess, dessen Ziel die Informationsvermittlung auf der einen Seite und die gemeinsame

-Erarbeitung eines Krankheitskonzepts auf der anderen Seite ist. Dies hat idealerweise eine emotionale Entlastung, die Förderung der langfristigen Behandlungsbereitschaft und die Entwicklung von Bewältigungsmechanismen zur Folge (Rabovsky und Stoppe 2006).

► Psychoedukation hat das Ziel, Patient*innen über psychische Erkrankungen, Symptome und Zusammenhänge zu körperlichen Beschwerden aufzuklären.

28.3 Gründe für Psychoedukation

a) *Empowerment*

Das Ziel des Empowerments ist es, „Menschen zu befähigen, mittels Nutzung der eigenen personalen und sozialen Ressourcen, ihre soziale Lebenswelt und ihr Leben selbst zu gestalten" (Brandes and Stark 2021). Menschen sollen dazu befähigt werden, mündig und kompetent auf ihre Krankheit Einfluss nehmen zu können, indem sie theoretisches Wissen erhalten, in ihren Fähigkeiten gestärkt und ermutigt werden, individuelle Zusammenhänge zu verstehen, und Möglichkeiten zur Umsetzung erhalten.

b) *Selbstwirksamkeit*

Krankheit erzeugt oft ein Gefühl von Hilflosigkeit, insbesondere wenn die Zusammenhänge zu komplex und überwältigend scheinen. Durch ein wachsendes Verständnis und Möglichkeiten zur Selbstwirksamkeit wächst der Selbstwert und steigt das Gefühl, auf die Erkrankung einen Einfluss nehmen zu können. Dadurch wird die Abhängigkeit geringer.

c) *Adhärenz*

Die Compliance, d. h. der Grad der Mitarbeit der Patient*innen bei verschiedenen Therapiemaßnahmen, wird oft als eines der entscheidendsten Kriterien für den Erfolg einer Behandlung gesehen – denn was bringt die

beste Therapie, wenn Patient*innen nicht „mitmachen"? Dieses paternalistische Konzept sieht Patient*innen eher als passive Empfänger*innen unserer Kompetenz, die an dem Grad ihrer Folgsamkeit bemessen werden. Mit dem Begriff der Adhärenz wird der Fokus verändert und die Patient*innen als aktive Partner*innen in einer deliberativen Arzten-Patienten-Beziehung gesehen, die ihren Behandlungsprozess direkt mitgestalten, eigene Wert- und Zielvorstellungen einbringen können, Therapie- und Diätpläne sowie Lebensstiländerungen in ihren persönlichen Alltag integrieren und sich deren Umsetzung zum eigenen Ziel machen (Faller 2003). Diese Adhärenz zu fördern ist ein wichtiges Ziel der Psychoedukation (Köhle et al. 2016).

d) *Partizipative Entscheidungsfindung*

Schon lange gilt der „informed consent" als der Goldstandard medizinischer Arbeit. Um zum „consent" zu kommen, müssen die Patient*innen zunächst ausreichend über das Krankheitsbild und Behandlungsmöglichkeiten informiert sein.

e) *Motivation für Psychotherapie*

Schließlich ist es insbesondere bei somatoformen Störungen in vielen Fällen ein wichtiges Behandlungsziel, einen Übergang in ein psychotherapeutisches Setting zu erreichen. Dies kann jedoch nur dann (gut) gelingen, wenn eine intrinsische Motivation dafür besteht, die wiederum ein Verständnis des Sinns dieser Therapie und der Zusammenhänge voraussetzt. Eine Aufklärung über diese Zusammenhänge und der Abbau von Vorurteilen können dazu einen wichtigen Beitrag leisten.

28.4 Wann und bei wem?

Im klinischen Alltag steht die Psychoedukation oft am Ende eines längeren somatischen Diagnoseprozesses, frei nach dem Motto: Psyche spielt nur dann eine Rolle, wenn wir in der somatischen Diagnostik keine Erklärungen für die Beschwerden finden und behandeln können. Dabei sind funktionelle Körperbeschwerden je nach Kontext und Studie mit 20–60 % sehr häufig und daher mehr die Regel als die Ausnahme (Roenneberg et al. 2018). Gerade bei Patient*innen mit vorwiegend funktionellen Körperbeschwerden besteht während langer Diagnoseprozesse die Gefahr einer zunehmenden somatischen Fixierung, d. h. gedanklichen Einengung auf rein somatische Erklärungsmodelle der Beschwerden. Dadurch wird es immer schwieriger, sich auch auf alternative Erklärungsmodelle einzulassen und auch die Psychoedukation gestaltet sich umso schwieriger. Darüber hinaus spielen psychosoziale Faktoren wie Stress, Schwierigkeiten bei der Krankheitsbewältigung, Belastung durch Beschwerden, berufliche Folgen wiederholter oder längerer Krankschreibungen oder Konflikte innerhalb der Familie auch bei Patienten mit primär somatischen Erkrankungen eine wichtige Rolle, die einen großen Einfluss auf den Krankheitsverlauf haben und in der Diagnostik mit beachtet werden sollten.

Daher sollte Psychoedukation bereits in den ersten Phasen der Diagnostik parallel zur somatischen Abklärung beginnen und ein selbstverständlicher Teil der Gespräche mit Patient*innen sein. Im Verlauf können diese Ansätze dann gemeinsam weiterentwickelt werden. Sowohl-als-auch statt Entweder-oder! Dies bietet dann auch eine gute Basis, auf die man sich im weiteren Verlauf beziehen kann.

▶ Psychoedukation kann bei Patient*innen mit allen Erkrankungen zum Einsatz kommen und unterschiedliche Schwerpunkte haben.

28.5 Ethische Perspektive

Nach dem Patientenrechtegesetz sind wir zu einer ausführlichen Aufklärung unserer Patient*innen über die Indikation, Methoden und Risiken unserer Diagnostik und Behandlung verpflichtet. Darüber hinaus gilt der erste ärztliche Grundsatz: nicht zu schaden. Aufwendige

und langwierige somatische Diagnostik, insbesondere ohne begleitende Psychoedukation, kann neben den bekannten (somatischen) Risiken bei Patient*innen mit somatoformen Erkrankungen zu einer Verfestigung der somatischen Fixierung und Chronifizierung der Erkrankung führen und Patient*innen damit schaden. Das gilt insbesondere dann, wenn Patient*innen immer wieder direkt oder indirekt die Hoffnung vermittelt wird, durch diese Untersuchungen oder Therapien eine Lösung für die Beschwerden zu finden. Auch wenn eine frühzeitige Psychoedukation sicherlich nicht in der Lage sein wird, dies vollständig zu verhindern, kann sie doch die Effekte abmildern, indem sie eine Basis für zukünftige Gespräche bildet und ein Beziehungsangebot auch außerhalb der somatischen Diagnostik macht. Darüber sollte, insbesondere bei diffusen und wechselnden Beschwerden, die keinem klaren somatischen Krankheitsbild zuzuordnen sind, vor der Durchführung von Untersuchungen ausreichend aufgeklärt werden.

28.6 Das biopsychosoziale Modell

Eine wichtige Grundlage im Verständnis von Krankheiten, das auch Patient*innen einen Zugang zu alternativen Erklärungen ermöglicht, ist das biopsychosoziale Modell, das 1978 von George Engel eingeführt wurde (Engel 1978). Engel schlug einen Gegenpol zum streng biomedizinischen Krankheitsmodell vor, das sich hauptsächlich mit direkt messbaren strukturellen Pathologien befasst und das primäre Modell ist, das im Medizinstudium dominiert und das Patient*innen in einer von moderner Messtechnik geprägten Welt zu erwarten gelernt haben. In diesem wird jedoch das umfangreiche Wissen über das menschliche Verhalten und andere psychologische und soziale Einflüsse auf die Entstehung, den Verlauf und die subjektive Wahrnehmung von Krankheiten außer Acht gelassen. Engel wirft diesem biomedizinischen Modell Dualismus vor, indem es Geist und Körper, das Psychische vom Physischen, strikt

---

trennt, und Reduktionismus, indem es versucht, ein äußerst komplexes Gebilde wie das Leben selbst durch Analyse in seine Bestandteile zu verstehen und diese in der Sprache der Physik und (Bio-)Chemie zu erklären.

Trotz der offensichtlichen und erstaunlichen Fortschritte in der biomedizinischen Forschung und Behandlung, die seit der ersten Einführung seines Modells noch weiter vorangeschritten sind, sind wir noch immer weit davon entfernt, alle Krankheiten und körperlichen Phänomene über diese Mechanismen erklären, geschweige denn heilen zu können. Dennoch ist der Blickwinkel unserer Diagnostik auf labortechnische, bildgebende und histopathologische, der unserer Therapie auf medikamentöse, interventionelle und operative Verfahren eingeengt. Dabei sind bei Weitem nicht nur Ärzt*innen davon betroffen. Patient*innen sind oft frustriert, wenn sich die für sie so einschränkenden Beschwerden und Symptome nicht messtechnisch darstellen oder operativ behandeln lassen. Das Individuum steht separat von der biochemischen Maschine seines Körpers, die es von den Mechaniker*innen in Weiß zu reparieren und zu optimieren gilt. Immer wieder wird auch im öffentlichen Diskurs das Zusammenspiel körperlicher und seelischer Aspekte verleugnet, was die bereits vorhandene Stigmatisierung noch verstärkt. Dieses Modell führt unweigerlich dazu, dass die Hauptpersonen – die Patient*innen – von ihrer eigenen Krankheit ausgeschlossen werden. Bei manchen Beschwerden scheint dieses Modell ausreichend zu sein, insbesondere wenn die Zusammenhänge zwischen biomedizinischen Veränderungen und den daraus resultierenden Symptomen relativ linear sind, geeignete Behandlungsmöglichkeiten zur Verfügung stehen und die vorhandenen psychosozialen Bewältigungsstrategien außerhalb des medizinischen Bereichs wirksam genug sind. Mit zunehmender Komplexität und vor allem Chronifizierung von Krankheiten greift dieser Ansatz jedoch sowohl bei der Erklärung von Symptomen als auch bei der Behandlung von Patient*innen zu kurz.

Diese Krise inspirierte Engel zur Einführung seines biopsychosozialen Modells, das um-

fassender sein und einen Rahmen für die Konzeptualisierung aller Ebenen von Gesundheit und Krankheit bieten sollte, „von subatomaren Teilchen über Moleküle, Zellen, Gewebe, Organe, Organsysteme, die Person, die Familie, die Gemeinschaft, die Kultur und schließlich die Biosphäre" (Engel 1978), wobei jedes System relativ autonom agiert, aber trotzdem mit den anderen Systemen verbunden ist. Lineare Kausalität wird ersetzt durch ein Netzwerk an Wechselwirkungen. Gesundheit und Krankheit hängen von der relativen Unversehrtheit und Funktionsfähigkeit der einzelnen Komponenten, der Kommunikation und der intra- und intersystemischen Harmonie ab. Darüber hinaus wird jede Veränderung Teil der Geschichte des jeweiligen Systems, was die dynamische Qualität unterstreicht. Gesundheit ist nicht ein einzelner Zustand, der erreicht werden soll, sondern kann vor und nach der Störung variieren und hängt vom Gesamtbild ab. Anstatt die Patient*innen auf einige spezifische Symptome oder messbare Parameter und die Behandlung auf eine rein biomedizinische Intervention zu reduzieren, werden sie auf einer umfassenderen Basis verstanden, und die biomedizinische Intervention wird zu einem Teil eines umfassenden Behandlungsplans auf vielen verschiedenen Ebenen. Sowohl Ursachen als auch Symptome einer Erkrankung und Therapieansätze werden neben der biologischen auch auf einer psychischen und sozialen Ebene verstanden. Die Maschine wird zum Menschen, der Mechaniker*in zur Ärzt*in, die Konsultation zur Beziehung, die Besprechung zum Dialog, die Heilung zum Prozess.

Dieses Modell findet zwar seine prominenteste Anwendung bei somatoformen Störungen (Kreipe 2006; Henningsen 2018) und psychiatrischen Erkrankungen (Papadimitriou 2017), ist aber keineswegs darauf beschränkt. Von der Tatsache, dass Patient*innen mit psychiatrischen Störungen eher an kardiovaskulären Erkrankungen (Hare et al. 2014) und Krebs (Pinquart und Duberstein 2010) erkranken und eine höhere Sterblichkeitsrate aufweisen, bis hin zu psychosozialen Faktoren, die einen wichtigen pathogenen Faktor bei der Entwicklung und dem Ausgang von Morbus Crohn (Ringel und

Drossman 2001) und rheumatologischen Erkrankungen darstellen und die Müdigkeit bei Patient*innen mit Lupus erythematodes erhöhen (Aberer 2010), gibt es eine Vielzahl von Belegen für dieses Modell. Darüber hinaus hat sich gezeigt, dass biografische Traumata und Stress die Schmerzwahrnehmung und -verarbeitung erheblich beeinflussen (Tesarz et al. 2018).

▶ Das biopsychosoziale Modell geht von einem ganzheitlicheren Krankheitsbegriff aus und beschäftigt sich mit biologischen, psychologischen und sozialen Einflussfaktoren und deren Folgen.

28.6.1 Biologische Faktoren und Folgen

Die Tatsache, dass die Sammlung biologischer Faktoren an dieser Stelle kurzgehalten ist, soll keineswegs ihre Bedeutung unterwandern oder die Vielzahl an Erkenntnissen dazu verleugnen. Von genetischer Prädisposition, anatomischen Veranlagungen und Stoffwechseleigenschaften über biochemische Veränderungen infolge von Infektionen, externen Noxen oder bösartigen Veränderungen hin zu Abnutzungserscheinungen an Gelenken und Gefäßen ist die Liste lang und bei jedem Krankheitsbild unterschiedlich. Diese stellen jedoch den Kernpunkt der meisten Lehrbücher und Beiträge dar, sodass ich mir an dieser Stelle keine ausführliche Darstellung anmaßen, sondern diese in den nächsten beiden Punkten ergänzen will.

Jedoch können biologische Veränderungen auch Folge psychosozialer Belastungen sein. Diese haben über neurologische, endokrinologische und immunologische Wege oft auch direkten Einfluss auf biologische Prozesse. Von einem Anstieg des Cortisolspiegels mit allen damit assoziierten Folgen bei emotionalem Stress und Veränderungen der gastrointestinalen Motilität (Mönnikes et al. 2001) über eine Verminderung der Herzratenvariabilität (Kim et al. 2018) bis hin zu einem erhöhten Risiko für

Krebserkrankungen (Kruk et al. 2019) wirken sich psychosoziale Einflussfaktoren auf vielen verschiedenen biologischen Ebenen aus. Spürbar werden diese Veränderungen unabhängig von der Ursache für Patient*innen als körperliche Beschwerden wie Schmerzen, Übelkeit, Blähungen oder Stuhlgangveränderungen.

28.6.2 Psychologische Faktoren und Folgen

Insgesamt ist die Evidenz für den Zusammenhang zwischen Stress, psychischen und körperlichen Erkrankungen überwältigend. Menschen mit psychischer Traumatisierung in der Vergangenheit haben ein deutlich höheres Risiko funktionelle gastrointestinale Erkrankungen zu entwickeln (Bradford et al. 2012). Stress fördert die Entstehung von chronisch-entzündlichen Darmerkrankungen (Gao et al. 2018), die in engen Wechselwirkungen mit Angststörungen und depressiven Erkrankungen stehen (Bisgaard et al. 2022). Dabei müssen diese Faktoren in ihrer Ausprägung nicht das Maß manifester psychischer Erkrankungen erreichen, um auf die Wahrnehmung, Bewertung und den Verlauf einer Erkrankung Einfluss zu nehmen. Mechanismen der Stressverarbeitung auf der einen Seite und zur Verfügung stehende Copingstrategien auf der anderen haben einen großen Einfluss auf die Verarbeitung von belastenden Ereignissen. Dabei gelten diese Mechanismen oft nicht in allen Lebensbereichen in gleichem Maße. So gibt es Menschen, die Zurückweisungen im beruflichen Kontext gut regulieren können, bei einer Beziehungskrise aber in große Verzweiflung verfallen, und andere Menschen, die ein gegenteiliges Muster zeigen. Auch das eigene Verhalten im Umgang mit der Krise oder Erkrankung nimmt viel Einfluss auf deren weitere Entwicklung. Nicht zuletzt auf psychischer Ebene werden die Folgen von Erkrankungen sichtbar und äußern sich zum Beispiel als depressive Symptome, Ängstlichkeit, Anspannung, Konzentrationsstörungen, Grübeln oder Selbstwertminderung.

28.6.3 Soziale Faktoren und Folgen

Jede Form von Erkrankung findet nicht im luftleeren Raum, sondern in einem sozialen Ge-
füge statt. Es gibt klare Zusammenhänge zwischen der Gesundheit und der sozialen Schicht
(Eisenberg-Guyot und Prins 2020). Der Einfluss sozialer Beziehungen auf die Gesundheit
ist vergleichbar mit Risikofaktoren wie Nikotin-
abusus und größer als der Einfluss von Faktoren
wie Übergewicht oder Bewegung (Holt-Lunstad
et al. 2010), wobei hier sicherlich Einflüsse in
beiden Richtungen wirken.

Auch auf sozialer Ebene ergeben sich viele
Folgen, die teilweise sehr einschränkend sein
können. Oft ist aufgrund der Beschwerden nur
eine verminderte Teilhabe möglich, längere
Krankschreibungen oder Kündigung führen zu
einem Verlust der Kontakte bei der Arbeit sowie
finanziellen Einbußen, der Bewegungsradius
vermindert sich, Hobbys können nur noch eingeschränkt ausgeübt werden und es kommt zu
Beziehungsbrüchen. Diese Folgen sind für Patient*innen oft sehr zentral und können einen
großen Belastungsfaktor darstellen.

28.6.4 Gemeinsame Erarbeitung eines individuellen biopsychosozialen Krankheitsmodells

Biopsychosoziale Krankheitsmodelle (Abb. 28.1)
sind sehr individuell. Zu Beginn lohnt es sich,
dass Konzept im Allgemeinen einzuführen und
auf die engen Wechselwirkungen zwischen den
verschiedenen Faktoren hinzuweisen. Dabei ist
es wichtig zu betonen, dass diese in beiden Richtungen bekannt und nachgewiesen sind und z. B.
in der neuroendokrinen Reaktion mit der Ausschüttung von Stresshormonen auch eine physiologische Basis haben und direkt messbar sind.

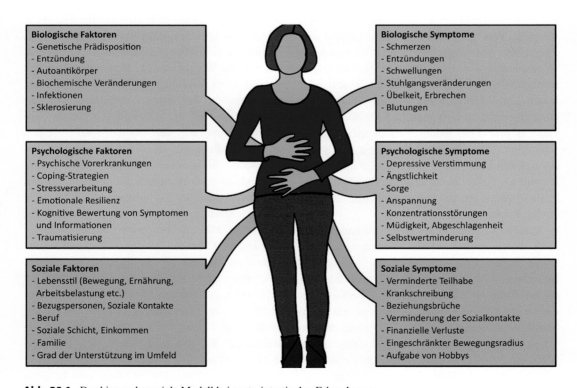

Abb. 28.1 Das biopsychosoziale Modell bei gastrointestinalen Erkrankungen

Im Anschluss sollten mit den Patient*innen individuelle Faktoren und Folgen erörtert werden, indem sowohl die erhobenen somatischen Befunde berücksichtigt als auch psychologische und soziale Faktoren erfragt werden. Auch die Folgen und Symptome einer Erkrankung auf diesen Ebenen zu betrachten kann sinnvoll sein, um die Beeinträchtigung der Patient*innen richtig einschätzen zu können.

28.7 Methoden der Psychoedukation

Psychoedukation kann in verschiedenen Settings und mit unterschiedlichen Methoden stattfinden, z. B.:

a) *Einzelgespräch*

Im Einzelgespräch besteht die Möglichkeit, auf die individuellen Gegebenheiten der Patient*innen einzugehen und diese mit in die Psychoedukation einzubeziehen. Damit kann ein gemeinsames biopsychosoziales Krankheitsmodell erarbeitet werden, das direkt die individuellen Faktoren berücksichtigt und zu dem die Patient*innen dann gut Bezug nehmen können.

b) *Kleingruppenarbeit*

Die Psychoedukation in Kleingruppen von Patient*innen mit ähnlichen Diagnosen bietet viele Möglichkeiten. Hier können allgemeine Informationen zeitsparend vermittelt werden, gleichzeitig haben Patient*innen aber auch die Möglichkeit, sich auszutauschen und von anderen Erfahrungen zu profitieren. Dabei ist die gelebte Erfahrung anderer Betroffener oft emotional besser erreichbar als allein das theoretische Wissen der Vortragenden. Wenn Patient*innen zum Beispiel von anderen Gruppenmitgliedern hören, dass diese bei sich einen Einfluss von Stress auf die Reizdarmsymptomatik bemerken oder über Erfolge bei Entspannungsübungen berichten, kann dies eine Motivation sein, ähnliche Mechanismen bei sich selbst zu erforschen.

c) *Informationsmaterial*

Viele allgemeine Informationen können auch über Informationsmaterial vermittelt werden. Das bietet eine gute Möglichkeit für Patient*innen, sich selbstständig mit dem Thema zu beschäftigen und sich Wissen anzueignen. Der große Nachteil dabei ist jedoch leider oft, dass Patient*innen sich Materialien nicht oder nur oberflächlich durchlesen und diese auch nicht unbedingt eine Reflexion über eigene Bedingungen anregen. Informationsmaterial findet sich zum Beispiel im Internet unter www.patienten-information.de, einer Seite des Ärztlichen Zentrums für Qualität in der Medizin. Insgesamt sollten sich Behandler*innen mit den Informationsmaterialien, die sie ausgeben, vertraut machen, um auch Rückfragen dazu beantworten zu können.

d) *Arbeitsblätter*

Arbeitsblätter enthalten neben Informationen auch einen konkreten Auftrag an Patient*innen, in denen sie sich z. B. mit ihrer Erkrankung auseinandersetzen oder individuelle Faktoren reflektieren sollen. Sinn machen diese jedoch nur dann, wenn auch eine Nachbesprechung stattfindet und Patient*innen schon dazu motiviert sind. Das bedeutet meistens ein gewisses Maß an Psychoedukation vor Ausgabe der Arbeitsblätter.

e) *Verhaltensexperimente*

Verhaltensexperimente können kleine Aufgaben sein, die Patient*innen für sich ausprobieren. Dabei können bestimmte Verhaltensweisen vorbesprochen werden, die die Patient*innen ausprobieren und ihre Symptome daran beobachten sollen. Dabei können sowohl hilfreiche als auch paradoxe Interventionen zum Einsatz kommen. Zum Beispiel könnten sich Patient*innen mit Reizdarmsyndrom aktiv einer psychisch stressigen Situation aussetzen und ihre körperlichen Beschwerden währenddessen beobachten. Patient*innen mit chronisch-entzündlicher

Darmerkrankung könnten stattdessen den Effekt von Entspannungsübungen auf die Schmerzen beobachten. Verhaltensexperimente haben den Vorteil, Patient*innen die Folgen ihres Verhaltens klar und gut nachvollziehbar vor Augen zu führen. Dadurch müssen sie sich nicht auf Wissen von außen verlassen, sondern können die Zusammenhänge am eigenen Leib erfahren und werden zu aktiven Partner*innen.

f)   *Einbeziehung von anderen Betroffenen*

Wie auch in der Gruppenarbeit ist die Einbeziehung andere Betroffener, z. B. als Co-Therapeut*innen oder Gäste in einer Gruppe oft sehr sinnvoll, insbesondere wenn diese schon mehr Krankheitsverständnis oder Erfahrung haben. Dadurch können sie eine Inspiration und Motivation für Patient*innen sein.

28.8   Beziehungsgestaltung und Rollenverteilung

Das Stichwort der „Edukation" löst schnell Erinnerungen an Vorträge und Seminare aus, in denen die Vermittlung trockener Informationen im Vordergrund steht. Bei der Psychoedukation sollten jedoch die individuellen Patient*innen (bzw. die Patientengruppe) im Mittelpunkt stehen und der Fokus nicht nur auf der Vermittlung theoretischer Inhalte liegen. Die Beziehung zwischen Ärzt*innen und ihren Patient*innen ist keine nüchterne Geschäftsbeziehung, sondern erfordert Vertrauen von beiden Seiten. Daher gilt es im Rahmen der Psychoedukation zu einem offenen Gespräch zu ermutigen, in dem Informationen von beiden Seiten ausgetauscht werden können. Schließlich sind wir die „Expert*innen" in der Beurteilung und Einschätzung medizinischer Befunde und Behandlungsoptionen, während Patient*innen „Expert*innen" in Bezug auf das Erleben der aktuellen Einschränkung und Äußerung der Krankheit im Alltag sind. Ein Gespräch auf Augenhöhe setzt sich zum Ziel, beide Perspektiven zu berücksichtigen, die sich gegenseitig ergänzen können.

28.9   Psychodynamische Überlegungen zu psychosomatischen Prozessen

Im Folgenden sind einige psychodynamischen Grundlagen zu psychosomatischen Prozessen umrissen. Diese sind von verschiedenen Autor*innen ausführlich und sehr differenziert diskutiert worden und können in diesem Kontext lediglich grob umschrieben werden, bieten jedoch gute Ansatzpunkte zum Verständnis von Patient*innen mit psychosomatischen Störungen. Dabei ist selbstverständlich, dass diese Konzepte nicht auf alle Patient*innen in gleichem Maße zutreffen und immer im individuellen Kontext gesehen werden müssen.

28.9.1   Fehlende Desomatisierung aufgrund fehlender Mentalisierungsfähigkeiten

Säuglinge und kleine Kinder können noch nicht zwischen seelischen, körperlichen und äußeren Schmerzen unterscheiden. Die Welt teilt sich ein in angenehme Zustände auf der einen und schmerzhafte Zustände auf der anderen Seite. Sie sind auf Bezugspersonen angewiesen, die in der Lage sind, für das Kind zwischen den verschiedenen Schmerzursachen zu differenzieren und entsprechend darauf zu reagieren, indem sie diese beseitigen, das Kind beruhigen oder diese in Worte fassen, um ihnen damit den Schrecken zu nehmen. So lernt das Kind, nach und nach zwischen körperlichen Beschwerden und seelischen Schmerzen wie Angst, Wut, Frustration, Einsamkeit, Traurigkeit oder Verlust zu unterscheiden und kann Gefühle immer besser auch selbst differenziert wahrnehmen. Dieser Vorgang, Emotionen in Worte zu fassen, wird als Mentalisierung bezeichnet. Kann ein Kind gute Mentalisierungsfähigkeiten entwickeln, ist es auch im weiteren Lebensverlauf grundsätzlich in der Lage, eigene Emotionen differenziert wahrzunehmen, darüber zu kommunizieren und diese auf der affektiven Ebene halten zu können. Diese Fähigkeit

kann in Krisenzeiten, konflikt- oder traumabedingt eingeschränkt sein, steht aber prinzipiell
zur Verfügung. Dadurch ist eine klarere Unterscheidung zwischen somatischen und seelischen
Prozessen möglich und gleichzeitig ein Zusammenhang zwischen diesen leichter vorstellbar, da von beidem klar getrennte innere Konzepte bestehen. Stehen jedoch Bezugspersonen
nicht durchgängig und zuverlässig zur Verfügung oder sind diese selbst nicht zu einer hinreichenden Mentalisierung in der Lage, kann
sich auch bei dem Kind diese Fähigkeit nicht
entwickeln. Dadurch findet der Prozess der Desomatisierung, also der Loslösung von der primären und initial physiologischen Somatisierung nicht statt, seelische und körperliche Prozesse bleiben in der Wahrnehmung gemischt
und Emotionen können kaum differenziert werden. Bei Patient*innen mit somatoformen Störungen ist eben diese Fähigkeit zur Affektdifferenzierung und Mentalisierung vermindert
(Waller und Scheidt 2004). Insbesondere intensive und schwer auszuhaltende Affekte werden
dadurch zunehmend ins Körperliche verschoben
und dort als Symptome erlebt. Gleichzeitig sind
innere Konzepte von eigenen Affekten so undifferenziert und wenig greifbar, dass ein Zusammenhang der körperlichen Beschwerden
dazu oft kaum vorstellbar ist. Das könnte ein
Grund dafür sein, dass Patient*innen mit manifesten somatischen Erkrankungen die Vorstellung eines Einflusses von psychosozialen
Faktoren oft leichter fällt als Patient*innen mit
somatoformen Erkrankungen. Trotzdem reichen diese eingeschränkten Fähigkeiten oft über
viele Jahre hinweg aus, um in der Gesellschaft
leben und auch auf einer äußeren Ebene erfolgreich sein zu können. Werden Stressoren jedoch
zu groß und reichen die übrigen Strategien zu
deren Bewältigung nicht aus, entwickeln sich
zunehmend funktionelle Syndrome.

▶ Patient*innen mit somatoformen Störungen
haben oft Schwierigkeiten, Affekte differenziert wahrzunehmen und zu regulieren.

28.9.2 Beziehungswünsche und Versorgungskonflikt

Patient*innen mit Einschränkungen der Mentalisierungsfähigkeit haben neben der Schwierigkeit in der Differenzierung von Emotionen –
oder auch gerade deswegen – oft Probleme
damit, ihre Bedürfnisse in Beziehungen einzubringen und diese dort zu regulieren, oft gepaart
mit biografischen Erlebnissen, bei denen kindliche Bedürfnisse durch die primären Bezugspersonen nicht ausreichend berücksichtigt wurden. Um die bei sich selbst schwer erkennbaren
und noch schwerer stillbaren Bedürfnisse nach
Nähe, Versorgung und Zuwendung auszuhalten,
werden diese auf die Umgebung – seien es Kinder, Partner*innen, Eltern, Freund*innen oder
Kolleg*innen – projiziert und dort ausagiert,
indem sie sich in aufopferungsvoller, pseudoaltruistischer Haltung um diese kümmern, damit
die eigenen Bedürfnisse aber nie wirklich stillen
können. Entziehen sich diese der Versorgung,
lässt die Kraft mit zunehmendem Alter nach
oder ist die Beziehungsstörung so ausgeprägt,
dass Beziehungen nicht aufrechterhalten werden können, fallen Patient*innen oft in eine tiefe
Krise. Dort wird der Wunsch nach einer versorgenden Bezugsperson, die endlich all die Vernachlässigungen und Opfer wettmachen kann,
immer größer, die Erfüllung jedoch immer unmöglicher. Jetzt, im Zeitpunkt der tiefsten Krise,
kann die Fähigkeit, mit den wirklich dahinterstehenden Bedürfnissen in Kontakt zu kommen,
darüber zu sprechen, sich damit Hilfe zu suchen,
ja, diese Sprache zu erlernen, nur schwerlich
entwickelt werden. Stattdessen bietet das auf
somatische Prozesse optimierte Gesundheitssystem Gelegenheit genug, hier buchstäblich
versorgt zu werden. Jedes körperliche Leiden
ist ein Anlass, mit Ärzt*innen sprechen zu können, untersucht zu werden und über Schmerzen
zu klagen, ohne sich mit der komplexen Sprache seelischer Prozesse beschäftigen zu müssen. Noch dazu bieten sich Ärzt*innen mit all
der ihnen zugeschriebenen Autorität über Leben

und Tod sehr gut als Projektionsfläche für elterliche Figuren an, das heißt ursprünglich den Eltern gegenüber empfundene Wünsche nach Nähe und Zuwendung werden auf diese übertragen. Dabei ist neben der Untersuchung selbst vor allem die Möglichkeit, eine Beziehung zu diesen herzustellen, ein großer motivierender Faktor. Was aber, wenn das Vorhandensein von körperlichen Beschwerden die zwingende Voraussetzung für diese Beziehung ist? Wenn mein Arzt oder meine Ärztin mir sagt: „Kommen Sie wieder, wenn die Beschwerden schlechter werden."? Bleibt dann überhaupt eine andere Wahl als eine Verschlechterung? Daher lohnt es sich, die Beziehung von den Beschwerden zu entkoppeln und regelmäßige Termine zu vereinbaren, die unabhängig von der weiteren Entwicklung der körperlichen Symptomatik sind und bei diesen Terminen neben den körperlichen auch über psychosoziale Faktoren zu sprechen. Dies kann perspektivisch auch die Überweisung an eine ambulante Psychotherapie oder psychosomatische Sprechstunde einleiten. Dabei muss jedoch berücksichtigt werden, dass eine solche Überweisung auf der Beziehungsebene schnell als Ablehnung und Abschiebung verstanden wird und aus diesem Grund zu Enttäuschung und Wut führt.

28.9.3 Sekundärer Krankheitsgewinn

Körperliche Beschwerden und Behandlungen haben auch auf der ganz konkreten Ebene oft als positiv empfundene Konsequenzen für Patient*innen. Wiederholte oder langandauernde Krankschreibungen eignen sich gut, um Konflikte mit Kolleg*innen oder Vorgesetzten zu vermeiden, wenn deren Lösung überfordert. Chronische Beschwerden wecken die Sympathie der Familie, die sich dann besonders aufopferungsvoll kümmert, bei Aufgaben im Haushalt entlastet oder sogar Trennungswünsche zurückstellt. Angesichts einschneidender Symptomatik sind Entwicklungsaufgaben wie der Auszug aus dem Elternhaus, Aufnahme einer Arbeitsstelle oder Ausbildung, Eingehen

einer Beziehung oder Familienplanung scheinbar eindeutig nicht zumutbar, sodass das Verbleiben in der Regression die logische Konsequenz ist. Kränkende Misserfolge sind nicht mehr so schmerzhaft, wenn sie Folge einer körperlichen Erkrankung statt eigenen Versagens sind. Überwiegen die psychosozialen Nutzen, ist die Motivation zur Veränderung meist stark eingeschränkt. Vorbeugend kann zum Beispiel die Vermeidung längerer oder wiederholter Krankschreibungen und Unterstützung bei der Konfliktbewältigung dabei helfen, dass der sekundäre Krankheitsgewinn nicht zu groß wird. Denn solange dieser dominiert, ist eine Verbesserung der Beschwerden meist kaum möglich und eine Chronifizierung wahrscheinlich.

28.9.4 Determinismus oder Finalismus?

Eine wichtige Frage bei dem Verständnis psychosomatischer Erkrankungen ist folgende: Sind die körperlichen Beschwerden lediglich kausale Folgen einer allgemeinen Stressreaktion oder auch Ausdruck intrapsychischer Konflikte, dienen sie sogar einem sekundären Krankheitsgewinn (z. B. Krankschreibung, Vermeidung von Verantwortung, Versorgungswünsche)? In der Praxis zeigt sich immer wieder die Beobachtung, dass die von den Patient*innen berichteten Beschwerden auch eine symbolische Bedeutung zu haben scheinen oder der sekundäre Krankheitsgewinn sehr klar scheint. Trotzdem erbringen die Untersuchungen dann Ergebnisse, die die Beschwerden zumindest teilweise erklären können oder nur mit dem doch sehr allgemeinen Begriff „Stress" in Verbindung gebracht werden. Haben diese Beschwerden einen Sinn oder nur eine Ursache? Mentzos schlägt eine von darwinistischen Prinzipien inspirierte Theorie des „passenden Zusammentreffens" vor (Mentzos 2017).

Insbesondere unter Einfluss psychovegetativer Stressreaktionen treten viele verschiedene Veränderungen im Körper auf: Blutdruck, Puls, Stresshormone, Muskelspannung und Entzündungsparameter steigen, die Herzratenvariabilität und

Immunabwehr sinkt, das Mikrobiom verändert sich und die viszerale Sensibilität steigt. Dazu kommen zufällige Krankheiten oder Verletzungen, die auch ansonsten gesunde Menschen betreffen könnten (z. B. Verletzungen, Bandscheibenvorfall, Gastroenteritis). All diese Veränderungen lösen verschiedene Symptome aus, die anhalten, aber auch wieder verschwinden können. In der Theorie von Mentzos „suchen" sich die Patient*innen die Beschwerden aus, die am besten zu ihrem psychischen Konflikt oder sekundären Krankheitsgewinn passen und die sich dann weiterentwickeln oder über die initiale Auslösesituation hinaus persistieren. Symptome verstärken sich, gehen über das rein somatisch erklärbare Level hinaus und werden im Alltag auf eine bestimmte Art und Weise „genutzt". Dadurch ergibt sich auch der symbolische Wert, den die Krankheit zusätzlich zur somatischen Realität erhält und der diese aber deutlich beeinflusst.

28.10 Kommunikation unauffälliger Befunde

Praxisbeispiel

Eine 42-jährige Patientin kommt zum Gastroenterologen und klagt über wiederkehrende Oberbauchschmerzen mit Übelkeit. Im Gespräch ist sie sehr belastet, erhofft sich jedoch Hilfe von dem sehr erfahrenen Gastroenterologen, den sie bereits im Internet recherchiert hat. Die ausführliche körperliche Untersuchung und Gastroskopie inklusive Probenentnahme sowie Ultraschall sind unauffällig. Erfreut darüber, keine schwere Entzündung, Ulzeration, Raumforderung oder anatomische Veränderungen gefunden zu haben, erklärt ihr der Gastroenterologe, dass „alles gut" sei und er „nichts" gefunden habe. Die Patientin ist schwer enttäuscht und betont noch einmal die Stärke ihrer Beschwerden und daraus resultierende Einschränkungen. Schließlich wird eine Koloskopie, MRT des Oberbauchs und Endosonografie der Gallenwege ergänzt. Auch hier zeigen sich unauffällige Befunde. Wieder erklärt der – inzwischen etwas genervte – Gastroenterologe, dass wirklich „alles gut" sei und es vielleicht „an der Psyche" liegen könnte. Gekränkt verlässt die Patientin die Praxis und überlegt, vielleicht doch die Expert*innen des Uniklinikums zu kontaktieren. ◄

Im Alltag aller Ärzt*innen sind insbesondere die Gespräche, bei denen schlechte Nachrichten wie die Entdeckung einer bösartigen oder chronischen Erkrankung, eines Progresses oder einer schlimmen Verlaufsform im Mittelpunkt stehen, angstbesetzt und immer wieder aufs Neue herausfordernd. Man selbst versetzt sich in die Rolle der Patient*innen, sieht ihre schlimmsten Erwartungen bestätigt und muss eine Nachricht überbringen, die man selbst am liebsten nie erhalten würde. Im Gegensatz dazu sind wir erleichtert und froh, wenn die Gastroskopie kein Karzinom, die Koloskopie keine Colitis ulcerosa feststellt. Wir gehen zu unseren Patient*innen und berichten zufrieden: „Da ist nichts" und ersparen den Patient*innen meist die schlimmen Differenzialdiagnosen, die noch bis vor der Untersuchung unser Hirn bevölkerten. Viele Patient*innen sind dankbar und gehen erleichtert aus unserer Sprechstunde. Andere Patient*innen erschrecken jedoch. „„Da ist nichts – glaubt der, ich habe mir alles eingebildet? Die Beschwerden sind doch da und nicht nichts! Hat er mich überhaupt gründlich untersucht oder doch etwas übersehen?"

Zu oft vergessen wir, dass unser Anlass einer Untersuchung und der der Patient*innen nicht immer übereinstimmen. Patient*innen wünschen sich eine Erklärung für und eine Behandlung der Beschwerden, oft gepaart mit einem Gefühl von Zuwendung, Zeit und Sicherheit. Nicht zuletzt beziehen sich Bewertungen von Arztpraxen im Internet nur in seltenen Fällen auf die tatsächliche Qualität der medizinischen Versorgung, sondern auf die Freundlichkeit der Kommunikation, die zur Verfügung stehende Zeit und Geschwindigkeit der Terminvergabe. Von ärztlicher Seite liegt der Fokus jedoch deutlich mehr auf der Diagnostik und Behandlung von Krankheiten. Was ein zunächst nur marginaler Unterschied zu sein scheint, führt in der Praxis doch immer wieder dazu, dass die Kommunikation aneinander vorbei geht und Aussagen bisweilen völlig anders aufgenommen werden, als sie gemeint sind, und Frustration auf beiden Seiten entsteht. Auch für Ärzt*innen selbst ist es unter Umständen jedoch schwierig, Patient*innen „nicht helfen" zu können; sie beziehen das Wort „Hilfe" meist nur auf die somatischen Therapiemöglichkeiten. Doch allein eine Anhörung der Beschwerden, Wertschätzung des Leidensdrucks und Unterstützung bei der Bewältigung bringt oft schon einen Schritt weiter und kann die Grundlage für die Einführung des biopsychosozialen Modells sein.

Praxisbeispiel

Arzt: Wir haben ja in der letzten Woche eine Magenspiegelung und Ultraschalluntersuchung gemacht, weil Sie immer wieder unter Bauchschmerzen und Übelkeit leiden, die für Sie sehr einschränkend sind. Bereits vor der Untersuchung haben wir darüber gesprochen, warum wir diese Untersuchung machen. Es gibt Formen von Übelkeit und Schmerzen, die eine Folge von Entzündungen oder bösartigen Erkrankungen im Magen oder an den anderen Organen sind. Und es gibt Formen von Übelkeit und Schmerzen, bei denen diese Veränderungen nicht vorliegen. Damit wir unsere Therapie darauf abstimmen können, ist es sehr wichtig, zwischen diesen Formen zu unterscheiden.

Patient: Ja, ich kann mich daran erinnern.

Arzt: Wir haben ja schon darüber gesprochen, dass wir in der Ultraschalluntersuchung keine Veränderungen der Organe im Bauch sehen konnten. Auch in der Magenspiegelung konnten wir zum Glück Entzündungen, Blutungen oder bösartige Veränderungen ausschließen.

Patient: Das heißt also, dass Sie nichts gefunden haben?

Arzt: Das heißt, dass wir momentan keinen Hinweis darauf haben, dass Ihre Übelkeit und Ihre Schmerzen zu der Art gehören, die eine Folge von Entzündungen oder Veränderungen der Organe ist.

Patient: Aber ich habe doch diese Schmerzen. Und dann auch immer wieder diese ganz starke Übelkeit, das ist wirklich schrecklich. Da muss doch etwas sein, ich spüre das. Können Sie nicht noch mehr Untersuchungen machen? Ich bilde mir die Beschwerden doch nicht ein!

Arzt: Ich kann gut verstehen, dass diese Beschwerden sehr belastend für Sie sind und Sie sich Sorgen machen. Auch die Art Übelkeit, die nicht mit einer Veränderung der Organe einhergeht, kann sehr belastend und einschränkend sein. Es gibt weiterführende Untersuchungen, über die wir noch sprechen können, aber es ist sehr unwahrscheinlich, dass wir dort ein Ergebnis finden, das Ihre Beschwerden erklärt.

Patient: Woher kommt die Übelkeit denn dann, wenn die Organe nicht verändert sind?

Arzt: Das kann verschiedene Gründe haben. Zum Beispiel spielt auch die Ernährung eine wichtige Rolle. Alkohol, Kaffee, Zucker oder sehr fettige Lebensmittel können auf Dauer zu Übelkeit und Schmerzen führen. Auch der allgemeine Lebensstil, zum Beispiel das Rauchen oder körperliche Bewegung haben einen Einfluss darauf. Bei vielen Menschen spielt auch Stress eine ganz wichtige Rolle. Bei Stress werden vom Gehirn Hormone ausgeschüttet, die auch im Magen wirken und dort auf Dauer zu einer Reizung führen können, die wiederrum Übelkeit auslöst. Dabei kann der Stress auf der Arbeit, zu Hause, mit der Familie oder an ganz anderen Stellen sein.

Patient: Na gut, ich habe schon etwas mehr Kaffee getrunken, um bei der Arbeit durchzuhalten. Wir sind einfach so unterbesetzt gerade und es ist immer viel zu tun, da merke ich das manchmal gar nicht …

Arzt: Das klingt sehr anstrengend. Vielleicht sogar manchmal ein bisschen zum Kotzen.

Patient: Ja, das stimmt. ◄

28.11 Interventionen

Bei ausgeprägten somatoformen Störungen oder großer Belastung durch somatische Erkrankungen ist die Aufnahme einer ambulanten und/oder stationären Psychotherapie unumgänglich, um diese komplexen Störungsbilder zu bearbeiten. Handelt es sich hingegen um leichtere Störungen, leichtere Belastungen durch eine somatische Erkrankung oder ist die Motivation für die Aufnahme einer Psychotherapie nicht ausreichend, können einige Interventionen trotzdem hilfreich sein.

28.11.1 Bewegung

Mit der Ausnahme von mit Untergewicht oder starkem Bewegungsdrang verbundenen Essstörungen ist regelmäßige Bewegung oder Sport bei allen psychischen Erkrankungen oder Belastungen hilfreich. Prinzipiell kann hierbei jede Art von Sport zum Einsatz kommen und an den Interessen oder Neigungen der jeweiligen Patient*innen orientiert sein. Besonders zu empfehlen ist jedoch Bewegung an der frischen Luft wie z. B. Spaziergänge, Nordic Walking, Wandern oder Fahrrad fahren oder mit Entspannung verbundene Verfahren wie z. B. Yoga, Tai-Chi oder Qigong.

28.11.2 Entspannungsverfahren

Sowohl somatoforme Erkrankungen als auch depressive oder ängstliche Reaktionen sind mit einer erhöhten psychovegetativen Anspannung verbunden, die auch körperlich messbar wird, zum Beispiel an einer erniedrigten Herzratenvariabilität (Kim et al. 2018). Die Durchführung von Entspannungs- und Atemübungen hingegen führt zu einer Reduktion psychovegetativer Anspannung (Zaccaro et al. 2018). Dabei erstreckt sich das Spektrum von körperbezogenen Verfahren wie Atemübungen oder progressive Muskelentspannung über imaginative Ansätze wie Traumreisen bis hin zu rezeptiven Übungen wie dem Anhören von Entspannungsmusik. Oft bieten Krankenkassen selbst Kurse oder Material an, aber auch auf verschiedenen Internetplattformen gibt es eine große Vielfalt an Entspannungsübungen. Auch hier gilt, dass ein Ausprobieren in Ordnung ist und Patient*innen dazu ermutigt werden sollten, für ihre eigenen Bedürfnisse und Vorlieben passende Verfahren zu finden.

28.11.3 Supportive Interventionen

Supportive Interventionen zielen darauf ab, Patient*innen bei der Bewältigung der aktuellen Belastungen direkt zu unterstützen, und sind insbesondere in akuten Belastungssituationen wie zum Beispiel bei der Bewältigung schwerer Krankheiten indiziert. Aber auch in den frühen Phasen der Behandlung mit somatoformen Störungen können supportive Interventionen hilfreich sein. Schon alleine ein wertschätzendes Zuhören kann dazu einen großen Beitrag leisten, indem es Patient*innen die Möglichkeit gibt, ihre Last mit jemandem zu teilen. Verständnis, Trost, Wertschätzung und Ermutigung für weitere Schritte zu erleben ist eine wichtige Erfahrung, insbesondere in Krisensituationen. Darüber hinaus gilt es, konkret bei der Bewältigung aktueller Probleme zu unterstützen.

28.11.4 Affektdifferenzierung

Wie oben beschrieben fällt es insbesondere Patient*innen mit somatoformen Störungen oft sehr schwer, eigene Affekte differenziert wahrzunehmen und zu regulieren. Es ist ein wichtiger Teil in der Psychotherapie dieser Patient*innen, diese Affektdifferenzierung immer wieder zu thematisieren und zu entwickeln. Dies findet auf der einen Seite über direkte Fragen nach aktuellen Affekten sowie in Situationen außerhalb der Therapie statt, auf der anderen Seite aber

Placebowirkungen bei Magen-Darm-Erkrankungen

30

Katja Weimer

30.1 Placebos in der wissenschaftlichen Literatur

Unter dem Stichwort „Placebo" erscheinen bei PubMed ca. 271.000 Einträge (Stand: Januar 2024), bei den meisten handelt es sich jedoch um placebokontrollierte Studien und nicht um Artikel, die sich mit dem Placeboeffekt per se beschäftigen. In der „Journal of Interdisciplinary Placebo Studies DATABASE" (JIPS; https://jips. online), die heute ca. 5400 Einträge umfasst, werden Artikel erfasst, die sich ausschließlich mit dem Placeboeffekt und direkt verwandten Phänomenen befassen (Weimer et al. 2022). Das Interesse am Placeboeffekt hat sich vor allem in den letzten 25 Jahre zu einem eigenständigen Forschungsfeld entwickelt – vergleichbar zu anderen Forschungsgebieten (Weimer et al. 2022) –, das sich mit den zugrunde liegenden Mechanismen und Einflussfaktoren sowie dem Einsatz in der Behandlung von Patient*innen befasst (Enck et al. 2013). Die Professionalisierung der Forschung zum Placeboeffekt zeigt sich zudem in der Gründung einer eigenen Forschungsgesellschaft, der „Society for Interdisciplinary Placebo Studies" (SIPS; https://placebosociety.org)

vor ca. 10 Jahren. Im Rahmen der wissenschaftlichen Tagung der SIPS im Jahr 2017 hatte sich ein Expertengremium gebildet, um die Begriffe, die Gegenstand der Forschung sind, zu definieren. Die *Placeboresponse* bezeichnet jede positive gesundheitliche Veränderung nach einer an sich unwirksamen oder unspezifischen Behandlung, die durch den Placeboeffekt, aber auch durch andere unspezifische Faktoren wie Urteilsverzerrungen, die Regression zur Mitte oder den natürlichen Verlauf einer Erkrankung auftreten können. Der *Placeboeffekt* hingegen bezieht sich auf die positiven Veränderungen, die speziell durch die Mechanismen des Placeboeffekts wie Lernen und Erwartungen ausgelöst werden. Die Begriffe *Noceboeffekt* und *Noceboresponse* werden entsprechend für gesundheitliche Verschlechterungen verwendet (Evers et al. 2018). Während der Placebo- oder Noceboeffekt die von einer Person erlebten Symptomveränderungen auf individueller Ebene bezeichnet, bezieht sich die Placebo- oder Noceboresponse auf Symptomveränderungen, die in einer Gruppe von Personen, beispielsweise im Placebo-Arm einer klinischen Studie oder in einem medizinischen Umfeld, beobachtet werden. Abb. 30.1 stellt exemplarisch die einzelnen Anteile von Medikamenteneffekt und Placeboresponse in einer einfachen klinischen, randomisiert placebokontrollierten Studie (RCT) sowie den Anteil des Placeboeffekts im Vergleich zu einer unbehandelten Gruppe dar. Letzteres ist

K. Weimer (✉)
Universitätsklinikum Ulm, Klinik für
Psychosomatische Medizin und Psychotherapie,
Ulm, Deutschland
E-Mail: katja.weimer@uni-ulm.de

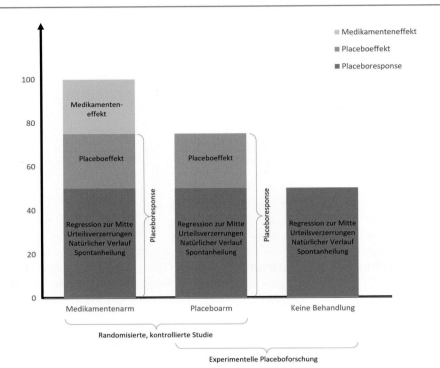

Abb. 30.1 Exemplarische Darstellung der Anteile von Medikamenteneffekt und Placeboresponse in einer randomisiert und kontrollierten placebokontrollierten Studie (RCT) mit vergleichender Darstellung einer unbehandelten Gruppe

in der Regel Gegenstand der Forschung zum Placeboeffekt selbst. Der eigentliche Placeboeffekt kann entsprechend nur im Vergleich zu einer unbehandelten Gruppe, in der die o. g. unspezifischen Faktoren ebenfalls auftreten können, geschätzt werden. Die Anteile der Effekte schwanken dabei stark zwischen Erkrankungen und Symptomen, wie im Folgenden noch deutlich wird.

Interessanterweise hat auch ein von der Bundesärztekammer herausgegebenes Buch zum Thema „Placebo in der Medizin" die ethischen und rechtlichen Rahmenbedingungen zum Einsatz von Placebos in der Behandlung diskutiert und darauf hingewiesen, dass Placeboeffekte in der Praxis stärker genutzt werden sollten (Bundesärztekammer 2011).

30.2 Psychologische Wirkmechanismen des Placeboeffekts

Der Placeboeffekt wird prinzipiell durch zwei Mechanismen ausgelöst: Erwartungen und Lernen. Bei beiden handelt es sich um vielschichtige Phänomene, die außerdem nicht unabhängig voneinander sind. Bei den Erwartungen handelt es sich insbesondere um die Erwartung, ob eine Behandlung generell wirksam ist (Behandlungserwartung) und ob diese tatsächlich zu einer Verbesserung der eigenen Symptome führt (Ergebniserwartung), ob Behandelnde als kompetent wahrgenommen werden (Kompetenzerwartung) und was die Person als mögliche eigene Reaktion erwartet (Selbstwirksamkeitserwartung). Personen können außerdem gleichzeitig auch negative

Erwartungen hegen, beispielsweise bezüglich des Auftretens von Nebenwirkungen (Nebenwirkungserwartungen) (z. B. Laferton et al. 2017). Erwartungen können durch erhaltene Informationen ausgelöst werden (im Englischen als „verbal suggestion" bezeichnet), beispielsweise von Behandelnden ausgesprochene Informationen bezüglich eines zu erwartenden Behandlungseffektes.

In experimentellen Studien wurde für alle drei klassischen Lernformen aus der Psychologie gezeigt, dass sie zu Placeboeffekten führen können: die Pawlow'sche Konditionierung, die operante Konditionierung und das soziale Beobachtungslernen (Tab. 30.1).

Obwohl die zugrunde liegenden Mechanismen bekannt sind, zeigt die experimentelle Forschung jedoch, dass auf individueller Ebene nur schwer vorhersagbar ist, in welcher Situation welche Person einen Placeboeffekt zeigt. Beispielsweise kann eine konditionierte Reaktion nur schwer durch reine Erwartungen beeinflusst werden (Colloca und Benedetti 2006). „Predictive Coding" beschreibt einen theoretischen Ansatz, der neurobiologische und kognitive Prozesse integriert, um zu erklären, wie Erwartungen und vorherige Erfahrungen die Wahrnehmung einer aktuellen Behandlungswirkung über die Dopaminausschüttung im ventralen Striatum beeinflussen (Büchel et al. 2014). Laut diesem Ansatz generiert das Gehirn Vorhersagen über sensorische Eindrücke aufgrund von Vorerfahrungen und Erwartungen und aktualisiert diese Vorhersagen mittels wahrgenommener sensorischer Informationen (Wager et al. 2011). In diesem Prozess werden Top-down-Vorhersagen mit bottom-up-sensorischen Signalen integriert, die dem Gehirn erlauben, sensorische Informationen zu antizipieren, zu interpretieren und entsprechend darauf zu reagieren.

30.3 Physiologische Wirkmechanismen des Placeboeffekts

Die genannten psychologischen Mechanismen führen zu neurophysiologischen und biochemischen Reaktionen im Körper. Die meisten Studien haben den Placeboeffekt auf Schmerzen untersucht, da diese sowohl an Patient*innen als auch Gesunden einfach experimentell zu untersuchen sind und der Placeboeffekt zu einer Schmerzreduktion (Placebohypoalgesie) oder kompletten Analgesie (Placeboanalgesie) führen kann. Dass der Placeboeffekt keine „Einbildung", sondern eine physiologische Reaktion ist, wurde erstmals 1978 von Levine gezeigt: Durch die Gabe des Opioid-Antagonisten Naloxon konnte der Placeboeffekt post-operativ blockiert werden (Levine et al. 1978). Für die Placebohypoalgesie konnten bildgebende Studien inzwischen zeigen, dass das absteigende schmerzmodulierende Netzwerk, bestehend aus dem dorsolateralen präfrontalen Kortex, dem anterioren cingulären Kortex, der Amygdala und

Tab. 30.1 Lernformen als Mechanismen des Placeboeffekts

Lernform	Beschreibung	Beispiel aus der Literatur
Klassische (Pawlow'sche) Konditionierung	Reiz-Reaktions-Lernen	Lernen der Wirkung eines Medikamentes (unkonditionierter Reiz) gepaart mit einem neutralen Stimulus (Placebo). Dieser wird zum konditionierten Stimulus und kann die Medikamentenwirkung auslösen (Ader et al. 2010)
Operante (instrumentelle) Konditionierung	Lernen durch Belohnung und Bestrafung	Geringere Symptome nach einer Placebogabe, auf die eine erlebte Belohnung folgt, werden anschließend häufiger berichtet (Adamczyk et al. 2019)
Sozial-kognitive Theorie	Soziales Lernen durch Beobachtung eines Modells	Beobachtung eines Modells, das nach einer Intervention geringere Symptome berichtet, führt zu geringeren Symptomen bei den Beobachtenden, auch wenn es sich um eine unwirksame (Placebo-)Behandlung handelt (Colloca und Benedetti 2009)

dem periaquäduktalen Grau, an der Schmerzreduktion beteiligt ist und zur Ausschüttung
endogener Opiate führt (für eine Übersicht
s. Enck et al. 2013). Auch für andere Symptome bzw. Erkrankungen konnte gezeigt werden, dass symptomspezifische Mechanismen
an der Entstehung des Placeboeffekts beteiligt
sind, welche dieselben sind, die durch Medikamente ausgelöst werden (Frisaldi et al. 2015),
wie beispielsweise die Aktivierung von Dopa-
min im Striatum für motorische Funktionen bei
Patient*innen mit Parkinson (Lidstone et al.
2010). Für Placeboeffekte auf gastrointestinale
Funktionen konnten u. a. veränderte Aktivitäten
im cingulären und präfrontalen Kortex (Elsenbruch et al. 2012), der gastrischen Motilität und
Akute-Phase-Proteine (Meissner et al. 2020) gezeigt werden. Darüber hinaus gibt es Hinweise
auf eine genetische Komponente beim Placeboeffekt, auch beim Reizdarmsyndrom (Hall et al.
2015). Dennoch deutet die bisher einzige Studie mit mono- und dizygoten Zwillingspaaren
zu experimenteller Placebohypoalgesie eher auf
den Einfluss individueller Lernerfahrungen als
auf einen genetischen Faktor hin (Weimer et al.
2019).

30.4   Einflussfaktoren auf den Placeboeffekt

Zahlreiche Studien haben untersucht, welche
Faktoren die Placeboresponse in klinischen Studien oder den Placeboeffekt in experimentellen
Studien vorhersagen können. Diese mit größe-
rer Wahrscheinlichkeit vorhersagen zu können,
würde es ermöglichen, sie in klinischen Studien zu verringern, um den „reinen" Medikamenteneffekt beschreiben zu können, während
man sie sich in der klinischen Praxis gezielter in
der Behandlung von Patient*innen zunutze machen könnte (Enck et al. 2013). Der Placeboeffekt wird sowohl von individuellen Faktoren
der Person als auch von externen Faktoren beeinflusst. Bei den individuellen Faktoren spielen
insbesondere Alter, Geschlecht, Persönlichkeitseigenschaften und Symptomschwere eine Rolle,
bei den externen Faktoren sind es beispielsweise

Geschlecht und Kompetenz der Behandelnden,
Anzahl der Kontakte mit Behandelnden und
die Beziehung zwischen Behandelnden und Patient*innen.

Unser systematisches Review über Placeboeffekte bei Kindern zeigt, dass es bisher nur
wenige Studien zum Einfluss des Alters gibt.
Kinder und Jugendliche scheinen im Placebo-
Arm klinischer Studien jedoch eine größere
Placeboresponse zu zeigen als Erwachsene in
vergleichbaren Studien. Ein möglicher Grund
hierfür könnte sein, dass Kinder das Konzept
„Placebo" (noch) nicht verstehen und davon ausgehen, dass ein eingenommenes „Medikament"
immer wirkt, oder dass Eltern in der Hoffnung
auf eine neuartige Therapie für ihr Kind, dessen Symptome zu Studienbeginn als stärker berichten, damit es in die Studie eingeschlossen
wird – was eher der Regression zur Mitte entspricht (Weimer et al. 2013). Weiterhin könnten
sich die Eltern besser fühlen, weil ihr Kind eine
Behandlung erhält, was ihr Verhalten dem Kind
gegenüber verändert und dieses veränderte Verhalten eine Besserung beim Kind begünstigt –
was als *Placebo-by-proxy-Effekt* bezeichnet wird
(Czerniak et al. 2020). Bisher gibt es keine Studien, die den Einfluss des Alters vom jungen bis
ins hohe Erwachsenenalter systematisch untersucht haben, tendenziell scheint es aber auch
hier so zu sein, dass die Placeboresponse mit zunehmendem Alter geringer wird (Weimer et al.
2015).

Über verschiedene Magen-Darm-Erkrankungen
(Reizdarmsyndrom, funktionelle Dyspepsie,
chronisch-entzündliche Darmerkrankungen,
Duodenalulkus, Reflux) hinweg wurden keine
Geschlechtsunterschiede bezüglich der Placeboresponse im Placebo-Arm klinischer Studien gefunden (Weimer et al. 2015). Im Gegensatz dazu
zeigen experimentelle Studien, dass die Konditionierung von Placebo- und Noceboeffekten bei
Frauen bezüglich Übelkeit und die Placebohypoalgesie durch verbal erzeugte Erwartungen bei
Männern leichter induzierbar ist. Die Ergebnisse
sind jedoch nicht konsistent, und der Unterschied
wird dadurch erklärt, dass experimentelle Studien darauf ausgelegt sind, die Placebomechanis-
men getrennt voneinander zu untersuchen,

während Erwartungen und erlernte Reaktionen in klinischen Studien und damit auch in der Praxis wahrscheinlich gemeinsam auftreten. Der Unterschied zwischen den Geschlechtern verschwindet damit (Enck und Klosterhalfen 2019; Weimer et al. 2015). Eine bildgebende Studie mit experimentellen viszeralen Schmerzen bei Gesunden zeigt zudem, dass sich zwar in der funktionellen Magnetresonanztomografie (fMRT) unterschiedliche Aktivierungsmuster im Gehirn zeigen, gesunde Männer und Frauen jedoch dieselbe Placebohypoalgesie berichten (Theysohn et al. 2014). Dasselbe wurde für experimentell induzierte Übelkeit mittels einer Vektionstrommel gezeigt: Frauen und Männer berichteten denselben Placeboeffekt durch eine Scheinakupunktur, aber im Elektroenzephalogramm (EEG) zeigten sich unterschiedliche kortikale Aktivitätsmuster (Haile et al. 2022). Dies deutet darauf hin, dass dieselbe Behandlung zwar kognitiv und emotional von Frauen und Männern unterschiedlich verarbeitet wird, letztlich aber zur selben Symptomveränderung führen kann.

Insbesondere experimentelle Studien zur Placebohypoalgesie haben untersucht, welche Persönlichkeitseigenschaften den Placeboeffekt beeinflussen. Es konnte wiederholt gezeigt werden, dass vor allem Optimismus, Suggestibilität, Empathie und Neurotizismus mit einem Placeboeffekt und Pessimismus, Ängstlichkeit und katastrophisierende Gedanken mit einem Noceboeffekt einhergehen (Corsi und Colloca 2017; Horing et al. 2014). Interessanterweise scheinen diese Faktoren einen von den Erwartungen unabhängigen Einfluss zu haben (Corsi und Colloca 2017). Persönlichkeitseigenschaften werden jedoch nicht konsistent in jeder Studie gefunden und erklären nur einen geringen Teil der Varianz – entsprechend wird davon ausgegangen, dass es keine „Placeboresponder-Persönlichkeit" gibt (Kaptchuk et al. 2008a, b).

Die Placeboresponse wird außerdem von Studieneigenschaften beeinflusst: Zu einer höheren Placeboresponse bei Magen-Darm-Erkrankungen haben mehr Studientermine, ein längeres Follow-up, Studien aus Europa, inkonsistente Symptome, eine Symptomverbesserung während der Run-in-Phase, eine höhere Behandlungsfrequenz und die bisherige Krankengeschichte beigetragen (Weimer et al. 2015).

Schließlich spielt die Beziehung zwischen Ärzt*innen und Patient*innen eine wichtige Rolle: Im Vergleich zwischen einer Wartekontrollgruppe, einer Standardbehandlung und einer Behandlung, bei der die Beziehung zwischen Ärzt*innen und Patient*innen besonders empathisch, aufmerksam und zuversichtlich gestaltet wurde, zeigten Patient*innen mit Reizdarmsyndrom in letzterer signifikant stärkere Verbesserungen der Symptome und der Lebensqualität als in der Standardbehandlung. Dabei erhielten beide Behandlungsgruppen dieselbe Placeboakupunktur (Kaptchuk et al. 2008a, b).

- Der Placeboeffekt ist eine neurophysiologische und biochemische Reaktion auf psychologische Mechanismen wie Erwartungen und Lernen (klassische und operante Konditionierung, Beobachtungslernen).
- Die Wirkung des Placeboeffekts imitiert eine symptomspezifische Wirkung eines Medikamentes.
- Der Noceboeffekt entsteht prinzipiell durch dieselben Mechanismen.
- Bei Kindern scheint der Placeboeffekt am größten und nimmt über die Lebensspanne tendenziell ab.
- Bei Frauen und Männern scheinen unterschiedliche physiologische Veränderungen zu einem ähnlichen Placeboeffekt zu führen.
- Es gibt keine Placeboresponder-Persönlichkeit, jedoch begünstigen Optimismus, Suggestibilität, Empathie und Neurotizismus den Placeboeffekt.
- Pessimismus, Ängstlichkeit und katastrophisierende Gedanken begünstigen den Noceboeffekt.
- Regelmäßige Arzttermine, eine von Patient*innen bevorzugte Behandlungsform und eine gute Beziehung zwischen Ärzt*innen und Patient*innen begünstigen den Placeboeffekt.

30.5 Placebowirkungen bei funktionellen Magen-Darm-Störungen

In 4 systematischen Reviews und Metaanalysen aus den Jahren 2005 bis 2010 wird eine mittlere Placeboresponserate von 40 % berichtet (prozentualer Anteil der Patient*innen im Placebo-Arm einer klinischen Studie, die das definierte Kriterium einer Response erfüllen). Die mittlere Rate schwankt jedoch zwischen den Metaanalysen zwischen 28 % und 43 % für verschiedene Outcomes für das Reizdarmsyndrom wie die globale Verbesserung oder abdominelle Schmerzen (für eine Übersicht siehe Enck und Klosterhalfen 2020). Die Placeboresponserate variiert noch stärker von Studie zu Studie zwischen 0 % und 92 % und wird von Studieneigenschaften beeinflusst (Ford und Moayyedi 2010). Eine Metaanalyse über 21 Studien zu schmerzbezogenen funktionellen Magen-Darm-Erkrankungen zeigt, dass sich 41 % der 4- bis 18-Jährigen im Placebo-Arm signifikant verbessern und 17 % keine Schmerzen mehr berichten. Die Response war größer in Studien aus dem Mittleren Osten, wenn die Randomisierung nicht berichtet wurde und bei einem größeren Anteil weiblicher Studienteilnehmerinnen (Hoekman et al. 2017). Eine weitere Metaanalyse über 13 Studien zum Reizdarmsyndrom bei Kindern berichtet über eine Placeboresponserate von 28 % (zwischen 0 % und 45 %) für die Symptomverbesserung, die von einer höheren Anwendungsfrequenz, der angemessenen Anwendungsform (z. B. als Pulver oder Kapsel) und dem Einsatz von durch Patient*innen berichteten Symptomen positiv beeinflusst wurde (Cai et al. 2024).

Die Placeboerresponse bei der funktionellen Dyspepsie wurde bisher seltener untersucht: Die aktuellste Metaanalyse über 26 RCTs ergab eine mittlere Placeboresponserate von 36 % für alle Studienendpunkte. Von den untersuchten Einflussvariablen war eine geringere Symptomschwere zu Beginn der Studien der einzige signifikante Prädiktor für eine höhere Placeboresponserate (Bosman et al. 2023).

30.6 Placebowirkungen bei organischen Magen-Darm-Erkrankungen

Eine aktuelle Übersichtsarbeit zu chronisch-entzündlichen Darmerkrankungen (Enck und Klosterhalfen 2021) zeigt, dass Placeboresponseraten für eine klinische Verbesserung in Metaanalysen bei Morbus Crohn zwischen 7 % und 56 % und bei Colitis ulcerosa zwischen 25 % und 40 % liegen, abhängig vom gewählten Outcome und anderen Faktoren. Damit sind sie vergleichbar mit Placeboresponseraten sowohl bei funktionellen Magen-Darm-Störungen als auch bei anderen Erkrankungen (Elsenbruch und Enck 2015). Über den Einfluss von Personenfaktoren wie Alter, Geschlecht und Persönlichkeit auf die Placeboresponse ist weniger bekannt als bei den funktionellen Störungen. In beiden beeinflussen jedoch Faktoren der Erkrankung und des Studiendesigns die Placeboresponse, wie die Symptomschwere zu Studienbeginn, die Erkrankungsdauer, vorherige Behandlungen, Anzahl der Studientermine, die Studiendauer oder der Studienort (Enck und Klosterhalfen 2021). Letzterer lässt auch kulturelle oder sozioökonomische Faktoren vermuten.

Wie bei anderen Erkrankungen gibt es auch beim Duodenalulkus eine große Varianz in der Placeboresponserate, die zwischen 0 % und 100 % berichtet wird (Moerman 2000) und bei der die Häufigkeit der Placebogabe im Placebo-Arm eine Rolle spielt: Die Heilungsrate lag bei 2-maliger gegenüber 4-maliger täglicher Einnahme bei 36 % vs. 44 % (de Craen et al. 1999).

Für die gastroösophageale Refluxkrankheit (GERD) wird eine mittlere Placeboresponserate für Sodbrennen in 24 Studien von 19 % (von 3 % bis 47 %) berichtet. Die Ergebnisse variieren jedoch signifikant in Abhängigkeit vom untersuchten Medikament der jeweiligen Studie, sodass die Placeboresponserate bei 15 % für Protonenpumpeninhibitoren (PPI) und 25 % für H(2)-Rezeptor-Antagonisten (H2RA) liegt (Cremonini et al. 2010). Wie auch für das Reizdarmsyndrom wurde gezeigt, dass eine überdurchschnittliche Zuwendung zu Patient*innen zu einem besseren Placeboeffekt führt: in diesem Fall mehr Zeit (42 vs. 18 min) und eine aufwendigere Anamnese, ähnlich wie sie Alternativmediziner*innen und Heilpraktiker*innen durchführen (Dossett et al. 2015).

30.7 Noceboresponse und Noceboeffekt

Noceboresponse oder Noceboeffekt können auftreten, wenn Patient*innen Nebenwirkungen einer Behandlung bzw. eines Medikamentes in RCTs oder der klinischen Praxis erwarten, aber auch dann, wenn es beispielsweise zu Fehldiagnosen kommt oder Patient*innen bereits schlechte Erfahrungen mit anderen Medikamenten gemacht haben, infolge derer es zu einer konditionierten Reaktion kommt. Eine Metaanalyse über 53 RCTs zum Reizdarmsyndrom berichtet von einer Noceboresponserate, d. h. Nebenwirkungen im Placebo-Arm klinischer Studien, von 32 % (zwischen 3 % und 75 %). Dabei waren die am häufigsten aufgetretenen Nebenwirkungen Kopfschmerzen (9 %), Nasopharyngitis (7 %), Bauchschmerzen (4 %) und Übelkeit (4 %). Die Noceboresponserate war in Studien zu Antibiotika signifikant höher (51 %) als in Studien zu Probiotika, traditioneller chinesischer Medizin (TCM) und Spasmolytika (16 %, 10 % und 8 %). Sie waren außerdem signifikant geringer, wenn Symptome von Patient*innen selbst in einem Tagebuch anstatt während Studienterminen erfasst wurden (22 % vs. 57 %) (Li et al. 2022). In Studien zu chronisch-entzündlichen Darmerkrankungen zeigen sich hohe Noceboresponseraten von 71 % bei Morbus Crohn und 55 % bei Colitis ulcerosa in RCTs (in 124 bzw. 71 Studien), welche meist den Nebenwirkungsraten im Medikamenten-Arm entsprechen (Ma et al. 2019). Die Art und Häufigkeit der auftretenden Symptome entsprechen somit den von Patient*innen erwarteten Nebenwirkungen des Medikamentes, welches im RCT getestet wird.

Aktuelle Untersuchungen befassen sich zudem mit dem Noceboeffekt als Grund für das Scheitern des Wechsels von einem Biologikum, dessen Patent ausgelaufen ist, auf ein kostengünstigeres Biosimilar. Die Abbruchrate in Open-label-Studien, in denen Patient*innen wissentlich ein Biosimilar erhalten, ist zwar höher als in Doppelblindstudien (6 % vs. 3 %) (Odinet et al. 2018), in der Anwendung führte der Wechsel jedoch nur vorübergehend zu einer Verschlechterung der Symptome nach 16 Wochen, die nach 32 Wochen nicht mehr erkennbar war (Dutt et al. 2022).

30.8 Aktuelle Entwicklung in der Placeboforschung: Placebos ohne Täuschung

Der Einsatz von Placebos in der Forschung zum Placeboeffekt und in der Praxis wird in der Regel mit einer Täuschung der Studienteilnehmenden oder Patient*innen assoziiert. Im Rahmen einer Studie kann dies ethisch und rechtlich möglich sein, in der Praxis dürfen Patient*innen jedoch nicht über den Inhalt eingenommener Präparate getäuscht werden. Die erste Studie zu Placebos ohne Täuschung, sogenannten Open-label-Placebos (OLP), wurde bei Patient*innen mit Reizdarmsyndrom durchgeführt (Kaptchuk et al. 2010). Patient*innen in der Open-label-Placebo-Gruppe sollten 2-mal täglich wissentlich eine Placebopille einnehmen und erhielten die Informationen, 1) dass der Placeboeffekt stark wirksam ist, 2) der Körper wie Pawlows Hunde automatisch auf die Einnahme von Placebos reagieren kann, 3) eine positive Einstellung hilft, aber nicht notwendig ist, und 4) es wichtig ist, die Pillen (Placebos) zuverlässig einzunehmen. Im Vergleich zu einer nicht behandelten Gruppe berichtete die OLP-Gruppe signifikant geringere globale und RDS-Symptome sowohl nach 11 als auch nach 21 Tagen (Kaptchuk et al. 2010). In einer weiteren Studie derselben Arbeitsgruppe konnte dieses Ergebnis repliziert und zusätzlich gezeigt werden, dass OLPs genauso wirksam sind wie Placebos, die vermeintlich doppelblind eingenommen werden (Lembo et al. 2021). Bei Kindern und Jugendlichen haben OLPs ebenfalls zu einer signifikanten, wenn auch klinisch

geringen Verbesserung von funktionellen Bauchschmerzen und Reizdarmsymptomen sowie zu
einer Halbierung der Notfallmedikation geführt
(Nurko et al. 2022).

Für experimentell induzierte Übelkeit bei Gesunden wurde jedoch weder für OLP noch für
die Doppelblindbedingung ein Placeboeffekt gefunden (Barnes et al. 2019). Effekte durch Placebos ohne Täuschung sind entsprechend nicht
in jeder Bedingung erzeugbar, insbesondere
nicht bei Gesunden, könnten jedoch für Patient*innen mit Reizdarmsyndrom eingesetzt
werden.

Fazit

Die Placeboresponse und der Placeboeffekt sind Teil jeder medizinischen Intervention und sollten genutzt werden, um
die Wirksamkeit von Behandlungen in der
täglichen Routine zu maximieren, müssen
aber in randomisierten kontrollierten klinischen Studien (RCTs) minimiert werden, um den „reinen" Medikamenteneffekt
entdecken zu können. Im Gegensatz dazu
sollten die Noceboresponse und der Noceboeffekt, negative Effekte durch Placebo-
mechanismen, möglichst vermieden oder
verringert werden. Eine der schwierigs-
ten Fragen ist die Vorhersage, wer auf Placebos anspricht oder nicht, und kann bis
heute nicht abschließend beantwortet werden.

Placeboeffekte wurden am besten und
häufigsten bei experimentellen und klinischen Schmerzen untersucht. Die auslösenden psychologischen Mechanismen –
Erwartungen und Lernformen – treffen
jedoch auch auf andere Symptome und
Erkrankungen wie funktionelle und organische Magen-Darm-Erkrankungen zu.
Für diese wurde ebenfalls gezeigt, dass
der Placeboeffekt keine „Einbildung"
oder Urteilsverzerrung ist, sondern eine
echte physiologische Reaktion im Körper von Patient*innen. Entsprechend kann
durch die Wirksamkeit eines Placebos

nicht darauf geschlossen werden, dass
eine Person zuvor nicht tatsächlich Symptome oder eine organisch begründete
Erkrankung hatte. Auch wenn bisher
keine „Placeboresponder-Persönlichkeit"
bekannt ist, können individuelle Faktoren wie Alter, Geschlecht und Persönlichkeitseigenschaften Placeboeffekt und
-response beeinflussen. Eine Interaktion
mit situativen Faktoren wie der wahrgenommenen Empathie und Kompetenz
der Behandelnden, der Dauer und Häufigkeit der Behandlungskontakte und der von
Patient*innen bevorzugten Applikations-
form ist anzunehmen. Ergebnisse zu Prädiktoren der Placeboresponse in RCTs
zeigen, dass die Erwartungen der Patient*innen sowohl über die Wirksamkeit
als auch über die Nebenwirkungen eines
Medikamentes, auch wenn diese anekdo-
tisch sind, eine entscheidende Rolle spielen. Weiterhin können auch kulturelle und
sozioökonomische Faktoren eine Rolle
spielen. Aufgrund inkonsistenter Ergebnisse zwischen Erkrankungen, Studiendesigns und einer Vielzahl von Einflussfaktoren kann jedoch keine „One-size-fits-
all"-Empfehlung für die Anwendung von
Placebos gegeben werden. Eine empathische und vertrauensvolle Beziehung zwischen Ärzt*innen und Patient*innen mit
einer optimistischen Grundhaltung sowie
die Förderung positiver, dennoch realis-
tischer Erwartungen gegenüber der Behandlung bei Patient*innen haben sich jedoch nachweislich als förderlich erwiesen.

Literatur

Adamczyk WM, Wiercioch-Kuzianik K, Bajcar EA,
Bąbel P (2019) Rewarded placebo analgesia: a new
mechanism of placebo effects based on operant conditioning. Eur J Pain 23(5):923–935. https://doi.
org/10.1002/ejp.1360

Ader R, Mercurio MG, Walton J, James D, Davis M,
Ojha V, Kimball AB, Fiorentino D (2010) Condi-
tioned pharmacotherapeutic effects: a preliminary

study. Psychosom Med 72(2):192–197. https://doi.org/10.1097/PSY.0b013e3181cbd38b

Barnes K, Yu A, Josupeit J, Colagiuri B (2019) Deceptive but not open label placebos attenuate motion-induced nausea. J Psychosom Res 125:109808. https://doi.org/10.1016/j.jpsychores.2019.109808

Bosman M, Smeets F, Elsenbruch S, Tack J, Simrén M, Talley N, Winkens B, Masclee A, Keszthelyi D (2023) Placebo response in pharmacological trials in patients with functional dyspepsia-A systematic review and meta-analysis. Neurogastroenterol Motil 35(2):e14474. https://doi.org/10.1111/nmo.14474

Büchel C, Geuter S, Sprenger C, Eippert F (2014) Placebo analgesia: a predictive coding perspective. Neuron 81(6):1223–1239. https://doi.org/10.1016/j.neuron.2014.02.042

Bundesärztekammer (Hrsg) (2011) Placebo in der Medizin. Deutscher Ärzte-Verlag, Köln

Cai LL, Li X, Cai QH, Guo SX, Zhang Y, Sun WC, Zhao ZH, Hu SY (2024) Irritable bowel syndrome in children: the placebo response rate and influencing factors a meta-analysis. Pediatr Res. https://doi.org/10.1038/s41390-023-02996-2

Colloca L, Benedetti F (2006) How prior experience shapes placebo analgesia. Pain 124(1–2):126–133. https://doi.org/10.1016/j.pain.2006.04.005

Colloca L, Benedetti F (2009) Placebo analgesia induced by social observational learning. Pain 144(1–2):28–34. https://doi.org/10.1016/j.pain.2009.01.033

Corsi N, Colloca L (2017) Placebo and Nocebo effects: the advantage of measuring expectations and psychological factors. Front Psychol 8:308. https://doi.org/10.3389/fpsyg.2017.00308

Cremonini F, Ziogas DC, Chang HY, Kokkotou E, Kelley JM, Conboy L, Kaptchuk TJ, Lembo AJ (2010) Meta-analysis: the effects of placebo treatment on gastro-oesophageal reflux disease. Aliment Pharmacol Ther 32(1):29–42. https://doi.org/10.1111/j.1365-2036.2010.04315.x

Czerniak E, Oberlander TF, Weimer K, Kossowsky J, Enck P (2020) „Placebo by Proxy" and „Nocebo by Proxy" in children: a review of parents' role in treatment outcomes. Front Psychiatry 11:169. https://doi.org/10.3389/fpsyt.2020.00169

de Craen AJ, Moerman DE, Heisterkamp SH, Tytgat GN, Tijssen JG, Kleijnen J (1999) Placebo effect in the treatment of duodenal ulcer. Br J Clin Pharmacol 48(6):853–860. https://doi.org/10.1046/j.1365-2125.1999.00094.x

Dossett ML, Mu L, Davis RB, Bell IR, Lembo AJ, Kaptchuk TJ, Yeh GY (2015) Patient-provider interactions affect symptoms in gastroesophageal reflux disease: a pilot randomized, double-blind, placebo-controlled trial. PLoS ONE 10(9):e0136855. https://doi.org/10.1371/journal.pone.0136855

Dutt K, Srinivasan A, Van Langenberg D (2022) The nocebo effect in a non-medical switching program from originator to biosimilar infliximab in inflammatory bowel disease. BioDrugs 36(5):639–644. https://doi.org/10.1007/s40259-022-00548-4

Elsenbruch S, Enck P (2015) Placebo effects and their determinants in gastrointestinal disorders. Nat Rev Gastroenterol Hepatol 12(8):472–485. https://doi.org/10.1038/nrgastro.2015.117

Elsenbruch S, Kotsis V, Benson S, Rosenberger C, Reidick D, Schedlowski M, Bingel U, Theysohn N, Forsting M, Gizewski ER (2012) Neural mechanisms mediating the effects of expectation in visceral placebo analgesia: an fMRI study in healthy placebo responders and nonresponders. Pain 153(2):382–390. https://doi.org/10.1016/j.pain.2011.10.036

Enck P, Bingel U, Schedlowski M, Rief W (2013) The placebo response in medicine: minimize, maximize or personalize? Nat Rev Drug Discov 12(3):191–204. https://doi.org/10.1038/nrd3923

Enck P, Klosterhalfen S (2019) Does sex/gender play a role in placebo and nocebo effects? Conflicting evidence from clinical trials and experimental studies. Front Neurosci 13:160. https://doi.org/10.3389/fnins.2019.00160

Enck P, Klosterhalfen S (2020) Placebo responses and placebo effects in functional gastrointestinal disorders. Front Psychiatry 11:797. https://doi.org/10.3389/fpsyt.2020.00797

Enck P, Klosterhalfen S (2021) The placebo and nocebo responses in clinical trials in inflammatory bowel diseases. Front Pharmacol 12:641436. https://doi.org/10.3389/fphar.2021.641436

Evers AWM, Colloca L, Blease C, Annoni M, Atlas LY, Benedetti F, Bingel U, Büchel C, Carvalho C, Colagiuri B, Crum AJ, Enck P, Gaab J, Geers AL, Howick J, Jensen KB, Kirsch I, Meissner K, Napadow V, Peerdeman KJ, Raz A, Rief W, Vase L, Wager TD, Wampold BE, Weimer K, Wiech K, Kaptchuk TJ, Klinger R, Kelley JM (2018) Implications of placebo and nocebo effects for clinical practice: expert consensus. Psychother Psychosom 87(4):204–210. https://doi.org/10.1159/000490354

Ford AC, Moayyedi P (2010) Meta-analysis: factors affecting placebo response rate in the irritable bowel syndrome. Aliment Pharmacol Ther 32(2):144–158. https://doi.org/10.1111/j.1365-2036.2010.04328.x

Frisaldi E, Piedimonte A, Benedetti F (2015) Placebo and nocebo effects: a complex interplay between psychological factors and neurochemical networks. Am J Clin Hypn 57(3):267–284. https://doi.org/10.1080/00029157.2014.976785

Haile A, Watts M, Aichner S, Stahlberg F, Hoffmann V, Tschoep MH, Meissner K (2022) Central correlates of placebo effects in nausea differ between men and women. Brain Behav 12(8):e2685. https://doi.org/10.1002/brb3.2685

Hall KT, Loscalzo J, Kaptchuk TJ (2015) Genetics and the placebo effect: the placebome. Trends Mol Med 21(5):285–294. https://doi.org/10.1016/j.molmed.2015.02.009

Hoekman DR, Zeevenhooven J, van Etten-Jamaludin FS, Douwes Dekker I, Benninga MA, Tabbers MM, Vlieger AM (2017) The placebo response in pediatric abdominal pain-related functional gastrointestinal disorders: a systematic review and meta-analysis. J Pediatr 182:155-163.e7. https://doi.org/10.1016/j.jpeds.2016.12.022

Horing B, Weimer K, Muth ER, Enck P (2014) Prediction of placebo responses: a systematic review of the literature. Front Psychol 5:1079. https://doi.org/10.3389/fpsyg.2014.01079

Kaptchuk TJ, Friedlander E, Kelley JM, Sanchez MN, Kokkotou E, Singer JP, Kowalczykowski M, Miller FG, Kirsch I, Lembo AJ (2010) Placebos without deception: a randomized controlled trial in irritable bowel syndrome. PLoS ONE 5(12):e15591. https://doi.org/10.1371/journal.pone.0015591

Kaptchuk TJ, Kelley JM, Conboy LA, Davis RB, Kerr CE, Jacobson EE, Kirsch I, Schyner RN, Nam BH, Nguyen LT, Park M, Rivers AL, McManus C, Kokkotou E, Drossman DA, Goldman P, Lembo AJ (2008a) Components of placebo effect: randomised controlled trial in patients with irritable bowel syndrome. BMJ 336(7651):999–1003. https://doi.org/10.1136/bmj.39524.439618.25

Kaptchuk TJ, Kelley JM, Deykin A, Wayne PM, Lasagna LC, Epstein IO, Kirsch I, Wechsler ME (2008b) Do „placebo responders" exist? Contemp Clin Trials 29(4):587–595. https://doi.org/10.1016/j.cct.2008.02.002

Laferton JAC, Kube T, Salzmann S, Auer CJ, Shedden-Mora MC (2017) Patients' expectations regarding medical treatment: a critical review of concepts and their assessment. Front Psychol 8:233. https://doi.org/10.3389/fpsyg.2017.00233

Lembo A, Kelley JM, Nee J, Ballou S, Iturrino J, Cheng V, Rangan V, Katon J, Hirsch W, Kirsch I, Hall K, Davis RB, Kaptchuk TJ (2021) Open-label placebo vs double-blind placebo for irritable bowel syndrome: a randomized clinical trial. Pain 162(9):2428–2435. https://doi.org/10.1097/j.pain.0000000000002234

Levine JD, Gordon NC, Fields HL (1978) The mechanism of placebo analgesia. Lancet 2(8091):654–657. https://doi.org/10.1016/s0140-6736(78)92762-9

Li R, Chen F, He X, Feng Y, Pei Q, Wang D, Liu X, Liu J, Hou X, Bai T (2022) Nocebo response intensity and influencing factors in the randomized clinical trials of irritable bowel syndrome: a systematic review and meta-analysis. Front Med (Lausanne) 9:1018713. https://doi.org/10.3389/fmed.2022.1018713

Lidstone SC, Schulzer M, Dinelle K, Mak E, Sossi V, Ruth TJ, de la Fuente-Fernández R, Phillips AG, Stoessl AJ (2010) Effects of expectation on placebo-induced dopamine release in Parkinson disease. Arch Gen Psychiatry 67(8):857–865. https://doi.org/10.1001/archgenpsychiatry.2010.88

Ma C, Panaccione NR, Nguyen TM, Guizzetti L, Parker CE, Hussein IM, Vande Casteele N, Khanna R,

Dulai PS, Singh S, Feagan BG, Jairath V (2019) Adverse events and nocebo effects in inflammatory bowel disease: a systematic review and meta-analysis of randomized controlled trials. J Crohns Colitis 13(9):1201–1216. https://doi.org/10.1093/ecco-jcc/jjz087

Meissner K, Lutter D, von Toerne C, Haile A, Woods SC, Hoffmann V, Ohmayer U, Hauck SM, Tschoep MH (2020) Molecular classification of the placebo effect in nausea. PLoS ONE 15(9):e0238533. https://doi.org/10.1371/journal.pone.0238533

Moerman DE (2000) Cultural variations in the placebo effect: ulcers, anxiety, and blood pressure. Med Anthropol Q 14(1):51–72. https://doi.org/10.1525/maq.2000.14.1.51

Nurko S, Saps M, Kossowsky J, Zion SR, Di Lorenzo C, Vaz K, Hawthorne K, Wu R, Ciciora S, Rosen JM, Kaptchuk TJ, Kelley JM (2022) Effect of open-label placebo on children and adolescents with functional abdominal pain or irritable bowel syndrome: a randomized clinical trial. JAMA Pediatr 176(4):349–356. https://doi.org/10.1001/jamapediatrics.2021.5750

Odinet JS, Day CE, Cruz JL, Heindel GA (2018) The biosimilar nocebo effect? A systematic review of double-blinded versus open-label studies. J Manag Care Spec Pharm 24(10):952–959. https://doi.org/10.18553/jmcp.2018.24.10.952

Theysohn N, Schmid J, Icenhour A, Mewes C, Forsting M, Gizewski ER, Schedlowski M, Elsenbruch S, Benson S (2014) Are there sex differences in placebo analgesia during visceral pain processing? A fMRI study in healthy subjects. Neurogastroenterol Motil 26(12):1743–1753. https://doi.org/10.1111/nmo.12454

Wager TD, Atlas LY, Leotti LA, Rilling JK (2011) Predicting individual differences in placebo analgesia: contributions of brain activity during anticipation and pain experience. J Neurosci 31(2):439–452. https://doi.org/10.1523/JNEUROSCI.3420-10.2011

Weimer K, Buschhart C, Broelz EK, Enck P, Horing B (2022) Bibliometric properties of placebo literature from the JIPS database: a descriptive study. Front Psychiatry 13:853953. https://doi.org/10.3389/fpsyt.2022.853953

Weimer K, Colloca L, Enck P (2015) Age and sex as moderators of the placebo response—an evaluation of systematic reviews and meta-analyses across medicine. Gerontology 61(2):97–108. https://doi.org/10.1159/000365248

Weimer K, Gulewitsch MD, Schlarb AA, Schwille-Kiuntke J, Klosterhalfen S, Enck P (2013) Placebo effects in children: a review. Pediatr Res 74(1):96–102. https://doi.org/10.1038/pr.2013.66

Weimer K, Hahn E, Mönnikes N, Herr AK, Stengel A, Enck P (2019) Are individual learning experiences more important than heritable tendencies? A pilot twin study on placebo analgesia. Front Psychiatry 10:679. https://doi.org/10.3389/fpsyt.2019.00679

Hypnose als Therapieansatz

31

Gabriele Moser

31.1 Einleitung

Die auf den bauchgerichtete („gut-directed"")
Hypnose (GHT), kurz „Bauchhypnose" genannt, ist eine Behandlungsmethode von primär
funktionellen gastrointestinalen Störungen (v. a.
Reizdarmsyndrom, funktionelle Dyspepsie),
die in einer Reihe von randomisiert-kontrollierten Studien sowie Metaanalysen einen Langzeiterfolg zeigt. Diese spezielle Form der Hypnose
ist insbesondere bei therapieresistenten Symptomen erfolgreich und wird deshalb in den deutschen und den meisten internationalen Leitlinien
zur Behandlung des Reizdarmsyndroms empfohlen. Die Durchführung kann im Einzel- oder
im Gruppensetting mit 8 bis 10 wöchentlichen
Sitzungen durchgeführt werden und soll in das
Behandlungskonzept integriert werden. Die
Bauchhypnose zeigt auch eine gute Wirksamkeit
bei Kindern mit funktionellen Bauchschmerzen.
Erste Studien weisen zudem darauf hin, dass
auch bei entzündlichen Darmerkrankungen
diese Hypnose einen additiven Therapieeffekt zu
herkömmlichen medikamentösen Behandlungen
haben kann.

31

31

G. Moser (✉)
Medizinische Universität Wien und
Psychotherapeutische Privatpraxis, Wien, Österreich
E-Mail: gabriele.moser@meduniwien.ac.at; office@
gabrielemoser.at

31.2 Wirkmechanismen der bauchgerichteten Hypnosetherapie

Hypnose gilt als eine der ältesten Behandlungsmethoden und wird insbesondere in der
Schmerztherapie in die Behandlungskonzepte
integriert. Der exakte Wirkmechanismus ist jedoch nach wie vor nicht ganz geklärt. Die Veränderung gastrointestinaler Funktionen unter
dem Einfluss von Hypnose konnte in einer Reihe
von wissenschaftlichen Untersuchungen nachgewiesen werden (Klein und Spiegel 1989; Beaugerie et al. 1991; Whorwell et al. 1992). Die
Arbeitsgruppe um Peter Whorwell zeigte unter
anderem, dass sich die viszerale Hypersensitivität (gemessen anhand eines standardisierten Pro-
tokolls rektaler Dehnungsreize) bei Reizdarmsyndrom (RDS) unter Hypnose modulieren lässt
und sich langfristig normalisieren kann (Prior
et al. 1990; Lea et al. 2003). Zwar existieren
dazu auch widersprüchliche Studien, aber mittels funktioneller Magnetresonanztomografie
(fMRT) konnte nachgewiesen werden, dass
sich die zentrale Verarbeitung von Dehnungs-
reizen im Darm durch Hypnose nach erfolg-
reicher Therapie annähernd normalisieren lässt
(Lowén et al. 2013). Peter et al. (2018) konnten zudem nachweisen, dass mit dieser Form der
Hypnosetherapie auch eine signifikante Steigerung der Resilienz von Betroffenen mit therapieresistentem RDS erreicht werden kann.

▶ Unter Einfluss von Hypnose können gastrointestinale Funktionen und viszerale Empfindungen moduliert und die Resilienz Betroffener (insbesondere mit Reizdarmsyndrom) gesteigert werden.

31.3 Wer profitiert von bauchgerichteter Hypnose?

Allgemein kann angenommen werden, dass
funktionelle gastrointestinale Störungen am
meisten von der Bauchhypnose profitieren. Diese
werden als Störungen der Interaktion von Darm
und Hirn verstanden und werden nun laut ROM-
IV-Kriterien auch „disorders of gut-brain interaction" (DGBI) genannt (Drossman und Hasler 2016, siehe Kapitel „Reizdarmsyndrom").
Betroffene, die ein tertiäres gastroentero-
logisches Zentrum aufsuchen, weisen häufig
therapieresistente Beschwerden und einem enormen Leidensdruck auf (Miller et al. 2004). Mit
Bauchhypnose kann insbesondere für Betroffene
mit therapierefraktären RDS-Symptomen auch
im Gruppensetting eine Veränderung der Stuhlfrequenz und -konsistenz erzielt werden, wird
gut toleriert und ist eine sichere Therapiemethode
(Moser et al. 2013, Schäfert et al. 2014).

Wenige Studien widmen sich anderen gastrointestinalen Erkrankungen wie dem duodenalen
Ulkus, der funktionellen Dyspepsie, und dem
nicht kardialen Brustschmerz. Zu anderen, selte-
neren gastrointestinalen Störungen wie etwa der
Gastroparese oder dem zyklischen Erbrechen
finden sich vereinzelte Kasuistiken oder unkontrollierte Studien mit niedrigen Probanden-
zahlen. Im pädiatrischen Bereich wurden randomisiert kontrollierte Studien mit sehr gutem
Langzeittherapieerfolg durch Hypnose durchgeführt (Vlieger et al. 2007, 2012; Gulewitsch
et al. 2013). Eine Studie (Miller et al. 2015)
zur Wirksamkeit der Bauchhypnose bei Erwachsenen beruht auf einer beachtlichen Zahl
von 1000 Betroffenen mit RDS. Bei 76 % kam
es nach je 12 einstündigen Sitzungen Bauchhypnose zu einer deutlichen Besserung des Be-
schwerdebildes. Deshalb wird die Bauchhypnose in den deutschen (und den meisten
internationalen) Leitlinien zur Behandlung des
RDS empfohlen (Layer et al. 2022).

▶ Leitlinien zur Behandlung des Reizdarmsyndroms empfehlen den Einsatz der bauchgerichteten Hypnosetherapie.

31.4 Protokolle für Hypnose bei Reizdarmsyndrom (RDS)

Das **Manchester-Protokoll** nach Peter Whorwell, welches in der Regel 10 bis 12 wöchentliche Hypnosesitzungen umfasst, wurde von
Wendy Gonsalkorale 2006 und Vasant 2018
beschrieben (Gonsalkorale 2006, Vasant und
Whorwell 2018). Der Erfolg erlangte mit
der von Peter Whorwell 1984 in *The Lancet* publizierten Arbeit Bekanntheit (Whorwell et al. 1984). Eine langfristige Wirksamkeit der Bauchhypnose konnte sowohl für
Einzeltherapien (Gonsalkorale et al. 2006)
als auch bei Anwendung in Gruppen nachgewiesen werden (Moser et al. 2013; Vasant
et al. 2021). Die gesundheitsökonomischen Vor-
teile eines Gruppensettings für Betroffene wie
Behandelnde sind bei den Erkrankungen mit
Störungen der Bauch-Hirn-Achsen-Interaktion
besonders zu beachten. Ein Gruppensetting
scheint im Vergleich mit der individuellen
Hypnosetherapie zumindest gleichwertig, unter
Umständen sogar überlegen zu sein (Black
et al. 2020; Lövdahl et al. 2022). Häufig kommt
es dabei auch zu einem „Selbsthilfegruppen-
Effekt" der teilnehmenden Betroffenen.

Mit dem **„North Carolina Protocol"** liegt
ein weiteres, etwas abweichendes, strenger stan-
dardisiertes Behandlungsprotokoll von Olafur
Palsson vor (Palsson et al. 2002; Palsson 2006,).
Dieses wird mit nur 7 Sitzungen im 2-wöchi-
gen Abstand durchgeführt, beinhaltet aber meist
auch bis zu 2 Sitzungen einer allgemeinen Ent-
spannungshypnose vor der spezifischen, auf den
Bauch gerichteten Hypnotherapie. Keefer et al.
(Keefer et al. 2013) erzielten mit diesem Behandlungsprotokoll auch Erfolge bei der Colitis
ulcerosa in der Remissionserhaltung (siehe weiter unten).

31.5 Erfolgskriterien und Langzeiteffekt der Bauchhypnose beim RDS

Zur Frage der notwendigen Sitzungsanzahl einer Bauchhypnosetherapie hatten Hasan et al. in einer randomisiert-kontrollierten Studie 6 Sitzungen mit 12 Sitzungen bei Betroffenen mit RDS verglichen und fanden keinen Unterschied im Therapieerfolg (Hasan et al. 2021). Allerdings zeigt ein systemisches Review/eine Metaanalyse, dass Studien mit einer Mindestzahl von 8 Sitzungen und solche mit einer Frequenz von mindestens einer Sitzung pro Woche einen eindeutigen Therapieerfolg brachten; aber weniger als 8 Sitzungen und eine zweiwöchentliche Sitzungsfrequenz scheinen weniger erfolgreich zu sein (Krouwel et al. 2021).

▶ Eine Sitzungsfrequenz von mindestens einer Sitzung pro Woche und insgesamt mindestens 8 Sitzungen haben eine größere Erfolgswahrscheinlichkeit.

Eine sekundäre Analyse aus der Studie von Hasan et al. (2021) zur Identifikation von Charakteristika von Betroffenen für einen Therapieerfolg der Hypnose wurde von Devenney et al. (2024) durchgeführt. Es wurden 448 Betroffene vor und nach Hypnose untersucht, wobei 76,3 % die Erfolgskriterien erreichten. Betroffene mit therapierefraktärem Reizdarmsyndrom und stärkeren gastrointestinalen sowie extraintestinalen Beschwerden hatten einen größeren Benefit. Auch eine geringere Ängstlichkeit war ein positiver Prädiktor.

▶ Betroffene mit stärkeren, therapierefraktären RDS-Beschwerden, extraintestinalen Symptomen und weniger Ängstlichkeit zeigen mit Bauchhypnose einen größeren Therapieerfolg.

Viele medizinische Behandlungsmethoden, insbesondere rein symptomorientierte Therapien haben eher einen Kurzzeiteffekt. Gonsalkorale et al. (2003) zeigten, dass der therapeutische Effekt der Bauchhypnose nach Therapieende eine langfristige Stabilität über viele Jahre aufweist. Von mehr als 200 untersuchten Betroffenen mit RDS sprachen 71 % auf die Therapie an und 81 % davon konnten die erzielte Symptomreduktion über 5 Jahre halten. Auch Vlieger et al. (Vlieger et al. 2012) berichteten bei Kindern einen Langzeiterfolg über 5 Jahre. Hier waren 68 % der Kinder, die Hypnose erhalten hatten, im Vergleich zu 20 % aus der Kontrollgruppe bei der Nachuntersuchung annähernd beschwerdefrei.

Eine weitere Übersichtsarbeit/Metaanalyse stammt von Ford et al. (2014). Hier wurde die aggregierte Evidenz zu verschiedenen psychologischen Interventionen inklusive Hypnose und Antidepressiva verglichen. Alle Methoden waren annähernd gleichwertig. Black et al. kamen in ihrem systematischen Review/ihrer Metaanalyse zum Ergebnis, dass die Hypnose, gemessen am Langzeiterfolg von mindestens 12 Monaten, im Vergleich zu den meisten psychologischen Therapiemethoden sowohl im Einzel- als auch im Gruppensetting gleich gut oder sogar besser abschneidet (Black et al. 2020).

31.6 Hypnose bei chronisch-entzündlichen Darmerkrankungen (CED)

Hypnose steigert die vagale efferente Aktivität und es wird daher angenommen, dass dadurch auch ein antiinflammatorischer Effekt entsteht (Bonaz und Bernstein 2013). In einer randomisiert kontrollierten Studie an Betroffenen mit Colitis ulcerosa zeigten Keefer et al. (2013), dass 68 % der Betroffenen ein Jahr nach einer Bauchhypnosetherapie noch in klinischer Remission war, im Vergleich dazu nur 40 % aus der Kontrollgruppe. Die signifikante Verlängerung der Remission durch die Hypnosetherapie wurde mit 78 Tagen in einem Jahr berechnet. Zudem leiden viele Betroffene mit CED in Remission auch an funktionellen Darmstörungen im Sinne eines RDS. Der Einsatz der Hypnose kann daher neben einer Verminderung der psychischen Belastung auch eine subjektive Linderung der Beschwerden bringen, unabhängig von der entzündlichen Aktivität. Lee et al. (2021) zeigten, dass die klinische Hypnose eine machbare und akzeptable Zusatztherapie bei jugendlichen Betroffenen mit Morbus Crohn darstellt. Hypnose konnte Schmerzen vermindern und psychosoziales Wohlbefinden verbessern. Hierzu sind noch weitere randomisiert-kontrollierte Studien erforderlich, um eine evidenzbasierte Therapieempfehlung geben zu können. Eine Übersichtsarbeit über Studien und Fallberichte zur GHT bei CED wurde von Moser (2014) publiziert.

Fazit

Die bauchgerichtete Hypnose, kurz Bauchhypnose genannt, ist eine wirksame Behandlung bei therapieresistentem RDS und soll hier auch als Behandlung eingesetzt werden. Sie kann sowohl als Gruppentherapie als auch im Einzelsetting angeboten werden und hat bei 8 bis 12 wöchentlichen Sitzungen einen guten Langzeiteffekt. Die Hypnosetherapie ist in wenigen Studien auch bei anderen Störungen der Bauch-Hirn-Interaktion (funktionellen gastrointestinalen Störungen) und bei CED, insbesondere der Colitis ulcerosa, untersucht; sie kann auch hier als sichere zusätzliche Behandlungsmethode eingesetzt werden.

Literatur

Beaugerie L, Burger AJ, Cadranel JF, Lamy P, Gendre JP, Le Quintrec Y (1991) Modulation of orocoecal transit time by hypnosis. Gut 32:393–394. https://doi.org/10.1136/gut.32.4.393

Black CJ, Thakur ER, Houghton LA, Quigley EM, Moayyedi P, Ford AC (2020). Efficacy of psychological therapies for irritable bowel syndrome: systematic review and network meta-analysis. Gut 69(8):1441–1451. https://doi.org/10.1136/gutjnl-2020-321191. Epub 2020 Apr 10

Bonaz BL, Bernstein CN (2013) Brain-gut interactions in inflammatory bowel disease. Gastroenterol 144:36–49. https://doi.org/10.1053/j.gastro.2012.10.003. Epub 2012 Oct 12

Devenney J, Hasan SS, Morris J, Whorwell P (2024) Clinical trial: predictive factors for response to gut-directed hypnotherapy for refractory irritable bowel syndrome, a post hoc analysis. Aliment Pharmacol Ther 59:269–277. https://doi.org/10.1111/apt.17790. Epub 2023 Nov 5

Drossman DA, Hasler WL (2016) Rome IV-functional GI disorders: disorders of gut-brain interaction. Gastroenterology 150(6):1257–1261. https://doi.org/10.1053/j.gastro.2016.03.035

Ford AC, Quigley EM, Lacy BE, Lembo AJ, Saito YA, Schiller LR, Soffer EE, Spiegel BMR, Moayyedi P (2014) Effect of antidepressants and psychological therapies, including hypnotherapy, in irritable bowel syndrome: systematic review and meta-analysis. Am J Gastroenterol 109:1350–1365. https://doi.org/10.1038/ajg.2014.148. Epub 2014 Jun 17

Gonsalkorale WM, Miller V, Afzal A, Whorwell PJ (2003) Long term benefits of hypnotherapy for irritable bowel sndrome. Gut 52:1623–1629. https://doi.org/10.1136/gut.52.11.1623

Gonsalkorale WM (2006) Gut-directed hypnotherapy: the Manchester approach for treatment of irritable bowel syndrome. Int J Clin Exp Hypn 54:27–50. https://doi.org/10.1080/00207140500323030

Gulewitsch MD, Müller J, Hautzinger M, Schlarb AA (2013) Brief hypnotherapeutic-behavioral intervention for functional abdominal pain and irritable bowel syndrome in childhood a randomized controlled trial. Eur J Pediatr 172:1043–1051. https://doi.org/10.1007/s00431-013-1990-y. Epub 2013 Apr 9

Hasan S, Whorwell PJ, Miller V, Morris J, Vasant DH (2021). Six vs. 12 Sessions of gut-focused hypnotherapy for irritable bowel syndrome: a randomized trial. Gastroenterol 160(7):2605–2607. https://doi.org/10.1053/j.gastro.2021.02.058. Epub 2021 Mar 2

Keefer L, Taft TH, Kiebles JL, Martinovich Z, Barrett TA, Palsson OS (2013) Gut-directed hypnotherapy significantly augments clinical remission in quiescent ulcerative colitis. Aliment Pharmacol Ther 38(7):761–771. https://doi.org/10.1111/apt.12449. Epub 2013 Aug 19

Klein KB, Spiegel D (1989) Modulation of gastric acid secretion by hypnosis. Gastroenterol 96:1383–1387. https://doi.org/10.1016/0016-5085(89)90502-7

Layer P, Andresen V, Allescher H et al (2022) Update S3 guideline irritable bowel syndrome: definition, pathophysiology, diagnosis and therapy. Joint guideline of the German Society for Gastroenterology, Digestive and Metabolic Diseases (DGVS) and the German Society for Neurogastroenterology and Motility (DGNM – AWMF registration number: 021/016. Z Gastroenterol 59(12):1323–1415

Lea R, Houghton LA, Calvert EL et al (2003) Gut-directed hypnotherapy normalizes disordered rectal sensitivity in patients with irritable bowel syndrome. Aliment Pharmacol Ther 17:635–642. https://doi.org/10.1046/j.1365-2036.2003.01486.x

Lee A, Moulton D, Mckernan L, Russell A, Slaughter JC, Acra S, Walker L (2021) Clinical hypnosis in pediatric Crohn disease: a randomized controlled pilot

study. JPGN 72:e63–e70. https://doi.org/10.1097/
MPG.0000000000002980

Lowén MB, Mayer EA, Sjöberg M et al (2013) Effect of hypnotherapy and educational intervention on brain response to visceral stimulus in the irritable bowel syndrome. Aliment Pharmacol Ther 37:1184–1197. https://doi.org/10.1111/apt.12319. Epub 2013 Apr 25

Miller V, Hopkins L, Whorwell PJ (2004) Suicidal ideation in patients with irritable bowel syndrome. Clin Gastroenterol Hepatol 2:1064–1068. https://doi.org/10.1016/s1542-3565(04)00545-2

Miller V, Carruthers H, Morris J, Hasan S, Archbold S, Whorwell P (2015) Hypnotherapy for irritable bowel syndrome: an audit of one thousand adult patients. Aliment Pharmacol Ther 41:844–855. https://doi.org/10.1111/apt.13145. Epub 2015 Mar 4

Moser G (2014). The role of hypnotherapy for the treatment of IBD. (Invited review) Expert Rev Gastroenterol Hepatol 8(6):601–606. https://doi.org/10.1586/17474124.2014.917955. Epub 2014 May 12

Moser G, Trägner S, Gajowniczek EE, Mikulits A, Michalski M, Kazemi-Shirazi L, Kulnigg-Dabsch S, Führer M, Ponocny-Seliger E, Führer M, Dejaco C, Miehsler W (2013). Long-term success of gut-directed group hypnosis for patients with refractory irritable bowelsyndrome- a randomized controlled trial. Am J Gastroenterol 108(4):602–609. https://doi.org/10.1038/ajg.2013.19. Epub 2013 Feb 19

Palsson OS, Turner MJ, Johnson DA, Burnett CK, Whitehead WE (2002) Hypnosis treatment for severe irritable bowel syndrome: investigation of mechanism and effects on symptoms. Dig Dis Sci 47:2605–2614. https://doi.org/10.1023/a:1020545017390

Palsson OS (2006) Standardized hypnosis treatment for irritable bowel syndrome: the North Carolina protocol. Int J Clin Exp Hypnosis 54:51–64. https://doi.org/10.1080/00207140500322933

Peter J, Tran U, Michalski M, Moser G (2018). The structure of resilience in irritable bowel syndrome and its improvement through hypnotherapy: Cross-sectional and prospective longitudinal data. PLoS One 12 13(11). https://doi.org/10.1371/journal.pone.0202538. eCollection 2018

Prior A, Colgan SM, Whorwell PJ (1990) Changes in rectal sensitivity after hypnotherapy in patients with irritable bowel syndrome. Gut 31:896–898. https://doi.org/10.1136/gut.31.8.896

Schaefert R, Klose P, Moser G, Häuser W (2014) Efficacy, tolerability, and safety of hypnosis in adult irritable bowel syndrome: systematic review and meta-analysis. Psychosom Med 76:389–398. https://doi.org/10.1097/PSY.0000000000000039

Vasant DH, Whorwell PJ (2018). Gut-focused hypnotherapy for functional gastrointestinal disorders: evidence-base, practical aspects, and the Manchester Protocol. Neurogastroenterol Motil 2019 31(8):e13573. https://doi.org/10.1111/nmo.13573

Vlieger AM, Menko-Frankenhuis C, Wolfkamp SC, Tromp E, Benninga MA (2007) Hypnotherapy for children with functional abdominal pain or irritable bowel syndrome: a randomized controlled trial. Gastroenterol 133:1430–1436. https://doi.org/10.1053/j.gastro.2007.08.072. Epub 2007 Sep 2

Vlieger AM, Rutten JM, Govers AM, Frankenhuis C, Benninga MA (2012) Long-term follow-up of gut-directed hypnotherapy vs. standard care in children with functional abdominal pain or irritable bowel syndrome. Am J Gastroenterol 107:627–631. https://doi.org/10.1038/ajg.2011.487. Epub 2012 Feb 7

Whorwell PJ, Prior A, Faragher EB (1984) Controlled trial of hypnotherapy in the treatment of severe refractory irritable bowel syndrome. Lancet 2:1232–1233. https://doi.org/10.1016/s0140-6736(84)92793-4

Whorwell PJ, Houghton LA, Taylor EE, Maxton DG (1992) Physiological effects of emotion: assessment via hypnosis. Lancet 340:69–72. https://doi.org/10.1016/0140-6736(92)90394-i

Integrierte Stationäre Gastroenterologisch-psychosomatische Versorgung

32

32.1 Veränderte medizinische Herausforderungen

Im Zuge der demografischen Entwicklungen älter werdender, industrialisierter Gesellschaften, der weiter voranschreitenden biomedizinischen Fortschritte sowie zunehmender psychischer Diagnosen verändern sich auch die Anforderungen an die Medizin. Das Erkrankungsspektrum verschiebt sich zunehmend zu den nicht übertragbaren, chronischen Erkrankungen, zu Multimorbidität und psychosozialer Komorbidität. Dadurch verändern sich die Ansprüche an die Versorgungssysteme.

Nach Daten der „Global Burden of Disease Study" befanden sich im Jahr 2016 weltweit unter den 10 häufigsten Erkrankungen, die zu eingeschränkter Lebensqualität („years lived with disability", YLD) führen, 2 genuin psychische Erkrankungen (Depression und Angststörungen) und 5 Erkrankungen (Migräne, Rücken- und Nackenschmerzen, weitere muskuloskelettale Syndrome und Diabetes), deren Entstehung und Verlauf eng mit psychischen bzw. behaviora-

len Faktoren zusammenhängen (GBD 2016 Disease und Injury Incidence und Prevalence Collaborators 2017). Auch in der Untersuchung aus dem Jahr 2019 zeigt sich insbesondere bei Ländern mit hohem soziodemografischen Index der immer weiter steigende Anteil der nicht übertragbaren Erkrankungen an den insgesamt verlorenen gesunden Lebensjahren („disabilty-adjusted life years", DALY), wozu regelhaft psychosoziale Faktoren erheblich beitragen (GBD 2019 Diseases und Injuries Collaborators 2020). Unter den gastroenterologisch-hepatologischen Erkrankungen hat die Leberzirrhose hier eine anhaltend hohe Bedeutung. An Relevanz gewinnen bei älteren Menschen die kolorektalen Karzinome und insbesondere in Ländern mit hohem soziodemografischen Index die chronisch-entzündlichen Darmerkrankungen (GBD 2017 Inflammatory Bowel Disease Collaborators 2020; GBD 2019 Diseases und Injuries Collaborators 2020). Standen vor einigen Jahrzehnten noch die Behandlung von unmittelbar zum Tode führenden Erkrankungen und damit die Reduktion der Mortalität und die Verlängerung der Lebenserwartung im Vordergrund, bewegen sich die Aufgaben damit mehr und mehr zu einer langfristigen Reduktion der Krankheits- und Symptomlast, und die Versorgungsangebote sollten in zunehmendem Maß auf die Verbesserung oder den Erhalt der Lebensqualität zielen.

Psychische und psychosomatische Erkrankungen tragen darüber hinaus selbst zu einer

T. Hofmann (✉)
DRK Kliniken Berlin Wiegmann Klinik & Centrum für Innere Medizin und Dermatologie, Medizinische Klinik mit Schwerpunkt Psychosomatik, Charité – Universitätsmedizin Berlin, Berlin, Deutschland
E-Mail: Tobias.hofmann@charite.de

© Der/die Autor(en), exklusiv lizenziert an Springer-Verlag GmbH, DE, ein Teil von Springer Nature 2024
G. Moser et al. (Hrsg.), *Psychosomatik in der Gastroenterologie und Hepatologie*,
https://doi.org/10.1007/978-3-662-68436-8_32

erhöhten Morbidität und Mortalität bei und sind eng mit somatischen Erkrankungen verbunden. Das Risiko der Entwicklung einer somatischen Erkrankung oder Komplikation erhöht sich durch eine psychische oder psychosomatische Erkrankung um das bis zu 3,5-Fache im Vergleich zur Durchschnittsbevölkerung. Dies gilt insbesondere auch für gastrointestinale Erkrankungen (Momen et al. 2020). Psychische und somatische Erkrankungen bedingen sich dabei gegenseitig und komplizieren wechselseitig die Krankheitsverläufe (Gold et al. 2020). Psychisch erkrankte Männer haben eine im Mittel um 10 Jahre, Frauen eine um 7 Jahre kürzere Lebenserwartung als die durchschnittliche Bevölkerung (Plana-Ripoll et al. 2019).

Psychische Störungen sind bei gastroenterologischen Patient*innen häufig und waren in einer deutschen Studie bei etwa der Hälfte der Patient*innen einer universitären gastroenterologisch-hepatologischen Station zu finden (Niecke et al. 2019). Patient*innen mit chronisch-entzündlichen Darmerkrankungen zeigen, etwas häufiger bei Morbus Crohn als bei Colitis ulcerosa und insbesondere bei hoher Krankheitsaktivität, zu mehr als einem Viertel Angst- oder Depressionssymptome (Barberio et al. 2021). Wie bereits im Kapitel zu psychischen Bedarfen ausgeführt, spielen emotionale Anpassungsprozesse an das Leben mit einer chronischen Erkrankung und deren biomedizinischer Behandlung eine große Rolle, die den Bedarf an integrierter psychosozialer Betreuung und Behandlung deutlich machen (Byron et al. 2020; Schoefs et al. 2023).

Die genannten Aspekte zeigen sich auch in der Realität internistischer Stationen, deren Patient*innen zu mindestens einem Drittel behandlungsbedürftige psychische Störungen aufweisen (Friederich et al. 2002). Sowohl die enge Verbindung und gegenseitige Bedingtheit somatischer und psychischer Erkrankungen als auch die Zunahme von chronischen Erkrankungen und Multimorbidität erfordern daher eine deutlich stärkere Verschränkung psychosozialer und biomedizinischer Behandlungsangebote wie sie vor allem von der psychosomatischen Medizin angestrebt werden.

▶ Die Veränderungen des Krankheitsspektrums aufgrund sozialer und demographischer sowie biomedizinischer Entwicklungen werden zu einer Zunahme von chronischen Erkrankungen, Multimorbidität und psychischer Komorbidität führen und eine deutlich stärkere Integration psychosozialer und biomedizinischer Behandlungsangebote erfordern.

32.2 Modelle integriert-psychosomatischer Stationen

Historisch wurzelt die psychosomatische Medizin im deutschsprachigen Raum seit 1945 in einem psychosomatisch-psychotherapeutischen und einem integriert-psychosomatischen Strang. Psychosomatisch-psychotherapeutische Abteilungen entwickelten elaborierte und spezialisierte stationäre Psychotherapie für ambulant nur schwer oder nicht ausreichend zu behandelnde Patient*innen mit psychischen und psychosomatischen Störungen. Sie erfüllen einen äußerst wichtigen Versorgungsauftrag in der psychotherapeutischen Versorgung der Bevölkerung. Parallel entstand der integriert-psychosomatische Zweig aus einer Kritik bzw. als Weiterentwicklung des internistischen (bzw. biomedizinischen) Klinikalltags und etablierte zunehmend Modelle einer biopsychosozialen Simultandiagnostik und -behandlung, die die körperlichen und psychischen (und in geringerem Maße auch die sozialen) Aspekte nicht seriell nacheinander, sondern in ihrem Zusammenhang und gleichzeitig angehen wollten.

Während psychotherapeutische Stationen in Deutschland in nahezu allen psychosomatischen und zunehmend auch in psychiatrischen Kliniken betrieben werden, sind echte integriert-psychosomatische Stationen weiterhin selten. Auch wenn sich integrierte biopsychosoziale Ansätze in der somatischen Medizin in Form von Konsiliar- oder Liaisonmodellen, beispielsweise mit psychoonkologischen Angeboten in der Onkologie, durchaus etabliert haben, sind echte integriert-psychosomatisch arbeitende Stationen weiterhin selten.

Typ	Beschreibung der Station
I	Psychotherapeutische Stationen mit internistischem Konsildienst
IIa	Somatische Stationen mit psychosomatischem Konsildienst (auf Anfrage)
IIb	Somatische Stationen mit psychosomatischem Liaisondienst (fest implementiert)
IIc	Somatische Stationen mit psychosomatischem Liaisondienst und systematischem Screening
III	Integrierte psychosomatische Stationen unter psychosomatischer Leitung
IV	Integrierte psychosomatische Stationen unter internistischer Leitung

Abb. 32.1 Typisierung integrierter Stationen (modifiziert nach Kathol et al. (1992) sowie Herzog und Schwab (2017))

Abb. 32.1 zeigt beispielhaft Modelle integrierter stationärer Versorgung. Demnach handelt es sich bei den in Onkologien integrierten stationären psychoonkologischen Versorgungsmodellen um Typ-II-Modelle, oft als Typ II b oder II c mit meist fest in die Teams integrierten Psycholog*innen. Integriert-psychosomatische Stationen gemäß Typ III oder Typ IV kommen dem Ideal der biopsychosozialen Medizin, den Dualismus von „Körpermedizin oder Seelenmedizin" zu überwinden, jedoch deutlich näher. Sie erscheinen daher auch in besonderem Maße geeignet, den zukünftigen medizinischen Herausforderungen mit der beschriebenen Zunahme von Multimorbidität und chronischen Erkrankungen, einhergehend mit psychischer Komorbidität und deutlich eingeschränkter Lebensqualität, Rechnung zu tragen. Der Bedarf sowohl an integrierten Ansätzen in der Breite (Typen I und II a–c) als auch an integriert-psychosomatischen Stationen, in denen eine komplexe und spezialisierte Versorgung gebündelt ist (Typen III und IV), wird daher steigen. Der schon von Beginn an interdisziplinär und die Fachgrenzen übergreifende Ansatz ist hierzu in besonderem Maße geeignet.

Auch wenn die Einführung und der Ausbau entsprechender Einrichtungen vor dem genannten Hintergrund plausibel sind und seit Langem gefordert werden, gibt es bislang nur wenig wissenschaftliche Evidenz. Die wenigen vorliegenden Daten deuten auf positive Effekte hinsichtlich der Nutzung des Medizinalsystems, der Länge der Krankenhausauf-

enthalte sowie psychischer Parameter und der Behandlungszufriedenheit hin und zeigen den erheblichen Forschungsbedarf (Kishi und Kathol 1999; Köbler et al. 2022; Leue et al. 2010).

32.3 Umsetzung integrierter gastroenterologisch-psychosomatischer stationärer Versorgung

Bezogen auf die psychosomatische Versorgung gastroenterologischer Erkrankungen kann eine integrierte stationäre Versorgung an einem Allgemeinkrankenhaus mit einer gastroenterologischen und einer psychosomatischen Abteilung idealtypisch in etwa so entwickelt werden, wie im Folgenden beschrieben.

Die gastroenterologische Station nimmt wie in der etablierten, nicht integrierten Versorgung alle Patient*innen mit akutem biomedizinischen Diagnostik- oder Behandlungsbedarf auf. Die hierüber hinausgehende und bei einer größeren Anzahl von Patient*innen sicherlich indizierte psychosoziale Diagnostik erfolgt im Rahmen eines Konsiliardienstes (Typ II a) bzw. durch den fest implementierten psychosomatischen Liaisondienst (Typ II b). Letzterer ist je nach personeller Ausstattung auch in der Lage, bereits eine erste psychosomatische Begleitung zu ermöglichen oder mit der Erarbeitung eines biopsychosozialen Krankheitskonzeptes zu beginnen, um die zukünftige psychosomatische Weiterbehandlung zu bahnen.

Umgekehrt werden Patient*innen mit vorwiegend funktioneller Komponente der körperlichen Beschwerden, mit psychischer Komorbidität mit eigenem Behandlungsbedarf (bspw. Depression oder Angsterkrankung) oder diejenigen, bei denen es primär um die Krankheitsverarbeitung und den adäquaten Umgang mit der gastroenterologischen Erkrankung geht (Coping), auf der genuin psychosomatischen Station (Typ I) aufgenommen. Der gastroenterologische Konsiliardienst kann hier nicht nur zur Klärung etwaiger akut auftretender Fragen hinsichtlich der somatischen Grunderkrankungen niederschwellig hinzugezogen werden, sondern auch um interdisziplinär mit der Expertise beider Fachabteilungen an der weiteren Erarbeitung des biopsychosozialen Krankheitsverständnisses mitzuwirken.

Ein tatsächlich integriertes Arbeiten im Sinne einer Simultandiagnostik und -behandlung ist v. a. auf der allgemeininternistischen/-gastroenterologischen Station mit psychosozialem Schwerpunkt (Typ IV) oder integriert-psychosomatischen Stationen mit im Behandlungsteam permanent integrierter fachärztlicher und im Team weiterentwickelter gastroenterologisch-internistischer Kompetenz (Typ III) möglich. Diese ist sowohl ergänzend zu den bereits vorgestellten Typen I und II sinnvoll, kann jedoch anstelle dieser und neben klassisch gastroenterologischen und psychosomatisch-psychotherapeutischen Stationen sinnvoll betrieben werden. Hier kann für Patient*innen mit entsprechendem Bedarf eine verbesserte, weil simultane, biopsychosoziale Versorgung gewährleistet werden.

▶ Die tatsächliche und gleichwertige Adressierung psychosozialer und biomedizinischer Aspekte einer (gastroenterologischen) Erkrankung im Sinne einer Simultandiagnostik und -behandlung ist letztlich nur auf integrierten Stationen möglich.

Dieser Typus eignet sich daher in hervorragender Weise zur Differenzialdiagnostik bei vermuteter funktioneller Störung oder wenn ein biopsychosoziales Krankheitskonzept von den Patient*innen noch nicht entwickelt werden konnte. Dies gelingt wie auf Stationen des Typs II durch die zunächst somatische Herangehensweise unter frühzeitiger Erhebung psychosozialer Aspekte und im weiteren Verlauf sukzessiver Hinzunahme psychosomatisch-psychotherapeutischer Elemente. Dies ist vergleichbar mit Ansätzen der tangentialen Gesprächsführung bei somatoformen Störungen. Auch Aspekte wie das Tragen von Berufskleidung (Kasack bzw. Kittel), die auf psychosomatisch-psychotherapeutischen Stationen oftmals nicht üblich sind, können den Betroffenen die Öffnung hinsichtlich möglicherweise abgewehrter psychosozialer Faktoren des Krankheitsgeschehens anfangs erleichtern.

Zudem kann hier durch Verlegungen von den peripheren somatischen oder Intensivstationen, aber auch durch Direktaufnahmen aus der Rettungsstelle Entlastung bei komplexen Problematiken mit psychosozialer Komorbidität mit entsprechend verlängerten Liegezeiten geschaffen werden. Dies gilt insbesondere angesichts des kontinuierlich hohen Kostendrucks im Gesundheitswesen, soll dieser nicht zulasten einer qualitativ hochwertigen Versorgung der Patient*innen aufgefangen werden.

Durch die enge Kooperation der Fachabteilungen werden auch sukzessive das psychosomatische Verständnis sich v. a. gastroenterologisch verstehender Kolleg*innen und das gastroenterologische Wissen primär psychosomatisch orientierter Mitarbeiter*innen und damit auch die für die Patient*innen unmittelbar erfahrbare psycho-gastroenterologische Integration kontinuierlich verbessert.

Beispiele entsprechend integriert arbeitender Stationen finden sich derzeit in Deutschland beispielsweise an den psychosomatischen Universitätskliniken in Heidelberg (Herzog und Schwab 2017), Nürnberg (Köbler et al. 2022), Göttingen und Berlin. Während in Heidelberg, Göttingen und Berlin psychosomatisch geführte Typ-III-Stationen betrieben werden, die sowohl die psychosomatisch-psychotherapeutische als auch die internistische Kompetenz in den Stationsteams vorhalten (müssen), entspricht das Nürnberger Modell mit Belegbetten auf den primär somatisch geführten Stationen am ehesten einer Mischung der Typen II, III und IV. Die Behandlung erfolgt hier zunächst sowohl vom Behandlungsansatz als auch von den Abrechnungsmodalitäten internistisch mit einem psychosomatischen Liaisonmodell. In dem Moment, wo sowohl der erhöhte psychosoziale Bedarf wie auch der einer längeren Verweildauer deutlich werden, wechseln die Behandlungsführung wie auch das zur Abrechnung relevante Entgeltsystem zur Psychosomatik, während die Patient*innen im gleichen Bett verbleiben können und eine hohe Behandlungskontinuität erleben (Köbler et al. 2022).

Der kostendeckende Betrieb solcher Stationen ist aufgrund der pauschalierenden Entgeltsysteme allerdings erheblich erschwert und muss gegebenenfalls im Einzelfall mit den Krankenkassen verhandelt werden. Zwar ermöglicht die Erbringung des Operationen- und Prozedurenschlüssels (OPS) „Integrierte klinisch-psychosomatisch-psychotherapeutische Komplexbehandlung" (OPS 9-642) in einigen Fällen einen geringfügig besseren Erlös als in der üblichen psychosomatisch-psychotherapeutischen Versorgung. Zudem sind mit der Hinterlegung des OPS-Codes zumindest die formalen Grundlagen für eine adäquate Abbildung im Finanzierungssystem bereits geschaffen (Bundesinstitut für Arzneimittel und Medizinprodukte 2024). Eine bedarfsgerechte Finanzierung integrierter stationärer Versorgung ist damit derzeit jedoch im Regelfall nicht möglich. Angesichts der dargelegten Bedeutung entsprechender Konzepte besteht daher erheblicher Verbesserungsbedarf.

Praxisbeispiel

Ein 32-jähriger Patient mit bekanntem Morbus Crohn wird aufgrund erheblicher abdomineller Beschwerden über die Rettungsstelle auf die integrierte Station aufgenommen. Dort zeigt sich, dass die Beschwerden im Rahmen von unerwünschten Wirkungen (UAW) der initiierten Antikörpertherapie zu sehen sind. Diese war aufgrund von Nebenwirkungen bereits auf ein Zweitlinienpräparat umgestellt worden. Die zügige und dennoch vorsichtige psychosomatische Evaluation zeigt deutliche Schwierigkeiten mit der Krankheitsverarbeitung hinsichtlich der erst wenige Monate zuvor unter erheblichen Komplikationen erstdiagnostizierten chronisch-entzündlichen Darmerkrankung. Nach somatischer und psychischer Stabilisierung sowie erster Erarbeitung eines biopsychosozialen Krankheitsmodells erfolgt die Entlassung mit geplanter Wiederaufnahme zur integriert-psychosomatischen Intervalltherapie. Kurz nach Wiederaufnahme wenige Wochen später entwickelt der Patient erneut zunehmend heftige abdominelle Schmerzen. Durch die integrierte Zusammenarbeit erfolgt die zügige Diagnostik mittels Computertomografie, die eine Komplikation im Sinne eines beginnenden Ileus zeigt. Der Patient kann während der noch konservativ-antiinflammatorisch möglichen Therapie auf der Station verbleiben und während der nun wieder führend gastroenterologischen Behandlung in psychosomatisch-psychotherapeutischen Einzelgesprächen auch hinsichtlich seiner psychischen Verfassung stabilisiert werden. ◄

Fazit

Aufgrund von weltweiten Veränderungen des Krankheitsspektrums gewinnen chronische Erkrankungen, Multimorbidität und psychosoziale Komorbidität in der medizinischen Versorgung erheblich an Bedeutung. Auch gastroenterologische Erkrankungen gehen für die Betroffenen mit teils erheblichen psychosozialen Belastungen und Einschränkungen der Lebensqualität einher. Dies erfordert auch in der stationären Medizin eine deutlich stärkere Verschränkung psychosozialer und biomedizinischer Behandlungsangebote. Integriert-psychosomatische Stationen sind in besonderer Weise in der Lage, diesen Anforderungen gerecht zu werden und werden an verschiedenen Standorten erfolgreich betrieben. Der bedarfsgerechte Ausbau und kostendeckende Betrieb solcher Einheiten werden jedoch durch die aktuellen Entgeltsysteme weiterhin erschwert.

Literatur

Barberio B et al (2021) Prevalence of symptoms of anxiety and depression in patients with inflammatory bowel disease: a systematic review and meta-analysis. Lancet Gastroenterol Hepatol 6(5):359–370. https://doi.org/10.1016/s2468-1253(21)00014-5

Byron C et al (2020) Challenges of living with and managing inflammatory bowel disease: a meta-synthesis of patients' experiences. J Clin Nurs 29(3–4):305–319. https://doi.org/10.1111/jocn.15080

GBD 2017 Inflammatory Bowel Disease Collaborators (2020) The global, regional, and national burden of inflammatory bowel disease in 195 countries and territories, 1990–2017: a systematic analysis for the Global Burden of Disease Study 2017. Lancet Gastroenterol Hepatol 5(1):17–30. https://doi.org/10.1016/S2468-1253(19)30333-4

GBD 2016 Disease and Injury Incidence and Prevalence Collaborators (2017) Global, regional, and national incidence, prevalence, and years lived with disability for 328 diseases and injuries for 195 countries, 1990–2016: a systematic analysis for the Global Burden of Disease Study 2016. Lancet 390(10100):1211–1259. https://doi.org/10.1016/S0140-6736(17)32154-2

GBD 2019 Diseases and Injuries Collaborators (2020) Global burden of 369 diseases and injuries in 204 countries and territories, 1990–2019: a systematic analysis for the Global Burden of Disease Study 2019. Lancet 396(10258):1204–1222. https://doi.org/10.1016/S0140-6736(20)30925-9

Friederich HC et al (2002) Psychische Komorbidität bei internistischen Krankenhauspatienten — Prävalenz und Einfluss auf die Liegedauer. Psychother Psychosom Med Psychol 52(07):323–328. https://doi.org/10.1055/s-2002-32865

Gold SM et al (2020) Comorbid depression in medical diseases. Nat Rev Dis Primers 6(1):69. https://doi.org/10.1038/s41572-020-0200-2

Herzog W, Schwab M (2017) Integrierte stationäre Psychosomatik. In: Köhle K, Herzog W, Joraschky P, Kruse J, Langewitz W, Söllner W (Hrsg) Uexküll, Psychosomatische Medizin (8. Ausgabe). Urban & Fischer, München, S 537–544

Kathol RG et al (1992) Categorization of types of medical/psychiatry units based on level of acuity. Psychosomatics 33(4):376–386. https://doi.org/10.1016/S0033-3182(92)71942-2

Kishi Y, Kathol RG (1999) Integrating medical and psychiatric treatment in an inpatient medical setting. The type IV program. Psychosomatics 40(4):345–355. https://doi.org/10.1016/S0033-3182(99)71230-2

Köbler P et al (2022) Specialized biopsychosocial care in inpatient somatic medicine units-a pilot study. Front Public Health 10:844874. https://doi.org/10.3389/fpubh.2022.844874

Leue C et al (2010) Managing complex patients on a medical psychiatric unit: an observational study of university hospital costs associated with medical service use, length of stay, and psychiatric intervention. J Psychosom Res 68(3):295–302. https://doi.org/10.1016/j.jpsychores.2009.04.010

Bundesinstitut für Arzneimittel und Medizinprodukte (2024) Operationen- und Prozedurenschlüssel (OPS). https://klassifikationen.bfarm.de/ops/kode-suche/htmlops2024/block-9-60...9-64.htm

Momen NC et al (2020) Association between mental disorders and subsequent medical conditions. N Engl J Med 382(18):1721–1731. https://doi.org/10.1056/NEJMoa1915784

Niecke A et al (2019) Psychische Komorbidität in der Gastroenterologie und Hepatologie: Prävalenz und psychosozialer Versorgungsbedarf in der Tertiärversorgung. Psychother Psychosom Med Psychol 69(1):29–37. https://doi.org/10.1055/s-0044-100402

Plana-Ripoll O et al (2019) A comprehensive analysis of mortality-related health metrics associated with mental disorders: a nationwide, register-based cohort study. The Lancet 394(10211):1827–1835. https://doi.org/10.1016/S0140-6736(19)32316-5

Schoefs E et al (2023) What are the unmet needs and most relevant treatment outcomes according to patients with inflammatory bowel disease? A qualitative patient preference study. J Crohns Colitis 17(3):379–388. https://doi.org/10.1093/ecco-jcc/jjac145

Integrierte Psychosomatische Versorgung und Rehabilitation

Anke von Sengbusch

33.1 Zu Begriff und Historie der integrierten Versorgung

Hinter der Idee der integrierten Versorgung steht der Anspruch, medizinische Behandlungsabläufe zu verbessern, indem vorhandene Versorgungsbereiche sich effektiv ergänzen, um die für das jeweilige Krankheitsbild erforderlichen Strukturen ohne Zeitverzögerung verfügbar zu machen. Es geht hierbei um die Vernetzung verschiedener Leistungserbringer (Kliniken, Fachambulanzen, medizinische Versorgungszentren, Hausärzt*innen und spezialisierte Fachärzt*innen), um die Übergänge zwischen den Behandlungsformen zu erleichtern und bei Überlastungen im System, die z. B. regional bedingt sein können, die für die Versorgung der Bevölkerung erforderlichen Strukturen trotzdem bereitzustellen. Ebenso ist das Ziel, in einem komplex gegliederten und abgestuft finanzierten System einen möglichst schnellen und unkomplizierten Zugang zu der erforderlichen fachärztlichen Versorgung für Diagnostik und Mitbehandlung zu schaffen.

In der Vergangenheit gab es Schwierigkeiten, da einzelne Leistungserbringer im System die gewachsenen und etablierten Strukturen gefährdet sahen und Befürchtungen existierten, z. B. im Fall einer ambulanten Leistungserbringung durch Kliniken den Niedergelassenen Teile ihrer Erwerbsquellen zu nehmen. Dieses Problem dürfte sich heute angesichts der fast flächendeckenden fachärztlichen Mangelversorgung weitgehend erledigt haben. Die Auseinandersetzung um eine leistungsgerechte Vergütung und faire Verteilung der verfügbaren Gelder geht jedoch weiter.

Im Jahr 2004 wurden in Deutschland im Rahmen des Gesetzes zur Modernisierung der gesetzlichen Krankenversicherung (GKV-Modernisierungsgesetz) die Paragrafen 140 a–d des 5. Sozialgesetzbuches, welches die Bestimmungen zur gesetzlichen Krankenversicherung zusammenfasst, neu geschaffen, um zur Stärkung der integrierten Versorgung Einzelverträge zwischen Leistungserbringern und Krankenkassen zu ermöglichen, und es wurde eine erhebliche Anschubfinanzierung bereitgestellt. Das GKV-Versorgungsstärkungsgesetz hat 2015 mit der Einrichtung eines Innovationsfonds geregelt, dass auch weiterhin neue sektorenübergreifende Versorgungsformen und Versorgungsforschung mit jährlich 300 (seit 2020 mit 200) Mio. Euro gefördert werden. Dennoch bestehen weiterhin auf vielen Ebenen Schwierigkeiten, eine flächendeckende, patientenorientierte und sektorübergreifende

A. von Sengbusch (✉)
Median Klinik Bad Gottleuba, Klinik für Gastroenterologie und Stoffwechselerkrankungen, Bad Gottleuba-Berggießhübel, Deutschland
E-Mail: anke.vonsengbusch@median-kliniken.de

Versorgung in Deutschland zu etablieren, und es wurden häufig Einzelverträge und Modellprojekte finanziert, die bislang nicht oder nur unzureichend in die Regelversorgung übernommen worden sind. Die Deutsche Gesellschaft für integrierte Versorgung (DGIV) hat hierzu ein Positionspapier erstellt (DGIV 2023). Darin werden auch im Hinblick auf die politischen Voraussetzungen 5 Handlungsfelder (Perspektive, Zielbild, Anreize Versorgungsmanagement, hybride Versorgung, Prozesse und Plattformen) herausgestellt und umfassender Revisionsbedarf gesehen, um integrierte Versorgung weg von Einzelprojekten in die breite und alltägliche Versorgungsrealität des deutschen Gesundheitswesens zu bringen. Auf das Potenzial digitaler und telemedizinischer Leistungen wird insbesondere verwiesen.

Im Hinblick auf die Situation gastroenterologischer Patient*innen hat die Etablierung der integrierten Versorgung sicherlich durch die Vernetzung von hausärztlicher und fachärztlicher Kompetenz sowie die Möglichkeit der Betreuung in Spezialambulanzen von (Universitäts-)Kliniken (z. B. bei chronisch-entzündlichen Darm- oder Tumorerkrankungen) Verbesserungsmöglichkeiten geschaffen. In Bezug auf die psychosomatische Versorgung bleibt der Übergang zwischen den verschiedenen Leistungsträgern und Unterstützungssystemen jedoch schwierig und ist kaum institutionalisiert. Ob er gelingt, obliegt meist vor allem dem Einsatz der Betroffenen.

33.2 Vorbemerkung zur Notwendigkeit integrierter psychosomatischer Versorgung

Das Wort Psychosomatik impliziert grundsätzlich, dass Körper und Seele gemeinsam gedacht und betrachtet werden. In den Ursprüngen des Faches etwa Mitte des 20. Jahrhunderts wurde danach gesucht, ob und wie psychische Konflikte körperliche Symptome hervorrufen können. Daraus hat sich ein medizinischer Fachbereich entwickelt, der körperliche Symptome vorwiegend mit psycho-therapeutischen Mitteln behandelt. Entsprechend wird die Aussage etwas sei „psychosomatisch" im Volksmund und partiell ebenso in der Ärzteschaft verstanden als: Die Beschwerden haben keine körperliche Ursache und kommen allein „vom Kopf". Diese Sichtweise erscheint nicht hilfreich im Hinblick auf eine adäquate integrierte gastroenterologisch-psychosomatische Versorgung. Oft fühlen sich in einer rein psychosomatischen Therapiesituation Behandelte mit ihren komplexen körperlichen Beschwerden unverstanden und Behandelnde überfordert, da ihnen die internistisch-gastroenterologische Expertise und eine angemessene Einschätzung der körperlichen Dimension des Problems fehlen. Daher muss gefragt werden, in welchem Setting eine psychosomatische Versorgung gastroenterologischer Patient*innen ideal und real gelingen könnte.

Psychotherapeutische Interventionen können aus verschiedenen Gründen in unterschiedlichen Krankheitssituationen nötig werden:

- Bewältigung einer akuten traumatischen Situation bei plötzlichen schweren Ereignissen mit akuter Belastungsreaktion (z. B. Notoperation, Verletzung der Bauchorgane durch Unfall, Aufenthalt auf der Intensivstation),
- Umgang mit einer schweren folgenreichen Diagnose (z. B. Malignom),
- sogenannte Complianceprobleme mit Nichtbefolgung von Behandlungsempfehlungen (z. B. diabetisches Fußsyndrom),
- Umgang mit den Folgen und Einschränkungen im Alltag durch eine chronische Erkrankung (chronisch-entzündliche Darmerkrankungen [CED], Folgezustände von Operationen, Reizdarmsyndrom [RDS]),
- Umgang mit Konflikten, Belastungen und perspektivischen Sorgen, die sich durch die Erkrankung am Arbeitsplatz ergeben,
- Linderung von Stressoren, die den Krankheitsverlauf ungünstig beeinflussen,
- Aufdecken und Bearbeitung von psychischen Auslösern körperlicher Symptome (Somatisierung),
- Mitbetreuung bei schwerer psychischer Komorbidität unabhängig von der gastroenterologischen Erkrankung.

33.3 Integrierte gastroentero- logisch-psychosomatische Versorgung im stationären Bereich

Im stationären Bereich wird in der Regel eine Hauptindikation den Fachbereich bestimmen, der schwerpunktmäßig zuständig ist und auf dessen Station die Unterbringung erfolgt. Das Ausmaß von Multimorbidität und psychischer Komorbidität ist in somatischen Abteilungen erheblich, mindestens ein Drittel der im Krankenhaus Behandelten leidet an psychischen Störungen (Friedrich et al. 2002). Zudem hat gerade im Bereich der Inneren Medizin eine Zergliederung in Subspezialisierungen stattgefunden, sodass häufig mehr als eine Fachdisziplin während eines stationären Aufenthalts einbezogen werden muss. Dies geschieht in der Regel in Form eines Konsiliardienstes, den Fachärzt*innen der jeweiligen Fachabteilungen für die anderen Abteilungen leisten. Jedoch erfolgt die Behandlung im Akutkrankenhaus in der Regel mit einer klaren Zuständigkeit in der Hauptindikation auf der entsprechend spezialisierten Abteilung. „Complexity intervention units" (Kathol 2009) mit einer routinemäßig integrierten psychosozialen Versorgung bei schwerer körperlicher und psychischer Erkrankung existieren nicht regelhaft, sondern allenfalls als Modellprojekte.

Der Konsiliardienst bedeutet in Bezug auf die psychosomatische Versorgung auf einer gastroenterologischen Station, dass im Fall einer erforderlichen psychosomatischen Mitbehandlung, z. B. bei der Frage nach dem Vorliegen einer relevanten Depression oder Angsterkrankung oder der Abklärung von Suizidalität, eine fachärztliche Mitbeurteilung (in der Regel am Bett bzw. auf der Station) im Gespräch erfolgt. Hierbei geht es um folgende Punkte (Rudolf 2000):

- diagnostische Klärung relevanter psychischer Komorbidität,
- therapeutische und medikamentöse Empfehlungen,
- psychotherapeutische Mitbehandlung,

- Schnittstellen zur sozialen Dimension (z. B. Möglichkeiten zur Weiterversorgung und Unterstützung oder Auswirkungen der Erkrankung auf privaten und beruflichen Alltag).

Anschließend ergehen eine schriftliche Stellungnahme und Empfehlung (z. B. zu einer Medikation) an die primär behandelnde Abteilung. Umgekehrt kann die Behandlung auch auf einer primär psychosomatischen Station stattfinden und eine konsiliarische gastroenterologische Mitbehandlung erfolgen, z. B. bei Fragen der Medikamentenänderung oder akuten körperlichen Problemen mit erforderlicher Diagnostik. Ein angefordertes Konsil wird abhängig von der Dringlichkeit bearbeitet, sollte aber innerhalb von 24 h realisierbar sein. Ein Konsil kann dazu führen, dass ein Wechsel der Fachabteilung vorgenommen wird, falls sich der Behandlungsschwerpunkt verschiebt.

Darüber hinaus geht das Konzept des Liaisondienstes, wobei Fachärzt*innen aus der Psychosomatik oder ausgebildete Psychotherapeut*innen regelmäßig in einer primär somatischen Klinik stunden- oder tageweise präsent und somit in die tägliche Routine integriert sind, z. B. in Fallbesprechungen, Visiten, Schulungen des Teams, Angehörigenarbeit. Dies kann in Abteilungen sinnvoll sein, wo regelhaft psychotherapeutische Begleitung der Behandelten erforderlich ist, z. B. in einem Krebszentrum. In der Liaisonarbeit ist die Kontaktaufnahme niederschwelliger und der Austausch mit dem primär betreuenden Team intensiver als im reinen Konsiliardienst. Häufig beinhaltet das auch die Vermittlung bei Konflikten oder Unverständnis im Team im Behandlungsverlauf. Während in der Onkologie und Geriatrie die Einbeziehung psychotherapeutischer Kompetenz aufgrund der Zertifizierungsrichtlinien inzwischen zum Standard gehört (z. B. Palliativkomplexbehandlung oder geriatrische Komplexbehandlung), ist ein solcher Liaisondienst auf gastroenterologischen Stationen derzeit keinesfalls die Regel.

Noch weniger ist es im derzeitigen System möglich, auf einer primär somatischen Station eine komplexe psychosomatische Mitbehandlung zu etablieren, die eine aus regelmäßigen Einzel- und Gruppengesprächen bestehende Psychotherapie sowie ergänzende Angebote (Ergo- und wahrnehmungsorientierte Therapie, Entspannungsverfahren, Bewegungstherapie, Sozialarbeit etc.) umfassen würde. Bei Menschen mit schweren akuten Erkrankungen (Krankheitsschub, akute Operation, erforderliche Chemotherapie) steht meist die medizinische Behandlung im Vordergrund, und die Behandlung auf einer entsprechend qualifizierten somatischen Station ist erforderlich. Es gibt Modellprojekte, die auch solchen Patient*innen im Fall einer psychischen Komorbidität eine komplexe psychotherapeutische Mitbehandlung zukommen lassen.

Eines davon ist das Projekt der „Nuremberg Integrated Psychosomatic Acute Unit" (Köber et al. 2022), welches auf Stationen der Pneumologie, Onkologie und Gastroenterologie etabliert wurde, mit dem Ziel, den primär in der somatischen Abteilung Behandelten eine adäquate multimodale psychotherapeutische Mitbehandlung zugänglich zu machen. Grundgedanke war, dass komplex körperlich kranke Menschen auf psychosomatischen Stationen oft nicht in deren Standards passen, da der Bedarf an somatischer Behandlung zu hoch ist und die körperlichen Probleme viel Raum einnehmen, dass aber andererseits das oben beschriebene Modell des Konsiliar- und Liaisondienstes den Bedürfnissen der Menschen mit hohem psychosozialen Behandlungsbedarf nicht gerecht wird. Im Rahmen dieses Projektes verbleiben die Patient*innen auf der somatischen Station, werden aber komplex und multiprofessionell psychosomatisch mitbehandelt. Das beinhaltet medizinische, psychologische und qualifizierte pflegerische Betreuung, aber auch körpertherapeutische Elemente, Entspannungsverfahren, Physio- und Soziotherapie. Das Programm konnte depressive und Angstsymptome sowie Stress reduzieren und führte zu hoher Zufriedenheit der Behandelten. Wichtig erscheint auch der Aspekt, dass die frühe und intensive psychosomatische Mitbehandlung Akzeptanz schaffen und Türen öffnen kann für die weitere psycho- und soziotherapeutische Betreuung über den stationären Aufenthalt hinaus.

In Deutschland gibt es zudem einzelne Klinikabteilungen, in denen unter einem ganzheitlichen Aspekt unter gastroenterologischer Leitung naturheilkundliche, psychologische und körpertherapeutische Elemente (Mind-body-Medizin) einbezogen werden.

33.4 Integrierte gastroenterologisch-psychosomatische Versorgung im ambulanten Bereich

Im ambulanten Bereich erfolgt eine psychotherapeutische und psychiatrische Versorgung in der Regel durch niedergelassene psychologische oder ärztliche Psychotherapeut*innen oder in psychiatrischen Fachpraxen.

Zur psychologisch-psychotherapeutischen Niederlassung und Durchführung von Psychotherapien berechtigt eine psychotherapeutische Approbation nach mehrjähriger Ausbildung (Theorie, Selbsterfahrung und supervidierte Behandlungsstunden). Eine Neufassung des deutschen Psychotherapeutengesetzes (PsychThG) von 1999, welches das Recht zur Ausübung von Psychotherapie regelt, trat zum 1.9.2020 in Kraft. Künftig wird es ein eigenes Studium geben, das zur psychotherapeutischen Tätigkeit qualifiziert, welches im Anschluss durch eine verfahrensspezifische fachpsychotherapeutische Weiterbildung ergänzt werden kann.

Ärztlich qualifizieren die Facharztbezeichnungen „Psychiatrie und Psychotherapie" sowie „Psychosomatische Medizin und Psychotherapie" aber auch die Zusatzbezeichnung Psychotherapie (fachgebunden) zur Durchführung psychotherapeutischer Leistungen. Letztere Qualifikation dient dem Erwerb ergänzender vertiefter psychotherapeutischer Kenntnisse bei bestehender fachärztlicher Qualifikation in einem anderen Bereich. Im allgemeinärztlichen Sektor wird die deutlich niedrigschwelligere Qualifikation der „psychosomatischen Grundversorgung" (50 h Theorieseminar, verbale Interventionstechniken, Balint-Gruppe) häufig erworben, um definierte psychosomatische Leistungen erbringen zu dürfen (Psychotherapievereinbarung vom 2.2.2017).

Somit ist dafür gesorgt, dass auch im primär somatischen Versorgungssektor Basiskompetenzen zur psychosomatischen Versorgung erworben werden können, um für psychosomatische Aspekte sensibler zu sein und Gesprächstechniken anwenden zu können, aber auch um kleinere kurzfristige Interventionen zu leisten und die Entscheidung treffen zu können, ob eine weiterführende fachpsychotherapeutische Behandlung indiziert ist. Während die überwiegende Zahl der allgemeinärztlich Tätigen diese psychosomatische Grundversorgung leistet und nach der Gebührenordnung abrechnen kann, so spielt dies im Fachbereich Gastroenterologie bislang nur eine untergeordnete Rolle.

In den Fachpraxen für Gastroenterologie werden in Deutschland aus Gründen von Ökonomie und Effektivität (Auslastung von Geräten und Personal) überwiegend endoskopische Leistungen erbracht. Das ärztliche Gespräch wird kaum honoriert und findet daher oft nur verkürzt in wenigen Minuten statt oder entfällt. Das führt dazu, dass über erhobene Befunde (z. B. Ergebnisse von Biopsien) teilweise gar nicht gesprochen wird, was patientenseitig zu Verunsicherung und additiver krankheitsassoziierter Belastung führt. Der Raum, psychische Faktoren im Zusammenhang mit der Erkrankung zu thematisieren, ist äußerst klein. Die Überweisung in eine Psychotherapie wird in der Regel über den Hausarzt oder die Hausärztin erfolgen.

Die Richtlinienverfahren für Psychotherapie, für die in Deutschland die Kosten durch die gesetzlichen Krankenkassen übernommen werden, sind Verhaltenstherapie, tiefenpsychologisch fundierte Psychotherapie, psychoanalytische Psychotherapie und systemische Therapie. Die Therapiedauer ist variabel – von Kurzzeittherapien von 24 Sitzungen à 50 min

bis zu mehrjährigen mehrmals wöchentlichen Sitzungen bei der psychoanalytischen Psychotherapie – und kann im Einzel- und Gruppensetting erbracht werden. Leider sind die Wartezeiten auf Psychotherapieplätze aktuell in fast allen Regionen des Landes lang und betragen oft auch nach Feststellung des Behandlungsbedarfs in der psychotherapeutischen Akutsprechstunde viele Monate. Laut einer Umfrage der Bundespsychotherapeutenkammer aus dem Jahr 2021 warten fast 30 % bis zu einem halben Jahr, 38 % sogar länger (Pressemitteilung der Bundespsychotherapeutenkammer vom 7.6.2022). Ob Reformen in der Psychotherapieausbildung hier ausreichend Abhilfe schaffen können, bleibt abzuwarten. In Bezug auf die integrierte psychotherapeutische Versorgung im Bereich Gastroenterologie im ambulanten Sektor kommt erschwerend hinzu, dass ausreichende Kenntnisse bezüglich der körperlichen Grunderkrankung oft fehlen, was den therapeutischen Kontakt erschweren und den Weg zu einer guten therapeutischen Passung verlängern kann.

Besser gelungen ist die Integration krankheitsspezifischer psychischer Faktoren in die therapeutische Ausbildung in anderen internistischen Bereichen, mit der Möglichkeit zum Erwerb spezieller Qualifikationen, z. B. im Bereich der Psychoonkologie oder Psychodiabetologie. Von der Deutschen Krebsgesellschaft anerkannte Fortbildungscurricula, deren Umfang ca. 100 h inklusive Fallarbeit und themenzentrierter Selbsterfahrung beträgt, qualifizieren für eine psychoonkologische Tätigkeit. Das erworbene Zertifikat vermittelt Kenntnisse über psychosoziale Aspekte der Krebserkrankung in verschiedenen Krankheitsphasen, krebsspezifische psychotherapeutische Arbeit, sozialrechtliche Grundkenntnisse etc. und berechtigt zur Tätigkeit in zertifizierten Krebszentren. Auch die Weiterbildung im Bereich Psychodiabetologie (Fachpsycholog*in Diabetes oder Zusatzbezeichnung Psychodiabetologe/Psychodiabetologin) erfordert eine praktische Tätigkeit in einer Diabetes-Einrichtung sowie ein curriculares Fortbildungsprogramm mit verhaltensmedizinischer Ausrichtung. Es werden u. a. Techniken zur Stärkung von Krankheitsakzeptanz und -bewältigung sowie der Verhaltensänderung (Gewichtsreduktion, Selbstkontrolle, Angstreduktion) und Schulungsdidaktik vermittelt. Allerdings sind die Qualifizierten überwiegend im Bereich der stationären oder rehabilitativen Versorgung angesiedelt, wo im Rahmen von Zertifizierungsverfahren und Zentrenbildung entsprechende Qualifikationen gefordert werden. Der Bedarf für ein entsprechendes Curriculum für gastroenterologische Fachpsychotherapie wäre sicherlich gegeben, existiert jedoch derzeit nicht.

Psychotherapeutische Versorgung im ambulanten Sektor im weiteren Sinne wird auch durch andere Instanzen erbracht, die die Mangelsituation zwar nicht beheben, aber zumindest abmildern können. Große psychosomatische Kliniken bieten eine Notfallversorgung und Nachbetreuung in Ambulanzen an. Psychotherapeutische Institutsambulanzen von Ausbildungsinstituten ermöglichen Psycholog*innen in Ausbildung die Behandlung unter Supervision, was Therapieplätze generiert. Der sozialpsychiatrische Dienst sowie psychosoziale Beratungsstellen unterstützen in akuten Krisen und bei Problemen wie Sucht, Familienkonflikten oder Schulden.

Im komplementärmedizinischen Bereich (Heilpraktik, traditionelle chinesische Medizin [TCM], Naturheilkunde, Mind-Body-Medizin) wird dem Bedarf nach gleichwertiger Berücksichtigung körperlicher, psychischer und Umweltbelange in unterschiedlicher Form Rechnung getragen. Körperbezogene und wahrnehmungsorientierte Verfahren haben bei gastroenterologischen Krankheitsbildern ihren Stellenwert und sind zumindest in städtischen Regionen breit verfügbar. So konnte z. B. gezeigt werden, dass das Ausüben von Yoga die erkrankungsbezogene Lebensqualität von Menschen mit Colitis ulcerosa positiv beeinflusst (Cramer 2017). Auch wenn diese Angebote überwiegend nicht von den gesetzlichen Krankenkassen übernommen werden, ist die patientenseitige Akzeptanz und die Wertigkeit der eigenen Einflussmöglichkeit auf den Krankheitsverlauf jenseits von alleiniger Medikamenteneinnahme hoch einzustufen.

Nicht zuletzt leisten reale und virtuelle Selbsthilfegruppen und Foren einen Beitrag zur integrierten Versorgung, da der Austausch unter Betroffenen eine spezielle Form des Verstehens der persönlichen Situation ermöglicht. Die Aktivität in Selbsthilfegruppen kann in Bezug auf krankheitsbezogene Ängste, Bewältigungsstrategien, therapeutische Optionen und lebenspraktische Aspekte unterstützen (Landstad et al. 2022). Ob digitale Gesundheitsanwendungen (DiGA) wie die seit Dezember 2021 zugelassene App „Cara Care für Reizdarm" äquivalent effektiv sein können, wird Gegenstand zukünftiger Forschung sein müssen.

33.5 Rehabilitation und Sozialmedizin

33.5.1 Medizinische Rehabilitation

Die medizinische Rehabilitation ist eine mehrwöchige in einer Hauptindikation erbrachte multimodale Leistung, deren Kostenträger in Deutschland in der Regel die Deutsche Rentenversicherung (DRV) oder die gesetzlichen oder privaten Krankenkassen sind. Je nach versicherungsrechtlicher Voraussetzung kommen auch andere Kostenträger in Betracht. Sie kann als Anschlussheilbehandlung (AHB) nach schweren Akuterkrankungen oder als Heilverfahren (HV) bei chronischen Erkrankungen erbracht werden. Medizinische Rehabilitation wird überwiegend stationär erbracht, ambulante Rehabilitationsleistungen haben derzeit einen Anteil von ca. 16 %. Die Rehabilitation fokussiert neben der Weiterbehandlung der noch bestehenden medizinischen Probleme auf die sogenannten Teilhabeeinschränkungen, dies meint die kritischen Auswirkungen der Erkrankung auf den häuslichen und beruflichen Alltag. Die Grundlage stellt das biopsychosoziale Verständnis von Krankheit und Gesundheit dar. Als Bezugssystem dient die Internationale Klassifikation der Funktionsfähigkeit, Behinderung und Gesundheit (ICF) der Weltgesundheitsorganisation (WHO).

Rehabilitationsbedarf besteht bei Gefährdung der Erwerbsfähigkeit durch die Erkrankung sowie bei gravierenden Einschränkungen im Alltag (häusliche Eigenständigkeit, Hilfsbedürftigkeit). Letztlich geht es darum, Teilhabeeinschränkungen auf verschiedenen therapeutischen Wegen zu reduzieren, um nach oder mit einer Erkrankung wieder eine möglichst hohe Lebensqualität und Alltagsfunktionalität zu erreichen. Für noch im Erwerbsleben stehende Personen mit Kostenträger DRV werden auch arbeitsbezogene Aspekte einbezogen und der Reha-Entlassungsbericht beinhaltet eine gutachterliche Äußerung, die sozialmedizinische Leistungseinschätzung.

Auf die gastroenterologische Rehabilitation entfallen ca. 3 % und auf Menschen mit chronisch-entzündlichen Darmerkrankungen (CED) 0,5 % der ca. 1 Million medizinischen Rehabilitationsleistungen pro Jahr in Deutschland (Reha-Atlas DRV 2023; Glaser 2018). Diese erfolgt in wenigen spezialisierten Fachkliniken, die über eine Fachgesellschaft vernetzt sind. In der Rehabilitation erfolgt die Betreuung durch ein multiprofessionelles Team, sie bietet somit die Chance für eine integrierte Versorgung, welche psychologische, ernährungstherapeutische und sozialrechtliche Unterstützung regelhaft einbezieht. In der S3-Leitlinie Morbus Crohn von 2022 (Sturm et al. 2022) ist das Angebot der medizinischen Rehabilitation als Empfehlung inzwischen verankert. Auch die Rehabilitation erfolgt in der Regel schwerpunktmäßig in einer Indikation (Gastroenterologie, Stoffwechsel, Psychosomatik). Ein Konsiliarwesen ist häufig etabliert, vor allem in Kliniken, in denen verschiedene Fachabteilungen nebeneinander bestehen. Dies ist auch für die sozialmedizinische Einschätzung relevant, da gutachterliche Äußerungen eine fachärztliche Kompetenz oder psychotherapeutische Approbation erfordern. In einzelnen Fällen sind auch Modelle der „dualen Rehabilitation" verfügbar, wo die Betreuung gleichberechtigt durch zwei Fachabteilungen erfolgt (z. B. gemeinsame Visiten).

In praktisch jeder Rehabilitationsindikation kommen bewegungs- und physiotherapeutische Elemente zum Einsatz, welche neben dem Aufbau von Kraft und Ausdauer dabei unterstützen, das Körpergefühl nach gesundheitlicher Erschütterung zu verbessern und wieder Vertrauen in die Körperfunktion aufzubauen. Auch das Erhalten von krankheitsbezogenen Informationen (z. B. bei CED, RDS), die ernährungstherapeutische Begleitung und die Reetablierung einer Tagesstruktur können dabei unterstützen, den Betroffenen mehr Sicherheit nach schwerer oder bei chronischer Erkrankung zu vermitteln. Der räumliche Abstand von häuslichem und Arbeitsumfeld hilft oft dabei, aus der Distanz einen anderen Blick auf Alltagsbelastungen nehmen zu können. Das Miteinander und der Austausch mit anderen Betroffenen tragen dazu bei, eigenes Leid zu relativieren und Verständnis zu erfahren.

Elemente der im engeren Sinne psychosomatischen integrierten Versorgung in der gastroenterologischen Rehabilitation umfassen:

- Psychotherapeutische Einzelgespräche: Diese können aufgrund der begrenzten Zeit keine längerfristige ambulante Psychotherapie ersetzen, jedoch werden Entlastung und Kurzinterventionen möglich, und es kann geklärt werden, ob die Indikation für eine längerfristige ambulante Psychotherapie besteht.
- Edukative Gruppen mit verhaltenstherapeutischer modularer Ausrichtung (z. B. Stressbewältigung, Schmerzbewältigung).
- Etablierung gesundheitsfördernder Verhaltensweisen (Raucherentwöhnung).
- Informationsvorträge und -seminare (Depression, Angst, Burn-out).
- Indikationsbezogene Informations- und Gesprächsgruppen bieten die Chance für
  - Entlastung durch Teilen gemeinsamer Erfahrungen und Ängste, Erfahren von Verständnis und Unterstützung
  - Erkennen alternativer Handlungs- und Sichtweisen
  - Austausch zum Umgang mit einer chronischen Erkrankung im privaten und beruflichen Umfeld
  - Reflexion über Krankheitsmodelle (Stressmodell)

- Teilen von praktischen Hinweisen (Euro-WC-Schlüssel bei CED, Finden geeigneter Behandler*innen, supportive Therapie-elemente).
- Entspannungsverfahren (progressive Muskel-relaxation, imaginative Übungen).
- Körperbezogene wahrnehmungsorientierte Verfahren, Atemtechniken, Achtsamkeits-training (Yoga, Qigong, Waldbaden, hypno-therapeutische Angebote wie Darmhypnose).
- Ergotherapie funktionell und kreativ: Dient einerseits der Verbesserung funktioneller Ein-schränkungen (z. B. bei Gelenkbeteiligung bei CED) andererseits der Fokussierung von Aufmerksamkeit und dem Aufbau von Res-sourcen zur Krankheitsbewältigung.
- Konzentrationstraining (bei Störungen z. B. im Rahmen einer Fatigue-Symptomatik oder nach Chemotherapie, relevant bezüglich der sozialmedizinischen Leistungseinschätzung).

Für Menschen mit CED konnte gezeigt werden, dass eine medizinische Rehabilitation nach einem Jahr signifikant positive Effekte zeigte bezüglich Krankheitsaktivität, Selbstmanagement, gesund-heitsbezogener Lebensqualität und emotiona-lem Befinden (Hüppe et al. 2020). Menschen mit diesem Krankheitsbild stellen insofern eine be-sondere Gruppe dar, als die Auswirkungen der Er-krankung auf Alltag und Beruf oft schon in jun-gen Jahren spürbar sind. So führt eine CED bei den früh Betroffenen in mehr als 20 % zu Ver-zögerungen bei der Schul- und Berufsausbildung, bei ca. 10 % zu einem Arbeitsplatz- oder Berufs-wechsel, häufig zur Reduktion der Arbeits-zeit und in ca. 15 % zu Renten wegen Erwerbs-minderung (Reichel und Zillesen 2011). Aktu-elle Rehabilitationsforschung befasst sich mit den beruflichen Problemfeldern von Menschen mit CED und den Möglichkeiten, durch gezielte medizinisch-beruflich orientierte Rehabilitation (MBOR) darauf Einfluss zu nehmen (Langbrandt-ner et al. 2021 und 2022).

Da eine medizinische Rehabilitation nur eine begrenzte Zeit umfasst (in der Regel 3–5 Wo-chen in der Gastroenterologie, 5–8 Wochen in der Psychosomatik) bestehen durch die DRV getragene Angebote zur Reha-Nachsorge (Re-habilitationssport, intensivierte Reha-Nachsorge [IRENA]). Diese ermöglichen im Anschluss an die medizinische Rehabilitation die Fortführung einzelner oder mehrerer rehabilitativer Elemente für 6–12 Monate. Es existieren inzwischen auch digitale Reha-Nachsorgeprogramme im somati-schen und psychosomatischen Bereich.

33.6 Berufliche Rehabilitation

Falls eine körperliche oder psychische Er-krankung dazu führt, dass Betroffene nicht mehr in ihrem bisher ausgeübten bzw. erlernten Beruf arbeiten können, wird in Deutschland eine berufliche Umorientierung unterstützt. Ein Beispiel wäre ein Patient, der auf dem Bau ge-arbeitet hat und nach einer Darmoperation mit anhaltend erhöhter Stuhlfrequenz diese Tätig-keit nicht mehr verrichten kann. Dafür stellt die Rentenversicherung sogenannte Leistungen zur Teilhabe am Arbeitsleben (LTA) zur Ver-fügung, falls die Voraussetzungen (Beitrags-jahre, entsprechende ärztliche gutachterliche Einschätzung) erfüllt sind. Da der Entlassungs-bericht aus der medizinischen Rehabilitation ein solches Gutachten darstellt, kann er in eine berufliche Rehabilitation überleiten.

Eine gutachterliche sozialmedizinische Ein-schätzung umfasst eine Aussage darüber, ob die begutachtete Person in ihrer zuletzt ausgeübten Tätigkeit und auf dem allgemeinen Arbeits-markt noch tätig sein kann – entweder unter 3 h täglich (d. h. nur geringfügig), 3–6 h täg-lich (halbschichtig) oder 6 h und mehr täglich (vollschichtig). Während es für Menschen, die vor Jahrgang 1961 geboren sind, noch eine so-genannte Berufsunfähigkeitsrente über die DRV gab, muss man sich gegen Berufsunfähigkeit heute privat absichern. Außerdem umfasst das Gutachten das positive und negative Leistungs-bild, dies meint das Tätigkeitsprofil, welches verrichtet werden kann bzw. welche Tätigkeits-anteile ausgenommen sind, z. B. Heben von schweren Lasten, Nachtschichtarbeit, Zwangs-haltungen, Arbeiten im Außenbereich oder in

Gefahrensituationen. Die DRV stellt auf ihrer Website Leitlinien für die sozialmedizinische Begutachtung zur Verfügung, auch für „Gastroenterologische und Stoffwechsel-Krankheiten einschließlich Adipositas" (www.deutsche-rentenversicherung.de/DRV/DE/Experten/Infos-fuer-Aerzte/Begutachtung/begutachtung). Diese bieten allerdings nur eine Orientierung angesichts der hohen Komplexität der jeweiligen zu begutachtenden Situation. Gutachten zur Erwerbsfähigkeit werden nicht nur im Rahmen der medizinischen Rehabilitation erstellt, sondern auch durch ärztlich Tätige bei der Agentur für Arbeit, des medizinischen Dienstes der Krankenkasse oder der Rentenversicherung.

Aufgrund der vorliegenden gutachterlichen Äußerungen und anhand der versicherungsrechtlichen Voraussetzungen entscheidet dann der zuständige Kostenträger, ob LTA bewilligt werden. Träger von LTA können neben der DRV die Bundesagentur für Arbeit, die gesetzliche Unfallversicherung und die Integrationsämter der jeweiligen Bundesländer sein (§ 6 (Sozialgesetzbuch) SGB IX – Rehabilitationsträger). LTA umfassen neben sogenannten Umschulungen, also neuen Berufsausbildungen, welche meist in außerbetrieblichen Einrichtungen absolviert werden, auch berufsvorbereitende Maßnahmen, berufliche Weiterbildungsförderung, Fahrzeugumrüstungen, Eingliederungs- oder Gründungszuschüsse etc. Auch Maßnahmen zur Sicherung eines bestehenden Arbeitsplatzes wie technische Hilfen oder Arbeitsassistenz können im Rahmen von LTA gewährt werden (www.deutsche-rentenversicherung.de/DRV/DE/Reha/Berufliche-Reha/berufliche-reha).

Im Jahr 2022 wurden durch die DRV für Frauen 40.060 und für Männer 80.018 LTA erbracht. Daran hatten Leistungen zum Erhalt oder Erwerb eines Arbeitsplatzes den größten Anteil, gefolgt von Leistungen zur beruflichen Bildung (Reha-Atlas der DRV 2023). Eine berufliche Rehabilitation ist bis zum regulären Rentenintrittsalter nicht an Altersgrenzen gebunden. Es gilt im Rahmen der medizinischen Rehabilitation zu prüfen, ob die betreffende Person unter Annahme eines günstigen Verlaufs realistische Aussichten hat, von den Leistungen zur beruflichen Rehabilitation zu profitieren und damit wieder ins Arbeitsleben integrierbar zu sein.

33.7   Erwerbsminderung (EM)

Im Falle einer Arbeitsunfähigkeit wegen einer Erkrankung werden in Deutschland 6 Wochen Lohnfortzahlung durch den Arbeitgeber übernommen, gefolgt von maximal 78 Wochen Krankengeldzahlung durch die gesetzliche Krankenkasse innerhalb von 3 Jahren. Bei längerer Arbeitsunfähigkeit übernimmt dann die Agentur für Arbeit die Zahlung von Arbeitslosengeld im Sinne der sogenannten Nahtlosigkeit (§ 154 SGB III) für die Dauer des Anspruchs auf Arbeitslosengeld. In dieser Zeit sollte, z. B. im Rahmen einer medizinischen Rehabilitationsleistung oder einer anderweitigen sozialmedizinischen Begutachtung geklärt werden, ob überhaupt eine positive Erwerbsprognose für die betreffende Person besteht. Falls über die nächsten 6 Monate hinaus davon auszugehen ist, dass keine Tätigkeit auf dem allgemeinen Arbeitsmarkt mehr für mehr als 3 Stunden täglich ausgeübt werden kann, so besteht die Möglichkeit, einen Antrag auf volle EM-Rente bei der DRV zu stellen. Analog kann bei einem Leistungsvermögen von maximal 3–6 h eine Teilerwerbsminderung beantragt werden. Neben den medizinischen Voraussetzungen sind auch die versicherungsrechtlichen Ansprüche zu prüfen. Diese umfassen eine Mindestversicherungszeit in der DRV von 5 Jahren und die Beitragszahlung von Pflichtbeiträgen für mindestens 3 Jahre in den 5 Jahren vor Eintritt der Erwerbsminderung.

Häufig kommt es zu Konflikten in der Frage der Erwerbs(un)fähigkeit. Dies stellt auch ärztlicherseits in der medizinischen Rehabilitation eine Herausforderung dar, da neben der ärztlichen Helferrolle auch die gutachterliche Rolle eingenommen und der ggf. daraus entstehende Konflikt ausgehalten werden muss.

Dennoch ermöglicht eine Rehabilitation besser als die reine Aktenlage, sich ein umfassendes Bild von der Person zu machen, mit ihr in einen Dialog zu treten und letztlich die Entscheidung zu begründen. Im Jahr 2020 wurden 42 % der Anträge auf eine EM-Rente abgelehnt (www.deutsche-rentenversicherung.de/DRV/DE/Ueber-uns-und-Presse/Presse/Meldungen/2022/220331_tmn_anspruch_erwerbsminderungsrente). Im Falle einer Ablehnung kann gegen die getroffene Entscheidung Widerspruch eingelegt werden. Falls es dann nach erneuter Prüfung weiterhin zur Ablehnung kommt, ist eine Klage vor dem Sozialgericht möglich. Sozialgerichtliche Verfahren sind für als Versicherte oder Menschen mit Behinderungen Klagende in Deutschland in allen Instanzen grundsätzlich gerichtskostenfrei (mit Ausnahme überlanger Verfahren). Im Jahr 2018 wurden in Deutschland ca. 56.000 Klagen im Sachgebiet der Rentenversicherung erledigt (Statistisches Bundesamt, Fachserie 10, Reihe 2,7, 2018, Seite 26).

In Deutschland bezogen 2022 ca. 1,8 Mio. Menschen EM-Rente. Dies stellt somit einen nicht unerheblichen Kostenpunkt für die Deutsche Rentenversicherung dar, ca. 10 % der Zahl an Altersrenten werden für Renten wegen Erwerbsminderung gezahlt. Dabei liegt der durchschnittliche Rentenzahlbetrag für EM-Renten jedoch ca. ein Drittel niedriger (bei etwa 930 € pro Monat) als für die Altersrenten. Das durchschnittliche Rentenzugangsalter für EM-Renten betrug im Jahr 2022 54 Jahre. Erkrankungen des Verdauungs- und Stoffwechselsystems hatten hier einen Anteil von 3 %, der bei Weitem größte Anteil fällt mit 42 % auf Erkrankungen der Psyche. Auch wenn EM-Renten in der Regel zunächst befristet für 2–3 Jahre gewährt werden, ist der Anteil von Menschen, die nach Erhalt einer befristeten EM-Rente in das Erwerbsleben zurück kehren, sehr gering.

Das reguläre Renteneintrittsalter wurde in Deutschland für die ab 1964 Geborenen auf 67 Jahre angehoben. Angesichts des demografischen Wandels besteht ein hohes Interesse, Menschen möglichst lange im Erwerbsprozess zu halten, andererseits erschweren Arbeitsver-

dichtung, Personalengpässe und damit steigende Anforderungen und Stressbelastungen die Integration von Menschen mit Behinderung auf dem Arbeitsmarkt. Es wird die zukünftige Aufgabe für alle Instanzen des Arbeits- und Sozialsystems sein, auf diese Herausforderung zu reagieren.

33.8 Weitere sozialmedizinische Aspekte

In Deutschland regelt das Sozialgesetzbuch IX die Rechte von und Leistungen für Menschen mit Behinderung. Der Grad der Behinderung (GdB) wird aufgrund des Krankheitsbildes und der daraus entstehenden Einschränkungen im Alltag und Beruf in Prozent und in 10er-Schritten festgelegt. Dies geschieht im Rahmen einer Beantragung beim zuständigen Versorgungsamt. Die Versorgungsmedizin-Verordnung (ursprünglich vom 10.12.2008 und regelmäßig aktualisiert) regelt die Einstufung des GdB orientierend. Hierbei werden im Bereich der gastroenterologischen Erkrankungen unter anderem die Häufigkeit von Beschwerden, die Beeinträchtigung von Kräfte- und Ernährungszustand, Folgezustände nach Operation wie z. B. Stomaanlage, und das Vorliegen einer Malignitätsdiagnose berücksichtigt. Ein GdB von 50 % und mehr gilt als Schwerbehinderung. Bei einer Schwerbehinderung werden verschiedene Nachteilsausgleiche gewährt, hierzu gehören Steuervorteile, zusätzliche Urlaubstage, kostenloser Personennahverkehr, besonderer Kündigungsschutz und die Möglichkeit, 2 Jahre früher abschlagsfrei in die Altersrente zu gehen. Ab einem GdB von 30 % kann eine arbeitsrechtliche Gleichstellung mit schwerbehinderten Menschen bei der zuständigen Agentur für Arbeit unter bestimmten Umständen gewährt werden. Damit wird ebenfalls der Kündigungsschutz verbessert, es besteht der Zugang zu Leistungen der Integrationsämter und für arbeitsplatzbezogene Zuschüsse und Förderungen.

Es existieren Verbände für Menschen mit Behinderungen, die die Interessen ihrer Mitglieder in rechtlichen Angelegenheiten und in Fragen der beruflichen und gesellschaftlichen Teilhabe vertreten, Beratungsfunktion wahrnehmen und an politischen Entscheidungsfindungen beteiligt sind.

Menschen mit chronisch-entzündlichen Darmerkrankungen oder mit einer Schwerbehinderung können den Euro-WC-Einheitsschlüssel erwerben, der den freien Zugang zu mehr als 12.000 behindertengerechten Toiletten an öffentlichen Orten in Europa ermöglicht. Dies erleichtert die Bewegung im öffentlichen Raum und die Teilhabe am sozialen Leben (z. B. Konzerte, Museen).

Auch wenn das Sozialsystem einen Ausgleich für körperliche und seelische Behinderungen zu schaffen sucht, so hat eine langdauernde oder chronische Erkrankung dennoch in vielen Fällen Konsequenzen für das Einkommen und somit den sozialen Status (Bentley et al. 2022). Dies spielt vor allem im mittleren Lebensalter eine Rolle, wenn andere Personen im Haushalt vom Einkommen der Betroffenen abhängig sind, Kinder in Ausbildung sind oder Kredite z. B. nach Hausbau abzuzahlen sind. Das entstehende Dilemma kann das Sozialsystem nicht in vollem Umfang kompensieren. Dementsprechend stellen Ängste bezüglich der finanziellen Sicherheit und der Lebensplanung einen additiven Stressfaktor dar und haben häufig einen Einfluss auf die psychische Gesundheit der Betroffenen. Ob die Anpassung gelingt, hängt von der individuellen Resilienz, den supportiven oder erschwerenden Kontextfaktoren und der Eignung, Flexibilität und Solidarität des Arbeitsumfeldes ab.

Literatur

Bentley C, Teckle P, McQuarrie L, Peacock S, El Adam S (2022) Impact of cancer on income, wealth and economic outcomes of adult cancer survivors: a scoping review BMJ open 12(9):e064714

Cramer H, Schäfer M, Schöls M, Köcke J, Elsenbruch S, Lauche R, Engler H, Dobos G, Langhorst J (2017) Randomised clinical trial: yoga vs written self-care advice for ulcerative colitis Aliment Pharmacol Ther 45(11):1379–1389

DGIV (2023) Positionspapier integrierte Versorgung 5.0, Versorgungsmanagement und Strukturplanung, Berlin (Zusammenfassung in Knöppler K, Kloepfer A, Welt der Krankenversicherung 9; 2023: S. 211–214)

Friedrich HC, Hartmann M, Bergmann G, Herzog W (2002) [Psychiatric comorbidity in medical inpatients - prevalence and effect on the length of stay] Psychother Psychosom Med Psychol 52(7):323–328

Glaser J (2018) Rehabilitation in der Gastroenterologie Verdauungskrankheiten 36:1–6

Hüppe A, Langbrandtner J, Lill C, Raspe H (2020) Wirksamkeit und Nutzen einer aktiv induzierten medizinischen Rehabilitation bei chronisch entzündlichen Darmerkrankungen - Ergebnisse einer randomisierten kontrollierten Studie (MERCED) Dt. Ärzteblatt 117: 89–96

Kathol RG, Kunkel EJS, Weiner JS, McCarron RM, Worley LLM, Yates WR, Summergrad P, Huyse FJ (2009) Psychiatrists for medically complex patients: bringing value at the physical health and mental health/substance-use disorder interface Psychosomatics 50:93–107

Landstad BJ, Hedlund M, Kendall E (2022) Practicing in a person-centred environment - self-help groups in psycho-social rehabilitation Disabil Rehab 44(7):1067–1076

Langbrandtner J, Steimann G, Reichel C, Bokemeyer B, Hüppe A (2022) [Inflammatory Bowel Disease - Challenges in the Workplace and Support for Coping with Disease] Rehabilitation 61:97–106

Reichel C, Zillesen E (2011) Sozialmedizinische Begutachtung für die DRV. Springer Verlag, S 371–376

Rudolf G (2000) Psychotherapeutische Medizin und Psychosomatik. Thieme Verlag, Stuttgart, S 524–530

Sturm A, Atreya R, Bettenworth D, Bokemeyer B, Dignaß A, Ehehalt R, Germer C, Grunert PC, Helwig U, Herrlinger K, Kienle P, Kreis ME, Kucharzik T, Langhorst J, Maaser C, Ockenga J, Ott C, Siegmund B, Zeißig S, Stallmach A (2022) Aktualisierte S3-Leitlinie „Diagnostik und Therapie des Morbus Crohn" der Deutschen Gesellschaft für Gastroenterologie, Verdauungs- und Stoffwechselkrankheiten (DGVS) – August 2021 – AWMF-Registernummer: 021-004 Z Gastroenterol 60: 332–418

Psychoonkologische Versorgung

Imad Maatouk und Anna Fleischer

34.1 Einleitung

Die Psychoonkologie ist eine relativ junge Fachdisziplin innerhalb der onkologischen Versorgung. Sie hat in den vergangenen Jahrzehnten eine enorme Entwicklung auf klinischer, wissenschaftlicher und institutioneller Ebene zurückgelegt. Im Rahmen zahlreicher klinischer und wissenschaftlicher Projekte und vor dem Hintergrund der Einführung von Qualitätskriterien bei der Zertifizierung von Organkrebszentren, Onkologischen Zentren und Onkologischen Spitzenzentren wurde die Position der psychosozialen Versorgungsstrukturen im stationären und in der jüngeren Vergangenheit auch in der ambulanten Versorgung gestärkt. Gastrointestinale Tumorerkrankungen sind häufig und weisen einige Besonderheiten auf, die bei der psychoonkologischen Versorgung berücksichtigt werden sollten. Anspruch der psychoonkologischen Versorgung ist die Etablierung einer biopsychosozialen Sichtweise auf die Erkrankungssituation und die Berücksichtigung der Wechselwirkungen zwischen körperlichen, seelischen und sozialen Einflüssen in der Entstehung und im gesamten Verlauf der Erkrankung. Die Erkenntnisse sollen die systematische Nutzung dieses Wissens in der Prävention, Früherkennung, Diagnostik, Behandlung und Rehabilitation von Patient*innen ermöglichen. Dabei werden neben den Patient*innen auch die Angehörigen und die Behandler*innen mit in den Fokus genommen.

34.2 Entstehung psychoonkologischer Versorgungsstrukturen und Ausbildungsstandards

Die psychoonkologischen Versorgungsstrukturen im deutschsprachigen Raum sind breit gefächert. Historisch waren als Voraussetzungen die Verankerung der psychosozialen medizinischen Fächer in der Approbationsordnung im Jahre 1970 und die Förderung der Einrichtung einer psychosozialen Nachsorgeeinrichtung für Patient*innen mit Krebs durch die Stiftung Deutsche Krebshilfe an der Chirurgischen Klinik des Universitätsklinikums Heidelberg im Jahre 1979 entscheidende Meilensteine für die Entwicklung der Psychoonkologie in Deutschland. In diesem Kontext entstanden auch Ausbildungsgänge und strukturierte Weiterbildungscurricula für Psychoonkolog*innen. Für die Anerkennung im Rahmen der Zertifizierung onkologischer Behandlungseinrichtungen müssen Psychoonkolog*innen

I. Maatouk (✉) · A. Fleischer
Uniklinikum Würzburg, Medizinische Klinik und Poliklinik II, Psychosomatische Medizin, Würzburg, Deutschland
E-Mail: maatouk_i@ukw.de

eine Weiterbildung an einem Institut absolviert haben, die von der Deutschen Krebsgesellschaft anerkannt wird. Psychoonkologische Versorgung findet in verschiedenen Kontexten und Sektoren statt (Mehnert-Theuerkauf und Esser 2022).

34.2.1 Versorgung im Akutkrankenhaus

Im stationären Sektor arbeiten Psychoonkolog*innen im Akutkrankenhaus häufig im Konsiliar- und/oder Liaisondienst. Beim Liaisondienst ist die Psychoonkolog*in fest in das Team eingebunden und nimmt an regulären Besprechungen und Visiten teil. Im Konsiliardienst werden Psychoonkolog*innen bei festgestelltem Bedarf angefordert. Mithilfe eines Belastungsscreenings mit einem in der S3-Leitlinie „Psychoonkologische Diagnostik, Beratung und Behandlung von erwachsenen Krebspatient*innen" empfohlenen validierten Instrument werden subsyndromale Belastungen erfasst, die eine Indikation für eine psychoonkologische Betreuung darstellen. Etwa 30 % der Erkrankten leiden auch unter einer manifesten psychischen Erkrankung wie einer Depression, einer Anpassungsstörung oder einer Angststörung. In Kapitel 18 dieses Buches wird ausführlich auf die Belastungen im Rahmen gastrointestinaler Tumorerkrankungen Bezug genommen. In dem vorliegenden Kapitel wenden wir uns den Versorgungsmöglichkeiten bei häufigen psychosozialen Belastungen im Erkrankungsverlauf zu.

Für die Behandlung einer gastroenterologischen onkologischen Erkrankung kommen je nach Entität und Stadium chirurgische, strahlentherapeutische und/oder chemotherapeutische Verfahren zum Einsatz, sodass stationäre Krankenhausaufenthalte in Abhängigkeit des Verlaufs auch mehrere Wochen dauern können. Bei bestimmten Erkrankungen, wie dem Pankreaskarzinom besteht trotz umfassender Fortschritte in der Behandlung von Tumorerkrankungen im Allgemeinen weiterhin eine sehr schlechte Prognose. Eine kontinuierliche onkologische Betreuung während des stationären

Aufenthaltes bildet einen wichtigen Baustein für den Erhalt der Lebensqualität und die Senkung der psychischen Symptomlast der Betroffenen und ihrer Angehörigen. Dabei kommen verschiedene Therapieverfahren und -bausteine zum Einsatz. Unabhängig vom Belastungsgrad sollte allen Patient*innen eine Beratung angeboten werden, auch um mit der Möglichkeit einer psychosozialen Unterstützung vertraut gemacht zu werden. Insbesondere Patient*innen, die zunächst keine hohe Belastung aufweisen, können diese in Folge des Erkrankungsverlaufs und der Folge der Behandlung(en) noch entwickeln.

▶ Psychische Belastungen sind bei Patient*innen mit Krebs häufig. Etwa 30 % der Erkrankten leiden unter einer manifesten psychischen Erkrankung wie einer Depression, einer Anpassungsstörung oder einer Angststörung (Dinkel 2022). Eine psychoonkologische Beratung sollte allen Patient*innen mit Krebs auch unabhängig vom Belastungsgrad angeboten werden.

34.2.2 Versorgung in der Rehabilitation

Die psychischen Auswirkungen von Krebserkrankungen und den darauffolgenden Therapien sind nicht nur auf körperlicher Ebene spürbar, sondern hinterlassen bei vielen Betroffenen auch tiefe emotionale Spuren. Eine onkologische Rehabilitation, die psychoonkologische Unterstützung bietet, kann einen wichtigen Beitrag zur Bewältigung dieser Erfahrungen leisten (Weis und Giesler 2018).

34.3 Psychoonkologische Versorgung im ambulanten Sektor

Krebsberatungsstellen
Nach der Entlassung aus dem Krankenhaus stehen Patient*innen verschiedene ambulante Versorgungsmöglichkeiten zur Verfügung. Eine wichtige Institution stellen Krebsberatungs-

stellen dar. Dabei handelt es sich um spezialisierte Einrichtungen, die umfassende Unterstützung und Beratung für Menschen bieten, die mit der Diagnose Krebs konfrontiert sind. Ihr Hauptziel ist es, Patient*innen, deren Familienangehörige und Freund*innen während des gesamten Krebsverlaufes zu unterstützen und ihnen bei der Bewältigung der physischen, emotionalen und sozialen Herausforderungen, die mit der Krankheit einhergehen, beizustehen. Sie schaffen eine sichere und unterstützende Umgebung, in der Betroffene ihre Ängste, Sorgen und Fragen teilen können. In Krebsberatungsstellen arbeiten qualifizierte Psycholog*innen, Sozialarbeiter*innen und Verwaltungskräfte, die Betroffenen, Patient*innen und auch Angehörigen in allen Phasen der Erkrankung zur Seite stehen. Die Beratung ist in der Regel kostenfrei und kann auch anonym erfolgen.

Die Leistungen von Krebsberatungsstellen umfassen:

1. Individuelle Gespräche und Gruppenangebote zur Bewältigung von Ängsten und depressiven Symptomen. Der Auftrag in der psychosozialen Versorgung von Krebsberatungsstellen umfasst die Beratung zu Belastungen und nicht die Therapie von manifesten psychischen Erkrankungen. Hier sind niedergelassene ärztliche und psychologische Psychotherapeut*innen die primären Ansprechpartner*innen.

2. Vermittlung von Informationen über ihre Krebserkrankung, mögliche Behandlungen, Folgen und Hinweise zum Umgang mit Nebenwirkungen. Mithilfe von Fachexpert*innen können auch Informationen zu empfohlenen Lebensstiländerungen im Sinne der Senkung eines Rezidivrisikos vermittelt werden. Das erfolgt häufig über die Einladung und Organisation von Vorträgen zu körperlicher Aktivität, Komplementärtherapien und Ernährung.

3. Die Vermittlung und Zusammenarbeit mit Organisationen der Selbsthilfe. Die Betroffenenkompetenz, die andere Betroffene miteinander teilen können, bildet einen wichtigen Baustein der Begleitung und Bewältigung. Bei gastrointestinalen Tumorerkrankungen, bei denen eine Stomaanlage erfolgt, ist die gemeinnützige Selbsthilfeorganisation ILCO e. V. für Menschen mit künstlichem Darmausgang oder künstlicher Harnableitung (Stoma) sowie für von Darmkrebs Betroffene und Angehörige ein wichtiger Ansprechpartner. Aufgrund eigener Erfahrung und Betroffenheit können ehrenamtlich Tätige die Ängste und Herausforderungen, die Einzelpersonen in ihrer individuellen Situation erleben, in anderer Weise nachvollziehen als professionelle Helfende. Die ILCO hat es sich zum Ziel gesetzt, zu zeigen, dass ein selbstbestimmtes Leben trotz einer Krebserkrankung oder einem Stoma lebenswert ist. Die aktiven Mitglieder bieten Gespräche an, die den Austausch von Erfahrungen und Informationen über den Umgang mit Darmkrebs oder einem bestehenden bzw. rückverlagerten Stoma ermöglichen. Die Gespräche werden auch in Kliniken, in lokalen Gruppen und in Form von Einzelgesprächen angeboten. Krebsberatungsstellen halten zumeist auch Broschüren, Zeitschriften und Hinweise für Zugänge zu digitalen Medien von Selbsthilfeorganisationen wie der ILCO vor.

4. Beratungsstellen können auch bei praktischen sozialrechtlichen Herausforderungen wie finanziellen Fragen, beruflichen Anpassungen und dem Umgang mit Versicherungsangelegenheiten unterstützen. Während des Krankenhausaufenthaltes stehen häufig nicht genügend Sozialarbeiter*innen zur Verfügung, um zu sozialrechtlichen Anliegen und bei möglichen Antragstellungen zu beraten, sodass vonseiten der Krebsberatungsstellen eine wichtige Lücke geschlossen wird.

5. Die umfassende Betreuung erstreckt sich auch auf Familienmitglieder und Freund*innen, die indirekt als wichtige Angehörige von der Krebserkrankung betroffen sind.

▶ Ambulante Krebsberatungsstellen sind eine wichtige erste Anlaufstelle im ambulanten Bereich, die Betroffenen, die sich nicht mehr in stationärer Behandlung befinden, und deren Angehörigen Orientierung geben können.

Ambulante Psychotherapeut*innen

Niedergelassene ärztliche Psychotherapeut*innen aus den Fachgebieten Psychosomatische Medizin und Psychotherapie, Psychiatrie und Psychotherapie und ärztliche Psychotherapeut*innen ohne eine der beiden erstgenannten Fachgebietsbezeichnungen, die eine Weiterbildung in Psychoonkologie nach den Standards für die Anerkennung durch die Deutsche Krebsgesellschaft (DKG) oder Psycholog*innen mit einer Approbation als Psychologische Psychotherapeut*innen und entsprechender Weiterbildung sind empfohlene Anlaufstellen für Patient*innen mit Krebs, die eine manifeste psychische Erkrankung haben. Die umfassendste Liste für die entsprechend qualifizierten Therapeut*innen hält der Krebsinformationsdienst am Deutschen Krebsforschungszentrum (DKFZ) in Heidelberg vor. In der Regel werden die Kosten nach Antragstellung von den gesetzlichen Krankenkassen übernommen. Aufgrund der hohen Prävalenz psychischer Erkrankungen in der Allgemeinbevölkerung und einer noch zu geringen Zahl an Behandlungsplätzen gerade auch für körperlich schwer Erkrankte ist es sowohl in Ballungsgebieten und noch viel mehr auf dem Land sehr schwierig, einen Therapieplatz zu bekommen. Hier sollten in den kommenden Jahren Entwicklungen zur Verbesserung der ambulanten Versorgungssituation angestoßen werden.

Psychosomatische Institutsambulanzen

Die Psychosomatische Institutsambulanz (PsIA) ist eine neue ambulante Versorgungsstruktur. Behandelt werden Patient*innen mit körperlichen Erkrankungen, die psychisch belastet sind, und Patient*innen, die unter unklaren Körperbeschwerden leiden und bei denen körperliche und psychische Aspekte in der Diagnostik und Therapie berücksichtigt werden sollten. Die Besonderheit einer Behandlung in einer PsIA ist die Möglichkeit einer multimodalen Behandlung im multiprofessionellen Team. Das bedeutet, dass unterschiedliche Berufsgruppen in die Behandlung eingebunden sind und im engen Austausch miteinander stehen. Zu den beteiligten Berufsgruppen gehören: Ärzt*innen, Psycholog*innen, Pflegekräfte, Ernährungsberater*innen und Spezialtherapeut*innen (z. B. Körpertherapie, Bewegungstherapie, Kunsttherapie). In onkologisch ausgerichteten PsIAs können Behandlungen auch in enger Abstimmung mit den körperlichen Fachspezialisten (z. B. aus der Onkologie, Gastroenterologie und Viszeralchirurgie) erfolgen. In den kommenden Jahren sollten hier verschiedene Behandlungskonzepte mit Spezialisierung auf die Bedürfnisse von Patient*innen mit gastrointestinalen Tumorerkrankungen entstehen und angeboten werden.

▶ Psychosomatische Institutsambulanzen schließen eine wichtige Lücke in der Versorgung durch die Möglichkeit einer intensiven multimodalen Behandlung von onkologischen Patient*innen.

34.4 Interventionsbausteine psychoonkologischer Versorgung in Anlehnung an die S3-Leitlinie Psychoonkologie

Entspannungsverfahren und imaginative Verfahren

Entspannungsverfahren kommen sowohl im ambulanten als auch im stationären Setting zum Einsatz. Dabei handelt es sich um eine ganze Reihe von strukturierten Interventionen und Techniken, die eine Linderung von psychischer und körperlicher Anspannung durch gezielten und zunächst angeleiteten Einsatz dieser Techniken zum Ziel haben. Gut evaluierte und klinisch bewährte Entspannungsverfahren sind z. B. das autogene Training, die progressive Muskelentspannung nach Jacobson oder auch gelenkte Imaginationen (Tagträume, bei denen Bilder und Situationen gezielt imaginiert werden). Alle

Verfahren lassen sich gut durch geschulte Therapeut*innen vermitteln. Es empfiehlt sich, Patient*innen Material wie Broschüren, schriftliche Anleitung und Audio- oder Videomaterial auszuhändigen, damit sie die Techniken auch selbstständig anwenden können. Entspannungsverfahren können sich positiv im Hinblick auf Angstsymptome, depressive Symptome, aber auch auf die Schmerzlinderung auswirken.

Psychoedukation
Patient*innenkompetenz und Gesundheitskompetenz werden als wichtige Variable im Gesundheitswesen zunehmend berücksichtigt. Psychoedukative Interventionen haben zum Ziel, die Patient*innen systematisch in deren Kompetenz im Umgang mit der Erkrankung und ihren Folgen zu schulen. Informationen und Wissen über die Erkrankung, über physische und psychische Folgen und Maßnahmen bzw. Möglichkeiten zur Verbesserung der Lebensqualität steigern das Selbstwirksamkeitserleben („Ich kenne mich aus und kann auch etwas tun"; „Anderen geht es genauso"; „Ich bin nicht alleine damit"; „Dafür gibt es einen Ansprechpartner, der mir hilft") und können in der Folge sehr entlastend sein. Kurzfristig wirken sich psychoedukative Maßnahmen günstig auf die Lebensqualität von Patient*innen mit Krebs aus.

Krisenintervention
Im Rahmen bestimmter Situationen können Patient*innen mit Krebs in akute psychische Krisen geraten. Der Zeitpunkt der Diagnosemitteilung, das Warten auf die endgültige Bestätigung eines Verdachts (z. B. nach einer Koloskopie mit Polypenabtragung in der Wartezeit auf den Pathologiebefund) oder auch die Mitteilung, dass keine Aussicht auf vollständige Heilung mehr besteht oder eine Therapie nicht die gewünschte Wirksamkeit zeigt. Das alles sind Situationen, die zu krisenhaften Zuspitzungen und psychischen Ausnahmezuständen führen können. Ohnmachtserleben, Verzweiflung und Agitiertheit zeichnen diese Zustände aus. Eine schnell verfügbare psychoonkologische Betreuung kann durch eine Krisenintervention   zur Beruhigung der

Situation beitragen. Das Vorgehen beinhaltet die emotionale Entlastung durch aktives Zuhören, die kognitive Reflexion der auslösenden Situation und in einem späteren weiteren Schritt die Entwicklung einer Zukunftsperspektive mit dem Wiedererlangen der Bewältigungskompetenz. Kriseninterventionen finden in allen Institutionen statt, die an der psychoonkologischen Versorgung beteiligt sind.

Psychosoziale Beratung
Die psychosoziale Beratung findet sowohl im stationären Setting als auch in Krebsberatungsstellen (siehe weiter oben) statt. Bei Schwerpunktsetzung auf die psychische Belastung werden die Belastungen exploriert, benannt und eingeordnet. Gemeinsam werden Situationen eingeschätzt, Ressourcen erarbeitet und Lösungen für konkrete Probleme gesucht. Soziale Beratung setzt einen Schwerpunkt auf die Sicherung der sozialen und finanziellen Situation und den Erhalt der Teilhabe.

Künstlerische Therapien
Die künstlerischen Therapien wie Musik-, Tanz-, und Kunsttherapie sind seit Jahrzehnten hoch geschätzt in der Arbeit mit psychisch belasteten und psychisch erkrankten Menschen. Auch in der Onkologie kommen diese schon seit den Anfängen der Etablierung psychoonkologischer Unterstützungsangebote zum Einsatz. In den letzten Jahren hat die Anzahl der Studien, die die Wirksamkeit künstlerischer Therapien belegen, stark zugenommen, sodass hier jetzt auch eine gute Evidenzlage besteht. Gerade Patient*innen, denen es schwerfällt, ihre aktuelle Situation und innere Verfasstheit mit Worten zu beschreiben und einzuordnen kann ein Medium (Musik, Bewegung, Gestaltung) eine große Hilfe sein, um z. B. belastende Gefühle auszudrücken, zu symbolisieren und einzuordnen.

Therapiefokus: Resilienz
Psychoonkologische Therapien und Interventionen sind supportiv und ressourcenorientiert ausgerichtet. Resilienz bezeichnet die psychische Widerstandskraft, und in der jüngeren Vergangenheit hat sich ein wachsendes Interesse an

der Integration ressourcenstärkender Methoden in die psychoonkologische Betreuung gezeigt. Durch gezielte Interventionen, die auf die Stärkung individueller Ressourcen abzielen, wird versucht, die Fähigkeiten der Patient*innen zur Bewältigung von Belastungen im Kontext der Krebserkrankung zu fördern und ihre psychische Widerstandsfähigkeit zu stärken (Deshields et al. 2016).

Psychotherapie in der fortgeschrittenen Erkrankungssituation

In den vergangenen Jahren wurden einige Therapiemanuale entwickelt und evaluiert, die sich mit der psychotherapeutischen Begleitung von Patient*innen befassen, die unter einer fortgeschrittenen Tumorerkrankung leiden. Von einer Gruppe um Gary Rodin aus Toronto (Kanada) wurde eine Kurzzeitintervention „Managing Cancer and Living Meaningfully (CALM)" entwickelt und evaluiert, die nachweisbar die psychische Symptomlast bei fortgeschritten erkrankten Patient*innen innerhalb weniger Sitzungen senken konnte (Yao et al. 2022; Loughan et al. 2022; Jing et al. 2022).

CALM berücksichtigt 4 Dimensionen:

1. Symptommanagement und Kommunikation mit dem Behandlungsteam. Darunter fällt auch die Unterstützung bei medizinischen Entscheidungsfindungen.
2. Veränderungen des Selbst und der Beziehungen zu nahestehenden Menschen. Hier spielen Trauerprozesse um den Verlust und die Veränderung und die Unterstützung bei der offenen Kommunikation eine zentrale Rolle.
3. Lebenssinn und Spiritualität. Diese Aspekte stehen in engem Zusammenhang mit Werten und Zielsetzungen in einer fortgeschrittenen Erkrankungsphase.
4. Gedanken an die Zukunft, Hoffnung und Sterblichkeit. Diese Dimension beinhaltet unter anderem auch eine intensivere Beschäftigung mit Befürchtungen und Ängsten im Zusammenhang mit dem möglichen Ende des Lebens.

Harvey Chochinov und Mitarbeiter aus Manitoba in Kanada haben vor dem Hintergrund des Würdemodells die würdezentrierte Therapie „Dignity Therapy" entwickelt und ebenfalls in hochwertigen Studiendesigns evaluiert (Chochinov et al. 2011). Dabei werden ebenfalls innerhalb weniger (1–2) Sitzungen durch gezieltes Nachfragen anhand eines vorgegebenen Fragenkatalogs Erinnerungen und Wünsche exploriert, die eine Wertschätzung des eigenen Lebens ermöglichen. Die Sitzungen werden transkribiert, redaktionell aufbereitet und den Patient*innen vorgelesen. Ein final überarbeitetes Skript wird den Patient*innen ausgehändigt.

William Breitbart hat vor dem Hintergrund der Logotherapie und Existenzanalyse nach Viktor Frankl die sinnzentrierte Psychotherapie entwickelt, bei der es um die Beschäftigung mit Fragen der Identität, Werten und Lebenszielen vor dem Hintergrund einer schwerwiegenden Erkrankung und der Sinnhaftigkeit des Leidens im Leben geht (Breitbart und Poppito2022).

Im Zentrum all dieser Ansätze steht die Berücksichtigung von grundlegenden existenziellen menschlichen Anliegen. Die Integration von Erfahrungen innerhalb eines Lebens in eine zusammenhängende Lebensgeschichte ist Voraussetzung dafür, das Leben als sinnvoll zu erfahren. Die grundsätzlichen existenziellen Anliegen nach Yalom sind:

- *Tod* – die Unabwendbarkeit des Todes und die Auseinandersetzung mit der Begrenzung des Lebens und der damit verbundenen Angst.
- *Freiheit* – die Freiheit, unser Leben nach unserem Willen zu leben und die Auseinandersetzung mit Verantwortung, Willens- und Wahlfreiheit und damit auch Schuld.
- *Isolation* – unsere ultimative Einsamkeit: *Wir werden allein geboren und wir sterben allein.* Verbunden damit ist die Auseinandersetzung mit Beziehungen, Gemeinsamkeit und Liebe.
- *Sinnlosigkeit* – das Fehlen eines offensichtlichen Sinns des Lebens und die daraus hervorgehende Auseinandersetzung mit der Suche nach Sinn, Gewissheit und Werten.

Bei allen Ansätzen zeigt sich, dass mit begrenzten zeitlichen Ressourcen in einer extrem fordernden Lebenssituation hochdifferenziert ausgearbeitete und auf höchster Evidenzstufe positiv evaluierte Therapiekonzepte eingesetzt werden können. Die psychoonkologische Versorgung entwickelt sich inhaltlich stetig fort.

Spezifische Interventionen bei krebsbedingter Fatigue

Krebsbedingte Fatigue hat eine hohe Prävalenz bei gastrointestinalen Tumorerkrankungen, geht mit starken Beeinträchtigungen, mit Einschränkungen der Lebensqualität und einer hohen psychischen Belastung einher (Fleischer et al 2023) (siehe hierzu auch Kap. 18 im vorliegenden Band). Für die Behandlung der krebsbedingten Fatigue liegen eine gute Evidenzlage mit zahlreichen auch randomisiert-kontrollierten Studien und eine international beachtete Leitlinie zur Diagnostik und Therapie vor. Leider sind das Wissen und die Umsetzung dieses Wissens zur evidenzbasierten Behandlung der Fatigue auch unter Behandelnden noch nicht ausreichend verbreitet. Zu den empfohlenen Therapien für krebsbedingte Fatigue gehören:

1. Bewegung und Sport (sowohl Kraft- als auch Ausdauertraining).
2. Achtsamkeitsbasierte Interventionen und Yoga. Hervorzuheben ist hier das sehr gut evaluierte Konzept der achtsamkeitsbasierten Stressreduktion (MBSR) nach Jon Kabat-Zinn.
3. Psychosoziale/psychoedukative Interventionen.

In einer aktuellen Metaanalyse aus dem Jahr 2022 wurden 70 Interventionen (24 Yoga-Interventionen, 31 psychosoziale Interventionen und 15 achtsamkeitsbasierte Interventionen) mit über 6000 Teilnehmenden einbezogen (Haussmann et al. 2022). Die Ergebnisse zeigten eine signifikante Wirkung der aufgeführten Interventionen, die allerdings von einer sehr hohen Heterogenität gekennzeichnet waren. Bei den psychosozialen Interventionen schienen Interventionen in der Gruppe (im Vergleich zum Einzelsetting) und die Berücksichtigung von

kognitiv-behavioralen Therapieansätzen eine bessere Wirksamkeit im Hinblick auf eine Reduktion der Fatigue aufzuweisen. Sofern möglich, sollten aus klinischer Sicht verschiedene Verfahren kombiniert und nach Möglichkeit im Gruppensetting angeboten werde. So könnte eine Gruppenintervention über mehrere Wochen kognitiv-behaviorale Elemente, aktivierende (sporttherapeutische) Elemente und achtsamkeitsbasierte Stressreduktion (MBSR) kombinieren. Ziel sollte immer die feste Etablierung in den Alltagsrhythmus der Patient*innen über die Dauer der Intervention hinaus sein.

Spezifische Interventionen bei Progredienzangst

Progredienzangst beschreibt ein subsyndromales, sehr häufig vorkommendes Phänomen mit einer Prävalenz von bis zu 32 %. Es handelt sich um eine Realangst und ist abzugrenzen von manifesten Angsterkrankungen. Für die Bewältigung von Progredienzangst wurde ein vielbeachtetes kognitiv-behaviorales Gruppentherapiemanual entwickelt und positiv evaluiert. Das Manual beinhaltet psychoedukative und konfrontative Elemente. Es enthält aber auch Anleitungen zu Problemlösungen und Entspannungsverfahren unter Berücksichtigung von achtsamkeitsbasierten Therapieansätzen. Das Gruppensetting ist wichtig, weil die allgemeinen Wirkfaktoren von Gruppentherapien, wie die Gruppenkohäsion, also das Gefühl, sich zugehörig zu fühlen und mit den eigenen Problemen nicht allein dazustehen, zum Tragen kommen. Nicht zuletzt wird durch das Feedback der Mitpatient*innen und das Teilen von Gedanken, Gefühlen und Erfahrungen der Erkenntnisgewinn und Erfahrungshorizont zu Bewältigungsmöglichkeiten erweitert (Waadt 2011).

34.5   Besonderheiten im Rahmen der Versorgung bei ausgewählten gastrointestinalen Tumorerkrankungen

Die verschiedenen gastrointestinalen Tumorerkrankungen weisen einige Besonderheiten auf, die im Rahmen der psychoonkologischen

Begleitung entsprechende Empfehlungen nach sich ziehen.

Pankreaskarzinom

Das Pankreaskarzinom hat eine ungünstige Prognose mit einem 5-Jahres-Überleben von <10 %. Bei einem kurativen Therapieansatz wird eine sehr aufwendige Operation durchgeführt, bei der sowohl das Organ selbst als auch beträchtliche Anteile benachbarter Organe entfernt werden. Häufig wird die Erkrankung jedoch so spät diagnostiziert, dass bereits Metastasen vorliegen. Die Folge der Operation ist ein pankreopriver Diabetes mellitus, da der endokrine Teil des Pankreas, der etwa 2 % der Organmasse ausmacht und für die Produktion der blutzuckerregulierenden Hormone Insulin und Glukagon verantwortlich ist, ausfällt. Das Fehlen des exokrinen Anteils dieses Organs hat Auswirkungen auf die Verdauung, da die Produktion wichtiger Verdauungsenzyme (exokrine Funktion des Pankreas) ausfällt. Aufgrund der starken Einschränkung durch diese Behandlungsfolgen ist die psychische Lebensqualität oft auch stark beeinträchtigt. Eine enge Zusammenarbeit mit dem Pflegeteam, Sportwissenschaftler*innen, Ernährungsberater*innen und supportiv/palliativ tätigen Ärzt*innen sollte angestrebt werden, damit auch Maßnahmen gegen einen schnellen Gewichtsverlust und zur Linderung von starker Fatigue ergriffen werden können. Betroffene können unter Todesängsten und Hoffnungslosigkeit leiden. Existenzielle Therapieansätze für Patient*innen in fortgeschrittenen Erkrankungsphasen können sich entlastend auf das gesamte Familiensystem auswirken.

Ösophaguskarzinom

Der Speiseröhrenkrebs hat ebenfalls eine ungünstige Prognose, steht im Zusammenhang mit einem niedrigen sozioökonomischen Status und einem erhöhten Alkohol- und Nikotinkonsum. Patient*innen sollten mittels motivationaler Gesprächsführung und Entwöhnungsprogrammen in der Abstinenz unterstützt werden.

Magenkarzinom

Auch das Magenkarzinom wird häufig erst in einem fortgeschrittenen Krankheitsstadium diagnostiziert. Chirurgische Eingriffe sind sehr belastend und wirken sich auf die Ernährungssituation stark einschränkend aus. Auch hier ist eine multiprofessionelle Begleitung mit der Vermittlung von Informationen zum Umgang mit der veränderten körperlichen Situation notwendig.

Kolorektale Karzinome

Kolorektale Karzinome können mit emotionalen Herausforderungen einhergehen, darunter Schuldgefühle, insbesondere im Zusammenhang mit versäumten Früherkennungsuntersuchungen. Oftmals neigen Betroffene dazu, auffällige Symptome zu verdrängen. Eine gezielte Aufklärung und mögliche diagnostische Maßnahmen können helfen, ein Bewusstsein zu schaffen und eine unterstützende Umgebung zu fördern. Zusätzlich spielt die Integration von Stoma betroffenen (ILCO) eine bedeutende Rolle, um den Umgang mit Stomaoperationen zu erleichtern und die Lebensqualität der Patient*innen nachhaltig zu verbessern.

Praxisbeispiel

Ein 55-jähriger Wirtschaftsinformatiker stellte sich aufgrund persistierender Bauchschmerzen und unerklärlichem Gewichtsverlust vor. Trotz wiederholter Warnsignale zögerte der Patient, medizinischen Rat einzuholen. Die Diagnose enthüllte ein fortgeschrittenes kolorektales Karzinom. Die emotionale Belastung des Patienten äußerte sich in Schuldgefühlen und Bedauern über die versäumte Früherkennung. Angesichts dieser psychischen Dynamik überwies der behandelnde Onkologe den Patienten an den psychoonkologischen Konsiliardienst des betreffenden Universitätsklinikums. Die psychoonkologische Intervention hatte zum Ziel, den Patienten emotional zu stabilisieren, die Krankheitsbewältigung skompetenz zu stärken und durch Psychoedukation das Verständnis für die Krankheit zu fördern. Parallel dazu wurde der Patient in eine Selbsthilfegruppe von Stomabetroffenen (ILCO) integriert. Diese Maßnahme verfolgte das Ziel, den bevorstehenden Umgang mit einer anstehenden Stomaoperation zu erleichtern und eine unterstützende Umgebung für den Patienten zu schaffen. Diese umfassende Herangehensweise trug nachhaltig zur Verbesserung der Lebensqualität während des gesamten Behandlungsverlaufs bei und betont die essenzielle Bedeutung einer integrativen Betreuung für Patient*innen mit kolorektalen Karzinomen. ◄

Fazit
Die psychoonkologische Versorgung hat in den letzten Jahren an Bedeutung gewonnen und ist integraler Bestandteil der onkologischen Versorgung. Sie erstreckt sich

über verschiedene Kontexte, einschließlich des stationären Sektors, der Rehabilitation und des ambulanten Sektors (Abb. 34.1). Durch die Etablierung von Strukturen und Ausbildungsstandards sowie die Implementierung verschiedener Interventionsbausteine kann eine umfassende Betreuung von Patient*innen mit Krebserkrankung en und deren Angehörigen gewährleistet werden. Die interdisziplinäre Zusammenarbeit spielt eine zentrale Rolle, um eine ganzheitliche Unterstützung zu bieten und die Lebensqualität der Betroffenen zu verbessern. Gastrointestinale Tumorerkrankungen weisen spezifische Herausforderungen auf. Die psychoonkologische Begleitung zielt darauf ab, die Lebensqualität inmitten der Behandlungsfolgen zu erhalten. Eine enge Zusammenarbeit mit verschiedenen Fachdisziplinen wie Pflege, Sportwissenschaft und Ernährungsberatung ist von entscheidender Bedeutung.

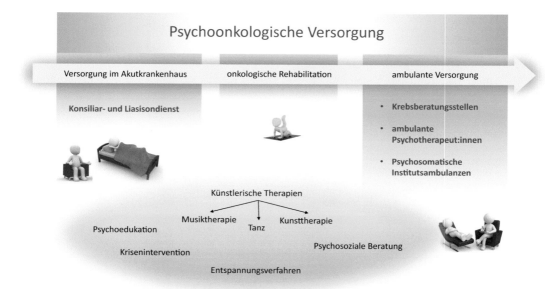

Abb. 34.1 Die psychoonkologische Versorgung erstreckt sich über den stationären Sektor, die Rehabilitation und den ambulanten Sektor und setzt sich aus verschiedenen Interventionsbausteinen zusammen

Literatur

Breitbart WS, Poppito SR (2022) Sinnzentrierte Einzel- und Gruppenpsychotherapie für Patienten mit fortgeschrittener Krebserkrankung. Ein Behandlungsmanual. Kohlhammer, Stuttgart

Chochinov HM, Kristjanson LJ, Breitbart W, McClement S, Hack TF, Hassard T, Harlos M (2011) Effect of dignity therapy on distress and end-of-life experience in terminally ill patients: a randomised controlled trial. Lancet Oncol 12(8):753–762. https://doi.org/10.1016/S1470-2045(11)70153-X

Deshields TL, Heiland MF, Kracen AC, Dua P (2016) Resilience in adults with cancer: development of a conceptual model. Psychooncology 25(1):11–18. https://doi.org/10.1002/pon.3800

Dinkel A (2022) Psychische Komorbiditäten bei Krebserkrankungen. In: Letzel S, Nowak D (Hrsg) Handbuch der Arbeitsmedizin, Kap. D I–2.2.4, 64. Erg.-Lfg. ecomed Medizin, Landsberg

Fleischer A et al (2023) Tumorassoziierte Fatigue-Modelle und Therapie. PiD – Psychotherapie im Dialog 24(3):46–49

Haussmann A, Schmidt ME, Illmann ML, Schröter M, Hielscher T, Cramer H, Maatouk I, Horneber M, Steindorf K (2022) Meta-analysis of randomized controlled trials on yoga, psychosocial, and mindfulness-based interventions for cancer-related fatigue: what intervention characteristics are related to higher efficacy? Cancers (Basel) 14(8):2016. https://doi.org/10.3390/cancers14082016

Jing Y, Zhao J, Yang Z, Yao S, Tang L, Li W, Yu S, Cheng H (2022) Managing cancer and living meaningfully (CALM) as an intervention for severe fatigue in gastrointestinal cancer survivors. Am J Cancer Res 12(6):2721–2732

Loughan AR, Willis KD, Braun SE, Rodin G, Lanoye A, Davies AE, Svikis D, Mazzeo S, Malkin M, Thacker L (2022) Managing cancer and living meaningfully (CALM) in adults with malignant glioma: a proof-of-concept phase IIa trial. J Neurooncol 157(3):447–456. https://doi.org/10.1007/s11060-022-03988-8

Mehnert-Theuerkauf A, Esser P (2022) Survivorship-Care-Programme für Krebspatienten: die Bedeutung von Risikostratifizierung, Selbstmanagement- und Gesundheitskompetenzen im Zeitalter digitaler Versorgung [Survivorship care plans for cancer patients: the importance of risk stratification, self-management and health literacy in the age of digital care]. Bundesgesundheitsblatt Gesundheitsforschung Gesundheitsschutz 65(4):412–419. https://doi.org/10.1007/s00103-022-03514-1

Waadt S (2011) Progredienzangst: Manual zur Behandlung von Zukunftsängsten bei chronisch Kranken. Schattauer, Stuttgart

Weis J, Giesler JM (2018) Rehabilitation for cancer patients. Recent Results Cancer Res 210:105–122. https://doi.org/10.1007/978-3-319-64310-6_7

Yao S, Ding K, Liu S, Zhang Q, Li W, Tang L, Yu S, Pang L, Yin X, Cheng H (2022) The Managing Cancer and Living Meaningfully (CALM) Intervention alleviates chemotherapy-related cognitive impairment in patients with breast cancer by modulating pan-immune-inflammation values. Integr Cancer Ther 21:15347354221140498. https://doi.org/10.1177/15347354221140498

Eva Katharina Masel

Einleitung

Die Weltgesundheitsorganisation (WHO) definiert Gesundheit als „einen Zustand des vollständigen körperlichen, geistigen und sozialen Wohlergehens und nicht nur das Fehlen von Krankheit oder Gebrechen". Dies lässt zweierlei Überlegungen zu: 1. Ist es möglich, je ganz gesund sein?, und 2. Ist die logische Folge daraus nicht, auch im Rahmen von schweren Erkrankungen möglichst auf körperliches, geistiges und soziales Wohlbefinden zu achten?

Palliative Care zielt darauf ab, die Lebensqualität von Betroffenen mit lebensbegrenzenden Erkrankungen zu verbessern, indem auf körperliche, emotionale, soziale und spirituelle Bedürfnisse eingegangen wird (Swami und Case 2018). Dies ist mit einem Fokus auf Symptomlinderung und einer Verbesserung der Lebensqualität verbunden (Kavalieratos et al. 2016).

Psychosomatik ist ein medizinisches Fachgebiet, das sich mit dem Zusammenwirken von psychischen und körperlichen Faktoren bei der Entstehung, dem Verlauf und der Behandlung von Erkrankungen befasst. Psychosomatik betrachtet die Wechselwirkungen zwischen Psyche und Körper unter der Betrachtungsweise, dass psychische Faktoren eine wesentliche Rolle bei der Entstehung, dem Verlauf oder der Aufrechterhaltung von Symptomen spielen. Die Behandlung in der Psychosomatik umfasst in der Regel eine ganzheitliche Herangehensweise, bei der sowohl medizinische als auch psychologische und soziale Aspekte berücksichtigt werden.

Diese Zugangsweise deckt sich mit jener der Palliative Care und ist ebenso wesentlich für Personen, die an schwerwiegenden, nicht heilbaren Erkrankungen leiden. Jede chronische Erkrankung bedeutet Stress, umso mehr, wenn die Zukunft ungewiss ist und keine Heilung möglich ist. In der Psychosomatik können psychische Belastungen somatische Funktionen beeinflussen, was zu einer unangemessenen Aktivierung des vegetativen Nervensystems führen kann. Chronischer Stress kann den Erkrankungsverlauf verschlechtern und das Immunsystem beeinträchtigen. So entwickelt bzw. verstärkt sich ein belastendes Symptom als physiologischer Zusammenhang mit einem emotionalen Zustand.

Dieses Zusammenspiel zwischen Psyche und Soma betrifft auch Menschen mit schwerwiegenden Erkrankungen. Die vertrauten und logischen Funktionen von Körper und Psyche verlieren im Rahmen einer schweren Erkrankung ihre Linearität. Es ist mit Einschnitten und körperlichen Einschränkungen zu rechnen,

E. Katharina Masel (✉)
Universitätsklinik für Innere Medizin I, Klinische
Abteilung für Palliativmedizin, Wien, Österreich
E-Mail: eva.masel@meduniwien.ac.at

hinzu kommt die Ungewissheit des weiteren Erkrankungsverlaufes. Ein „sprachloser Geist" wird zu einem „sprechenden Körper". Der Körper empfindet, während der Verstand interpretiert (Gubb 2013).

Eine ganzheitliche Behandlung kann dazu beitragen, Symptome von Erkrankungen zu lindern und das Gesamtbefinden zu verbessern. Hier ist die Haltung des behandelnden Teams entscheidend. Die Unsichtbarkeit mancher Symptome sollte dabei berücksichtigt werden, weswegen die Gesprächsführung eine hohe Bedeutung hat. In der Gastroenterologie und Hepatologie ist es wichtig zu beachten, dass bestimmte Medikamente (z. B. Interferon, Ribavirin) Auswirkungen auf das psychische Befinden haben können und z. B. Depressionen und Angstzustände verursachen können. Eine enge Zusammenarbeit zwischen medizinischem und psychologischem/psychiatrischem Fachpersonal kann dazu beitragen, Nebenwirkungen dieser Art zu minimieren und eine optimale Behandlung zu gewährleisten.

Psychosomatik und Palliative Care weisen gemeinsame Merkmale auf. Beide Ansätze behandeln Menschen mit komplexen und belastenden Symptomen umfassend und beziehen sowohl die Patient*innen als auch ihre An- und Zugehörigen in die Betreuung mit ein. Das ist mitunter von großer Bedeutung, da – auch in der letzten Lebensphase – ein hoher Anteil der Betreuung von den An- und Zugehörigen geleistet wird. Das übergeordnete Ziel sowohl von Psychosomatik als auch von Palliative Care besteht darin, die Lebensqualität zu verbessern und miteinander in Beziehung zu treten.

35.1 Grundlagen von Palliative Care

Definition Palliative Care
Palliative Care ist „ein Ansatz zur Verbesserung der Lebensqualität von Patient*innen und deren Familien, die mit Problemen konfrontiert sind, die mit einer lebensbedrohlichen Erkrankung einhergehen: durch Vorbeugen und Lindern von Leiden, durch frühzeitiges Erkennen, untadelige Einschätzung und Behandlung von Schmerzen sowie anderen belastenden Beschwerden körperlicher, psychosozialer und spiritueller Art".

Patient*innen mit Magen-Darm-Erkrankungen sowie Lebererkrankungen leiden häufig unter belastenden körperlichen Symptomen wie Atemnot, Juckreiz, Müdigkeit, Schmerz, Schwäche oder Schlaflosigkeit, aber auch an Angst und Depression. Durch die Behandlung belastender Symptome können sich Wohlbefinden und Lebensqualität verbessern, wobei stets die individuellen Bedürfnisse und Ziele der Betroffenen berücksichtigt werden sollen (Alpert et al. 2017). Hier kann die Würdefrage „Was muss ich über Sie als Person wissen, um Sie bestmöglich betreuen zu können?" (Hadler et al. 2022) unterstützen. Das Therapiekonzept richtet sich nach dem Allgemeinzustand der Betroffenen und den in der Palliativversorgung verfügbaren Ressourcen.

Leider erfolgt die Palliativversorgung in der Praxis zu spät, wobei durchschnittlich 20 andere Konsultationen vor einer Palliativkonsultation stattfinden (Hui et al. 2012). Die Palliativversorgung sollte primär bedürfnisorientiert und nicht, wie häufig der Fall, eher spät und an einer schlechten Prognose orientiert, angeboten werden.

Angesichts der steigenden Lebenserwartung und der zunehmenden Chronifizierung von Erkrankungen in unterschiedlichen medizinischen Bereichen ist ein interdisziplinärer Austausch wünschenswert und unerlässlich. Die zunehmende Nachfrage nach palliativer Versorgung in verschiedenen medizinischen Fachbereichen erfordert eine entsprechende Ausbildung und Expertise. In der Gastroenterologie und Hepatologie benötigt es Kenntnisse in der primären Palliativversorgung, wozu Symptomlinderung, „Advance Care Planning" und kommunikative Fertigkeiten zählen. Für komplexe Fragestellungen stehen spezialisierte Palliativversorgungsteams und Palliativversorgungseinrichtungen zur Verfügung. Durch die Einbindung eines multidisziplinären Palliativteams kann eine intensive Auseinandersetzung mit belastenden Symptomen erreicht werden.

▶ Eine palliative Betreuung soll nicht nur auf das Lebensende beschränkt sein, sondern zielt in erster Linie darauf ab, belastende Symptome zu lindern. Es ist möglich und sogar empfohlen, dass eine palliative Betreuung bereits kurz nach der Diagnosestellung einer schwerwiegenden Erkrankung in die Betreuung integriert wird.

Es ist zu erwarten, dass bis zum Jahr 2040 eine hohe Anzahl von Menschen palliative Betreuung benötigen wird (Etkind et al. 2017). Somit ist es von entscheidender Bedeutung, dass die Gesundheitssysteme rechtzeitig Maßnahmen ergreifen, um sich auf die zunehmende Zahl von chronischen Krankheiten und eine hochbetagte Bevölkerung vorzubereiten.

35.2   Psyche und Soma in der Gastroenterologie und Hepatologie

Psychosomatik in der Gastroenterologie und Hepatologie beschäftigt sich mit dem Zusammenhang zwischen psychischen Faktoren und Magen-Darm-Erkrankungen sowie Lebererkrankungen. Es ist bekannt, dass Stress, Angst, Depression und emotionale Belastungen bei vielen Patient*innen mit Magen-Darm-Problemen wie Reizdarmsyndrom, Magengeschwüren, entzündlichen Darmerkrankungen und Lebererkrankungen wie Hepatitis, Leberzirrhose und Leberkrebs eine Rolle spielen können.

Stress kann die Darmbewegungen und die Sekretion von Verdauungssäften beeinflussen und zu Symptomen wie Bauchschmerzen, Blähungen, Durchfall oder Verstopfung führen. Die Berücksichtigung psychischer Phänomene und deren Einfluss auf den Körper kann dazu beitragen, Symptome zu lindern und die therapeutische Beziehung zu stärken.

Die Anzahl der Todesfälle aufgrund von chronischen Lebererkrankungen nimmt rapide zu und Patient*innen im fortgeschrittenen Stadium haben eine ähnlich hohe Belastung durch Symptome wie bei anderen lebensbedrohlichen Krankheiten (Woodland et al. 2020). Es wird zunehmend anerkannt, dass die Versorgung der Betroffenen verbessert werden muss.

Es gibt jedoch viele Faktoren, die die flächendeckende Bereitstellung von guter palliativer Versorgung erschweren, einschließlich der Heterogenität der Versorgungsmöglichkeiten, des häufig unvorhersehbaren Erkrankungsverlaufes und der falschen Annahme, dass Palliativversorgung und „End-of-life"-Versorgung gleichbedeutend sind (Fox et al. 1999). Über 70 % der Patient*innen mit Lebererkrankungen sterben im Krankenhaus. Lebererkrankungen sind eng mit erheblichen sozialen, psychologischen und finanziellen Belastungen für Betroffene und ihre Betreuenden verbunden. Auch die „Lancet Liver Commission der European Association for the Study of the Liver" (EASL) empfiehlt Palliative Care bei fortgeschrittener Erkrankung (Karlsen et al. 2022).

Ebenso wird bei gastrointestinalen Malignomen der Benefit einer palliativen Betreuung zunehmend anerkannt (Chen et al. 2022). Auch bei schwerwiegenden chronischen nicht onkologischen Erkrankungen ist eine palliative Betreuung hilfreich (Tassinari et al. 2016).

Wesentliche Gemeinsamkeiten von Psychosomatik und Palliative Care lassen sich wie folgt zusammenfassen:

- **„Nonabandonment"** in Form einer kontinuierlichen Betreuung, selbst wenn Betroffene und ihr Umfeld verzweifelt sind,
- **Interesse an der Person** über eine Erkrankung hinaus,
- **„Therapeutic humility"** in Form dessen, nicht primär auf eine Problemlösung zu fokussieren, sondern Ambiguität zu tolerieren, die Betroffenen als Expert*innen zu betrachten und auf die Beziehung zu vertrauen (Chochinov 2023).

35.3   Diagnostik

Assessment körperlicher Symptome
Mit dem PERS^{2}ON Score (Masel et al. 2016) können häufig vorkommende Symptome

und Einschränkungen mittels einer numerischen Ratingskala (NRS) 0–10 erfasst und gegebenenfalls im Verlauf verglichen werden. Die Zahl 0 steht dabei für „keine Symptomlast" und die Zahl 10 für eine „maximal vorstellbare Symptomlast". Insgesamt entsteht somit ein maximaler Score von 70 Punkten. Selbstverständlich müssen neben der Erhebung der Symptomlast eine Anamnese sowie eine sorgfältige klinische Untersuchung erfolgen. Der PERS^{2}ON-Score berücksichtigt auch die Möglichkeit einer Versorgung außerhalb des Krankenhauses/einer Institution. Die meisten Menschen wünschen sich, ihr Lebensende zu Hause zu verbringen (Gomes et al. 2012). Um das zu ermöglichen, ist eine rechtzeitige Organisation von mobilen Palliativteams und das Einbinden des Umfelds der Betroffenen vonnöten.

Die Erfahrung zeigt, dass eine solche Organisation oftmals spät im Krankheitsverlauf erfolgt, was zu einer von den Betroffenen meist nicht gewollten wiederholten Hospitalisierung führt. Ziel des PERS^{2}ON-Scores ist eine gezielte Symptomverbesserung, die im Verlauf auf einfache Weise evaluiert werden kann. Betroffene mit hoher Symptomlast können so eventuell frühzeitig einer spezialisierten palliativmedizinischen Betreuung zugewiesen werden.

Praxisbeispiel

Bei einem 46-jährigen Mann mit Pankreaskarzinom kommt es zu von Übelkeit begleitetem rezidivierenden Erbrechen unmittelbar nach der Nahrungsaufnahme, weswegen eine Aufnahme auf der Palliativstation erfolgt. Zudem gibt der Patient gürtelförmige Bauchschmerzen an, die in den Rücken ausstrahlen (NRS 7 von 10). Der Patient gibt an, seit der Erstdiagnose seiner Erkrankung vor 6 Monaten 15 kg an Gewicht verloren zu haben. Die Muskulatur imponiert sarkopen. Der Patient lebt zu Hause mit seiner Ehefrau und 2 Kindern im Alter von 3 und 6 Jahren. Den Schlaf beschreibt er als nicht erholsam und oberflächlich, mitunter aufgrund der bestehenden Schmerzsymptomatik. Atemnot verneint der Patient. Im Rahmen einer Gastroskopie zeigt sich eine Magenausgangsstenose, die mit einem Stent versorgt wird. Außerdem erfolgt eine Blockade des Plexus coeliacus bei neuropathischer Schmerzkomponente. Der Patient erhält eine diätologische Beratung, es erfolgt die Initiation einer parenteralen Ernährung sowie eine rekonditionierende physikalische Therapie. Abends erhält der Patient Trazodon sowie Pregabalin, wodurch die Schlafqualität verbessert wird. Es werden laufend entlastende supportive Gespräche geführt. Für die häusliche Betreuung wird ein mobiles Palliativteam organisiert, für die Kinder wird die Möglichkeit einer psychologischen Unterstützung angeboten. Es kommt zu einer deutlichen Verminderung der Symptomlast, wie an dem Unterschied im PERS^{2}ON-Score Aufnahme vs. Entlassung erkennbar ist (Abb. 35.1). ◄

Mental Health

Depressionen und Angstzustände sind im palliativen Setting häufig und werden durch körperliche Beschwerden verstärkt, bleiben jedoch häufig unerkannt (Chochinov et al. 1997). Umso wichtiger ist es, im Rahmen der Anamnese das psychische Befinden zu erheben, einschließlich früherer Diagnosen. Mehrere validierte Screeninginstrumente können zur Beurteilung von Depressionen eingesetzt werden (Lloyd-Williams 2001). Da die Symptome bei

Tab. 35.1 Assessment im Palliativbereich mittels PERS^{2}ON-Score

Assessment nach dem PERS^{2}ON-Score	
P ain	Schmerz von 0–10
E eating	Kachexie/Appetitverlust/Gewichtsverlust von 0–10
R ehabilitation	Einschränkung der Mobilität von 0–10
S ocial	Situation Möglichkeit einer Heimbetreuung/Betreuung außerhalb des Spitals 0–10
S uffering	Angst/Belastung durch die Erkrankung/Depression von 0–10
0^2	Atemnot von 0–10
N ausea/Emesis	Übelkeit/Erbrechen von 0–10

	Aufnahme	Entlassung
P	7	3
E	7	3
R	6	3
S	5	2
S	7	2
O	0	0
N	8	0
	40	13

Abb. 35.1 Beispielhafter PERS²ON-Score bei Aufnahme und bei Entlassung eines 46-jährigen Mannes mit Pankreaskarzinom

den Betroffenen schwanken können, ist es wichtig, den psychischen Gesundheitszustand regelmäßig zu erheben und die Behandlungspläne bei Bedarf anzupassen.

Assessment
Das psychische Befinden hat einen bedeutenden Einfluss auf die Gesamtsituation. Das am häufigsten verwendete Assessment-Instrument ist der PHQ-9 („Patient Health Questionnaire-9") (Kroenke et al. 2001), der aus 9 Fragen besteht. Es sollte auf Veränderungen im Verhalten und in der Stimmung geachtet werden, wie z. B. zunehmende soziale Isolation, verminderter Appetit und Verlust des Interesses an Aktivitäten, die den Betroffenen früher Spaß gemacht haben („Losigkeitssymptome" wie Antriebslosigkeit, Freudlosigkeit, Lustlosigkeit). Familienmitglieder und Betreuende können wertvolle Hinweise auf den psychischen Gesundheitszustand geben.

35.4 Therapie

Therapie von Angst und Depression
Die pharmakologische Therapie besteht aus Antidepressiva oder Benzodiazepinen (Ogawa et al. 2019). Entspannungstechniken wie Atemübungen, „Guided Imagery", Hypnose und Meditation können zur Verringerung von Ängsten und Depression hilfreich sein. Diese Techniken helfen den Betroffenen, ihre Aufmerksamkeit zu fokussieren und ihren Geist zu beruhigen, was dazu beitragen kann, Gefühle von Stress und Angst zu lindern (Zemel 2022).

35.4.1 Die Bedeutung des Gesprächs

Das Gespräch hat einen unglaublichen Wert (Kaplan et al. 2016). Paul Watzlawick formulierte den berühmten Satz „Man kann nicht nicht kommunizieren." Was ist die häufigste Tätigkeit in Gesundheitsberufen? Nein, es ist nicht die Dokumentation, es ist das Gespräch. Wir führen im Laufe unserer beruflichen Tätigkeit etwa 400.000 Gespräche.

Es ist nicht nur wichtig, was man sagt, sondern auch, was die andere Person hört bzw. versteht (Iversen et al. 2020). In dem Ausdruck *Palliative Care* ist bereits der Begriff des „Kümmerns" enthalten. Um uns zu kümmern, brauchen wir angesichts ernsthafter Erkrankungen die Fähigkeit, zuzuhören, wozu auch zählt, Pausen und Schweigen auszuhalten. Wir sind vor allem dann gute Kommunikator*innen, wenn wir eine Beziehung zu den uns anvertrauten Betroffenen aufbauen können. Es gibt hierzu hilfreiche praktische Tipps, wie auf die Wortwahl zu achten, zum Beispiel im Überbringen von Statistiken: „Einer von zehn wird sterben" oder „Neun von zehn überleben".

Dieselbe Botschaft wird je nach Formulierung völlig unterschiedlich wahrgenommen. Im Patient*innenkontakt empfiehlt es sich, z. B. auf die Nachricht hin: „Ich schlafe besser, meine Schmerzen sind aber immer noch sehr stark!", im Wiederholen dieser Botschaft mit der positiven Neuigkeit zu enden: „Ihre Schmerztherapie müssen wir also noch anpassen, doch Ihr Schlaf hat sich erfreulicherweise bereits gebessert!". Dabei werden Gespräche nicht zwangsläufig qualitätsvoller, wenn sie länger sind.

Wichtig ist, dass die Betroffenen Gesprächsinhalte behalten können und man sie auch dazu auffordert, in eigenen Worten wiederzugeben, was sie aus einem Gespräch mitgenommen haben („teach back"). Durchhalteparolen oder schnelle Trostworte zeugen meist von Unsicherheit aufseiten der Behandelnden. Ebenso ist es möglich, nach Ressourcen zu fragen, wie „Was hat Ihnen früher in herausfordernden Situationen geholfen?", „Was ist eine Kraftquelle für Sie?". Wie geht man mit Therapiepräferenzen von Patient*innen um, die „alles" wollen (Quill et al. 2009)? Auf die Frage hin, ob die medizinische Behandlung angesichts schwerer Krankheiten begrenzt werden soll, antworten Patient*innen und ihre An- und Zugehörigen häufig, dass sie „alles" wollen.

Das sollte als Grundlage für eine breitere Diskussion darüber genutzt werden, was „alles tun" denn bedeuten würde. Ambivalenzen/Widersprüche sollten direkt angesprochen werden, beispielsweise mit: „Können Sie mir helfen, das besser zu verstehen?".

Dies kann schließlich paradoxerweise als Initiierung einer so häufig notwendigen End-of-life-Konversation dienen. Eine gute Strategie, um ein Gespräch zu beenden ist eine „Ich-Aussage" wie: „Ich empfehle, nach dem, was Sie mir mitgeteilt haben, was am wichtigsten für Sie ist, zusammenfassend Folgendes: … Wie klingt das für Sie?". So haben Betroffene noch einmal die Möglichkeit, Fragen zu stellen, und das medizinische Team nimmt wahr, was die Betroffenen von dem Gespräch mitgenommen haben. Gespräche brauchen Zeit, um sich zu entwickeln. Die primären Ziele können vielmehr persönlicher als medizinischer Natur sein. Dabei ist wesentlich, mit Emotionen zu rechnen, doch auf einer Sachebene zu bleiben, sofern sich Betroffene schwer öffnen können.

Eine wichtige Strategie ist es stets – auch mit schwer erkrankten Betroffenen – Therapieziele zu definieren und Pläne zu machen. Hier gilt der Grundsatz: „Therapieziel **VOR** Therapieplan!". Ein Plan, wie es weitergeht und was zu erwarten ist, ist von großer Bedeutung, da Menschen planende Wesen sind.

Dazu zählt auch das vorausschauende Planen in Form eines „Advance Care Planning", wozu Patient*innenverfügung, Vorsorgevollmacht, Vorsorgedialog und Gespräche über die Zukunft unter Berücksichtigung der Werte, Wünsche und Ziele der Betroffenen zählen (Johnson et al. 2016).

„Pitfalls"

Häufige „Pitfalls" („Fallstricke") für Gespräche in einem palliativen Setting sind: 1. Gespräche zu spät oder gar nicht zu beginnen (Burki 2013), 2. zu viel auf einmal zu erwarten und in einem einzigen Gespräch vermitteln zu wollen, 3. ernsthafte Botschaften (wie zum Beispiel die Mitteilung einer Prognose) und Therapieziele in einem Gespräch abhandeln zu wollen und 4. die Konversation zu beeinflussen, indem man die Betroffenen bei Laune hält („jollying the patients along").

Kommunikation wird am Lebensende umso wichtiger, da Patient*innen und ihren An- und Zugehörigen oft wenig Zeit zum Austausch bleibt und gegenseitiges Schweigen zu einem „Elefanten im Raum" führten kann (Betcher 2010), der einen „guten Tod" verhindern kann. Zahlreiche Studien weisen nach, dass End-of-life-Konversationen essenziell sind und Patient*innen wie An- und Zugehörige entlasten (Gauthier 2008; Quill et al. 2009; Hadler et al. 2022). Das Argument, dass eine palliative Betreuung zum Verlust von Hoffnung führt, wurde bereits im Jahr 2010 klar in einer im *New England Journal of Medicine* publizierten Studie widerlegt.

Die bei Erstdiagnose eines Lungenkarzinoms von Anfang an im Sinne einer „early Palliative Care" betreute Gruppe litt im Gegensatz zu der nach onkologischem Standard betreuten Gruppe an weniger Angst, Depression und psychosozialen Belastungen (Temel et al. 2010).

Auch die Mitteilung der Prognose nach dem Satz „Die Wahrheit ist dem Menschen zumutbar" von Ingeborg Bachmann ist mit realistischeren Erwartungen verbunden, ohne deren emotionales Wohlbefinden zu beeinträchtigen oder die Ärzt*innen-Patient*innen-Beziehung negativ zu beeinflussen (Enzinger et al. 2015). Dabei sollte man, was Zeitangaben betrifft am besten sorgfältig formulieren und von Wochen, Monaten oder Jahren sprechen. Unbedingt vermeiden sollte man Daten wie zum Beispiel Geburtstage, Ostern oder Weihnachten, da dies belastend und traumatisierend für die Betroffenen sein kann.

Wann ist nun der richtige Zeitpunkt, eine End-of-life-Konversation zu beginnen? Als

Tab. 35.2 SPIKES-Modell zur Gesprächsführung

S	Setting – geschützte Umgebung schaffen, Störfaktoren eliminieren
P	Perception – Informationsstand erfragen – „Was wissen Sie?"
I	Invitation – Einwilligung zur Aufklärung, „Was möchten Sie wissen?"
K	Knowledge – Nachrichten ankündigen und mitteilen
E	Empathize - Emotionen erkennen, zulassen, benennen
S	Strategy and Summary – Zusammenfassung und weiteres Vorgehen

Anhaltspunkt dafür kann dienen, wenn die „surprise question" (White et al. 2017) „Wäre ich überrascht, wenn diese:r Patient*in im nächsten Jahr versterben würde?" mit „Nein" und die „double surprise question" (Ermers et al. 2021) „Wäre ich überrascht, wenn die Patient*in nach einem Jahr noch lebt?" mit „Ja" beantwortet wird. Gesprächsmodelle können für einen strukturierten Kommunikationsablauf nützlich sein (Abb. 35.2).

> **Praxistipp**
>
> - Kommunikative Fertigkeiten sind erlernbar.
> - Ambivalenzen/Widersprüche sollten angesprochen werden, in dem man nachfragt und die Betroffenen bittet, mehr zu erzählen.

WWSZ
Warten
Wiederholen
Spiegeln
Zusammenfassen

Abb. 35.2 WWSZ-Modell

- End-of-life-Konversationen entlasten Betroffene sowie deren An- und Zugehörige.
- Prognosemitteilungen sollten mit Sorgfalt formuliert werden.
- Die Ärzt*innen-Patient*innen-Beziehung wird durch die Mitteilung der Prognose nicht negativ beeinflusst. ◄

35.4.2 Schmerz

„Total Pain"

Das Total-Pain-Konzept wurde von der britischen Ärztin, Krankenschwester und Sozialarbeiterin Dame Cicely Saunders geprägt, die als Begründerin der modernen Hospizbewegung gilt (Wood 2022). Das Total-Pain-Konzept versucht, das Schmerzerleben auf verschiedenen Ebenen darzustellen. Dabei spielen 4 Bereiche eine wichtige Rolle: 1. körperlicher Schmerz, 2. psychischer Schmerz, 3. sozialer Schmerz und 4. spiritueller Schmerz.

Diese Bereiche können einander in unterschiedlichem Maße beeinflussen, wie in Abb. 35.3 dargestellt wird. Allerdings ist die Ausprägung der einzelnen Bereiche bei jedem Individuum anders. „Total Pain" betrachtet den Schmerz als Teil eines größeren Kontextes, um eine umfassende Versorgung zu gewährleisten.

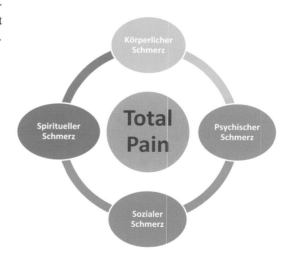

Abb. 35.3 Total-Pain-Konzept

Schmerztherapie und Symptomlinderung

Häufig werden Bedenken bezüglich des Metabolismus und der Nebenwirkungen von Medikamenten, insbesondere Analgetika, bei Patient*innen mit fortgeschrittenen chronischen Lebererkrankungen geäußert. Wenn das Ziel der Versorgung die Verbesserung der Lebensqualität ist, sollten mit Betroffenen und deren An- und Zugehörigen die Vor- und Nachteile einer Schmerztherapie im Vergleich zu potenziellen Nebenwirkungen besprochen werden. Um die Konsistenz und Sicherheit bei der Verschreibung zu verbessern, hat die „British Association for the study of the liver (BASL) End-of-life Special Interest Group" kürzlich praktische Leitlinien für das Symptommanagement bei fortgeschrittener chronischer Lebererkrankung veröffentlicht (BASL.https://www.basl.org.uk/index.cfm/content/page/cid/33).

▶ Es empfiehlt sich, klinische Pharmazeut*innen bei diffizilen Fragestellungen zu kontaktieren. Im Palliativbereich wird ein hoher Prozentsatz an Medikamenten „off label" (Hagemann et al. 2022), also außerhalb der Zulassung, verschrieben. Das Absetzen – „deprescribing" (Thompson 2019) – von nicht indizierten Medikamenten und eine gezielte Auswahl der Medikation auf Basis der Leber- und Nierenfunktion können zu einer verbesserten Lebensqualität beitragen.

Praxisbeispiel

Eine 55 Jahre alte Patientin mit Leberzellkarzinom wird mit ausgeprägter abdomineller Schmerzsymptomatik, Angst und seit Tagen bestehender Schlaflosigkeit in der Palliativstation aufgenommen. Bei der klinischen Untersuchung zeigt sich ein reduzierter Allgemeinzustand, ein distendiertes Abdomen und ein kachektischer und sarkopener Ernährungszustand. Zudem besteht ein cholestatischer Pruritus.

Behandlungsschritte

Nach dem Grundsatz „worst first" hat in einer solchen Situation die Schmerzlinderung Priorität. Die anhaltende Schmerzsymptomatik führte offensichtlich zu einer Beeinträchtigung der Schlafqualität und zu einem Hyperarousal. Die Patientin leidet an einem Cluster von Symptomen, die miteinander zusammenhängen. Durch ein gezieltes Assessment sollte eine möglichst zielgerichtete Therapie eingesetzt werden, um die Beschwerden zu lindern. Es empfiehlt sich, erst in einem nächsten Schritt nach Besserung der Beschwerden eine psychologische und spirituelle Betreuung anzubieten, da eine entsprechende Aufnahmefähigkeit meist nicht gegeben ist, wenn ausgeprägte Symptomlast vorliegt.

Symptomcluster
- Angst
- Insomnie
- Kachexie und Sarkopenie
- Pruritus
- Schmerzsymptomatik ◀

Bei cholestatischem Pruritus zeigen Antihistaminika keine Wirkung. Die Pathogenese des cholestatischen Pruritus ist bisher nicht eindeutig geklärt. Gallensalze, Histamin, der Opioid-Pathway und Progesteronmetabolite wurden als mögliche auslösende Substanzen diskutiert. Als therapeutische Maßnahme empfiehlt sich die Gabe von Colestyramin („first line"), Naltrexon (Opioidantagonist), Rifampicin oder Sertralin. Bezafibrat und Ileum-Gallensäuretransport-Inhibitoren sind vielversprechende zukünftige Behandlungsmöglichkeiten (Düll und Kremer 2019).

End-of-life-Care bei Leberversagen

Die Symptomprävalenz bei Lebererkrankungen im Endstadium ähnelt jener von anderen fortgeschrittenen Erkrankungen. Die am häufigsten genannten Symptome bei End-stage-Lebererkrankung sind Schmerzen (Prävalenz 30–79 %), Atemnot (20–88 %), Muskelkrämpfe (56–68 %), Schlafstörungen (Schlaflosigkeit 26–77 %, Tagesmüdigkeit 29,5–71 %) und psychische Symptome (Depression 4,5–64 %, Angstzustände 14–45 %). Erektile Dysfunktion ist bei Männern prävalent (53–93 %) (Peng et al. 2019). Angesichts der Vielfalt der Symptome und der erheblich beeinträchtigten Lebensqualität sind ein multidisziplinärer Ansatz und ein entsprechende Symptomlinderung entscheidend. Hier empfiehlt es sich, die Kompetenz von Palliativteams zu nützen.

Allgemeinmaßnahmen

Betroffene, die eine Palliativversorgung erhalten, können von der Unterstützung durch Diätolog*innen, Psycholog*innen, Seelsorger*innen, spirituelle Begleiter*innen oder Sozialarbeiter*innen profitieren. Diese multiprofessionellen Spezialist*innen können den Betroffenen helfen, Bewältigungsstrategien zu finden, und sowohl den Patient*innen als auch ihren An- und Zugehörigen emotionale Unterstützung bieten. Auch ehrenamtliche Mitarbeitende sind eine wertvolle Ergänzung in Palliativteams.

Fazit

Palliativmedizinisch tätige Fachpersonen schöpfen aus der Vielfalt ihrer Arbeit viel Kraft, da Palliative Care weit über eine Sterbebegleitung hinausgeht und die Linderung von belastenden Symptomen wie Angst, Atemnot, Depression, Fatigue, Inappetenz, Kachexie, Übelkeit und Erbrechen, Schmerzen und psychosozialen Problemen zum Ziel hat. Dies erfordert ein umfassendes medizinisches Wissen, um den Betroffenen jenen für sie individuellen Mantel (von lat. „pallium" für „Mantel", „palliare" für „mit einem Mantel umhüllen") anzubieten, der den Umgang mit schwerwiegenden Erkrankungen erleichtern soll und das Ziel hat, bestmöglich zu unterstützen. Dieser Ansatz geht über die letzte Lebensphase hinaus und kann über Monate oder sogar Jahre hinweg angewandt werden.

Palliative Care richtet sich nach individuellen Bedürfnissen, kann zu jedem Zeitpunkt einer Erkrankung, unabhängig von der Prognose, angewendet werden und bezieht körperliche, psychosoziale und spirituelle Aspekte in die Betreuung mit ein.

Literatur

Alpert CM, Smith MA, Hummel SL, Hummel EK (2017) Symptom burden in heart failure: assessment, impact on outcomes, and management. Heart Fail Rev 22:25–39. https://doi.org/10.1007/s10741-016-9581-4

BASL. https://www.basl.org.uk/index.cfm/content/page/cid/33. Zugegriffen: 27. May 2023

Betcher DK (2010) Elephant in the room project: improving caring efficacy through effective and compassionate communication with palliative care patients. Medsurg Nurs Off J Acad Med-Surg Nurses 19:101–105

Burki TK (2013) End-of-life discussions and care received. Lancet Oncol 14:16. https://doi.org/10.1016/s1470-2045(12)70534-x

Chen VW, Portuondo JI, Cooper Z, Massarweh NN (2022) Use of palliative interventions at end of life for advanced gastrointestinal cancer. Ann Surg Oncol 29:7281–7292. https://doi.org/10.1245/s10434-022-12342-1

Chochinov HM (2023) Intensive caring: reminding patients they matter. J Clin Oncol Off J Am Soc Clin Oncol JCO2300042. https://doi.org/10.1200/JCO.23.00042

Chochinov HM, Wilson KG, Enns M, Lander S (1997) "Are you depressed?" Screening for depression in the terminally ill. Am J Psychiatry 154:674–676. https://doi.org/10.1176/ajp.154.5.674

Düll MM, Kremer AE (2019) Treatment of pruritus secondary to liver disease. Curr Gastroenterol Rep 21:48. https://doi.org/10.1007/s11894-019-0713-6

Enzinger AC, Zhang B, Schrag D, Prigerson HG (2015) Outcomes of prognostic disclosure: associations with prognostic understanding, distress, and relationship with physician among patients with advanced cancer. J Clin Oncol Off J Am Soc Clin Oncol 33:3809–3816. https://doi.org/10.1200/JCO.2015.61.9239

Ermers DJ, Kuip EJ, Veldhoven C et al (2021) Timely identification of patients in need of palliative care using the double surprise question: a prospective study on outpatients with cancer. Palliat Med 35:592–602. https://doi.org/10.1177/0269216320986720

Etkind SN, Bone AE, Gomes B et al (2017) How many people will need palliative care in 2040? Past trends, future projections and implications for services. BMC Med 15:102. https://doi.org/10.1186/s12916-017-0860-2

Fox E, Landrum-McNiff K, Zhong Z et al (1999) Evaluation of prognostic criteria for determining hospice eligibility in patients with advanced lung, heart, or liver disease. SUPPORT Investigators. Study to Understand Prognoses and Preferences for Outcomes and Risks of Treatments. JAMA 282:1638–1645. https://doi.org/10.1001/jama.282.17.1638

Gauthier DM (2008) Challenges and opportunities: communication near the end of life. Medsurg Nurs Off J Acad Med-Surg Nurses 17:291–296; quiz 297

Gomes B, Higginson IJ, Calanzani N et al (2012) Preferences for place of death if faced with advanced cancer: a population survey in England, Flanders, Germany, Italy, the Netherlands, Portugal and Spain. Ann Oncol Off J Eur Soc Med Oncol 23:2006–2015. https://doi.org/10.1093/annonc/mdr602

Gubb K (2013) Psychosomatics today: a review of contemporary theory and practice. Psychoanal Rev 100:103–142. https://doi.org/10.1521/prev.2013.100.1.103

Hadler RA, Goldshore M, Rosa WE, Nelson J (2022) "What do I need to know about you?": the Patient Dignity Question, age, and proximity to death among patients with cancer. Support Care Cancer 30:5175–5186. https://doi.org/10.1007/s00520-022-06938-2

Hagemann V, Bausewein C, Remi C (2022) Off-label use in adult palliative care—more common than expected. A retrospective chart review. Eur J Hosp Pharm Sci Pract 29:329–335. https://doi.org/10.1136/ejhpharm-2020-002554

Hui D, Kim S-H, Kwon JH et al (2012) Access to palliative care among patients treated at a comprehensive cancer center. Oncologist 17:1574–1580. https://doi.org/10.1634/theoncologist.2012-0192

Iversen ED, Wolderslund MO, Kofoed P-E et al (2020) Codebook for rating clinical communication skills based on the Calgary-Cambridge guide. BMC Med Educ 20:140. https://doi.org/10.1186/s12909-020-02050-3

Johnson S, Butow P, Kerridge I, Tattersall M (2016) Advance care planning for cancer patients: a systematic review of perceptions and experiences of patients, families, and healthcare providers. Psychooncology 25:362–386. https://doi.org/10.1002/pon.3926

Kaplan RS, Haas DA, Warsh J (2016) Adding value by talking more. N Engl J Med 375:1918–1920. https://doi.org/10.1056/NEJMp1607079

Karlsen TH, Sheron N, Zelber-Sagi S et al (2022) The EASL-Lancet liver commission: protecting the next generation of Europeans against liver disease complications and premature mortality. Lancet Lond Engl 399:61–116. https://doi.org/10.1016/S0140-6736(21)01701-3

Kavalieratos D, Corbelli J, Zhang D et al (2016) Association between palliative care and patient and caregiver outcomes: a systematic review and meta-analysis. JAMA 316:2104–2114. https://doi.org/10.1001/jama.2016.16840

Kroenke K, Spitzer RL, Williams JB (2001) The PHQ-9: validity of a brief depression severity measure. J Gen Intern Med 16:606–613. https://doi.org/10.1046/j.1525-1497.2001.016009606.x

Lloyd-Williams M (2001) Screening for depression in palliative care patients: a review. Eur J Cancer Care (Engl) 10:31–35. https://doi.org/10.1046/j.1365-2354.2001.00244.x

Masel EK, Berghoff AS, Schur S et al (2016) The PERS(2) ON score for systemic assessment of symptomatology in palliative care: a pilot study. Eur J Cancer Care (Engl) 25:544–550. https://doi.org/10.1111/ecc.12419

Ogawa Y, Takeshima N, Hayasaka Y et al (2019) Antidepressants plus benzodiazepines for adults with major depression. Cochrane Database Syst Rev 6:CD001026. https://doi.org/10.1002/14651858.CD001026.pub2

Peng J-K, Hepgul N, Higginson IJ, Gao W (2019) Symptom prevalence and quality of life of patients with end-stage liver disease: a systematic review and meta-analysis. Palliat Med 33:24–36. https://doi.org/10.1177/0269216318807051

Quill TE, Arnold R, Back AL (2009) Discussing treatment preferences with patients who want „everything". Ann Intern Med 151:345–349. https://doi.org/10.7326/0003-4819-151-5-200909010-00010

Swami M, Case AA (2018) Effective palliative care: what is involved? Oncol Williston Park N 32:180–184

Tassinari D, Drudi F, Monterubbianesi MC et al (2016) Early palliative care in advanced oncologic and non-oncologic chronic diseases: a systematic review of literature. Rev Recent Clin Trials 11:63–71. https://doi.org/10.2174/1574887110666151014141650

Temel JS, Greer JA, Muzikansky A et al (2010) Early palliative care for patients with metastatic non-small-cell lung cancer. N Engl J Med 363:733–742. https://doi.org/10.1056/NEJMoa1000678

Thompson J (2019) Deprescribing in palliative care. Clin Med 19:311–314. https://doi.org/10.7861/clinmedicine.19-4-311

White N, Kupeli N, Vickerstaff V, Stone P (2017) How accurate is the ‚Surprise Question' at identifying patients at the end of life? A systematic review and meta-analysis. BMC Med 15:139. https://doi.org/10.1186/s12916-017-0907-4

Wood J (2022) Cicely Saunders, „Total Pain" and emotional evidence at the end of life. Med Humanit 48:411–420. https://doi.org/10.1136/medhum-2020-012107

Woodland H, Hudson B, Forbes K et al (2020) Palliative care in liver disease: what does good look like? Frontline Gastroenterol 11:218–227. https://doi.org/10.1136/flgastro-2019-101180

Zemel RA (2022) Pharmacologic and non-pharmacologic dyspnea management in advanced cancer patients. Am J Hosp Palliat Care 39:847–855. https://doi.org/10.1177/10499091211040436

Komplementärmedizin

cramer

36

Holger Cramer und Anna Katharina Koch

36.1 Definitionen und Begriffsbestimmungen

„Komplementärmedizin" ist ein Mantelbegriff für eine Vielzahl, zum Teil sehr unterschiedlicher, Therapieansätze mit der Gemeinsamkeit, dass sie auf anderen Modellen und Konzepten zur Entstehung von Krankheiten und deren Behandlung basieren als jene der modernen biopsychosozialen Medizin. Dies ist vor dem Hintergrund zu verstehen, dass viele dieser Therapiemethoden auf philosophischen und anthropologischen Konzepten aus anderen Kulturkreisen (etwa die chinesische Akupunktur oder das indische Ayurveda) oder früheren Epochen (etwa die im 19. Jahrhundert systematisierte Naturheilkunde Kneipp'scher Prägung) stammen. Entgegen einem häufigen Missverständnis ist vorhandene oder fehlende wissenschaftlich-klinische Evidenz kein Charakteristikum der Komplementärmedizin. Dennoch erschweren die vom akademischen Konsens abweichenden philosophischen Grundlagen häufig die Kommunikation zwischen den Disziplinen und dadurch die Integration komplementärer und konventioneller Therapieansätze.

Entsprechend ihrem diversen kulturellen, historischen und philosophischen Hintergrund umfasst die Komplementärmedizin eine Vielzahl pharmakologischer und nicht pharmakologischer Methoden (Abb. 36.1).

Eine wichtige Kategorisierung betrifft jedoch die Art der Anwendung dieser Methoden:

▶ Wird ein nicht konventioneller Ansatz zusammen mit der konventionellen Medizin angewandt, gilt er als **„komplementär"**. Wird ein nicht konventioneller Ansatz anstelle der konventionellen Medizin angewandt, wird er als **„alternativ"** bezeichnet.

Die **„integrative Medizin"** als drittes wichtiges Konzept zielt darauf ab, konventionelle und evidenzbasierte nicht konventionelle Methoden in einem koordinierten Therapiekonzept zu kombinieren und so Patient*innen die bestmögliche Therapie zugänglich zu machen, unabhängig von Herkunft und philosophischem Hintergrund der Therapiebausteine (National Center for Complementary and Integrative Health 2021).

H. Cramer (✉)
Universitätsklinikum Tübingen, Institut für Allgemeinmedizin und Interprofessionelle Versorgung, Professor für die Erforschung komplementärmedizinischer Verfahren, Tübingen, Deutschland
E-Mail: holger.cramer@med.uni-tuebingen.de

A. K. Koch
Universitätsklinikum Tübingen, Institut für Allgemeinmedizin und Interprofessionelle Versorgung, Tübingen, Deutschland

Stichwortverzeichnis

A

Abdominelle Schmerzen, 109, 292, 307
Abhängigkeitssyndrom, 254
Acetylcholin, 11, 251
Acetylcholinesterase-Inhibitoren, 262
Achtsamkeitstherapie, 42, 232
Activities of Daily Living (ADL), 194
Acuphagie, 259
ADAPT-Fragebogen, 235
Adhärenz, 4, 24, 27, 55, 62, 79, 94, 118, 131, 138, 144, 159, 161, 230, 232, 243, 266
Adhärenzprobleme, 161
Adipositas, 97, 99, 111, 112, 136, 192, 197, 258
Advance Care Planning, 336
Aerophagie, 220
Affektive Störung, 40, 59, 81, 253, 255
Aktives Zuhören, 68, 145, 195, 242, 246, 325
Akupressur, 84, 343
Akupunktur, 341, 345
Akuter Stress, 20, 26, 30
Akutkrankenhaus, 174, 311, 322
Akzeptanz- und Commitment-Therapie, 85
Alarmsymptom, 38, 45, 47, 68, 143, 221, 222
Alkoholabhängigkeit, 256
Alkoholabstinenz, 100, 112, 158, 208
Alkoholabusus, 97, 99–101, 230
Alkoholassoziierte Lebererkrankung (ALD), 107, 255
Alkoholassoziierte Probleme, 254
Alkoholbedingte Gastritis, 253
Alkoholbezogene Störungen, 158
Alkoholhepatitis (SAH), 159
Alkoholkonsum, 55, 71, 112, 113, 119, 158, 168
Alkoholkonsumstörung, 112, 113
Alltagserfahrungen, 251
Ambulante Krankenpflege, 176
Ambulante Versorgungsmöglichkeiten, 322
Amitriptylin, 42, 49, 71, 261, 283, 284
Amsterdam Preoperative Anxiety and Information Scale (APAIS), 166

Analgetikaeinnahme, 101, 142, 282, 338
Analgetische Wirkmechanismen, 282
Analinkontinenz, 187, 189, 193, 194, 196–199, 202, 203, 206
    funktionell, 187
    psychogen, 187
    somatoform, 187, 191
Anästhesie, 170
Angehörige, 117, 123, 124, 127, 131, 135, 136, 142, 146, 174, 175, 178, 203, 230, 236, 265, 311, 321–324, 329, 332, 336
Angst (Definition), 166
Angst, 18, 23, 27, 39, 42, 51, 59, 61, 94, 103, 109, 122, 127, 132, 135, 150, 184, 201, 220, 231, 233, 244, 315, 332, 335, 339
Angstäquivalente, 253
Angsterkrankung, 80, 158, 306
Angstforschung, 168
Angstmessung, 166
Angstreduktion, 168, 169
Angststörung, 3, 23, 28, 42, 54, 55, 69, 80, 99, 134–136, 161, 237, 253, 256, 257, 260, 269, 278, 282, 284, 303, 322
Angstsymptome, 233
Anorexia nervosa, 51, 99, 258
Anpassungsstörung, 3, 278, 322
Anschlussheilbehandlung (AHB), 314
Ansteckung, 122
Ansteckungsrisiko, 122
Antibiotikum, 182, 293
Antidepressiva, 41, 49, 71, 161, 190, 193, 260, 261, 263, 282–284, 299, 335
Antiemetikum, 262
Antipsychotikum, 262, 263
Antriebslosigkeit, 335
Anxiolytische Methode, 170
Appetitlosigkeit, 258, 259
Appetitverlust, 334
Arbeitsunfähigkeit, 317

Ärger, 26, 143, 207, 244, 246
Ärzt*innen-Patient*innen-Beziehung, 94, 182, 242, 257,
    266, 272, 291, 294, 336, 337
Ärztliche Gesprächsführung, 137, 145, 242, 243, 328,
    332, 337
Arzt-Patienten-Beziehung, 4, 136, 244
Arzt-Patienten-Kommunikation, 4
Arzt-Patienten-Verhältnis, 74
Atemtherapie, 42
Atemübung, 277, 316, 335
Aufenthaltsdauer, 255
Aufklärung, 47, 71, 92, 119, 123, 136, 169, 232, 235,
    265, 267, 283, 337
Aufmerksamkeit, 27, 86, 131, 191, 242, 335
Aufmerksamkeitskontrolle, 27
Aufnehmendes Zuhören, 145
Auslassdiät, 72, 258
Autogenes Training, 324
Autonome somatoforme Funktionsstörung, 257
Aversives Lernen, 252
Avoidance-Endurance-Modell, 154
Ayurveda, 341

B

Basisdiagnostische Maßnahmen, 68
Bauchgerichtete Hypnosetherapie, 84, 297
Bauchschmerzen, 68, 77, 92, 221, 222, 224, 294, 297,
    333
Beckenbodentraining, 198
Bedarf an psychischer Betreuung, 229
Bedarfe bei chronisch-entzündlichen Darmerkrankungen,
    231
Bedarfe bei Zöliakie, 232
Bedarfsbestimmung, 229, 232, 235
Behandlungserwartung, 29, 288
Behandlungsziele, 207
Belastung durch körperliche Symptome, 234
Belastungserleben
    subjektiv, 200
Beratungsangebot, 175
Berufsfähigkeit, 231
Berufsunfähigkeitsrente, 316
Berufswechsel, 316
Bewegungstherapie, 84, 312, 324, 343
Binge-Eating-Störung, 258
Biofeedback, 7, 55, 198, 208, 210
Biology-first-Hypothese, 8
Biopsychosoziales Modell, 3, 6, 24, 30, 49, 52, 68, 70,
    74, 108, 191, 229, 236, 253, 267–270, 276,
    284, 304–306, 314, 321, 341
Bipolare Störung, 255
Bulimia nervosa, 219, 258
Butylscopolamin, 71

C

Calprotectin, 69
Cannabis, 346
Chronifizierung, 27, 74, 154, 267, 268, 274, 284, 332

Chronische Bauchschmerzen, 220
Chronische Erkrankung, 303, 304
Chronische Krankheiten, 333
Chronische Lebererkrankung, 117, 118
Chronisch-entzündliche Darmerkrankung, 3, 6, 29, 52,
    91, 174, 181, 221, 224, 229, 236, 258, 269,
    282, 290, 292, 293, 299, 303, 310, 315, 342
Chronische Pankreatitis, 100
Chronischer Stress, 20, 25, 46, 331
Citalopram, 41, 71, 260, 283, 284
Colitis ulcerosa, 77–79, 82, 84–86, 91, 92, 96, 181, 224,
    275, 292, 298–300, 304, 314, 343
Compliance, 61, 120, 165, 191, 209, 266, 284, 310
Coping, 27, 31, 73, 80, 160, 203, 232, 252, 269, 306
Copingforschung, 206, 211
Cortisol, 19, 30, 55, 166, 168, 269
Cortison, 182, 183
COVID-19, 53, 113, 149

D

Darmbarriere, 14, 17, 19, 78, 112
Darm-Hirn-Achse, 3, 5, 17, 24–26, 30, 49, 54, 68, 79,
    210, 251, 252, 259
Darmhypnose, 316
Darmkrebs, 128, 175, 185, 323
Darmmikrobiom, 17, 20, 112
Darmreinigung, 166
Darmsekretion, 13
Delir, 161, 254
Demenz, 191, 193, 253, 262
Demografische Entwicklung, 303
Demoralisierung, 135
Deprescribing, 338
Depression, 18, 23, 27, 38, 42, 53, 55, 59, 60, 69, 80, 86,
    94, 99, 108, 118, 133, 135, 136, 143, 150, 158,
    166, 183, 220, 231, 253, 255, 269, 284, 303,
    306, 315, 322, 332, 335, 339
Depressive Störung, 192, 237
Depressive Symptome, 233, 256, 261, 269, 325, 345
Depressivität, 59, 84, 137, 161, 233
Desomatisierung, 272
Diabetes mellitus, 57, 70, 97, 110, 130, 136, 157, 190,
    191, 197, 303, 328
    Typ 1, 57, 97, 157
    Typ 2, 97, 110, 111
    Typ 3, 97
Diagnostik und Therapie des Morbus Crohn, 81
Diarrhö, 14, 20, 67, 71, 102, 130, 179, 192, 193, 197,
    222, 224, 251, 253, 257, 260, 262, 347
Digitale Gesundheitsanwendungen (DiGA), 236, 314
Dignity Therapy, 326
Disstress, 59, 60, 62, 131, 152, 231, 232
Drogenkonsum, 168
Dünndarmkarzinom, 128
Duodenalulkus, 51, 262, 290, 292, 298
Durchfall, 77, 92, 182, 190, 224, 261, 333
Dysfunktionale Durchhaltestrategien, 154
Dyspepsie, 45
Dysphagie, 7

E

Eigenverantwortung, 98
Ekel, 199, 203
Elektrostimulation, 198
Emotionen, 244
Empathie, 68, 144, 244
Empowerment, 266
End-of-life-Konversation, 336
Endoskopie, 165
Endstadium Lebererkrankungen, 338
Enteric Nervous System (ENS), 251
Enteroendokrine Zellen, 14
Entspannungstechniken, 169
Entspannungsverfahren, 42, 73, 84, 232, 271, 277, 278,
    312, 316, 324, 335, 343, 344
Entstigmatisierung, 108
Epigastrisches Schmerzsyndrom, 46
Erbrechen, 46, 92, 130, 222, 253, 334, 339
Ernährung
    ballaststoffreich, 198
    FODMAP-arm, 198
Ernährungsberatung, 72, 84, 130, 223, 232, 329, 343
Ernährungstherapie, 45, 47, 72, 315
Erstattungsregelung, 176
Erwartungshaltung, 71
Erwerbsminderung, 134, 316
Erwerbsunfähigkeit, 191, 317
Essstörung, 23, 59, 99, 220, 237, 253, 258, 277
Existenzgefährdung, 134
exokrinen Pankreasinsuffizienz, 101
Exokrine Pankreasinsuffizienz (EPI), 97, 100
Extraintestinales Symptom, 23, 78, 299

F

Fatigue, 82, 92, 108, 131, 133, 134, 152, 154, 231, 327,
    328, 339
Fatigue-Symptomatik, 23, 316
FODMAP-Diät, 72, 190, 208, 210
Fortgeschrittene Lebererkrankungen, 333
Fragebogen zu Lebensqualität, 196
Fremdfürsorge, 247
Funktionelle Dyspepsie, 6, 7, 29, 45–47, 49, 150, 226,
    257, 292, 297, 298
Funktionelle gastroenterologische Störungen, 252
Funktionelle gastrointestinale Störungen, 221, 298
Funktionelle Obstipation, 222
Funktionelle Stuhlinkontinenz, 187, 223
Furcht, 27–30, 61, 119, 152
Furcht (Definition), 166
Furcht-Vermeidungs-Modell chronischer
    Schmerzen, 28

G

Gallensäurebinder, 71
Gallensäurenverlustsyndrom, 71, 130
Gastrinom, 102
Gastrointestinale Motilität, 13

Gastroösophageale Refluxkrankheit (GERD), 38, 40–42,
    45, 219, 292
Gastroparese, 46, 298
Gespräch, 335
    Pitfalls, 336
Gesprächsmodelle, 337
Gesundheitsbezogene Lebensqualität (gLQ), 61, 107,
    108, 151, 207, 209, 316
Gesundheitskompetenz, 325
Gewichtsverlust, 69, 77, 92, 98, 130, 222, 261, 328, 334
Glukagonom, 102
Glutenataxie, 58
Glutenfreie Kost, 57–62, 65, 66, 72, 230, 232
Glutenintoleranz, 57
Goblet-Zellen, 14
Gruppensetting, 236, 297, 298, 327

H

Harnblasenkarzinom, 174
Helicobacter pylori, 6, 45, 51, 52, 221
Hepatische Enzephalopathie, 158
Hepatitis A, 123
Hepatitis B, 120, 123
Hepatitis C, 120, 122, 255
Hepatozelluläres Karzinom, 129
Hirn-Darm-Achse, 17
Hygiene, 165
Hypersensitivität, 39, 41
Hypertriglyzeridämie, 99
Hypervigilanz, 27, 29, 39, 40
Hypnose, 42, 169, 170, 297–299, 335
Hypnotherapie, 42, 49, 74, 253, 259, 298
Hypoglykämie, 99

I

IBS-SSS, 72
Immunsuppressive Medikation, 161
Immunüberwachung, 14
Immunzellen, 14, 17, 112
Infertilität, 134
Inkontinenzhilfsmittel, 198
Insulinom, 102, 103
Insulin-Purging, 99
Integrative Medizin, 341
Integrierte klinisch-psychosomatisch-psycho-
    therapeutische Komplexbehandlung, 307
Integrierte Versorgung, 309
Integriert-psychosomatische Station, 304
Interaktion, 262
Interferon-α, 256
Intestinale Hormone, 16, 17

K

Katastrophisieren, 27, 80, 232, 291
Kinder, 54, 82, 86, 137, 219–222, 224, 253, 256, 272,
    290, 292, 297, 299, 334

Klassische Konditionierung, 28, 252, 289, 291
Kognitiv behaviorale Therapie (CBT), 154
Kognitive Fähigkeiten, 193
Kolonkarzinom, 128
Kolorektales Karzinom, 174, 328
Kommunikation, 242, 275, 326, 336
Kommunikationstechniken, 242, 246
Komplementärmedizinische Verfahren, 83, 323, 342, 343
Konsiliardienst, 305, 311, 322
Konsil- und Liaisondienst, 237, 304, 312
Kontraindikation, 284
Kontrollverlust, 165, 184, 203, 254
Konzentrationsstörungen, 117, 150, 233, 256, 269
Kooperation der Fachabteilungen, 306
Körperliche Belastungsstörung, 235
Körperliche Fähigkeiten, 194
Körperschemastörung, 258
Kostenübernahme, 176
Krankheitsakzeptanz, 143, 154, 160, 232, 314
Krankheitsbewältigung, 25, 60, 73, 79, 85, 87, 95, 99,
        103, 118, 131, 137, 143, 144, 154, 155, 161,
        179, 193, 194, 196, 199, 207, 209, 229, 230,
        265–267, 276, 306, 307, 314, 316, 323, 327,
        329, 343
Krankheitserleben, 243
Krankheitsverarbeitung s. Krankheitsbewältigung, 209
Krebsberatungsstellen, 323
Krebserkrankung, 61, 128, 129, 132, 136, 137, 141, 143,
        269, 313, 322, 326, 329
Krebsinformationsdienst, 324
Krisenintervention, 325
Kunsttherapie, 324, 325
Kurzkettige Fettsäuren, 17

L
Laienätiologie, 68
Laktulose, 71
Langzeitfolgen, 129, 130, 134
late onset autoimmunediabetes in the adult (LADA), 98
Laxanzien, 71, 190
Laxanzienabusus, 253, 258
Lebensende, 334
Lebensqualität, 6, 23, 27, 39, 42, 55, 61, 67, 94, 101,
        118, 120, 130, 131, 134, 142, 207, 237, 291,
        303, 314, 322, 325, 328, 331, 339, 342
Lebensstilmodifikation, 84, 99, 101, 229, 230, 232, 266,
        323, 343
Lebererkrankung, 117, 255
Leberkrebs, 124, 129, 333
Lebertransplantation, 157
Leberzirrhose, 101, 107, 117, 157, 159, 255, 303, 333
Leib-Seele-Dualismus, 155, 267
Leidensdruck, 298
Liaisondienst, 311, 322
Linaclotid, 71
LongCOVID, 149
Loperamid, 71, 198, 208, 263

M
Magengeschwür, 52, 333
Magenkarzinom, 127, 328
Managing Cancer and Living Meaningfully (CALM),
        246, 326
Mangelernährung, 51, 72, 130
maturity onset diabetes of the young (MODY), 98
Medikamentöse Schmerztherapie, 282
Meditation, 82, 85, 335, 345
Medizinisch-beruflich orientierte Rehabilitation
        (MBOR), 316
Megazystis-Mikrokolon-intestinales Hypoperistaltik-
        Syndrom (MMIHS), 224, 225
Meilensteine, 321
Mentalisierungsfähigkeit, 272
MEN Typ 1-Syndrom, 102
Metabolische Dysfunktions-assoziierte Steatohepatitis
        (MASH), 157
Mikrozirkulation, 12, 13
Morbus Crohn, 15, 53, 55, 59, 60, 77–79, 81, 82, 84–87,
        91, 96, 174, 182, 224, 268, 292, 293, 300, 304,
        307, 315, 343
Motivation, 121, 133, 144, 169, 189, 194, 230, 245, 266,
        271, 272, 274, 278
Motoneurone, 12, 13
Moxibustion, 345
Mukoviszidose, 100
Multimodale Behandlung, 154, 223, 237, 314, 324, 347
Multimorbidität, 303, 307, 311
Musiktherapie, 169, 325
Myalgische Encephalopathie/chronisches Fatigue-Syn-
        drom (ME/CFS), 154
Myotomie nach Heller, 165

N
Nachsorge, 127, 130, 132, 136, 165, 174
Narcotic-Bowel-Syndrom, 72
Naturheilkunde, 83, 314, 341
Nebenwirkungen, 24, 49, 69, 72, 94, 129, 142, 183, 256,
        261–263, 284, 289, 293, 323, 332, 338
Nervus (N.) vagus, 11, 251
Neuroendokrine Tumoren (NET), 102
Nierentransplantation, 157
Nocebo, 28
Noceboeffekt, 28, 29, 31, 55, 230, 287, 290, 291, 293,
        294
Noceboresponse, 287, 293, 294
Noceboresponserate, 293
Nonadhärenz s. Adhärenz s. auch Adhärenzprobleme
Nordic Walking, 277
Nutritiv toxische Hepatopathie, 254

O
OASIS, 190
Obstipation, 14, 20, 49, 67, 71, 92, 192, 193, 222, 223,
        253, 258

Onkologische Pflegefachkraft, 141, 143
Open-label-Placebo (OLP), 293
Operante Konditionierung, 289, 291
Orexin-A, 259
Orozökale Transitzeit, 71
Orthorexia nervosa, 259
Ösophaguskarzinom, 128

P

Palliative Betreuung, 333
Palliative Care, 331
    Angst, 334
    Assessment Angst und Depression, 335
    Definition, 332
    Depression, 334
    Symptomassessment, 334
    Therapie von Angst und Depression, 335
Palliativmedizin, 141, 332
Palliativversorgung, 332
Pandemiefolgen, 153
Panikattacke, 41, 59, 183, 256
Pankreaskarzinom, 100, 128, 142, 143, 322, 328, 334
Pankreastransplantation, 157
Partizipative Entscheidungsfindung, 71, 232, 266
Patient*innenverfügung, 336
Patient*innenzufriedenheit, 6
Patientenrechtegesetz, 267
Patientenzentrierung, 242
Permeabilität, 15, 19–21, 54, 111
Perorale endoskopische Myotomie (POEM), 165
PERS^{2}ON Score, 334
Personalmangel, 166
PHQ-4, 69, 233, 234
Phytotherapeutikum, 47, 72, 198, 210
Phytotherapie, 45, 343
Pica-Symptomatik, 253
PinPrick-Test, 196
Placebo, 28, 41, 261, 287, 293, 346
Placeboakupunktur, 291
Placeboanalgesie, 29, 289
Placeboeffekt, 29, 71, 287–289, 291, 293, 294
Placeboeresponse, 287
Placeboforschung, 293
Placebogabe, 282, 292
Placebohypoalgesie, 289–291
Placebokontrollierte Studien, 41, 261, 287
Placebomechanismus, 282
Placeboresponse, 290–292, 294
Placeboresponserate, 29, 292
Placebotherapie, 41
Placebowirkung, 292
Plexus myentericus, 12, 13
Plexus submucosus, 12, 13
Polytoxikomanie, 254
Post COVID, 149
Post-COVID-Zustand, 149
Post Excertial Malaise (PEM), 154
Postprandiales Disstress-Syndrom, 46

Posttraumatische Belastungsstörung (PTBS), 23, 136, 150, 282
Predictive Coding, 289
Primär sklerosierende Cholangitis, 78
Probiotikum, 9, 72, 73, 293
Progredienzangst, 132, 230, 327
Progressive Muskelrelaxation, 55, 73, 277, 316, 324
Protonenpumpenhemmer, 49, 55, 103, 263, 292
Prucaloprid, 71
Pruritus, 338
Psychiatrische Störung, 252, 257, 268, 282
Psychische Bedarfe, 230
Psychische Belastung, 61, 79, 122, 130, 149, 158, 201, 324
Psychische Belastungen, 322
Psychische Komorbidität, 23, 24, 30, 38, 62, 98, 131, 229, 230, 235, 282, 303, 304, 306, 310, 311
Psychische Störung, 304
Psychische Ursachen, 191
Psychoedukation, 62, 70, 73, 98, 230, 265–267, 271, 272, 278, 325, 329
Psychoedukative Maßnahmen, 325
Psychoonkologie, 313, 321
Psychoonkologische Beratung, 322
Psychoonkologische Versorgung, 97, 132, 321, 322, 324, 325, 327
Psychopharmaka, 42, 80, 81, 253
Psychosomatik, 3, 5, 7, 41, 51, 52, 81, 82, 108, 181, 185, 226, 233, 235, 236, 304, 307, 310, 311, 315, 316, 331, 333
Psychosomatik in der Gastroenterologie und Hepatologie, 333
Psychosomatische Grundversorgung, 3, 62, 237, 313
Psychosomatische Institutsambulanz (PsIA), 324
Psychosomatische Versorgung, 310
Psychosoziale Beratung, 325
Psychosoziale Evaluation, 159, 160
Psychosoziale Faktoren, 268, 278
Psychosoziale Folgen, 134, 254
Psychosoziale und biomedizinische Behandlungsangebote, 304
Psychotherapie, 51, 55, 62, 73, 74, 80, 82–84, 86, 87, 99, 196, 210, 233–236, 253, 260, 266, 274, 277, 278, 304, 312, 314, 315, 324, 326, 344
Psyllium, 198
Pyoderma grangraenosum, 78

Q

Qigong, 277, 316, 343

R

Refluxphänotypen, 37
Refluxprophylaxe, 42
Rehabilitation (berufliche), 316
Rehabilitation (medizinische), 314
Rehabilitation (onkologische), 322
Rehabilitation, 173, 174, 176, 179, 237, 321

Rehabilitationsbedarf, 315
Rehabilitationsindikation, 315
Rehabilitationsleistungen, 315
Rehabilitationsnachsorge, 316
Rehabilitationssport, 316
Reizdarm, 253
Reizdarmdiät, 72
Reizdarmsyndrom, 3, 6, 7, 17, 23, 30, 46, 47, 60, 67, 68,
       70, 71, 73, 74, 80, 81, 150, 192, 226, 236, 256,
       257, 259, 261, 271, 282, 290, 292–294, 297–
       299, 310, 333, 344
Reizmagen, 3, 41, 45–47, 49, 257
Rektumkarzinom, 128, 192
Remission, 299
Resilienz, 26, 38, 95, 101, 103, 297, 319, 325
Ressourcen, 27, 158, 161, 246, 247, 266, 316, 325, 332,
       336, 342, 347
Rezidivrate, 55, 85, 346
Rifaximin, 72
Risikofaktoren, 199
Rom-Kriterien, 6, 226
Rom-I-Kriterien, 60
Rom-II-Kriterien, 60
Rom-IV-Kriterien, 46, 68, 187, 222
ROM-IV-Kriterien, 298
Ruminationssyndrom, 219

S
S3-Leitlinien
       Diagnostik und Behandlung der Colitis ulcerosa, 81
Sakrale Neuromodulation, 200
Scham, 166, 202
Schamangst, 202
Schamgefühl, 195
Scheinakupunktur, 291
Schizophrenie, 59, 253, 259, 265
Schlafstörung, 40, 94, 108, 233, 255, 259, 338
Schmerz (Definition), 281
Schmerzentstehung, 284
Schmerzmittelabhängigkeit, 101
Schmerzmittelabusus, 73, 101
Schmerzmodulation, 281
Schmerzreduktion, 262, 282, 290
Schmerztherapie, 71, 101, 142, 190, 282, 284,
       297, 338
Schmerztoleranz, 282
Schmerzverarbeitung, 42, 269, 315
Schmerzwahrnehmung, 20, 21, 26, 29, 269, 281, 337
Schuld, 166, 255
Schweregradindex, 195
Screeninginstrument, 69, 161, 229, 233, 234
Sedierung, 92, 170
Sekundärer Krankheitsgewinn, 274
Selbstdiskriminierung, 121
Selbstfürsorge, 247
Selbsthilfe, 174, 179, 235
Selbsthilfeapp, 236

Selbsthilfegruppe, 81, 92, 101, 120, 123, 125, 182, 185,
       210, 236, 314
Selbsthilfeliteratur, 236
Selbsthilfeorganisation, 81, 323
Selbsthilfestrategie, 84, 343
Selbstwertdefizit, 233, 269
Selbstwertgefühl, 51, 118, 144, 203, 255
Selbstwirksamkeit, 244, 266, 288, 325, 345
Selektive Serotonin-Wiederaufnahmehemmer (SSRI),
       71, 260, 262
Sensorische Neuronen, 12
Serotonin, 13, 193, 251, 282
Serotonin-Noradrenalin-Wiederaufnahmehemmer
       (SNRI), 260, 283
Serotonin-Wiederaufnahmehemmer (SSRI), 283
Sexualität, 94, 204, 230
Sexuelle Funktionsstörungen, 134
Simultandiagnostik und –behandlung, 306
Small Intestinal Bacterial Overgrowth (SIBO), 45, 46
SNRI, 71
Sodbrennen, 37–43, 45, 292
Somatic-Marker-Hypothese, 252
Somatische Angstäquivalente, 256
Somatische Fixierung, 70, 267
Somatisierung, 6, 42, 67, 150, 310
Somatisierungsstörung, 257
somatoformen autonomen Funktionsstörung des unteren
       Verdauungssystems, 67
Somatoforme Schmerzstörung, 257
Somatoforme Störung, 3, 38, 191, 235, 253, 256, 268,
       273, 277, 282, 306
Soziale Belastung, 204
Soziale Phobien, 134, 256
Sozialmedizinische Begutachtung, 317
Sozialmedizinische Leistungseinschätzung, 316
Speiseröhrenkrebs, 328
Spezialisierter ambulanter Palliativdienst (SAPV), 146
Spielberger State and Trait Anxiety Inventory (STAI),
       166
SPIKES-Modell, 144, 337
Spiritualität, 146, 326, 331, 343, 345
Spirituelle Betreuung, 338
Sport, 98, 176, 277, 327
Sprichwörter und Redewendungen, 278
Sterbebegleitung, 339
Stickstoffmonoxid, 13
Stigmatisierung, 24, 61, 79, 99, 112, 121, 130, 230, 232,
       265, 268
Stoma, 173, 181, 183, 185, 200, 323, 328
Stomaanlage, 130, 173, 176, 177, 184, 318
Stomaberatung, 173
Stomaoperation, 183
Stomapflege, 176
Stomatherapie, 175, 179
Stomaversorgung, 176, 178
Stress, 19, 25, 38, 267, 269, 276, 335, 342
Stressachse, 18
Stressbewältigung, 232, 269, 315, 344

Stresshormone, 166
Stressmanagement, 84, 108, 247, 343
Stressreduktion, 82, 169, 327, 343
Stuhlinkontinenz, 187, 190, 193, 194, 198, 222, 223
Stuhlretention, 223
Subjektives Krankheitskonzept, 244
Subjektives Wohlbefinden, 206
Substanzabhängigkeit, 97, 254, 256
Substanzabusus, 53
Suizidgedanken, 192, 233, 256
Survivor, 136
Sympathikus, 11, 19
Symptombezogene Angst, 27
Symptomcluster, 338
Symptomlast, 332, 333
Symptomlinderung, 41, 142, 331, 338
Symptommanagement, 121, 136, 229, 231, 326, 338
Symptomreduktion, 299
Symptomtagebuch, 72

T
Tai-Chi, 277
Tanztherapie, 325
Therapieadhärenz s. auch Adhärenz
Therapieziel, 336
Tight Junctions, 15
Total-Pain-Konzept, 337
Toxisches Megakolon, 78
Traditionelle chinesische Medizin (TCM), 314, 345
Traditionelle Reizdarmdiät, 72
Transanale Irrigation (TAI), 198
Trauma, 25, 68, 181, 183, 184, 191, 202, 269, 310
Trizyklika, 41, 49, 71, 260–262, 283, 284

U
Übelkeit, 45, 46, 71, 94, 100, 130, 221, 252, 253, 269,
        276, 283, 290, 334, 339

Ulkusentstehung, 52
Unkonstruktive Gespräche, 245

V
Valsalva-Manöver, 196
Verhaltensänderung, 245
Verhaltensbezogene Belastung, 205
Verhaltenstherapie, 28, 31, 42, 49, 55, 73, 82, 85, 86,
        169, 200, 208, 253, 259, 313, 343, 344
Vermeidung, 27, 28, 41, 86, 154, 256
Versorgungsforschung, 309
Versorgungskonflikt, 273
Verstopfung s. auch Obstipation, 14, 78, 190, 260, 333
VIPom, 102
Visuelle Analogskala (VAS), 166
Viszerale Hypersensitivität, 46, 72, 297
Volvulus, 220
Vorsorgevollmacht, 336

W
Wahrnehmungssensibilität, 191
Wandern, 277
Whipple-Trias, 102
WHO-Stufenschema, 71, 282

Y
Yoga, 84, 277, 314, 316, 327, 343, 345

Z
Zertifizierung, 321
Zöliakie, 46, 57, 58, 60–62, 65, 66, 98, 229–232
Zöliakieserologie, 69
Zorn, 166
Zwölffingerdarmgeschwür, 52
Zystische Pankreasläsion, 103

Printed in the United States
by Baker & Taylor Publisher Services